Neurologie systematisch

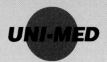

UNI-MED Verlag AG
Bremen - London - Boston

Prof. Dr. Andreas Schwartz
Neurologische Universitätsklinik
Klinikum Mannheim der Ruprecht-Karls-Universität Heidelberg
Theodor-Kutzer-Ufer
68167 Mannheim

CIP-Titelaufnahme der Deutschen Bibliothek
Schwartz, Andreas:
Neurologie systematisch/Andreas Schwartz.-
2. Auflage - Bremen: UNI-MED, 2000
(Klinische Lehrbuchreihe)
ISBN 3-89599-147-3

© 1996, 2000   by UNI-MED Verlag AG, D-28323 Bremen,
International Medical Publishers (London, Boston)
Internet: www.uni-med.de, e-mail: info@uni-med.de
Printed in Germany

Das Werk ist urheberrechtlich geschützt. Alle dadurch begründeten Rechte, insbesondere des Nachdrucks, der Entnahme von Abbildungen, der Übersetzung sowie der Wiedergabe auf photomechanischem oder ähnlichem Weg bleiben, auch bei nur auszugsweiser Verwertung, vorbehalten.

Die Erkenntnisse der Medizin unterliegen einem ständigen Wandel durch Forschung und klinische Erfahrungen. Die Autoren dieses Werkes haben große Sorgfalt darauf verwendet, daß die gemachten Angaben dem derzeitigen Wissensstand entsprechen. Das entbindet den Benutzer aber nicht von der Verpflichtung, seine Diagnostik und Therapie in eigener Verantwortung zu bestimmen.

Geschützte Warennamen (Warenzeichen) werden nicht besonders kenntlich gemacht. Aus dem Fehlen eines solchen Hinweises kann also nicht geschlossen werden, daß es sich um einen freien Warennamen handele.

UNI-MED. Die beste Medizin.

Die Klinische Lehrbuchreihe des UNI-MED Verlags ist die Lehrbuchreihe zur neuen Approbationsordnung. Die Stoffgebiete werden fächerübergreifend und gegenstandsbezogen in ihrer gesamten medizinischen Breite dargestellt. Klare Systematik und enger Praxisbezug sind die wichtigsten Charakteristika unseres didaktischen Konzepts. Durch die komprimierte Darstellung sind alle Zusammenhänge in Kürze erfaßbar. Zahlreiche Abbildungen, Schemata und Tabellen sorgen für größtmögliche Übersichtlichkeit. Die Lehrbuchreihe besticht durch ein ebenso ansprechendes wie didaktisch ausgefeiltes Layout.

Die Lehrbücher vermitteln dem Medizinstudenten ärztliche Urteilsbildung und examensgerechte Information, denn sie sind Lehrbücher und Lernbücher zugleich. Auf der Station und in der Ambulanz geben sie dem Kliniker den notwendigen Rückhalt. Aktuelle Standards in Diagnostik und Therapie machen die Bücher für niedergelassene Ärzte zu idealen Nachschlagewerken.

Der Verlag dankt den Firmen Aventis Pharma Deutschland GmbH, Biogen GmbH, Boehringer Ingelheim Pharma KG, Hexal AG, Hofmann-La Roche AG, Hormosan-Kwizda GmbH, Janssen-Cilag GmbH, Merz + Co. GmbH & Co., Pharmacia & Upjohn GmbH, Sanofi-Synthelabo GmbH, STADApharm GmbH und Wörwag Pharma GmbH & Co., ohne deren Unterstützung die hochwertige Ausstattung der "Neurologie systematisch" nicht zu diesem günstigen Preis möglich gewesen wäre. Wir verweisen auf die entsprechenden Seiten des Buches.

Vorwort und Danksagung

Die Neurologie war im vergangenen Jahrzehnt, das vom Welt-Neurologenverband als "decade of brain" ausgerufen wurde, ein sich rasch entwickelndes Fach. Daher war es in kurzer Zeit notwendig geworden, die erste Auflage zu überarbeiten - auch wenn viele klinische Bilder sich natürlich nicht geändert haben.

Die vorliegende Auflage hat sich neben einer Ergänzung des Bildmaterials und der Tabellen besonders um die neuen und geänderten Therapievorgaben gekümmert und im Bereich des verbesserten pathogenetischen Verständnisses um die Aufnahme der neuen molekulargenetischen Erkenntnisse. Die klinischen Checklisten, die sich nach den Rückmeldungen als besonders lerngeeignet erwiesen haben, wurden überarbeitet, aber im wesentlichen vom Umfang her belassen.

Mein besonderer Dank gilt dem UNI-MED Verlag für die neue Gestaltung des Layouts und des gesamten Buches.

Mannheim im Mai 2000   *A. Schwartz*

Inhaltsverzeichnis

1.	**Kopf**	**12**
1.1.	Entzündungen.	12
1.1.1.	Meningitis	12
1.1.1.1.	Virale Meningitis	15
1.1.1.2.	Bakterielle Meningitis	17
1.1.1.3.	Parasitäre Meningitis	22
1.1.1.4.	Pilz-Meningitis	24
1.1.2.	Enzephalitis	26
1.1.2.1.	Virale Enzephalitis	26
1.1.2.2.	Bakterielle Enzephalitis	31
1.1.2.3.	Parasitäre/Pilz-Enzephalitis/AIDS	33
1.1.2.4.	Chronische, langsam verlaufende Enzephalitis	35
1.1.3.	Hirnabszeß	36
1.1.4.	Zerebrale Vaskulitis	37
1.1.5.	Enzephalomyelitis disseminata, Multiple Sklerose	40
1.2.	Zerebrale Zirkulationsstörungen	52
1.2.1.	Zerebrale Ischämie	52
1.2.1.1.	Hämodynamisch verursachte Infarkte	54
1.2.1.2.	Emboligene Infarkte	55
1.2.1.3.	Lakunäre Infarkte	56
1.2.1.4.	Befunde bei Infarktlokalisation im Karotisstromgebiet	57
1.2.1.5.	Befunde bei Infarktlokalisation im vertebrobasilären Stromgebiet	59
1.2.1.6.	Diagnostik bei Hirninfarkt	61
1.2.1.7.	Therapie bei Hirninfarkt	64
1.2.1.8.	Subkortikale arteriosklerotische Enzephalopathie (M. Binswanger)	66
1.2.1.9.	Seltene Infarktursachen	67
1.2.2.	Intrazerebrale Blutung	69
1.2.2.1.	Hämorrhagisch transformierter Infarkt	69
1.2.2.2.	Parenchymatöse Massenblutung	70
1.2.3.	Subarachnoidalblutung	73
1.2.4.	Sinus-/Sinusvenenthrombosen	76
1.3.	Tumoren	78
1.3.1.	Neuroepitheliale Tumoren	83
1.3.2.	Neuronale Tumoren	88
1.3.3.	Nervenscheidenzelltumoren	89
1.3.4.	Meningeale Tumoren	90
1.3.5.	Epiphysentumoren	93
1.3.6.	Dysontogenetische Tumoren	94
1.3.7.	Tumoren benachbarter Strukturen	97
1.3.8.	Metastasen	99
1.3.9.	Gefäßtumoren und -mißbildungen	101
1.3.10.	Maligne Lymphome	103
1.4.	Traumen	104
1.4.1.	Subdurales Hämatom	113
1.4.2.	Epidurales Hämatom	115
1.4.3.	Traumatisches intrazerebrales Hämatom	116
1.4.4.	Dissoziierter Hirntod	116

1.5.	Degenerative Erkrankungen	118
1.5.1.	Stammganglien-Erkrankungen	119
1.5.1.1.	Parkinson-Syndrome	120
1.5.1.1.1.	Morbus Parkinson (idiopathisches Parkinson-Syndrom, IPS)	120
1.5.1.1.2.	Symptomatisches Parkinson-Syndrom	134
1.5.1.1.3.	Parkinson bei Systemdegeneration	135
1.5.1.2.	Chorea	137
1.5.1.3.	Athetose	140
1.5.1.4.	Ballismus	141
1.5.1.5.	Dystonie	142
1.5.2.	Zerebelläre Systematrophien	144
1.5.2.1.	Zerebelläre Heredoataxien	146
1.5.2.1.1.	Autosomal dominate zerebelläre Ataxien	146
1.5.2.1.2.	Autosomal rezessive Ataxien - Friedreich-Ataxie	148
1.5.2.2.	Olivopontozerebelläre Atrophie (OPCA)	149
1.5.2.3.	Atrophie cérébelleuse tardive	150
1.5.2.4.	Frühbeginnende Ataxie mit Myoklonus (Dyssynergia cerebellaris myoclonica)	151
1.5.2.5.	Symptomatische Ataxien	151
1.5.3.	Demenzen und Hirnatrophien	152
1.5.3.1.	Demenz vom Alzheimer-Typ	153
1.5.3.2.	Vaskuläre Demenz	156
1.5.3.3.	Pick'sche Atrophie	157
1.5.3.4.	Demenz und extrapyramidalmotorische Erkrankungen	158
1.5.3.5.	AIDS-Demenz-Komplex	158
1.5.4.	Spongiforme Enzephalopathien	159
1.6.	Metabolische/Toxische Erkrankungen	161
1.6.1.	Genetisch determinierte Hirnstoffwechselstörungen	161
1.6.2.	Metabolisch-toxisch induzierte Erkrankungen	163
1.6.3.	Toxische Schädigungen	165
1.7.	Paraneoplastische Erkrankungen	168
1.7.1.	Paraneoplastische Syndrome des ZNS	168
1.7.2.	Progressive multifokale Leukenzephalopathie	169
1.8.	Frühkindliche Erkrankungen	170
1.8.1.	Minimal brain disease	173
1.8.2.	Hydrozephalus	174
1.8.3.	Dysrhaphien	176
1.8.3.1.	Meningo- und Enzephalozelen	176
1.8.3.2.	Dandy-Walker-Syndrom	177
1.8.3.3.	Arnold-Chiari-Mißbildung	178
1.8.3.4.	Kranio-zervikale Übergangsstörungen	179
1.8.4.	Großhirnentwicklungsstörungen	180
1.8.5.	Arachnoidalzysten	181
1.9.	Kopfschmerzen	182
1.9.1.	Spannungskopfschmerzen	182
1.9.2.	Migräne	184
1.9.3.	Clusterkopfschmerz	187
1.9.4.	Kopfschmerzen bei anderen neurologischen Erkrankungen	188
1.9.5.	Trigeminusneuralgie	190
1.9.6.	Glossopharyngeusneuralgie	193
1.9.7.	Atypischer Gesichtsschmerz	193

1.10.	Epilepsien	194
1.10.1.	Definition	194
1.10.2.	Epidemiologie	195
1.10.3.	Einteilung	195
1.10.3.1.	Genuine Epilepsien	195
1.10.3.2.	Symptomatische Epilepsien	195
1.10.4.	Pathogenese	197
1.10.5.	Befunde	197
1.10.5.1.	Elektrophysiologie	197
1.10.6.	Klassifikation	199
1.10.6.1.	Generalisierte Anfälle	200
1.10.6.2.	Generalisierte tonisch-klonische Anfälle (Grand-mal Anfall)	200
1.10.6.3.	Grand-mal Varianten	202
1.10.6.3.1.	Alternierende Hemi-Grand-mal-Anfälle	202
1.10.6.3.2.	Tonische Anfälle, klonische Anfälle und abortiv-Grand-mal	202
1.10.6.4.	Primär generalisierte epileptische Anfälle im Kindesalter	202
1.10.6.4.1.	Blitz-Nick-Salaam-Anfälle (BNS-Anfälle, West-Syndrom)	202
1.10.6.4.2.	Myoklonisch-astatische Anfälle	203
1.10.6.5.	Absencen (Petit-mal)	204
1.10.6.6.	Myoklonisch-impulsive Anfälle (Impulsiv-Petit-mal)	205
1.10.6.7.	Status epilepticus	205
1.10.6.7.1.	Grand-mal-Status	205
1.10.6.7.2.	Absencen Status (Petit-mal Status)	206
1.10.6.7.3.	Seltene Formen des Status epilepticus	206
1.10.6.8.	Fokale (partielle) Anfälle	207
1.10.6.8.1.	Einfach-fokale Anfälle	207
1.10.6.9.	Benigne kindliche Epilepsie mit zentrotemporalen Spikes (Rolandische Epilepsie)	208
1.10.6.10.	Adversivanfälle (versive Anfälle)	208
1.10.6.11.	Komplex-fokale Anfälle	211
1.10.7.	Besondere Anfallsformen und -verläufe	212
1.10.7.1.	Reflexepilepsie	212
1.10.7.2.	Psychosen	212
1.10.7.3.	Psychogene Anfälle	212
1.10.7.4.	Therapeutische Richtlinien	213
1.11.	**Nicht-epileptische Anfallsformen**	**219**
1.11.1.	Synkopen	220
1.11.2.	Hypersomnien	221
1.11.3.	Narkolepsie	221
1.11.4.	Kleine-Levin-Syndrom	223
1.11.5.	Schlafapnoe-Syndrom	223
2.	**Wirbelsäule**	**226**
2.1.	Entzündungen	229
2.1.1.	Leptomeningitis/Arachnoiditis	230
2.1.2.	Akute Querschnittsmyelitis	231
2.1.3.	Poliomyelitis acuta anterior	234
2.1.4.	Intra- und peridurale Abszesse	236
2.2.	Zirkulationsstörungen	237
2.2.1.	Claudicatio spinalis	239
2.2.2.	Spinale Ischämie	240
2.2.3.	Durafistel	241
2.2.4.	Sub-/Epiduralblutung	242

2.3.	Tumoren	244
2.3.1.	Intramedulläre Tumoren	244
2.3.2.	Extramedulläre intradurale Tumoren	245
2.3.3.	Extradurale Tumoren	247
2.3.4.	Wirbeltumoren	248
2.4.	Traumen	249
2.4.1.	Commotio/Contusio spinalis	249
2.4.2.	Schleudertraumen	251
2.5.	Degenerative Erkrankungen	252
2.5.1.	Zervikale Myelopathie	252
2.5.2.	Systemdegenerationen des Rückenmarks (Motor-neuron-disease)	254
2.5.2.1.	Amyotrophische Lateralsklerose	254
2.5.2.2.	Progressive spastische Spinalparalyse (Erb-Charcot-Strümpell)	256
2.5.2.3.	Progressive spinale Muskelatrophie	257
2.6.	Metabolisch / Toxische Erkrankungen	259
2.6.1.	Funikuläre Myelose	259
2.6.2.	Toxische Myelopathien	260
2.6.3.	Strahlenmyelopathie	261
2.7.	Paraneoplastische Erkrankungen	262
2.7.1.	Subakute nekrotisierende Myelopathie	263
2.7.2.	Paraneoplastische Myeloradikuloneuropathie (Denny-Brown)	263
2.8.	Frühkindliche Erkrankungen	264
2.8.1.	Dysrhaphien - tethered cord	264
2.8.2.	Syringomyelie	265
2.8.3.	Klippel-Feil-Syndrom	268
3.	**Peripheres Nervensystem**	**270**
3.1.	Entzündungen	277
3.1.1.	Radikulitis	277
3.1.2.	Neuritis	279
3.1.2.1.	Erregerbedingte Polyneuritis	280
3.1.2.2.	Zeckenpolyradikuloneuritis (Garin-Bujadoux-Bannwarth)	281
3.1.2.3.	Serogenetische Polyneuritiden	283
3.1.2.4.	Akute idiopathische Polyneuritis (Guillain-Barré)	285
3.1.2.5.	Chronisch idiopathische demyelinisierende Polyneuritis	288
3.1.2.6.	Polyneuritiden bei Vaskulitiden	289
3.1.3.	Plexusneuritis / neuralgische Schulteramyotrophie	291
3.2.	Syndrome bei Läsionen des Plexus, der Nervenwurzeln und peripheren Nerven	292
3.2.1.	Zervikale Wurzelsyndrome	296
3.2.2.	Periphere Nervenläsionen an der oberen Extremität	299
3.2.2.1.	Karpaltunnel-Syndrom	305
3.2.2.2.	Sulcus-Ulnaris-Syndrom	307
3.2.3.	Zervikale Plexusläsionen	308
3.2.4.	Lumbale Wurzelläsionen	309
3.2.5.	Lumbale Plexusläsionen	315
3.2.6.	Periphere Nervenläsionen an der unteren Extremität	316
3.2.6.1.	Tarsaltunnelsyndrom	321
3.2.6.2.	Morton-Neuralgie	321
3.2.7.	Kompartmentsyndrome	322

3.3.	Zirkulationsstörungen	323
3.3.1.	Diabetische Neuropathie	324
3.3.2.	Mononeuropathia cranialis	327
3.4.	Tumoren	333
3.4.1.	Neurinome	333
3.4.2.	Neurofibromatose	337
3.4.3.	Neurome	339
3.5.	Degenerative/Hereditäre Polyneuropathien	340
3.5.1.	Hereditäre motorisch-sensible Neuropathie	340
3.5.1.1.	HMSN I (Charcot-Marie-Tooth)	341
3.5.1.2.	HMSN II (axonal-neuronale Form)	342
3.5.1.3.	HMSN III (Déjerine-Sottas)	343
3.5.1.4.	HMSN IV (Refsum-Syndrom)	343
3.5.2.	Hereditäre sensible Neuropathie I-IV	344
3.5.3.	Neurale Muskelatrophie mit essentiellem Tremor	345
3.6.	Metabolische/Toxische Erkrankungen	346
3.6.1.	Stoffwechselbedingte Polyneuropathien	347
3.6.1.1.	Polyneuropathien bei Lipidstoffwechselerkrankungen	347
3.6.1.2.	Polyneuropathien bei Amyloidspeicherkrankheit	348
3.6.1.3.	Polyneuropathien bei hereditärer Porphyrie	349
3.6.1.4.	Polyneuropathien bei anderen Erkrankungen	350
3.6.2.	Toxisch bedingte Polyneuropathien	351
3.6.2.1.	Alkoholische Polyneuropathie	351
3.6.2.2.	Polyneuropathie durch andere Noxen	352
3.6.3.	Polyneuropathien bei Malabsorption	354
3.7.	Paraneoplastische Erkrankungen	354

4.	**Muskel**	**358**
4.1.	Entzündungen	359
4.1.1.	Polymyositis / Dermatomyositis	359
4.1.2.	Erregerbedingte Myositiden	361
4.1.3.	Polymyalgia rheumatica	362
4.1.4.	Okuläre Myositis	363
4.2.	Tumoren	363
4.3.	Traumen	364
4.4.	Degenerative/Hereditäre Muskelerkrankungen	365
4.4.1.	Progressive Muskeldystrophien	365
4.4.2.	Myotonien	370
4.4.3.	Kongenitale Myopathien	372
4.5.	Metabolisch/Toxische Erkrankungen	373
4.5.1.	Myopathische Syndrome bei Stoffwechselerkrankungen	373
4.5.1.1.	Enzymdefekte	373
4.5.1.2.	Kaliumstoffwechselstörung	376
4.5.1.3.	Endokrine Myopathien	378
4.5.2.	Toxische Myopathien	380
4.6.	Paraneoplastische Erkrankungen	381
4.6.1.	Lambert-Eaton-Syndrom	381
4.7.	Myasthenia gravis	382

Tabellenanhang	**390**
Index	**411**

Zentrales Nervensystem
Kopf

Zentrales Nervensystem

1. Kopf

1.1. Entzündungen

Einteilung

Bei den entzündlichen Prozessen des Gehirn- und des Rückenmarkgewebes unterscheidet man solche, die erreger- und nicht-erregerbedingt bzw. immunologisch vermittelt sind. Eine weitere Unterscheidung liegt darin, ob das zentrale Nervensystem primär der Ort der Entzündung ist oder ob es erst sekundär durch septikämische bzw. metastatische Verschleppung der Erreger beteiligt wird. Daneben gibt es noch die kontinuierliche Ausbreitung durch Entzündungen in den pneumatisierten Räumen der Schädelbasis. Die Ausbreitung, Lokalisation und Verteilung der entzündlichen Veränderungen kann erste Rückschlüsse auf die Ätiologie ergeben. Greift die Entzündung der Hirnhäute auf die Hirnoberfläche über, handelt es sich dann aber bereits um eine Meningo-Enzephalitis. Allerdings wird dieses Übergreifen durch das Hinzutreten fokal-neurologischer Symptome markiert.

1.1.1. Meningitis

Definition

Es handelt sich um eine Entzündung der Hirnhäute. Von dort kann die Entzündung auf das Hirnparenchym übergreifen.

Einteilung

- *Pachymeningitis*
  Eine zumeist eitrige Entzündung der harten Hirnhaut (Dura mater) durch offene Schädel-Hirnverletzung bzw. Durchwanderungsprozesse bei Sinusitis oder Mastoiditis oder durch hämatogene Streuung der Keime

- *Leptomeningitis*
  Eine Entzündung der weichen Hirnhäute (Arachnoidea, Pia mater), die häufig zu einer Ausbreitung auf das Hirnparenchym führt. Dabei breiten sich die Erreger entlang der Gefäße durch die Virchow-Robinschen Räume auf die Hirnoberfläche aus

Typische Krankheitszeichen

Ein *Leitsymptom* der Meningitis ist der **Kopfschmerz**, dessen Verteilung diffus oder im Hinterkopf-Nackenbereich akzentuiert sein kann. Daneben tritt *Fieber* auf, das je nach Erreger von subfebrilen bis zu hochfieberhaften Temperaturen variieren kann. Häufig finden sich vegetative Begleiterscheinungen wie Übelkeit und Erbrechen. Die Patienten sind häufig licht- und lärmempfindlich.

Befunde

▶ *Klinik*

Der *Leitbefund* der Meningitis ist die **Nackensteifigkeit** (Meningismus). Bei älteren, zum Teil bewußtseinsgetrübten Patienten kann es schwierig sein, zwischen Nackensteifigkeit und einem Nackenrigor zu unterscheiden. Letzterer läßt sich aber zumeist dadurch abgrenzen, daß der Muskeltonus auch bei Seitwärtswendung des Kopfes erhöht ist, während bei einer Meningitis vorwiegend die Nackenbeugung durch die Zugwirkung an den Meningen schmerzhaft eingeschränkt ist. Als weitere Dehnungszeichen können im **Lasègue**-Versuch (Heben des gestreckten Beins bis zur Senkrechten) und im **Kernig**-Versuch (Streckung des Knies bei 90° gebeugtem Hüftgelenk) Schmerzen an der Hinterseite des Oberschenkels oder zwischen den Schulterblättern auftreten. Im **Brudzinski**-Versuch tritt beim Anheben des Kopfes von der Unterlage eine schmerzbedingte Ausgleichs-Beugung im Hüftgelenk auf. Bei komatösen Patienten kann die Nackensteife fehlen.

▶ *Serologie*

Erregerabhängig findet sich eine Beschleunigung der BSG, eine Leukozytose und eine Verschiebung im Differentialblutbild.

▶ *Liquor*

Gesichert wird eine Meningitis durch eine Liquorpunktion und nachfolgende Untersuchung der Zellzahl einschließlich Zytologie, des Gesamteiweißes, der Immunglobuline einschließlich der

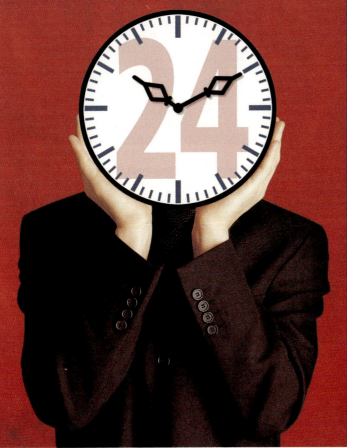

Die Parkinson-Therapie wird einfacher!

Einmalig für 24 Stunden

Parkinson-Management rund um die Uhr

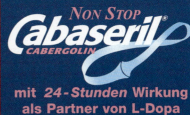

NON STOP
Cabaseril®
CABERGOLIN

mit 24-Stunden Wirkung
als Partner von L-Dopa

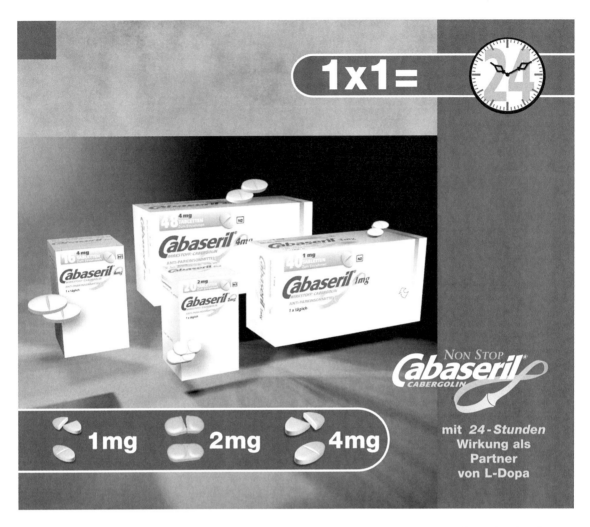

CABASERIL® 1 mg/2 mg/4 mg. **Wirkstoff:** Cabergolin, verschreibungspflichtig. **Zusammensetzung:** 1 Tablette enth. Cabergolin 1mg/ 2mg/ 4mg. **Sonst. Bestandteile:** Lactose H_2O-frei, Leucin. **Anwendungsgebiet:** Behandlung der Parkinson-Krankheit als Ergänzungstherapie zu Levodopa/Dopa-Decarboxylasehemmern **Hinweis:** Zur Anwendung von CABASERIL® 1mg in der Frühphase der Parkinson-Krankheit liegen noch keine ausreichenden Erfahrungen vor. **Gegenanzeigen:** Überempfindlichkeit gegenüber Cabergolin oder anderen Mutterkornalkaloid-Abkömmlingen, Schwangerschaft und Stillzeit. Besondere Vorsicht bei anamnestisch bekannten Pleuraergüssen/Fibrosen bzw. akuten pulmonalen Beschwerden, die auf fibrotische Gewebserkrankungen zurückgehen. Vorsicht bei schweren Herzerkrankungen, Durchblutungsstörungen, die durch Gefäßkrämpfe bedingt sind (Raynaud-Syndrom), Magengeschwüren und Blutungen in den Magen-Darm-Trakt, schwerer Leberfunktionsstörung, sowie schweren psychischen Erkrankungen. **Nebenwirkungen:** Übelkeit, Erbrechen, Verdauungsstörung und Gastritis, Schwindel und/oder Blutdrucksenkung, Dyskinesien, Hyperkinesien, Halluzinationen und Verwirrtheit, gelegentlich Angina pectoris und Wasseransammmlungen in den Beinen (periphere Ödeme), Pleuraergüsse/Fibrosen, selten Schwellung und Rötung der Gliedmaßen (Erythromelalgie), sehr selten Veränderungen von Laborparametern. **Hinweis für Verkehrsteilmehmer:** Während der ersten Tage nach Einnahme kann das Reaktionsvermögen soweit verändert sein, daß die Fähigkeit zur aktiven Teilnahme am Straßenverkehr oder zum Bedienen von Maschinen beeinträchtigt wird. **Wechselwirkungen:** Nicht gleichzeitig mit anderen Mutterkornalkaloiden, Dopamin-Antagonisten (z.B. Neuroleptika) oder mit Makrolidantibiotika (z.B. Erythromycin) verabreichen. Die gleichzeitige Gabe von blutdrucksenkenden Medikamenten kann zu Blutdruckabfällen führen und sollte nur mit Vorsicht erfolgen. **Dosierung:** Beginn der Behandlung mit 1mg. In 1 - 2 wöchigen Abständen erfolgt die Steigerung der Tagesdosis um 0,5 - 1mg bis zur Erreichung der optimalen Dosis. Die empfohlene Tagesdosis beträgt 2 - 6 mg Cabergolin pro Tag als Einmalgabe. Dosisanpassung nur bei schwerer Leberinsuffizienz nötig. **Packungsgrößen:** CABASERIL® 1mg Originalpackungen mit 40 (N2); 60 (N2) Tabletten; Klinikpackung. CABASERIL® 2mg Originalpackungen mit 20 (N1); 60 (N2) Tabletten; Klinikpackung. CABASERIL® 4mg Originalpackungen mit 16 (N1); 48 (N2) Tabletten; Klinikpackung. (Stand Mai 98) **Pharmacia & Upjohn GmbH, 91051 Erlangen**

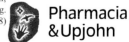

Blut-Hirn-Schrankenfunktion (Anstieg der Albuminkonzentration) sowie der Glukose.

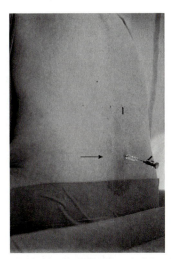

Abb. 1.1: Typische Nadelposition bei Lumbalpunktion.

Die **Liquorpunktion** wird lumbal (☞ Abb. 1.1), in Ausnahmefällen subokzipital, durchgeführt. Die Punktion erfolgt nach sorgfältiger Hautdesinfektion und lokaler Infiltrations- oder Oberflächenanästhesie (um eine reaktive Hyperlordosierung zu verhindern) im Sitzen oder in Seitenlage in Höhe des Zwischenwirbelraumes LWK 3/4 oder 4/5 (ca. in Höhe der Verbindungslinie der beiden Beckenkämme) streng in der Mittellinie und leichter kranialer Neigung der Punktionsnadel (am schonendsten mit einer atraumatischen Nadel). Den Duradurchtritt bemerkt man am nachlassenden federnden Widerstand nach der Durapassage. Hat man sich zur Punktion entschlossen, sollte genügend Liquor (ca. 10 ml) entnommen werden, um auch alle notwendigen Labortests durchführen zu können. Das früher zitierte sogenannte "Unterdrucksymptom" war auf den nachlaufenden Liquorverlust aus der Punktionslücke in der Dura zurückführen. Die Einklemmungsgefahr besteht weniger bei globalem Hirndruck, sondern vielmehr bei zerebralen Tumoren mit einer axialen Druckentfaltung von kranial her.

Vor der Entnahme des Liquors sollte im Liegen der Liquordruck mittels eines Barometers oder eines Steigrohrs gemessen werden. Fehlt ein solches, ist die Messung durch Verwendung eines sterilen Infusionssystems durchzuführen, das senkrecht zur Messung mit einem Zentimetermaß hochgehalten wird.

Es empfiehlt sich die Prüfung des **Queckenstedt-Versuchs** (Anstieg des lumbalen Liquordrucks bei Kompression der Vv. jugulares bds.) zur Sicherung der Durchgängigkeit des Spinalkanals. Steigt der Druck nur bei Bauchpresse (Valsalva-Versuch) an, liegt der Verdacht auf eine zervikale Liquorpassagebehinderung nahe.

Klinische Checkliste Normalwerte	
Farbe	wasserklar
Zellzahl	bis 5/µl
Zellbild	lympho-monozytär
Gesamteiweiß	0,25-0,5 g/l (methoden- und altersabhängig)
Albumin-Quotient x 10^3	bis 10
IgG-Quotient (☞ Kap. 1.1.5.)	bis 0,8 (methodenabhängig)
Druck	6-22 cm Wassersäule (0,6-2,2 kPa)

1.1.1.1. Virale Meningitis

Definition

Für die durch Viren hervorgerufene Meningitis existieren mehrere gebräuchliche Synonyme wie lymphozytäre, aseptische, abakterielle oder seröse Meningitis, die neben der Klassifizierung durch den Erreger eine Einteilung über den zytologischen bzw. den rein optischen Liquorbefund vornehmen.

Pathogenese

Die viral bedingten Hirnhautentzündungen sind mit Abstand die häufigsten ZNS-Entzündungen überhaupt. Der Infektionsweg ist einerseits eine hämatogene Aussaat im Rahmen eines allgemeinen Virusinfektes, wobei der Virustyp und die Immunitätslage bestimmen, in welchem Umfang die Allgemeinsymptome oder die Hirnhautbeteiligung im Vordergrund stehen. Andererseits gibt es Möglichkeiten der Virusausbreitung über die Nerven an der Schädelbasis (z. B. N. trigeminus). Je nach Virus-Typ und Allgemeinzustand des Patienten kommt es zu unterschiedlichen Manifestationen der viralen Meningitis (☞ Tab. 1.1.).

Unter sogenannten **parainfektiösen Formen** versteht man klinisch als Meningitis erscheinende Krankheitsbilder, bei denen aber das ZNS nicht primär Ausbreitungsraum der Viren ist, sich aber dennoch eine reaktive Pleozytose im Liquor zusammen mit den Zeichen einer Blut-Liquor-Schrankenstörung findet. Hier gibt es fließende Übergänge, bei denen man von "Begleitmeningitis" oder "meningealer Reizung" spricht, z. B. im Rahmen einer Zoster-Erkrankung.

Differentialdiagnostisch ist hier noch die **atypische aseptische Meningitis** als eine sehr seltene (5 %) frühe direkte Manifestation des **AIDS (Acquired immunodeficiency syndrome)** aufzuführen, die als blande Meningitis, zeitweise unter Hirnnervenbeteiligung (VII. Hirnnerv), abläuft.

Virus-Gruppe	Viren	Hauptkrankheiten	ZNS-Manifestation
RNS-Viridae			
Picorna-Viridae	Poliomyelitis	Poliomyelitis epidemica	paralytisch-meningitisches Stadium
	Coxsackie A/B	Herpangina, Myokarditis, Pleurodynie	leichte Meningitis-Form
	Echo	Gastroenteritis, Grippe	leichte Meningitis-Form
Arbo-Viridae	FSME syn = CEE	grippaler Infekt	Meningitis, Meningo-Enzephalitis
Myxo-Viridae	Influenza	Grippe, Atemwegsinfekte, Pneumonie	(Meningo)-Enzephalitis
Paramyxo-Viridae	Masern	katarrhal. Stad., Exanthem, Pneumonie	Enzephalitis, SSPE
	Mumps	Parotitis, Orchitis, Pankreatitis	Meningitis, Enzephalitis
Rubella-Viridae	Röteln	Exanthem, Lymphadenopathie	Enzephalitis, fetaler Hirnschaden
Rhabdo-Viridae	Rabies	......	meningitische Prodromi, Exzitationsstad., Paralyse
Arena-Viridae	LCM	grippaler Infekt	chronische Meningoenzephalitis
DNS-Viridae			
Adeno-Viridae	Adeno	grippaler Infekt, Konjunktivitis	Meningo-Enzephalitis
Herpes-Viridae	Herpes simplex	neurol. Manif. (H. labialis, H.genital.)	Enzephalitis
	Var. Zoster	gruppierte/segmentale Bläschen	Meningoenzephalitis (Kleinhirn), Radikulitis
	Zytomegalie	Pneumonie, Grippe, Myokarditis, Abort	Meningoenzephalitis
	Epstein-Barr-V.	Infektiöse Mononukleose	Meningitis, Enzephalitis, Myelitis

Tab. 1.1: Übersicht über das Virus- und Erkrankungsspektrum. **FSME**: Früh-Sommer-Meningoenzephalitis, **CEE**: Central-European-Encephalitis, **LCM**: Lymphozytäre Choriomeningitis, **SSPE**: Subakute sklerosierende Panenzephalitis.

Typische Krankheitszeichen

Der klinische Verlauf ist im Vergleich zu den bakteriellen Formen weniger schwer. Nach einem **Prodromalstadium** mit Abgeschlagenheit, Müdigkeit und Inappetenz setzen **Kopfschmerzen und Fieber** ein, wobei letzteres meistens nur bei Kindern 39° C übersteigt. In ca. 90 % der Fälle klingen die Beschwerden nach einer Woche bis zu 14 Tagen ab. Komplikationen wie ein Hydrocephalus occlusus sind selten.

Befunde

► *Klinik*

Neben dem Meningismus ist auf weitere Organbeteiligungen zu achten, wie z. B. Lunge und Nieren oder auch Gelenkergüsse. Die Dehnungszeichen (☞ Kap. 1.1.1.) sind positiv.

► *Serologie*

Die BSG ist kaum beschleunigt; im Differential-Blutbild vermehrt lymphozytäre Zellen bei geringer Leukozytose. Die Erregerbestimmung gelingt nur selten durch den direkten Virus-Nachweis, wenn überhaupt durch die simultane Antikörperbestimmung aus Serum und Liquor im Verlauf von 14 Tagen durch die Beobachtung der Titerbewegung. Ein erhöhter Titer allein reicht nicht aus, da nicht selten unspezifische Mitbewegungen z. B. des Herpes simplex-IgG-Titers vorkommen. Auch der Nachweis spezifischer IgM-Antikörper bedeutet oftmals nur die Begleitinfektion aufgefunden zu haben. **Insgesamt bleibt der Erregernachweis in 2/3 der Fälle negativ.**

► *Liquor*

Der Liquor ist klar. Die Zellzahl ist erhöht, zwischen wenigen bis zu 1000/µl lympho-monozytären Zellen (☞ Abb. 1.2). In den ersten 24 Stunden ist auch eine granulozytäre Zellbeteiligung möglich. Das Gesamteiweiß ist nur leicht erhöht (ca. 0,8 g/l) mit den Zeichen einer Blut-Liquor-Schrankenstörung mit einem Albuminquotienten (Alb $_{CSF}$ / Alb $_{SER}$ · 1000) von 15-20. Unauffälliger Liquorzucker.

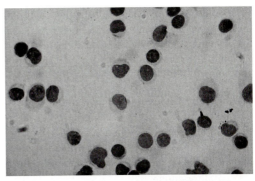

Abb. 1.2: Lympho-monozytäres Zellbild im Liquorpräparat bei viraler Meningitis.

Therapie

- Bettruhe
- Fiebersenkung: physikalisch (z. B. Wadenwickel) oder Antipyretika (z. B. Paracetamol)
- Kopfschmerztherapie, z. B. Paracetamol
- ggf. Hirnödemtherapie (☞ Kap. 1.2.2.2.)
- ggf. Anfallsprophylaxe mit schneller Aufsättigung durch 750 mg/d Phenytoin-Infusion
- Bei FSME nach Zeckenbissen in Endemiegebieten innerhalb der ersten 3 Tage Postexpositionsprophylaxe i. S. der passiven Immunisierung mit Immunglobulin (FSME-Bulin®) 0,1 bis 0,2 ml/kg/KG i. m.
- Auch bei CMV-Infektionen immunsupprimierter Patienten (z. B. nach Transplantationen) sollte eine Therapie mit Immunglobulinen oder einem Virustatikum (Cymeven®) angestrebt werden

1.1.1.2. Bakterielle Meningitis

Definition

Synonym für die bakteriell hervorgerufene Meningitis werden auch die Begriffe eitrige, purulente oder septische Meningitis gebraucht. Treten fokale neurologische Ausfälle, eine Bewußtseinsstörung oder Krampfanfälle hinzu, ist dies ein Zeichen für das Übergreifen der Entzündung auf das Hirnparenchym und stellt somit bereits das Bild einer Meningo-Enzephalitis dar.

Die bakterielle Meningitis unter Einschluß der *tuberkulösen Meningitis* und der *luetischen Meningoenzephalitis* stellt ein deutlich schwereres Krankheitsbild als die virale Verlaufsform dar. Unbehandelt führt sie zum Tod des Patienten. Im überwiegenden Teil der Fälle handelt es sich um eine eitrige Leptomeningitis (ca. 5-10 Fälle pro 100.000 Einwohner/Jahr), seltener um eine Pachymeningitis (☞ Kap. 1.1.1.) bei fortgeleiteten Entzündungen.

An dieser Stelle muß die Meningitis bzw. die *Meningo-Enzephalo-Radikulitis bei Lyme-Borreliose* als eine von ihrem klinischen Erscheinungsbild her gesondert zu sehende Hirnhautentzündung aufgeführt werden.

Pathogenese

Unterschieden wird zwischen der **primären bakteriellen Meningitis** ohne Nachweis eines Fokus und der **sekundären bakteriellen Meningitis** als Folge einer hämatogenen Streuung des Erregers oder der Fortleitung aus der Nachbarschaft. Neben Durchwanderungsprozessen bei Entzündungen der Nasennebenhöhlen oder des Mastoids sind häufig gemeinsame venöse Abflußwege die Eintrittspforte nach intrakraniell. In geringerem Ausmaß ebnen offene Schädel-Hirnverletzungen dem Erreger den Weg.

In beiden Fällen breitet sich die eitrige Entzündung entlang des Liquorraumes auf die gesamte Leptomeninx des Hirns und des Rückenmarks unter Einbeziehung der Ventrikelräume aus. Letzteres führt bei zellreichem Exsudat zu Liquorabflußstörungen mit **Hydrocephalus occlusus**. Das Übergreifen der Entzündung auf das oberflächliche Hirnparenchym führt zu begleitenden fokalen neurologischen Ausfällen und im weiteren zum **Hirnödem** mit zunehmendem **Hirndruck**.

Das Erregerspektrum variiert nicht nur erheblich mit dem Infektionsweg, sondern auch mit dem Alter des Patienten. Während bei Erwachsenen Pneumokokken (ca. 50 %) und Meningokokken (ca. 30 %) für fast 80 % der Meningitisfälle verantwortlich sind, sind es bei Säuglingen und Kleinkindern überwiegend gramnegative Enterobakterien und Haemophilus influenzae. In 40-60 % der Fälle bei älteren Kindern und Jugendlichen Meningokokken.

Die **tuberkulöse Meningitis** (Erreger: Mycobacterium tuberculosis hominis) nimmt insofern eine Sonderstellung ein, als die entzündlichen Veränderungen im Sinne der sekundären hämatogenen Aussaat eines häufig schwer zu findenden Primärherdes im wesentlichen an der Schädelbasis bzw. in der hinteren Schädelgrube ablaufen und hierbei Hirnnerven in das entzündliche Geschehen mit einbezogen werden. Daneben gibt es als schwerwiegende Komplikation die Beteiligung der subarachnoidal gelegenen basalen Hirngefäße im Sinne der bakteriellen Arteriitis (☞ Kap. 1.1.4.). Die tuberkulöse Meningitis nimmt heute im Rahmen der **Sekundärerkrankung bei HIV-Infizierten** wieder zu.

Die **Neurolues** (Erreger: Treponema pallidum) splittert sich in mehrere Krankheitsbilder auf:

- akute frühluische Meningitis
- Lues cerebro-spinalis (☞ Kap. 1.1.4.)
- progressive Paralyse (☞ Kap. 1.1.2.2.)
- Tabes dorsalis (☞ Kap. 2.1.2.)

Noch während des Sekundärstadiums der luetischen Infektion mit Lymphdrüsenschwellung und Exanthem kann es bereits zu einem schweren meningitischen Krankheitsbild, der akuten frühluischen Meningitis kommen. Zeigen die im Liquor nachweisbaren immunologischen Parameter (IgM, IgG) nach der Behandlung über die nächsten Jahre keinen signifikanten Rückgang, liegt das Bild einer weiterhin aktiven Lues latens seropositiva vor.

Auch bei der **Lyme-Borreliose** (Erreger: Spirochäte der Gattung Borrelia burgdorferi) müssen drei Stadien (I-III) differenziert werden (☞ Tab. 1.2).

Nach der Übertragung durch einen Zeckenbiß kommt es zunächst an der Inokulationsstelle zu einem typischen Erythema migrans und im weiteren zu einer hämatogenen Aussaat. Die Meningoenzephaloradikulitis (**Bannwarth-Syndrom**) stellt die wesentliche neurologische Manifestation des klinischen Stadiums II dar. Daneben ist auf eine kardiale und eine Gelenkbeteiligung zu achten. Im chronischen Stadium (III) findet sich neben der Hautmanifestation neurologisch vorwiegend das Bild einer sensomotorischen Polyneuropathie (☞ Kap. 3.1.2.2.) oder einer chronischen Enzephalomyelitis.

Typische Krankheitszeichen

Das klinische Bild der bakteriellen Entzündung ist foudroyanter als bei der viralen Meningitis. Auch unter antibiotischer Therapie gibt es nach wie vor

Stadium	Zeit	Neurologie	Sonstiges
I	Tage bis Wochen		Erythem, Lymphadenopathie, Fieber, Arthralgien
II	Wochen bis Monate	Meningoenzephaloradikulitis, Hirnnervenausfälle, zerebrale Arteriitis	Arthritis, Myositis, Myo- und Perikarditis
III	Monate bis Jahre	chronische Enzephalomyelitis, chronische Polyneuritis	Arthritis, Kardiomyopathie, Akrodermatitis

Tab. 1.2: Stadien der Lyme-Borreliose.

tödliche Verläufe und Defektheilungen. Es finden sich:

- kurzes Prodromalstadium mit Müdigkeit und Abgeschlagenheit, Lichtscheu
- heftige Kopfschmerzen
- hohes Fieber, septisch oder als Fieberkontinua
- rasche Verschlechterung mit Bewußtseinstrübung, fokalen Ausfällen und Krampfanfällen

Die *tuberkulöse Meningitis* ist durch ein längeres Prodromal-Stadium, ein milderes meningeales Syndrom, aber durch Hirnnervenausfälle (bevorzugt Nn. III, VI, VII und VIII) gekennzeichnet.

Die *akute frühluische Meningitis* verläuft als typische Meningitis.

Bei der *Neuroborreliose* treten Wochen nach dem Exanthem, später Schmerzen an der Zeckenbißstelle, bzw. dem zugehörigen und angrenzenden radikulären Nervensegment, und zuletzt eine meningeale Reizung auf, begleitet von Hirnnervenausfällen, vor allem des Nervus facialis oder der Hirnnerven VI, IV und III. Das meningoenzephalitische Bild mit Abgeschlagenheit, Müdigkeit, Arthralgien, Fieberschüben und Kopfschmerzen kann sich chronisch über Wochen hinziehen.

 Befunde

▶ *Klinik*
- ausgeprägter Meningismus (positive Dehnungszeichen, ☞ Kap. 1.1.1.) bis zum Opisthotonus, druckdolente Nervenaustrittspunkte (N. trigeminus)
- Kinder zeigen eine typische Haltung mit Beugung im Hüftgelenk in bevorzugter Seitenlage
- bei Meningokokkenmeningitis Gefahr der Verbrauchskoagulopathie mit subkutanen zum Teil flächenhaften Hautblutungen (Waterhouse-Friderichsen-Syndrom)
- bei zunehmendem Hirndruck Eintrübung und bei Fortbestehen Entwicklung einer Stauungspapille
- Tbc: geringer ausgeprägter Meningismus, subfebrile Temperaturen
- Frühluische Meningitis: Akute meningeale Reizung mit positiven Dehnungszeichen
- Neuroborreliose: Neben Hirnnervenausfällen begleitend schmerzhafte Radikulitiden

▶ *Serologie*
- Hohe BSG
- Leukozytose
- Linksverschiebung
- (Gerinnungsstörung)
- ggf. Erregernachweis durch Blutkulturen

Bei tuberkulöser Meningitis Versuch des Erregernachweises aus Rachen-oder Magenspülwasser, Sputum oder Urin. Daneben Tine-Test!

Zur klinischen Diagnostik der Neurolues gehört die serologische Untersuchung der TPHA (Treponema pallidum Hämagglutination) und ggf. der FTA-ABS (Fluoreszenz Treponema Antikörper Absorption) sowie der spezifischen Immunglobulin-Spiegel (IgM und IgG).

Bei der Neuroborreliose ist neben den serologischen Untersuchungen des IgG und IgM sowie der Antikörperbestimmung durch Immunfluoreszenztest und ELISA oder Western Blot der Nachweis intrathekal erzeugter Antikörper durch den Liquor/Serum-Index für Borrelien-spezifisches IgG zu führen.

▶ *Liquor*
- Der Liquor ist trüb bis eitrig

- Die Zellzahl ist deutlich erhöht auf über 400 bis 4000/µl, vorwiegend neutrophile granulozytäre Zellen (☞ Abb. 1.3)
- Das Gesamteiweiß ist auf ca. 1 g/l erhöht mit Zeichen der Schrankenstörung (Albuminquotient > 20)
- Liquorzucker (im Vergleich zum Blutzucker) erniedrigt
- Laktat erhöht
- Erreger evtl. mikroskopisch sichtbar

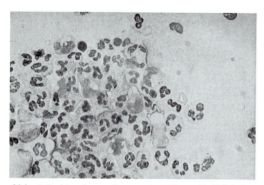

Abb. 1.3: Vorwiegend granulozytäres Zellbild bei bakterieller Meningitis.

Bei der tuberkulösen Meningitis ist die Zellzahl weniger drastisch auf Werte um 300/µl erhöht. Neben einem Mischbild aus Granulozyten und lympho-monozytären Zellen finden sich auch Plasmazellen. Der mikroskopische oder kulturelle Erregernachweis gelingt nicht immer und kommt für die Therapieentscheidung zu spät. Neue noch nicht in der Routine-Liquordiagnostik eingeführte Nachweise sind die der Tuberkulostearinsäure bzw. der DNS-Polymerase-Kettenreaktion.

Die frühluische Meningitis zeigt eine mäßige Zellzahlerhöhung um 400/µl eines (granulo)-lympho-monozytären Zellbildes mit Eiweißerhöhung über 1g/l. Wichtig ist der Nachweis spezifischer IgM- und IgG- Immunglobuline der im Verhältnis Liquor/Serum im Vergleich zum Albumin Liquor/Serum, um eine intrathekale Synthese von einer Schrankenstörung trennen zu können.

Das Zellbild der Neuroborreliose ist lympho-monozytär (< 1000 Zellen/µl) geprägt mit begleitenden Granulozyten und einzelnen Plasmazellen. Die deutliche Eiweißvermehrung im Liquor (> 1 g/l) ist Ausdruck der deutlichen Schrankenstörung, weniger der lokalen Antikörperproduktion.

▶ **Bildgebung**

Im MRT kann durch intravenöse Kontrastmittelgabe eine Anfärbung der Meningen bei einer Meningitis dargestellt werden (☞ Abb. 1.4). Dies gelingt im CCT nicht. Bei der Beteiligung des Ventrikelsystems im Sinne der Ventrikulitis kann auch eine Anfärbung der Ventrikelwände beobachtet werden. Eine leichte Signalanhebung der Meningen findet sich im MRT manchmal auch nur nach einer Liquorpunktion als Ausdruck der meningealen Reaktion bei Reizpleozytose.

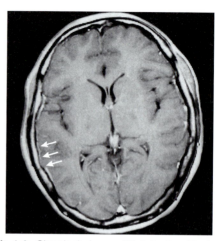

Abb. 1.4: Signalanhebung (Pfeile) der Meningen nach intravenöser Kontrastmittelgabe bei Meningitis (MRT, T_1w).

Es empfiehlt sich aber durchaus, initial eine Bildgebung (CCT) anzustreben, nicht zuletzt, um später bei Komplikationen die beginnende Entwicklung eines Hydrozephalus bei Verklebungen aufgrund des Ausgangsbefundes abschätzen zu können.

Lokale entzündliche Veränderungen wie bei der basalen tuberkulösen Meningitis oder bei den Granulomen der Sarkoidose reichern nach Kontrastmittelgabe sowohl im MRT als auch im CCT an.

Therapie

Die antibiotische Therapie richtet sich grundsätzlich nach dem nachgewiesenen Erreger (☞ Tab. 1.3). Daher ist zunächst ein mikroskopischer Nachweis (insbesondere für extra- oder intrazelluläre Kokken) oder so früh wie möglich ein Antibiogramm anzustreben.

1.1. Entzündungen

Alter	Erreger	Therapie	Dosis
Säuglinge	Gramnegative Enterokokken Streptokokken Typ B Listerien	Cephalosporin 3.Gen + Aminoglykosid Penicillin G Ampicillin	100-150 mg / kgKG / Tag 7,5 mg / kgKG / Tag 150-250000 IU / kgKG / Tag 100-200 mg / kgKG / Tag
Kinder	Haemophilus influenzae Meningokokken Pneumokokken Streptokokken	Cephalosporin 3.Gen Penicillin G Penicillin G Penicillin G	200 mg / kgKG / Tag 250000 IU / kgKG / Tag -"- -"-
Jugendliche	Meningokokken Pneumokokken Streptokokken Haemophilus influenzae	Penicillin G Penicillin G Penicillin G Cephalosporin 3.Gen.	30×10^6 IU / Tag -"- -"- 1-2 g / Tag
Erwachsene	Pneumokokken Meningokokken Streptokokken Haemophilus influenzae	Penicillin G Penicillin G Penicillin G Cephalosporin 3. Gen.	4 x 10 Mega IU / Tag -"- -"- Ceftriaxon 2g / Tag
Schädel-Traumata	Staphylokokken Gramnegative Enterokokken Pneumokokken	Fosfomycin/Vancomycin Cephalosporin 3.Gen + Aminoglykosid Penicillin G	15 g / Tag bzw. 2 g / Tag 2 g / Tag + 2-3 mg / kgKG / Tag 4 x 10 Mega IU / Tag

Tab. 1.3: Entsprechend der Häufigkeit der einzelnen Erreger in Abhängigkeit von Alter bzw. Indikation zu bevorzugende Antibiotika.

Ist bei Erwachsenen der Erreger unbekannt, sollte eine Kombination aus:

- **Breitspektrum-Penicillin**
  - z.B. Ampicillin, 8-12 g /Tag 4-6 stündlich
- **Cephalosporin der 3. Generation**
  - z.B. Cefotaxim, 3-4 x 2g /Tag, 10 Tage
  - oder Ceftriaxon, 1 x 2 g /Tag, 10 Tage
- **Aminoglykosid**
  - z.B. Gentamycin, 2-3 mg/kg/KG/Tag, 8-stündlich
  - Tobramycin, 3 mg/kg/KG/Tag 8-stündlich (7 Tage lang, Vorschäden des Vestibular- und Cochlearorgans beachten!, Spiegel im Serum 1 Std. nach i.v. Gabe: 5-10 mg/ml)

gegeben werden.

Sind bereits im mikroskopischen Präparat Kokken nachgewiesen worden, kann die Therapie mit **Penicillin G** (4 x 10 Mega IU/ Tag) allein begonnen werden. In jedem Fall muß dann nach Antibiogramm weiter therapiert werden.

Weitere Therapiemaßnahmen sind:

- Fiebersenkung/Analgetika, z. B. Paracetamol
- Hirnödemtherapie mit hyperosmolaren Substanzen, z. B. Sorbit, Mannit, Glyzerin
- ggf. antikonvulsive Einstellung, z. B. initial 750 mg/1. Tag Phenytoin i. v.
- externe intraventrikuläre Liquordrainage bei V. a. Hydrocephalus occlusus

Cave! Im Falle einer Meningitis durch *Meningokokken* oder *Haemophilus influenzae* sollten zur Prophylaxe Personen des gleichen Haushalts und Kontaktpersonen mit Sekreten des Respirationstraktes der erkrankten Person über 2-4 Tage mit 600mg Rifampicin/Tag behandelt werden.

Spezielle Therapiemaßnahmen bei:

- *tuberkulöser Meningitis*:
  Ist eine orale Medikation möglich, wird zunächst über 3 Monate hinweg mit einer 3er Kombination aus
  - Isoniazid (INH) (10 mg/kgKG/Tag)

- Rifampicin (10 mg/kgKG/Tag) und
- Pyrazinamid (35 mg/kgKG/Tag)

unter Serumspiegelkontrollen behandelt. Danach wird unter Wegfallen des Pyrazinamids noch 6 Monate weiterbehandelt

- *Neurolues*:
Bei Erst- oder Wiederbehandlung der frühluischen Meningitis empfiehlt sich entweder die intramuskuläre Therapie mit einem Depot-Penicillin (1 Mill. IE/Tag) über 21 Tage oder die hochdosierte intravenöse Therapie mit Penicillin G (6 x 4 Mill. IE/Tag) über 14 Tage

- *Neuroborreliose*:
Im Stadium I mit Erythema migrans und radikulären Schmerzen sind Tetracycline über 14 Tage das Mittel der 1. Wahl. Im Stadium II und III. sind Cephalosporine der 3. Generation (z. B. Ceftriaxon oder Cefotaxim) über 14 Tage bis zu 3 Wochen indiziert. Alternativ kann auch Penicillin G gegeben werden

1.1.1.3. Parasitäre Meningitis

Definition

Bei den Parasiten, die eine Meningitis bzw. eine Meningoenzephalitis hervorrufen, handelt es sich einerseits um Infektionen mit Protozoen, andererseits um solche mit Würmern. Diese zum Teil eitrigen, zum Teil lymphozytären Meningitiden, die häufig chronisch verlaufen, nehmen nicht nur durch die Zahl an HIV-Infizierten oder anderweitig immuninkompetenten Patienten zu, sondern vor allem durch die Zahl der Touristen aus Ländern ohne gewährleistete Fleischbeschau. Weltweit gibt es statistisch mehr durch Protozoen bedingte Infektionen als durch Bakterien oder Viren.

Pathogenese

Bei dem Großteil der parasitären Erkrankungen spielt der Mensch die Rolle des Zwischenwirts. Hauptinfektionsweg ist der Magen-Darm-Trakt durch infizierte bzw. kontaminierte Speisen. Von dort durchlaufen die Parasiten einen ihnen typischen Entwicklungszyklus, in dessen Rahmen es über eine hämatogene Aussaat zu einer Beteiligung des ZNS kommt. Eine Ausnahme macht die **konnatale Toxoplasmose**, bei der der Infektionsweg über den intrauterinen Plazentarkreislauf erfolgt.

Aufgrund der hämatogenen Streuung kommt es häufig nicht zu einer reinen Meningitis, sondern zu einer gleichzeitigen enzephalitischen Beteiligung, die auch allein im Vordergrund stehen kann (☞ Kap. 1.1.2.3.).

Die folgende Tab. 1.4 gibt einen Überblick über die wichtigsten Erreger und die neurologischen Manifestationen:

Erreger	Neurologische Manifestation
A) Protozoen	
Toxoplasma gondii	nekrotisierende Meningoenzephalomyelitis (konnatal mit Minderbegabung, intrazerebralen Verkalkungen, Mikrozephalus, Hydrozephalus)
Trypanosomen	Chagas-Krankheit, Meningoenzephalitis
B) Würmer	
Ascariden	allergische Meningitis
Toxocara canis	granulomatöse Meningoenzephalitis
Taenia solium	basale Meningoenzephalitis, intrazerebrale Zysten
Schistosomen	*S. japonicum*: granulomatöse Meningoenzephalitis *S. mansoni*: Myelitis (☞ Kap. 2.1.2.)

Tab. 1.4: Erreger- und klinisches Spektrum bei parasitärer Meningitis.

Im Verlauf der meningealen Entzündung, die meist als vorwiegend lymphomonozytäre Entzündung mit granulozytärer Beteiligung abläuft, greift diese auf die Hirnoberfläche über. Nach der Entwicklung zystischer Entwicklungsstufen oder zystischer Abkapselung (Echinokokkose, Zystizerkose) durch das Parenchym folgt das Abheilungsstadium, das häufig unter Ausbildung eines Verkalkungsherdes (☞ Abb. 1.5) abläuft.

Typische Krankheitszeichen

Neben den typischen meningitischen Zeichen, wie Kopfschmerzen, Fieber und Nackensteifigkeit, sind die parasitären Meningitiden bzw. Meningoenzephalitiden durch einen weniger akuten Beginn gekennzeichnet. Die parasitären Formen machen auch den Großteil der sogenannten "**chronischen**

Meningitis"-Fälle neben der tuberkulösen Meningitis aus.

Befunde

▶ *Klinik, Serologie, Liquor* (☞ Abb. 1.5 und 1.6 sowie Tab. 1.5)

Erreger	Klinisch	Serologisch
A) Protozoen		
Toxoplasma gondii	*konnatal*: Retardierung, Minderbegabung, Mikrozephalie, Krampfanfälle *erworben*: leichte Meningitis (s. o.), makulopapulöses Exanthem	BSG →, allenfalls leichte Leukozytose, leichte Liquorpleozytose und Eiweißerhöhung; Serum und Liquor: 1) direkter Erregernachweis, 2) Nachweis spezifischer Anti-körper in KBR, ELISA, 3) Sabin-Feldman-Farbtest
Trypanosomen	*T. gambiense*: chronische Meningitis mit Verwirrtheit, Psychosen, Hypersomnie, extrapyramidale Symptome einschließlich Tremor. *T. cruzi (Chagas-Kr.)*: akute Meningitis zusammen mit Kardiomyopathie	leichte Liquorpleozytose und Eiweißerhöhung; Serum und Liquor: IgM und IgG-Erhöhung, pos. Immunfluoreszenztest, KBR
B) Würmer		
Ascariden	Meningitis	BSG →, Leukozytose mäßig, im Blut und im Liquor Eosinophilie; leichte Liquorpleozytose und Eiweißerhöhung: Wurmnachweis im Stuhl
Toxocara canis	Meningitis	leichte Liquorpleozytose und Eiweißerhöhung; ausgeprägte Eosinophilie im Blut und im Liquor, KBR, ELISA
Taenia solium	Meningoenzephalitis mit Hirnnervenausfällen	leichte Liquorpleozytose und Eiweißerhöhung; ausgeprägte Eosinophilie im Blut und im Liquor (☞ Abb. 1.6), KBR, ELISA
Schistosomen	*S. japonicum*: Meningoenzephalitis *S. mansoni*: Myelitis mit Querschnittssymptomatik, Darmbilharziose mit blutigem Stuhl, Hepato-Splenomegalie	BSG →, Leukozytose mäßig, leichte Liquorpleozytose und Eiweißerhöhung; im Blut und im Liquor pos. KBR, ELISA

Tab. 1.5: Klinische und serologische Befunde bei parasitärer Meningitis.

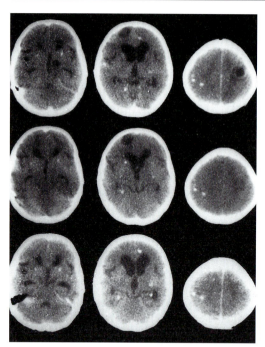

Abb. 1.5: CT-Verlauf bei Zystizerkose mit aktiven Zysten (obere Reihe) und alten Verkalkungen (weiße Herde).

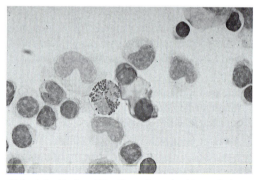

Abb. 1.6: Eosinophiler Granulozyt im Liquor bei parasitärer Meningitis.

▶ *Bildgebung*

Im CCT und im MRT finden sich bei der *konnatalen Toxoplasmose* im akuten Stadium, wie im übrigen bei allen frischen Meningoenzephalitiden, multifokale Herde, die sich im wesentlichen als lokale Infiltrate mit einem perifokalen Ödem und entsprechender Anreicherung nach intravenöser Kontrastmittelgabe darstellen. Im chronischen Stadium finden sich dann als Zeichen der Reparaturvorgänge vor allem die auffälligen multifokalen Verkalkungen mit periventrikulärer Bevorzugung. In 20 % der Fälle tritt ein Hydrocephalus occlusus auf.

Bei der *Neurozystizerkose* lassen sich in der Nähe der basalen Liquorräume, in den Ventrikeln selbst und auch unmittelbar subkortikal Zysten nachweisen. Solche mit Anreicherung und perifokalem Ödem entsprechen lebenden Parasiten, diejenigen mit randständigen Verkalkungen bereits abgestorbenen (☞ Abb. 1.5).

Therapie

- allgemein: Fiebersenkung und Kopfschmerztherapie (z. B. Paracetamol)
- Bei Sulfonamidtherapie auf ausreichende Flüssigkeitszufuhr achten!
- Kortikoide zur Hirnödemtherapie können die Ausbreitung begünstigen (nur Kurzzeittherapie!)
- Spezifische Therapie ☞ Tab.1.6

Erreger	Therapie
A) Protozoen	
Toxoplasma gondii	Folsäure-Antagonisten (Pyrimethamin) + Sulfonamid (Sulfadiazin) + Folinsäure
Trypanosomen	Pentamidin oder Nitrofurane
B) Würmer	
Ascariden	Mebendazol
Toxocara canis	Breitspektrum-Anthelminthikum (Praziquantel)
Taenia solium	Breitspektrum-Anthelminthikum (Praziquantel)
Schistosomen	Breitspektrum-Anthelminthikum (Praziquantel)

Tab. 1.6: Pharmakotherapie bei parasitärer Meningitis.

1.1.1.4. Pilz-Meningitis

Definition

Schwere, zum Teil aber chronische Meningitiden können auf eine Pilzinfektion des Liquorraumes zurückgehen. Neben den offenen Schädelverletzungen sind die Pilzmeningitiden heute aber vor allem im Rahmen einer Immunschwäche bei AIDS häufig. Auch unter Langzeitbehandlung mit Antibiotika und Kortikosteroiden muß mit einer Pilz-Sekundärinfektion gerechnet werden.

 Pathogenese

Die bei einer Pilzmeningitis am häufigsten anzutreffenden Erreger sind **Cryptococcus neoformans**, **Aspergillus fumigatus**, **Aktinomyces israelii** und seltener **Histoplasma capsulatum** und auch **Candida albicans**. Die Haupteintrittspforte ist die Lunge durch Aufnahme von Schwebeteilchen in der Luft. Die Meningitis ist dann Folgeerscheinung einer sekundären hämatogenen Streuung.

Neben der meningitischen Reaktion kommt es häufig zu einer zerebralen Beteiligung mit Neigung zu einer Abszedierung. Neben der Meningitis werden auch die Hirnnerven betroffen.

 Typische Krankheitszeichen

Zum Teil schwere, zum Teil leichtere meningitische Zeichen mit *Kopfschmerzen*, *Fieber*, vegetativen Begleiterscheinungen, Abgeschlagenheit und Müdigkeit. Nicht selten sind *chronisch schleichende Verläufe*.

Im Rahmen der meningealen Ausbreitung der Entzündung kommt es zum Auftreten von Hirnnervenausfällen. Zeichen der zerebralen Beteiligung sind *fokale neurologische Ausfälle* und das Auftreten von Krampfanfällen.

Seltene Komplikation dieser Meningitis ist die Beteiligung der basalen großen Hirngefäße oder der venösen Blutleiter im Sinne der *Vaskulitis* bzw. der *Sinusthrombose*.

 Befunde

▶ *Klinik*

Zum Teil hoch akutes Fieber und Kopfschmerzen, rasche Eintrübung und Hirnnervenausfälle, zum Teil aber auch langsame Verläufe mit Prodromi wie Abgeschlagenheit, Konzentrationsstörungen und subfebrilen Temperaturen.

▶ *Serologie*

Kaum BSG-Erhöhung, wenig Leukozytose, vereinzelt Eosinophilie im Differentialblutbild. Nicht immer gelingt die kulturelle Anzüchtung. Bei Kryptokokkose gibt es einen spezifischen Latex-Agglutinationstest. Die KBR ist bei anderen Pilzen häufig nicht positiv.

▶ *Liquor*

Lymphomonozytäre Pleozytose zwischen 30 und 300 Zellen /μl. In wenigen Fällen gelingt bereits durch eine Tuschefärbung die Darstellung der Pilze im zytologischen Präparat. Mäßige Eiweißerhöhung. Erniedrigter Liquorzucker, zeitweise positive oligoklonale IgG-Banden in der Immunelektrophorese.

▶ *Bildgebung*

Im MRT, wie bei den bakteriellen Meningitiden Anfärbung der Hirnhäute nach i. v. Kontrastmittelgabe. Aufgrund der hämatogenen Streuung kommt es auch zu einer metastatischen intrazerebralen Absiedlung mit Abszessen und Granulomen, wie beim Aspergillom (☞ Abb. 1.7).

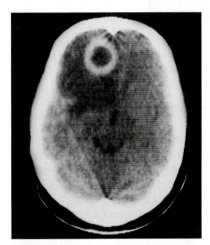

Abb. 1.7: Rechts-frontales Aspergillom.

 Therapie

Grundsätzlich Therapieversuch mit intravenöser Gabe von Amphotericin B:

- *initial*
  Testgabe von 1 mg Amphotericin B in 20 ml 5%iger Glucoselösung; bei Verträglichkeit nach 4 Stunden 5 mg in 500 ml 5%iger Glucoselösung
- *2. Tag*
  10 mg in 500 ml 5%iger Glucoselösung
- *3. Tag*
  jeden weiteren Tag um 5 mg steigern bis zu einer Dosis von 0,4 mg/kgKG/Tag oder 0,8 mg/kg KG/jeden 2. Tag

Grundsätzlich sind spezielle Infusionsbedingungen herzustellen, (☞ Dosierungsvorschriften!) und Serum- und Liquorkontrollen alle 14 Tage notwendig.

> Wichtigste Nebenwirkungen sind Nierenschädigung und Thrombophlebitis.

Bei Immuninkompetenten sollte eine Kombination mit Flucytosin oder Fluconazol angestrebt werden (Bezüglich Dosierung und Dosisreduktion des Amphotericin B gibt es spezielle Vorschriften).

Die intravenöse Therapie ist von vegetativen Begleiterscheinungen begleitet, wie Fieber, Kopfschmerzen und Übelkeit/Erbrechen, gegen die Paracetamol und Triflupromazin vorbeugend gleichzeitig intravenös verabreicht werden. Aufgrund der primären und therapiebedingten Thrombosegefahr sollten die Patienten Heparin (low-dose) bekommen.

Raumfordernde Abszesse oder Pilzgranulome können neurochirurgischerseits unter gleichzeitiger Chemotherapie saniert werden.

1.1.2. Enzephalitis

Im Vergleich zu den Meningitiden ist eine reine Enzephalitis klinisch sehr viel seltener anzutreffen. Die entzündliche Hirngewebsreaktion kann anhand verschiedener Kriterien unterschieden werden (s. u.). Eine der wesentlichen Differenzierungen ist, ob vorwiegend die graue Substanz oder die weiße Substanz (Leukenzephalitis) Ort des entzündlichen Geschehens ist. Nicht selten liegt begleitend eine Myelitis vor.

Es ist aber für das klinische Bild ganz wesentlich, auf welchem Infektionsweg und nach welchem Infektionsmodus die entzündliche Gewebsreaktion hervorgerufen wird. Es bietet sich folgende grobe Gliederung an:

Einteilung

➤ *Erregerbedingte Enzephalitis*

Es handelt sich dabei um die überwiegende Zahl der akuten, vor allem virusbedingten Enzephalitiden. Aber auch die multifokalen, emboligenen Herdenzephalitiden bei septikämischer Streuung von Bakterien, zumeist von einer Endokarditis oder einem floriden Herzklappenbesatz stammend, gehören hierher.

➤ *Para- und postinfektiöse, chronische Enzephalitis* (☞ Kap. 1.1.2.4.)

In diesen Fällen findet sich histopathologisch zwar eine entzündliche Zellinfiltration, in einem Großteil der Fälle perivaskulär, dennoch läßt sich kein Erreger im Hirnparenchym nachweisen. Vielmehr ist die Entzündungsreaktion immunologisch vermittelt, in dem immunkompetente Zellen ins Gewebe einwandern bzw. eine Zellmigration den Immunmediatoren, die die Blut-Liquor-Schranke des Plexus chorioideus bzw. die Blut-Hirn-Schranke der Kapillaren passiert haben, nachfolgt. Dies trifft auch für die Enzephalitisfälle nach Impfungen zu. Kennzeichen dieser Enzephalitiden ist ein eher subakuter, chronischer Verlauf.

1.1.2.1. Virale Enzephalitis

Das Virus-Spektrum dieser "erregerbedingten Enzephalitis" (☞ Kap. 1.1.2.) deckt sich mit dem der virusbedingten Meningitiden (☞ Tab. 1.1 in Kap. 1.1.1.1.).

Pathogenese

Bei den viralen Erregern, die vorwiegend eine Enzephalitis mit geringerer, mehr im Hintergrund stehender meningealer Begleitsymptomatik hervorrufen, handelt es sich vor allem um die der Herpes-Gruppe, allen voran **Herpes simplex Typ I Virus**, daneben **Varizella-Zoster-Virus (VZV)**, seltener **Zytomegalie-Virus** (ZMV) oder **Epstein-Barr-Virus**.

Eine weitere, im wesentlichen auf pädiatrischem Feld bedeutende Gruppe sind die Paramyxoviren, wie **Masern-** und **Mumpsvirus** und das **Röteln-Virus**.

Der hämatogenen Streuung wird in allen Fällen für die zerebrale Beteiligung die wesentliche Bedeutung zugemessen. Allerdings handelt es sich bei der enzephalitischen Beteiligung häufig erst um die sekundäre Ausbreitung der Infektion.

Für die Viren der Herpes-Gruppe wird auch eine Virusverbreitung nach intrakraniell über die Hirnnerven an der Schädelbasis diskutiert, die mit den Nasennebenhöhlen in Kontakt treten, wie dem N. olfactorius und den N. trigeminus.

Sicher ist, daß vor allem das Varizella-Zoster-Virus in den Spinalganglien oder z. B. dem Ganglion Gasseri auch nach der akuten Infektionsphase (Windpocken) jahre- oder jahrzehntelang persistieren kann, um sich dann entweder zentrifugal entlang des peripheren Nerven auszubreiten zur sogenannten "Gürtelrose" als peripherer Form der Zoster-Erkrankung oder zentripetal in Richtung ZNS zur zentralen, meningoenzephalitischen Form. Es besteht die Frage, inwieweit solche "endogenen Reinfektionen" in zeitlichem Zusammenhang mit reduzierter immunologischer Abwehrlage (z. B. *HIV-Infektion*) bzw. bisher nicht erkannter Tumorerkrankung stehen. Nicht selten treten sie auch im Rahmen einer Immunsuppressions-Therapie auf.

Grundsätzlich muß eine, dem Virus den Übertritt ins Hirnparenchym ermöglichende, immunologisch vermittelte "Blut-Hirn-Schrankenstörung" bestehen, um das Mißverhältnis zwischen den vielfachen Viruserkrankungen und der Häufigkeit einer Enzephalitis erklären zu können.

Hat das Virus diese Schranke einmal überschritten, breitet es sich entlang neuraler oder gliöser Strukturen aus und kann über die Zellfunktionsstörung hinaus zum Zelltod führen. Prototyp einer solchen nekrotisierenden und dabei durch die Kapillarbeteiligung auch hämorrhagischen Enzephalitis (☞ Abb. 1.8a) ist die *Herpes-simplex-Enzephalitis*. Aufgrund des angenommenen Inokulationsweges über den N. olfactorius breitet sich die Entzündung einerseits zunächst nach temporal (erst einseitig, später doppelseitig) und im weiteren über das limbische System (☞ Abb. 1.8b) aus. So erklärt sich die Beteiligung des Frontal- und des Temporallappens und des Gyrus cinguli.

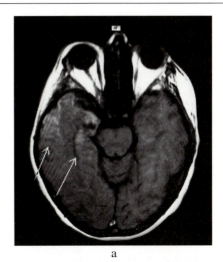

a

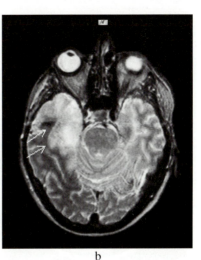

b

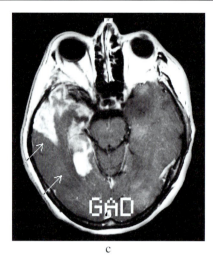

c

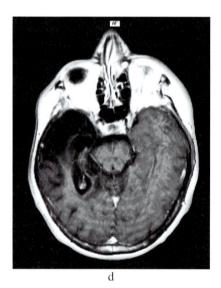

d

Abb. 1.8: MRT-Verlauf (a, b, c, d) bei Herpes-Enzephalitis (Erklärungen siehe Text).

Ein weiteres eigenständiges Krankheitsbild stellt die *Tollwut* (Rabies, Lyssa)-*Enzephalitis* dar. Während einer langen Inkubationszeit zwischen 14 Tagen und 3-4 Monaten wird das Virus von der infizierten Bißverletzung zentripetal über sensible Nerven zum ZNS fortgeleitet. Ähnlich wie bei der Zoster-Erkrankung erklären sich so die lokal und später auch radikulär verteilten Schmerzen, die von der Bißstelle ausgehen. Neben den Strukturen des Di- und Mesencephalons ist ebenfalls das limbische System der hauptsächlich histopathologisch anzutreffende Läsionsort mit typischen Einschlußkörperchen (Negri-Körperchen). Dies er-

klärt das klinische Bild mit im Vordergrund stehenden psychischen Auffälligkeiten Persönlichkeits- und Vigilanzstörungen.

Typische Krankheitszeichen

Wie bei allen Viruserkrankungen gibt es ein unspezifisches Prodromalstadium mit Müdigkeit, Abgeschlagenheit, Kopfschmerzen, Gliederschmerzen und subfebrilen Temperaturen sowie vegetativen Begleiterscheinungen wie Übelkeit und Erbrechen.

Nach ca. 1 Woche bis zu 14 Tagen der Inkubationszeit folgt die enzephalitische Phase, die durch eine mehr oder weniger schnell eintretende Bewußtseinstrübung, zeitweise bis zum Koma, gekennzeichnet ist. Weitere Zeichen der Hirnparenchymbeteiligung sind epileptische Anfälle und unterschiedlichste neurologische Ausfälle.

Zeitweise verläuft die Bewußtseinsveränderung als exogene Psychose mit agitierten Phasen.

Das klinische Bild ist nicht vom Erreger, sondern vielmehr von der immunologischen Abwehrlage des Patienten geprägt. Dennoch gibt es erfahrungsgemäß solche mit leichteren und einzelne mit schwereren Verläufen, z. B. der Masernenzephalitis.

Spezielle Verlaufsformen:

- *Herpes simplex (Typ I)-Enzephalitis:*

Klinische Checkliste

✓ akute Aphasie (zumeist Wernicke-Aphasie), vor allem jüngerer Patienten

✓ früh begleitend einsetzende fokale oder generalisierte epileptische Anfälle

✓ Halbseitensymptome (motorisch oder sensibel)

✓ rasche Bewußtseinstrübung

✓ subfebrile Temperaturen

✓ im Hintergrund stehender Meningismus

- *Zoster-Enzephalitis:*

Besondere Eigenheit der Zosterenzephalitis, die als Enzephalomyelitis verläuft sind, ist das Auftreten einer Ataxie oder anderer zerebellärer Symptome.

Ein eigenes Bild stellt das Übergreifen der Infektion auf die Hirnnerven, hier vor allem den N.

facialis oder den N. vestibulocochlearis bei einem *Zoster oticus* dar. Hier handelt es sich eher um eine Mononeuritis cranialis multiplex i. S. der Polyradiculitis, wie auch beim peripheren Erkrankungstyp der "Gürtelrose" mit nur begleitender meningealer Reizung.

- *Rabies-Enzephalitis*:

  Nach einem unspezifischen Prodromalstadium, das durch eine Inappetenz und eine Schmerzhaftigkeit an der Bißstelle geprägt ist, tritt zunächst eine Übererregbarkeit gegen jede Art von Sinnesreizen auf, gefolgt von einer Unruhe und Rastlosigkeit der Patienten, die sich über eine ausgeprägte Reizbarkeit bis zu einem aggressiv gefärbten Psychosyndrom steigern kann. Bei dem Versuch, Flüssigkeit zu sich zu nehmen, treten Schlundkrämpfe auf, weswegen die Patienten eine *Hydrophobie* entwickeln. Im Endstadium führen Sinnesreize gleich welcher Art zur Auslösung von tonisch-klonischen Krämpfen.

Befunde

Klinik

Mit dem Ende des Prodromalstadiums finden sich subfebrile Temperaturen, erste **fokale neurologische Ausfälle**, hier vor allem Paresen, Sensibilitätsstörungen oder Hirnstammsymptome (☞ Kap. 1.1.5.), die aufgrund der diffusen oder fleckförmigen entzündlichen Veränderungen nicht selten umschriebener sind und nicht immer einer typischen durchgehenden Halbseiten-Verteilung folgen müssen, wie dies bei vaskulären Befunden gern der Fall ist. Vor allem entwickeln sich die Ausfälle häufig langsam und progredient und nicht wie beim Schlaganfall perakut.

Daneben prägt die Bewußtseinsveränderung bzw. -trübung das klinische Bild. Zum einen kann ein "**Hirnorganisches Psychosyndrom** (HOPS)" den Verlauf mit langsamer Eintrübung bestimmen oder andererseits eine "Exogene Psychose" (+ auch Kap. 1.6.3.).

Hirnorganisches Psychosyndrom

✓ Orientierungsstörung (zur Zeit, zum Ort, zur Person)
✓ Antriebsstörung (z. B.: adynam oder unruhig, rastlos)
✓ Affektstörung (z. B.: emotionell verflacht oder erregt, aggressiv)
✓ Aufmerksamkeits- und Konzentrationsstörung

Exogene Psychose

✓ Orientierungsstörung
✓ Merkfähigkeits- und Konzentrationsstörung (☞ auch Korsakow-Psychose)
✓ Konfabulationen
✓ Halluzinationen

Vor allem dann, wenn die entzündlichen Veränderungen in der Hirnrinde ablaufen, finden sich klinisch auch **epileptische Anfälle**, sowohl einfach- oder komplex-fokale Anfälle (☞ Kap. 1.10.8.), als auch primär oder sekundär generalisierte Krampfanfälle (☞ Kap. 1.10.1.).

- *Herpes simplex (Typ I)-Enzephalitis*:

  Klinisch steht neben den Befunden, die mit Befall des Temporallappens einhergehen (Aphasie, Psychosyndrom, Anfälle (☞ "klinische Checkliste"), eine rasche Progredienz mit schneller Eintrübung bis zum Koma, insbesondere bei Kindern, im Vordergrund.

Serologie

Außer einer sehr spät einsetzenden Lymphozytose im Differential-Blutbild finden sich keine spezifischen Auffälligkeiten.

Liquor

Der Liquor zeigt je nach Stadium eine geringfügige bis ausgeprägte lympho-monozytäre Pleozytose (< 100-1000 Zellen/µl) und auch nur eine leichte Gesamtweißerhöhung neben den Zeichen der Blut-Liquor-Schrankenstörung mit pathologischem Albuminquotienten. Ein Nachweis spezifischer Antikörper gelingt (auch im Serum) nicht vor dem 10. Tag. Erst nach diesem Intervall sind spezifische IgM- und IgG-Titerbewegungen zu erwarten. Die Virusidentifizierung gelingt, wenn überhaupt, durch die Beobachtung der Titerbewegung.

Für die *dringend notwendige frühzeitige* Herpes-simplex-Enzephalitis-Diagnose kommt der Nachweis des spezifischen IgM-Antikörpers um den 7. Tag zu spät. Früher gelingt der Virus-Nachweis mit der Polymerase-Kettenreaktion (polymerase chain reaction; PCR).

Bei der Zoster-Enzephalitis finden sich die gleichen Liquorveränderungen; selbst bei der peripheren Verlaufsform findet sich immer eine begleitende Reizpleozytose von 30-100 Zellen/μl.

➤ EEG

Im EEG findet sich neben Herdhinweisen eine Verlangsamung des Alpha-Grundrhythmus im Sinne der Allgemeinveränderung. Daneben treten hypersynchrone oder epilepsietypische Potentiale auf. Bei der Herpes-simplex-Enzephalitis treten nach einer temporalen fokalen Verlangsamung nach 6-10 Tagen periodische Komplexe, zum Teil sog. triphasische Abläufe auf, die zwar für diese Enzephalitis typisch, aber keineswegs pathognomonisch sind (☞ Abb 1.9).

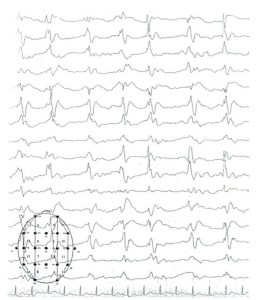

Abb. 1.9: Periodische hypersynchrone Komplexe (triphasische Komplexe) bei Herpes-simplex-Enzephalitis.

Abgesehen von seltenen Fällen kann heute auf eine Hirnbiopsie aufgrund MRT- und frühzeitiger Liquor-PCR verzichtet werden.

➤ *Bildgebung*

Das kraniale Computertomogramm bleibt im krassen Gegensatz zum klinisch schweren Bild und den auffälligen EEG-Veränderungen über die ersten drei Tage weitgehend unauffällig, während sich eine Ischämie längst hätte demarkieren müssen. Im MRT ist durch eine Signalanhebung in den T_2-gewichteten Aufnahmen das Ödem im Bereich der Temporallappen (häufig zunächst einseitig) früher zu sehen (☞ Abb. 1.8b). Wenige Tage später findet man in den T_1-gewichteten Aufnahmen die hämorrhagische Transformierung entlang der Rinden-Mark-Grenze (Abb. 1.8a) und eine ausgeprägte Blut-Hirn-Schrankenstörung mit Kontrastmittelaufnahme (Abb. 1.8c), die weit über die Rekonvaleszenz hinaus über Wochen persistieren kann und somit nicht zur Therapiekontrolle geeignet ist. Am Ende der ersten Woche zeigt auch das CT die Herde im Temporal- und Frontallappen und im Gyrus cinguli deutlich in der Dichte gemindert.

Wird die Enzephalitis überlebt, finden sich nach Monaten erst typische pseudozystische Gewebedefekte (☞ Abb. 1.8d) nach Resorption der Nekrosen.

■ Therapie

- Bereits der klinische Verdacht auf eine Herpes-simplex-Enzephalitis berechtigt zur Behandlung mit **Aciclovir** (Zovirax®), einem Virustatikum, in der Dosierung von **10 mg/ kgKG/ 8 Std** in 100 ml physiologischer Kochsalzlösung über 14 Tage. Da Aciclovir nur in Abhängigkeit von Thymidinkinase wirksam ist, sprechen nur Herpes simplex Typ I und II sowie VZV an, während Zytomegalie- und Epstein-Barr-Virus nicht zu beeinflussen sind. Hier steht alternativ Ganciclovir (Cymeven®) zur Verfügung
- Bei Zoster-Enzephalitis wird ebenfalls Aciclovir in gleicher Dosierung gegeben, nur bei peripherer Infektion kann geringer dosiert werden (z. B. 5 x 200 mg per os in 24 Std). In diesem Fall empfiehlt sich auch die frühzeitige Gabe von Kortikosteroiden, um einer Zosterneuralgie vorzubeugen
- Zur **Therapie des Hirnödems** werden Glyzerin oder Mannit eingesetzt

1.1. Entzündungen

- Bei Anfällen sollte schnell mit **Phenytoin** (Phenhydan®)(750 mg i. v. in den ersten 24 Stunden) oder Clonazepam (2-4 mg) aufgesättigt werden
- Daneben ist die Ruhigstellung mit niedrigpotenten **Neuroleptika**, die symptomatische Therapie der Kopfschmerzen und des Fiebers notwendig
- Sehr selten ist die Therapie mit **Interferon** (Fiblaferon®) notwendig
- Im Fall einer Rabies-Infektion sollte postexpositionell mit jeweils 1ml Tollwut HDC-Vakzine an den Tagen 0, 3, 7, 14, 30 und 90 geimpft werden. Zusätzlich wird mit Tollwut-Immunserum passiv immunisiert
- Alle anderen Virus-Enzephalitiden können nur symptomatisch behandelt werden

1.1.2.2. Bakterielle Enzephalitis

Definition

Das klinische Bild wird durch zwei unterschiedliche Typen geprägt: die **multifokale Herdenzephalitis** und die **Marklagerphlegmone**.

Pathogenese

- Die **multifokale Herdenzephalitis** entsteht durch septisch-embolische Keimverschleppung vor allem bei der Endocarditis lenta. Die multifokale Herdenzephalitis ist initial durchaus mit einem ischämischen Geschehen zu verwechseln und kann auch eine Kombination darstellen, da bei der Verschleppung infektiösen Materials von kardial her am Anfang der emboligene Hirnarterienverschluß zu einem Hirninfarkt führt. Sekundär breitet sich an dieser Stelle die Infektion aus, nicht selten unter Entwicklung multipelster kleiner Abszesse
- Die **Marklagerphlegmone** wird hervorgerufen durch eine fortgeleitete lokale Infektionsausbreitung und einer entzündlichen Einschmelzung des Hirnparenchyms, die ohne frühzeitige Antibiose häufig nur unter Zurücklassung ausgedehnter Gewebsdefekte ausheilt
- Das Erregerspektrum wird in beiden Fällen durch die Primärinfektion zum einen im Bereich der Meningen und zum anderen der kardialen Grunderkrankung bestimmt. Daneben finden sich hämatogen vermittelt auch noch seltenere Enzephalitiden bei **Listeriose** oder **Rickettsiose** (Fleckfieberenzephalitis). Letztere wird durch Kleiderläuse übertragen
- Auch bei der **Neurolues** gibt es eine enzephalitische Beteiligung in den Stadien II (☞ Kap. 1.1.1.2.) und in den **Stadien III und IV**. Während die Lues cerebro-spinalis mehr durch die Arteriitis (☞ Kap. 1.1.4.) geprägt ist, spiegelt die **Progressive Paralyse** die Beteiligung des Hirnparenchyms wider. Dieses Stadium wird allerdings erst nach ca. 10 Jahren erreicht, wenn nicht zuvor ausreichend antibiotisch behandelt wurde. So tritt nur bei etwa 1/10 der Infizierten eine Progressive Paralyse auf

Typische Krankheitszeichen

Die Marklagerphlegmone, insbesondere bei Fortleitung im Rahmen offener Schädelverletzungen, stellt ein hochakutes schweres Bild mit Bewußtseinstrübung, hohem Fieber und schweren neurologischen Ausfällen dar.

Bei der Herdenzephalitis stehen die umschriebenen apoplektiform auftretenden neurologischen Ausfälle, die mit denen eines Schlaganfalls zu verwechseln sind, und die Krampfanfälle vor den Zeichen der Infektion mit Kopfschmerzen, Fieber und Meningismus und der Bewußtseins-Trübung im Vordergrund.

Die *Progressive Paralyse* ist gekennzeichnet durch einen schwerpunktartigen Befall des Stirnhirnrinde mit Treponemen. Entsprechend ist das Krankheitsbild durch ein monatelanges Prodromalstadium mit *neurasthenischen Symptomen*, wie Nachlassen der körperlichen und psychischen Leistungsfähigkeit, Antriebsverarmung, affektive Labilität und Konzentrations- und Merkfähigkeitsstörungen gekennzeichnet. Aus diesem Stadium gibt es fließende Übergänge einerseits in die *manifeste Psychose* (☞ psychiatrische Lehrbücher) und andererseits gleichzeitig in die *Demenz*. Dadurch entstehen zum Teil groteske Differenzen zwischen der tatsächlichen und der vorgestellten Leistungsfähigkeit, die bis zum Größenwahn reichen.

Befunde

➤ *Klinik*

Es finden sich allgemein die Kardinalbefunde der Enzephalitis: **Bewußtseinstrübung**, **Krampfanfälle**, **fokale neurologische Ausfälle**.

Die bakteriellen Enzephalitiden, insbesondere auch bei Listeriose und Rickettsiose, zeigen über eine schwerere Ausprägung der üblichen Symptome hinaus noch Myoklonien, extrapyramidale Zeichen, wie Hyperkinesen oder parkinsonoide Symptome und ausgeprägtere Psychosyndrome bis hin zu deliranten Stadien.

Bei dem Verdacht auf eine zugrunde liegende Endocarditis lenta ist nach subfebrilen Temperaturen, Herzgeräuschen und peripheren Embolien, z. B. an den Fingerbeeren, aber auch nach mehr oder weniger "stillen" Niereninfarkten zu fahnden. Mittels Echokardiographie ist nach der kardialen Emboliequelle zu suchen.

Die *Progressive Paralyse* weist über das **hirnorganische Psychosyndrom** und **Demenz** hinaus noch einige andere wegweisende Symptome auf. Es findet sich eine typische, durch den bihemisphärischen Befall erklärt, pseudobulbäre **Dysarthrie**, so daß die Patienten nur leise "nuschelnd" sprechen. Daneben fallen periorale unwillkürliche Muskelaktivitäten auf, die als "**mimisches Beben**" beschrieben werden. Durch den bilateralen Befall der Hirnrinde, der Basalganglien und absteigender Bahnsysteme erklären sich die motorischen Ausfälle, die ein Mischbild pyramidaler und extrapyramidaler **Bewegungsstörungen** mit unmodulierter und ausfahrender Motorik darstellen.

Ein weiteres typisches Zeichen ist das **Argyll-Robertson-Phänomen** (reflektorische Pupillenstarre), das den Befund einer aufgehobenen oder verzögerten Pupillenreaktion auf Lichtreize, aber prompter Reaktion auf Konvergenz beschreibt, als Ausdruck der oralen Hirnstammbeteiligung mit Unterbrechung der Umschaltung des afferenten Schenkels des Pupillen-Reflexbogens auf den medianen Oculomotoriuskern, der efferent bilateral den Ciliarmuskel steuert (☞ Kap. 1.3.10.).

➤ *Serologie*

BSG-Erhöhung, ausgeprägte Leukozytose. Eine Sicherung des Erregers durch Blutkulturen ist anzustreben. Bei Verdacht auf Neurolues sollten die spezifischen IgM-Antikörper mit dem 19S-FTA-Abs-Test nachgewiesen werden.

➤ *Liquor*

Bei einer fortgeleiteten Marklagerphlegmone kann der Liquor eitrig sein. Dann findet sich eine massive Zellzahl- und Eiweißerhöhung. Nicht selten sind die Erreger bereits mikroskopisch erkennbar. Die multifokale Herdenzephalitis zeigt keine so ausgeprägten Liquorveränderungen, was sich dadurch erklärt, daß die Herde häufig Rinden- oder Ventrikel-fern mitten im Parenchym liegen und die Hirn-Liquor-Schranke nicht tangieren, so daß allenfalls eine unspezifische lympho-monozytäre Reizpleozytose mit geringer Eiweißvermehrung zu finden ist.

Für die Neurolues gelten die gleichen Kriterien wie bei der meningitischen Form (☞ Kap. 1.1.1.2.).

Die Infektion mit Listerien oder Rickettsien kann durch eine parallele Bestimmung der KBR im Liquor und im Serum nachgewiesen werden.

➤ *Bildgebung*

Bei der bakteriellen Herdenzephalitis entwickeln sich zunächst einzelne Herde, die im CCT initial vor allem in der Stammganglienregion mit einem emboligenen Hirninfarkt verwechselt werden können. Erst wenige Tage später findet sich eine unregelmäßige Herdbegrenzung, die sich nicht an Gefäßterritorien hält, mit einer diffusen oder ringförmigen Kontrastmittelaufnahme bis zum Vollbild mit multiplen, disseminiert verteilten Abszessen (☞ Abb. 1.10). Die Marklagerphlegmone zeigt ein ausgedehnte Raumforderung mit Nivellierung der Sulcusstrukturen und Kompression der Ventrikel sowie ein Verschwinden der Rinden-Mark-Grenze in einer ausgedehnten Dichteminderung des Marklagers im CCT.

1.1. Entzündungen

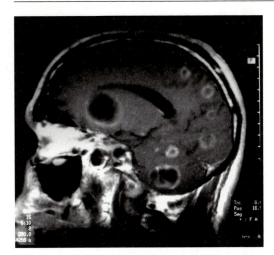

Abb. 1.10: Multiple Hirnabszesse im MRT (nach intravenöser Kontrastmittelgabe).

Therapie

Die Therapieempfehlungen entsprechen weitgehend denen bei der bakteriellen Meningitis (☞ Kap. 1.1.1.2.). Das gleiche gilt für die Therapie der Progressiven Paralyse.

Bei Leptospirose und Rickettsiose wird mit Tetracyclinen oder Cephalosporinen der 3. Generation (☞ Kap. 1.1.1.2.) behandelt.

Wesentliches Problem jeglicher Antibiose bei bakteriellen Hirn- oder Hirnhauterkrankungen ist die Liquorgängigkeit des Antibiotikums. Aufgrund dessen ist auch heute in seltenen Fällen, in denen die Keimidentifizierung nicht gelingt und die Infektion weiter fortschreitet, die Therapie mit Chloramphenicol, das auch bei intakter Blut-Liquor-Schranke sehr gut liquorgängig ist, indiziert (40- 80 mg/ kg KG/Tag i. v. unter Serumspiegelkontrollen (ca. 15 μg/ml)).

1.1.2.3. Parasitäre/Pilz-Enzephalitis/AIDS

Definition

Wie bereits unter 1.1.1.3. dargestellt, gibt es bei den parasitären Meningitiden und Enzephalitiden fließende Übergänge und Kombinationen in beide Richtungen. Das Erregerspektrum wurde ebenfalls unter Kap. 1.1.1.3. dargestellt und unterscheidet sich nicht von dem, welches für die meningitischen Verlaufsformen verantwortlich ist.

Parasitäre- und Pilz-Hirninfektionen waren, abgesehen von der konnatalen Toxoplasmose, noch vor einem Jahrzehnt selten anzutreffen. Daß man heute dieses Erregerspektrum, insbesondere bei fokalen Enzephalitiden, immer differentialdiagnostisch in Betracht ziehen muß, liegt an der zunehmenden Zahl immuninkompetenter Patienten, vorwiegend der HIV-Infizierten, weniger an einer Zunahme von Patienten unter Chemotherapie.

Pathogenese

Bei den (Meningo)-Enzephalitiden durch Toxoplasma gondii, Toxocara canis oder durch Pilze, wie Cryptococcus neoformans etc. handelt es sich bei HIV-Infizierten um eine sogenannte opportunistische Infektion. Nur ca. 2 % der HIV-Träger erkranken kurz nach der sogenannten Serokonversion (Zeitpunkt des Auftretens von HIV-Antikörpern im Serum) an einer akuten Meningoenzephalitis als direkter primärer HIV-bedingter Störung, deren Infektionsweg im Einwandern infizierter Lymphozyten oder Monozyten ins Hirnparenchym gesehen wird. Ein Neurotropismus des HIV-Virus, d. h. eine direkte Infektion von Glia- oder Nervenzellen wurde bisher nicht bewiesen.

Die Erkrankung an einer opportunistischen Infektion markiert bei HIV-Infizierten den Eintritt in das Vollbild des AIDS. Zuvor hat die HIV Infektion der T4-Helfer-Lymphozyten und der Makrophagen zu einem zellulären Immundefekt geführt (T4-Zellen/mm^3 < 400). Die unterschiedlichen Krankheitsphasen werden durch verschiedene Klassifikationen eingeteilt. Neben der CDC-Einteilung (☞ Tab. 1.7) ist die WR- (Walter-Reed-Veterans-Hospital) -Einteilung, die neben den klinischen Befunden die T4-Zellzahl berücksichtigt, am gebräuchlichsten.

Stadium		Klinik
CDC I	Akute Infektion	grippeähnliches Krankheitsbild
CDC II	Asymptomatische Infektion	nach Serokonversion (HIV-positiv)
CDC III	LAS (Lymphadenopathiesyndrom)	mindestens über 3 Monate Vergrößerung von 2 extrainguinalen Lymphknoten
CDC IV	ARC (AIDS-related complex)	Gewichtsverlust, Fieber, Durchfälle für mindestens 1 Monat
	AIDS	Erkrankung an einer typischen opportunistischen Infektion oder einem typischen Malignom (z. B: Kaposi-Sarkom u. w.)

Tab. 1.7: Klinische Stadieneinteilung bei HIV-Infektion (CDC, Centers of Disease Control, 1990).

Zur differentialdiagnostisch zu erwägenden HIV-Enzephalopathie ☞ Kap. 1.5.3.4., AIDS-Demenz-Komplex.

  Typische Krankheitszeichen

Bei der für eine Enzephalitis typischen Trias von Bewußtseinstrübung, Anfällen und neurologischen Ausfällen zusammen mit Fieber und Kopfschmerzen treten bei parasitären, meist opportunistischen, Enzephalitiden die Herdsymptome mehr in den Vordergrund. Da die Herde häufig ventrikelnah oder in den Stammganglien zu finden sind, stehen sensomotorische Halbseitensymptome im Vordergrund. Bei Infektionen in der hinteren Schädelgrube finden sich Hirnnervenausfälle, Hirnstamm- oder zerebelläre Symptome wie Sehstörungen mit Doppelbildern, Schwindel und Gang-Standunsicherheiten sowie Tremorvarianten.

 Befunde

➤ *Klinik, Serologie, Liquor*

Die Klinik wurde bereits unter Kap. 1.1.1.2. ausführlich dargestellt. Hinzu kommen Orientierungsstörung, psychopathologische Auffälligkeiten wie Bewußtseinstrübung, hirnorganisches Psychosyndrom oder exogene Psychose, Anfälle und fokalneurologische Ausfälle als Zeichen der Hirnparenchymbeteiligung.

Neben der Erregersuche im Serum und Liquor durch Mikroskopie, KBR und ELISA-Tests, sowie Kulturen auf Pilzwachstum ist die HIV-Antikörperbestimmung wesentlich. Hier stehen als Such-Test ein ELISA und sekundär Western-Blot- oder Immunfluoreszenz-Test zur Verfügung. Im Liquor wird nach HIV-spezifischen IgG-Antikörpern gesucht.

➤ *Bildgebung*

Die wesentlichen Kriterien für entzündliche Hirnveränderungen bei Parasiten und Pilzen wurden bereits unter Kap. 1.1.1.3. und 1.1.1.4. aufgeführt. Bei solchen parasitären oder Pilz-bedingten Enzephalitiden, die als opportunistisch bei AIDS aufzufassen sind, ist auffällig, daß die typische Kontrastmittelanreicherung dieser Herde geringer ausgeprägt ist oder ganz fehlen kann. Dies ist Ausdruck der Anergie in diesem HIV-Stadium, bei dem ein typischer Wall aus entzündlichem Gewebe demarkierender Immunzellen einschließlich der Makrophagen fehlt, die beim Einwandern aus dem Gefäßsystem durch Störung der Blut-Hirn-Schranke das Austreten des Kontrastmittels begünstigen. Dies gilt in gleicher Weise für die Bildgebung mit Kontrastmitteln im CCT und im MRT.

Dieses abweichende Kontrastverhalten kann bei HIV-Patienten die Differenzierung zwischen einem raumfordernden entzündlichen Herd, z. B. bei Toxoplasmose und einem Lymphom, zunichte machen. Erst die Therapie der Toxoplasmose ex juvantibus kann dann im Verlauf Klarheit bringen.

 Therapie

Die jeweiligen Chemotherapeutika zur Therapie der Parasiten und Pilze sind bereits im Kap. 1.1.1.3 (☞ Tab. 1.6) und 1.1.1.4. aufgeführt.

Bei gleichzeitiger HIV-Infektion sollte mit Azidothymidin AZT (Retrovir®), einem Inhibitor der reversen Transkriptase des HIV, auf Dauer behandelt werden (600 mg/Tag). Nucleosidanaloga werden zur Zeit klinisch getestet.

Seit 1982 gibt es in der Bundesrepublik Deutschland ein vom Bundesgesundheitsamt geführtes zentrales AIDS-Fallregister, dem die neuen Fälle anonymisiert vom behandelnden Arzt auf freiwilliger Basis gemeldet werden sollten.

1.1.2.4. Chronische, langsam verlaufende Enzephalitis

Definition

Es gibt sehr langsame bis hin zu chronischen Verläufen von Enzephalitis, bei denen unter eindeutig entzündlichen Befunden in der Liquordiagnostik trotz erheblicher klinischer, mikrobiologischer und virologischer Anstrengungen kein Erreger gesichert werden kann. Eine der unter diesem Oberbegriff klinisch enger definierten Erkrankungen ist die **subakute sklerosierende Panenzephalitis (SSPE)**. Bis vor kurzem wurde auch noch die Creutzfeld-Jakob-Erkrankung in diese Erkrankungen eingereiht, da man als Ursache eine sogenannte "slow-virus-Infektion" annahm. Wenn auch diese Hypothese noch nicht ganz verworfen worden ist, so sieht man die Ursache dieser "spongiformen Enzephalopathie" heute in einer falschen Exprimierung eines Membranproteins der Nervenzellen, des Pr^{Pc}.

Pathophysiologie

Bei der SSPE handelt es sich um eine Panenzephalitis, bei der zelluläre Infiltrate gleichzeitig in der Hirnrinde und auch im Marklager nachgewiesen werden können. Immunhistochemisch kann man in Gewebekulturen aus Hirnbiopsaten Masernantigene nachweisen, bei denen es ich um ein masernähnliches Paramyxovirus handelt, was die These der Ursache in einer "slow-virus-Infektion" stützen soll. Auch kann bei der SSPE die Erkrankung experimentell durch ZNS-Biopsie-Material auf Tiere übertragen werden.

Typische Krankheitszeichen

Die SSPE ist eine Erkrankung im Kindes- oder jugendlichen Alter. Sie betrifft vorwiegend Jungen, weniger Mädchen. Bei den beschrieben Fällen hatten alle eine Masernerkrankung bereits durchgemacht, wenn auch häufig Jahre zuvor. Sie beginnt schleichend mit Nachlassen der Merk- und Konzentrationsfähigkeit, gefolgt von psychopathologischen Auffälligkeiten wie Antriebsverarmung, affektiver Verflachung.

Im Verlauf von Monaten treten eine Steifigkeit in der Extremitätenmuskulatur und Hyperkinesen hinzu. Diese können anfangs als einzelne myklonforme Muskelzuckungen beginnen und sich später präfinal bis zu ballistischen oder choreatiformen Bewegungsstürmen steigern. In späten Stadien tritt eine autonome Störung mit vegetativen Krisen hinzu. Der Krankheitsverlauf bis zur Dezerebrationsstarre zieht sich über Monate bis wenige Jahre hin.

Befunde

➤ *Klinisch*

Die **SSPE** ist durch
- Demenz
- extrapyramidale Hyperkinesen
- Muskeltonuserhöhung

bei Schulkindern und Jugendlichen mit langsam progredientem Verlauf gekennzeichnet. Daneben können Myoklonien, Tremor, Nystagmus und skandierende Sprache auftreten.

➤ *Serologisch, Liquor*

Während bei der SSPE im Liquor sich eine autochtone IgG-Produktion durch den erhöhten Delpech-Quotienten (☞ Kap. 1.1.1.) bei nur gering erhöhtem oder normalen Gesamteiweiß und normaler Zellzahl nachweisen läßt, ist bei JCD keine wesentliche Liquorveränderung erkennbar. Im Fall der SSPE sind die Antikörpertiter gegen Masern im Serum und Liquor erhöht.

➤ *Bildgebung*

Anfangs finden sich im CT fleckförmige Dichteminderungen im Marklager, bzw. Signalveränderungen im MRT. Später überwiegen die Zeichen der Atrophie mit Verbreiterung der Sulcusstrukturen und ein Hydrocephalus internus.

Therapie

Für diese Art der chronisch entzündlichen Erkrankungen ist derzeit keine wirksame Therapie bekannt.

1.1.3. Hirnabszeß

Ätiologisch lassen sich 4 Typen des Hirnabszesses unterscheiden:

- fortgeleitete Abszesse
- hämatogene Abszesse
- traumatische Abszesse
- kryptogene Abszesse

Pathogenese

Eine Abszedierung im Hirnparenchym erfolgt in Folge des Zusammenfließens mehrerer eitrig einschmelzender, umschriebener bakterieller oder parasitärer enzephalitischer Herde. Zur Eindämmung der Entzündung entwickelt das angrenzende Hirnparenchym eine Abwehrreaktion mit einwandernden immunologischen Zellen und Makrophagen bis hin zur Entwicklung einer organisierten Abszeßmembran.

Die häufigste Abszeßform ist der **fortgeleitete Abszeß** mit ca. 30-50 % aller Abszesse. Wir unterscheiden rhinogene Abszesse nach frontaler Sinusitis, otogene Abszesse nach Mastoiditis etc.. Es sind meistens solitäre Abszesse.

Multipel sind die hämatogenen oder **metastatischen Abszesse**, bei denen die Keime durch eine Bakteriämie bei primärer Entzündung im kardialen (meist Kinder), pulmonalen (meist Erwachsene, z. B. bei Bronchiektasien) oder Nieren-Bereich verschleppt werden. Sie machen ca. 1/3 der Hirnabszesse aus.

Sehr viel seltener sind **Abszesse** bei denen im Rahmen einer **offenen Schädelverletzung** durch Knochen- oder Materialsplitter Keime ins Hirnparenchym verschleppt werden. Hier tritt zunächst erst eine Marklagerphlegmone (☞ Kap. 1.1.2.2.) auf, bevor es zu den Einschmelzungen kommt.

Findet man keinen primären Entzündungsherd, spricht man in solchen Fällen von einem **kryptogenen Abszeß**.

Typische Krankheitszeichen

Es gibt offensichtlich zwei unterschiedliche Verlaufsformen. Bei der akuten treten Kopfschmerzen, fokale neurologische Ausfälle (z. B. eine Hemiparese) und Anfälle in rascher Abfolge als ein perakutes Krankheitsbild auf. Im anderen Falle läuft die Erkrankung sehr viel langsamer, fast chronisch ab. Zum Beispiel kann bei rhinogenen Abszessen ein langes Prodromalstadium in einer zunehmenden Wesensänderung während der Ausbreitung im Frontallappen bestehen, bevor die zunehmende Raumforderung zu einer Dekompensation mit Hirndruckzeichen wie Übelkeit und Nüchternerbrechen führt.

Auffällig ist, daß bei dieser entzündlichen Erkrankung klinisch nur selten das Fieber im Vordergrund steht und häufig fehlt.

Befunde

► *Klinik*

Die klinisch neurologischen Befunde decken sich weitgehend mit denen der bakteriellen Enzephalitis:

- **Kopfschmerzen**
- **Bewußtseinstrübung**
- **Herdsymptome**
- **Krampfanfälle**
- **subfebrile Temperaturen**

► *Serologie*

Unsicher ist die Höhe der BSG-Beschleunigung und der Leukozytose, die vor allem bei hämatogenen, metastatischen Abszessen deutlicher ausgeprägt sind.

► *Liquor*

Da bei den in der Tiefe des Hirnparenchyms liegenden Abszessen die Hirn-Liquor-Schranke nicht tangiert wird, finden sich kaum Zeichen einer Entzündung im Liquor. Es läßt sich allenfalls eine unspezifische Reizpleozytose nachweisen.

Ist der Liquor eitrig, hat der Abszeß Anschluß an die Hirnoberfläche gefunden; oder was zu einem sehr viel schwereren klinischen Bild mit oftmals letalem Ausgang führt, der Abszeß ist ins Ventrikelsystem eingebrochen, was eine eitrige **Ventrikulitis** zur Folge hat.

► *Bildgebung*

Das Kennzeichen der Abszedierung im CCT und auch im MRT über eine phlegmonöse Entzündung des Hirnparenchyms hinaus ist, daß neben den Zeichen einer unregelmäßig begrenzten Raumforderung mit Dichteminderung im CCT oder Signalveränderung im MRT nach intravenöser Kontrastmittelgabe eine mehr oder weniger regelmäßig konturierte ringförmige Anfärbung (☞ Abb. 1.10) zur Darstellung kommt. Diese ist ohne Klinik durchaus vieldeutig, da auch Tumore bzw. Metastasen eine solche Ringstruktur auf Kontrastmittel hin aufweisen können. Es ist sinnvoll, dabei auf einen räumlichen Zusammenhang mit den pneumatisierten Räumen der Schädelbasis zu achten. Neben dieser Lagebeziehung kann auch die etwas rundlichere, in alle Raumrichtungen etwas regelmäßigere Kontur der Abszesse, die ja Folge einer Verflüssigung bzw. Einschmelzung sind, ein Hinweis sein, während maligne Gliome manchmal groteske Randkonturen haben.

Auch multiple Abszesse mit ihrem perifokalen fingerförmigen Ödem sind nicht immer einfach von multiplen Metastasen zu unterscheiden.

Mittels Szintigraphie und Angiographie kann es gelingen, die Abszeßmembran darzustellen, während eine solche Randdemarkierung bei Tumoren (sieht man von den Meningeomen ab) nicht gefunden wird.

Therapie

Bei Abszessen mit einer Kapselbildung sollte die Operation angestrebt werden. Häufig wird dabei zweizeitig vorgegangen. Zunächst wird der Abszeß nur punktiert und ein Antibiotikum instilliert, um Keimfreiheit anzustreben. Daneben wird systemisch antibiotisch behandelt. In einer zweiten Sitzung wird später nach Wochen die Abszeßmembran entfernt. Alle fortgeleiteten Abszesse und solche bei offenen Schädelverletzungen sollten chirurgisch versorgt werden.

Bei tiefsitzenden Abszessen in eloquenten Hirnregionen oder bei multiplen, metastatischen Abszessen wird hochdosiert, über einen längeren Zeitraum als bei unkomplizierten bakteriellen Enzephalitiden oder Meningitiden, antibiotisch behandelt (☞ auch Kap. 1.1.1.2., Tab. 1.3).

Bei der chirurgischen Versorgung vor allem frontaler Abszesse sollte auf Liquorfisteln bzw. Duralücken geachtet werden, da diese zu Rezidiven aufgrund aufsteigender Infektionen aus den Nasennebenhöhlen führen können.

Da die Abszesse eine Gewebeeinschmelzung darstellen und nicht wie bei Tumoren häufig eine Gewebeverdrängung, bleiben auch nach dem chirurgischen Eingriff oft schwere Defekte zurück.

1.1.4. Zerebrale Vaskulitis

Definition

Es handelt sich um eine Entzündung der hirnversorgenden Gefäße. Dabei kann die Entzündung erregerbedingt oder immunologisch vermittelt sein. Die entzündlichen Veränderungen können auf die großen Arterien beschränkt sein im Sinne der **Arteriitis**, sie können aber auch die Arteriolen oder die kapilläre Endstrecke mit einbeziehen oder in seltenen Fällen auch den venösen Schenkel betreffen (☞ Kap. 1.2.4.).

Die zumeist immunologisch vermittelten Vaskulitiden, die das periphere Nervensystem betreffen, werden in Kap. 3.1.2.5. behandelt.

Pathogenese

Zwei unterschiedliche Gefäßwandpathomechanismen sind bei den **Immunvaskulitiden** zu unterscheiden:

- *die Immunkomplexablagerung*
- *die zellvermittelte Immunreaktion*

Im Rahmen der Immunkomplexablagerungen in der Gefäßwand kommt es durch granulozytäre Abwehrmechanismen zur Freisetzung lysosomaler Enzyme, die zur Nekrotisierung mit sekundärer Rupturneigung einerseits und andererseits zur Thromboseneigung führen. Es kommt also zu **nekrotisierenden Angiitiden**.

Bei der zellvermittelten Immunreaktion in der Gefäßwand kommt es am Ende einer Aktivierungskette zu einer **granulomatösen Angiitis**. Weiter finden sich noch die **Vaskulitiden bei Kollagenosen**.

Nekrotisierende Vaskulitiden	Vaskulitiden bei Kollagenosen
• Panarteriitis nodosa • allergisch-granulomatöse Churg-Strauss-Angiitis • Wegenersche Granulomatose • Arteriitis temporalis • Takayasu-Arteriitis • isolierte Vaskulitis des ZNS	• Lupus erythematodes • Rheumatoide Arthritis • Dermatomyositis • Sklerodermie

Tab. 1.8: Übersicht der Erkrankungen mit Gefäßwand-Entzündungen.

Neben den Immunvaskulitiden gibt es die **erregerbedingten Vaskulitiden** bei Viruserkrankungen (z. B. Herpes zoster) oder den schädelbasisnah ablaufenden Tbc- oder Neurolues-Meningitiden oder jeder anderen bakteriellen Entzündung. Nicht zu vergessen ist die Vaskulitis bei HIV-Infektion ohne opportunistische Infektion.

Ferner sind Vaskulitiden bei Sarkoidose, Morbus Behçet u. ä. bekannt, sowie bei **Drogenkonsum** (z. B. Amphetaminen ("Ecstasy"), Kokain) oder nach Bestrahlungen.

Die entzündlichen Erkrankungen der großen venösen Blutleiter werden im Kapitel der Sinusthrombosen (☞ Kap. 1.2.4.) behandelt. Hier soll noch die granulomatöse Entzündung im Sinus cavernosus dargestellt werden, da es sich um ein eigenständig formuliertes Bild, das **Tolosa-Hunt-Syndrom** handelt.

Typische Krankheitszeichen

Bei der Fülle der klinischen Syndrome, die eine vaskulitische Beteiligung der zerebralen oder hirnversorgenden Gefäße aufweisen, würde es zu weit führen, wollte man hier sämtliche Krankheitsbilder vollständig anführen.

Letztendlich ist auf neurologischer Seite allen diesen Bildern gemein, daß bei fortschreitender Vaskulitis ein **Hirninfarkt** (☞ Kap. 1.2.1.) Folge der Gefäß- bzw. Gefäßwandveränderung ist. Auffällig ist bei einem solchen Hirninfarkt, daß er mit **Kopfschmerzen** einhergeht bzw. diese vorauseilen können, ohne für z. B. eine Migräne typisch zu sein.

Abweichende klinische Bilder finden sich bei folgenden Vaskulitiden:

- Der Kopfschmerz ist auch das Kardinalsymptom einer dieser Immunvaskulitiden, der **Arteriitis temporalis**. Die Kopfschmerzen sind temporal betont, wobei die Arteria temporalis superficialis geschwollen, verhärtet und druckdolent ist. Gefürchtet ist die okuläre Beteiligung bis hin zur Amaurose. Ischämische Folgen gibt es nicht nur intrakraniell, sondern auch in Form von Nekrosen an Kopfhaut, Zunge und Rachen. Die temporale Kopfhaut kann so schmerzhaft werden (Ischämieschmerz), daß das Kauen häufig unterbrochen werden muß (*Claudicatio masticatoria*)

- Beim **systemischen Lupus erythematodes**, dessen entzündliche Gefäßveränderungen vor allem durch perivaskuläre Infiltrate an den kleineren, intraparenchymalen Gefäßen ablaufen, stehen neben den neurologischen herdförmigen Ausfällen vor allem psychopathologische Auffälligkeiten bis hin zu floriden Psychosen im Vordergrund. Größere ausgedehnte Ischämien stellen eher eine Seltenheit dar und sollten differentialdiagnostisch auch an eine Embolie bei der mit dem L. e. vergesellschafteten Libman-Sachs-Endokarditis denken lassen

- Bei dem Prototyp der nekrotisierenden Vaskulitis, der **Panarteriitis nodosa**, finden sich klinisch weniger ZNS-Zeichen, als daneben Fieber und Gewichtsverlust, eine begleitende Myositis mit Muskelschmerzen oder eine Mononeuritis multiplex auftreten

- Bei der granulomatösen Entzündung des Sinus cavernosus, dem **Tolosa-Hunt-Syndrom**, treten heftige retrobulbär betonte Kopfschmerzen auf, die von einer äußeren Ophthalmoplegie (vor allem Lähmung des N. oculomotorius ohne Pupilleninnervationsstörung, aber auch des IV. und VI. Hirnnerven) begleitet sind. Es kann auch eine sensible Störung des Trigeminus-Stirnastes hinzutreten

Befunde

▶ *Klinik*

Eine einheitliche Befundkonstellation kann es gar nicht geben, da eine Vielzahl an zugrundeliegenden Erkrankungen auch eine hohe Varianz in den klinischen Bildern bedingt.

1.1. Entzündungen

Bei einer Vaskulitis werden folgende klinische Bilder gesehen:

Klinische Checkliste Vaskulitis
- ✓ Klinisches Bild eines bi-hemisphärischen oder Stromgebiet-überschreitenden Infarktgeschehens
- ✓ Klinisches Bild eines emboligenen Hirninfarkts
- ✓ Klinisches Bild einer Enzephalitis
- ✓ Klinisches Bild einer basalen Meningitis mit Hirnnervenausfällen
- ✓ Auslöser für ein Anfallsgeschehen
- ✓ Klinisches Bild einer exogenen Psychose

▶ *Serologie*

Bereits wegweisend ist im floriden Schub der Erkrankung die erhebliche Erhöhung der Blutsenkungsgeschwindigkeit bzw. des CRP.

Im Serum muß abhängig von der zugrundeliegenden Erkrankung z.B. nach positiven Rheumafaktoren, Erhöhung der Komplementfaktoren, der Immunglobuline, der Autoantikörper (z.B. ANF, Doppelstrang-DNS-AK, AMA, ENA etc.), GM1 und GM2 gesucht werden.

▶ *Bildgebung*

Trotz verbesserter MR-Angiographie-Techniken bleibt die selektive intraarterielle Angiographie mit **Blattfilmserie** (☞ Abb. 1.12) oder in **DSA-Technik mit 1024 Matrix** das Mittel der Wahl zum Nachweis vaskulitischer bzw. arteriitischer Gefäßveränderungen. Zur Beschreibung der vaskulitischen Gefäßveränderungen gibt es im wesentlichen vier angiographische Kriterien:

- die **Vasoparalyse** mit Stase des Kontrastmittels in den dilatierten Gefäßabschnitten
- den **Vasospasmus**, umschrieben oder längerstreckig oder sanduhrförmig
- **nekrotisierende** Wandveränderungen mit Nischenbildungen oder Pseudoaneurysmen
- **proliferative** Wandveränderungen mit Wandverdickung, knötchenförmig oder beetartig

Aus diesen Kriterien zusammen mit der Kenntnis über die Gefäßabschnitte, in denen diese Wandveränderungen gefunden werden können (☞ Abb. 1.11), setzt sich die angiographische Verdachtsdiagnose zusammen. Abb. 1.11 zeigt in graphischer Übersicht die Prädilektionsstellen der unterschiedlichen Vaskulitiden.

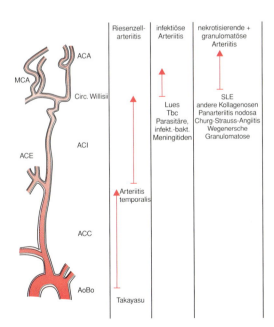

Abb. 1.11: Übersicht über die Prädilektionsstellen der Vaskulitiden.

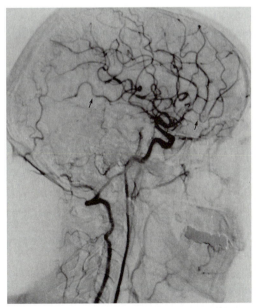

Abb. 1.12: Intrakranielle Vaskulitis bei Panarteriitis nodosa.

Die MRT mit ihrem verbesserten Weichteilkontrast ist in der Schnittbilddiagnostik des Hirnparenchyms lediglich in der Lage die perivaskulären Infiltrate anhand der disseminierten punktförmigen Signalanhebungen im Marklager in den T_2-gewichteten Aufnahmen nachzuweisen. Hier handelt es sich im wesentlichen um die vaskulitischen Erkrankungen, die die arteriolären oder kapillären Endstrecken betreffen, wie zum Beispiel die Vaskulitis beim **systemischen Lupus erythematodes**. Zwar sind solche Signalveränderungen sehr unspezifisch, aber im Zusammenhang mit einer positiven Serumdiagnostik kann sie einer Therapie-Kontrolle bis zum Verschwinden der Herde dienen. Gerade aber beim systemischen L. e. enttäuscht die MRT deshalb, weil die nachweisbaren Herde in der Regel nicht mit der Klinik korrelieren.

Pathognomonisch sind allerdings die Veränderungen im Angiogramm für die **Moya-moya** (japanisch: Rauch)-Erkrankung, die neben einer subtotalen Endabschnittsstenose der A. carotis interna mit ungenügender oder fehlender Füllung der A. cerebri media und einer Neogenese kleinster Gefäße im Basalganglienbereich zur Unterhaltung eines minimalen Kollateralkreislaufs einhergeht.

Beim **Tolosa-Hunt-Syndrom** läßt sich vor allem mit dem MRT eine Weichteil-isointense, scharf begrenzte, homogene, wenig Kontrastmittel aufnehmende Raumforderung im Sinus cavernosus meist einseitig nachweisen, ohne daß sich im CCT oder den nativen Röntgenaufnahmen eine Destruktion der benachbarten knöchernen Strukturen der Sella bzw. des Keilbeins nachweisen ließen. Trotz Ausfüllen des Sinus cavernosus mit granulomatösem Gewebe fehlen die Zeichen der venösen Abflußbehinderung mit Stauung der orbitalen Venen, wie bei der Thrombose des Sinus cavernosus.

Therapie

Die Therapie der Vaskulitiden richtet sich nach der Therapie der Grunderkrankung, also in aller Regel nach den Therapiekonzepten zur Behandlung der Autoimmunerkrankungen, zum Beispiel der Kollagenosen.

Grundsätzlich stehen dazu folgende Medikamente zur Verfügung:
- Kortikoide
- Cyclophosphamid
- Cyclosporin
- Azathioprin
- Methotrexat
- intravenöse Immunglobuline
- monoklonale Antikörper

Daneben kann zur Akutbehandlung und Eliminierung zirkulierender Antikörper auch die Plasmaaustauschbehandlung eingesetzt werden.

1.1.5. Enzephalomyelitis disseminata, Multiple Sklerose

Definition

Der Begriff der "Enzephalomyelitis disseminata" spiegelt den pathophysiologischen Ablauf einer vertüpfelt auftretenden entzündlichen Demyelinisierung in Hirn und Rückenmark wieder, während die Bezeichnung "Multiple Sklerose" den histopathologischen Befund wiedergibt, daß solche entzündlichen Herdbefunde unter Entwicklung sklerotisch umgebauter Glianarben ausheilen. Grundsätzlich handelt es sich also um eine Erkrankung des Zentralnervensystems.

Die Multiple Sklerose ist eine der häufigsten neurologischen Erkrankungen überhaupt. Die Prävalenz beträgt um 50 Erkrankte auf 100.000 Einwohner, wobei diese Prävalenz sich auf den mitteleuropäischen Raum bezieht. In den Regionen des gemäßigten subtropischen Gürtels ist die Erkrankungshäufigkeit deutlich höher als in den Ländern der tropischen, äquator-nahen Zone. Es werden auch unterschiedliche Prävalenzen in verschiedenen Bevölkerungsanteilen gefunden. Nach einer Untersuchung in amerikanischen Städten erkranken Afroamerikaner ca. dreimal so häufig an einer Multiplen Sklerose wie die weiße Bevölkerung. In Japan dagegen wird die Erkrankung seltener gesehen. Insgesamt erkranken Frauen häufiger als Männer. Der Gipfel des Auftretens erster Symptome liegt im jungen Erwachsenenalter. Nur noch selten nach dem 50., sicher aber nicht mehr nach dem 60. Lebensjahr werden Erstmanifestationen beobachtet.

Einteilung

Die Enzephalomyelitis disseminata (E.d.) wird anhand ihres klinischen Verlaufs in zwei Formen unterteilt:

1.1. Entzündungen

> **Verlaufsformen der Multiplen Sklerose**
> ✓ *Schubweiser Verlauf:*
>   ✓ intermittierend-remittierend
>   ✓ intermittierend-unvollständig remittierend bzw. progredient
> → 80 % der Fälle
> ✓ *Chronisch progredienter Verlauf:*
> → 20 % der Fälle

Wichtig für den Beginn und die Dauer einer Behandlung eines Patienten ist aber nicht allein die Unterscheidung der Verlaufsformen, sondern zunächst die Klärung der Frage, mit welcher Genauigkeit die Erkrankung überhaupt in diesem speziellen Fall diagnostiziert werden kann. Zur Diagnosefindung werden vier Kriterien herangezogen, nämlich die Klinik (Anamnese und Befund) sowie die Befunde in den Zusatzdiagnostiken: Neuroradiologie (MRT), Neurophysiologie (evozierte Potentiale) und Liquorbefund (autochthone IgG-Produktion).

Anhand dieser Kriterien wird meist in Anlehnung an ein Schema von *Poser und Mitarbeiter* aus dem Jahr 1983 folgende Einteilung vorgenommen:

- **sichere Form**
  - nur postmortal anhand des histologischen Befundes zu stellen
- **klinisch eindeutige Form**
  - mindestens zwei Schübe, dabei klinische Hinweise auf mehr als zwei Herdbefunde
  - mindestens zwei Schübe, dabei Hinweis auf einen Herd aus der Klinik und einen weiteren aus der Zusatzdiagnostik
  - primär chronische Entwicklung (Beobachtungszeitraum > 1 Jahr)
- **Labor-unterstützte eindeutige Form**
  - mindestens zwei Schübe, dabei Hinweis auf einen Herd aus der Klinik **oder** einer der Zusatzdiagnostiken **und** Nachweis autochthoner IgG-Produktion im Liquor
  - mindestens ein Schub, dabei klinischer Hinweis auf zwei Herdbefunde und Nachweis autochthoner IgG-Produktion im Liquor
  - mindestens ein Schub, dabei klinischer Hinweis auf einen Herd und einen weiteren aus der Zusatzdiagnostik und Nachweis autochthoner IgG-Produktion im Liquor

- **klinisch wahrscheinliche Form**
  - mindestens zwei Schübe, dabei klinischer Hinweis auf einen Herdbefund
  - mindestens ein Schub, dabei klinischer Hinweis auf zwei Herdbefunde
  - mindestens ein Schub, dabei klinischer Hinweis auf einen Herd und einen weiteren Herdbefund aus der Zusatzdiagnostik
- **Labor-unterstützte wahrscheinliche Form**
  - mindestens zwei Schübe, dabei klinischer Hinweis auf einen Herdbefund und autochthoner IgG-Produktion im Liquor
  - mindestens ein Schub, dabei Hinweis auf einen Herd aus der Klinik oder der Zusatzdiagnostik und Nachweis autochthoner IgG-Produktion im Liquor
- **klinisch mögliche Form**
  - Hinweise auf schubförmige Erkrankung, deren Klinik und Befunde aus der Zusatzdiagnostik auf eine MS hindeuten, aber nicht hinreichend belegen, andererseits differentialdiagnostisch zu erwägende Erkrankungen ausgeschlossen werden können
- **MRT-unterstütze Form**
  - signalintense Läsionen in T_2-gewichteten Spin-Echo-Aufnahmen der MRT-Untersuchung
  nach Paty (1988):
  - entweder 4 Läsionen oder
  - 3 Läsionen (davon eine periventrikulär)
  nach Fazekas (1988):
  - 3 Läsionen, von denen 2 folgende Kriterien erfüllen
    - Periventrikuläre Läsion
    - Läsion ≥ 6 mm
    - Infratentorielle Läsion

Pathogenese

Die Ätiologie der Enzephalomyelitis disseminata, einer immunvermittelten Entmarkung, ist auch heute noch unbekannt. Die am weitesten verbreitete Hypothese zur Pathogenese ist die einer Autoimmunerkrankung. Hiermit lassen sich auch am besten die Beobachtungen des Auftretens von Plasmazellen und oligoklonal gebildeten Immunglobulinen im Liquor, einer zeitweise familiären Häufung - also genetischen Prädisposition - und der schubförmige Verlauf vereinbaren. Daß die

Veränderungen an den Neuronen denen bei der sogenannten "experimentell allergischen Enzephalomyelitis" vergleichbar sind, wird ebenfalls zur Unterstützung dieser These herangezogen.

Kern der neuropathologisch im Gehirn und Rückenmark nachzuweisenden Veränderungen ist die herdförmige Entmarkung der Neurone (sogenannte "MS-Plaque") und/oder der Verlust von Oligodendrozyten durch eine meist perivaskulär beginnende T-Zell vermittelte Endzündungsreaktion. Erst sekundär kommt es zum Untergang des durch die Entmarkung getroffenen Axons. Allerdings gibt es auch Formen, bei dem das Axon direkt durch die Entzündungsreaktion geschädigt wird oder durch eine parallel verlaufende Antikörper-vermittelte, also B-Zell induzierte, Abräumreaktion betroffen sind. Zwar kennen wir den unmittelbaren Auslöser der Immunreaktion noch nicht, dagegen läuft dann bei der intermittierend-remittierenden Form die Entzündungsreaktion recht uniform nach folgendem Ablauf ab:

Immunologie der Multiplen Sklerose

✓ Ein dem Myelin ähnliches Antigen (möglicherweise Virus- oder Bakterienpartikel nach einer Infektion) kursiert im Blut

✓ Ein Makrophage inkorporiert das Antigen und präsentiert ein Fragment an seiner Oberfläche

✓ Eine zirkulierende T-Zelle bindet an dem HLA-Antigen Komplex an der Makrophagenoberfläche

✓ über aktivierte T-Zellen werden Adhäsionsmoleküle aktiviert, die die cerebralen Gefäßendothelien ihrerseits T-Zellen binden lassen

✓ die T-Zellen penetrieren darauf die Gefäßwand und setzen eine Reihe von Zytokinen frei, die die Mikroglia veranlassen, Myelin aus dem normalen Myelinan-und abbau als Antigen zu präsentieren

✓ bereits durch das "myelin-ähnliche Antigen" aktivierte T-Zellen binden an diesen Mikroglia und erfahren eine weitere Aktivierung mit Freisetzung einer weiteren Kaskade von Zytokinen

✓ diese aktivieren Makrophagen, die direkt Myelin angreifen bzw. über Tumor-Nekrose-Faktor alpha (TNFα) Oligodenrozyten beschädigen, die das Myelin produzieren

✓ durch die parallel fortgesetzte Freisetzung von Zytokinen wird die Blut-Hirn-Schranke weiter beschädigt, so daß weitere T-Zellen und Makrophagen nachrücken, aber auch B-Zellen und Komplentfaktoren in das Gewebe mit eindringen

✓ die T-Zellen stimulieren ihrerseits die B-Zellen zur Antikörperfreisetzung, die an Oligodendrozyten und Myelin zu Komplexen binden, die Makrophagen zur Abräumreaktion veranlassen

✓ als letztere und dritte Myelinabbaumöglichkeit tritt die Tatsache hinzu, daß die Antikörper Komplement aktivieren, das sich in drei Fragmente aufteilt; eins, das für Oligodendrozyten und Myelin toxisch ist, eins, das Makrophagen zur Myeliningestion veranlaßt und eins, das weiter die Blut-Hirn-Schranke stört.

Sowohl im Hirnstamm als auch im Rückenmark kann diese herdförmige Entmarkung auch noch solche Neurone treffen, die im weiteren Verlauf einen Hirnnerven oder einen peripheren Nerv bilden, so daß bei dieser Erkrankung, die auf das Zentralnervensystem beschränkt ist, auch einmal scheinbar das Bild einer Beteiligung des peripheren Nerven auftreten kann.

Typische Krankheitszeichen

Das Typische für diese Erkrankung im Vollbild ist, daß die Ausfälle auf mehrere Herde gleichzeitig zurückgeführt werden können (siehe auch obige Diagnostik-Kriterien). Dabei können diese Symptome gleichzeitig, aber auch nacheinander oder wiederkehrend an der gleichen Stelle auftreten. Vom Verlauf her gibt es perakute, aber auch langsam schleichende Formen. Selbst scheinbar periphere neuronale Beteiligungen (☞ Pathogenese) können beobachtet werden. Dies führt dazu, daß die Multiple Sklerose dem klinischen Bild nach mit einer Vielzahl von Erkrankungen des Zentralnervensystems verwechselt werden kann und früher auch als "Chamäleon" der neurologischen Erkrankungen bezeichnet wurde.

Für die überwiegende Zahl der Fälle (80 %) ist ein **schubförmiger Verlauf** typisch. Dabei entwickeln sich die Symptome rasch innerhalb von Stunden oder bis zu Tagen, persistieren für wenige Tage oder Wochen und bilden sich dann langsam über einen gleich langen Zeitraum wieder zurück. In solchen Fällen spricht man von einer intermittierend-remittierenden Form. Nicht selten bleibt aber ein geringfügiger Rest an klinischer Symptomatik zurück, so daß bei einer solchen intermittierenden, aber unvollständig-remittierenden Form eine gewisse Summation der Restbefunde eintritt bzw. sich eine treppenartig verschlechternde Form ergibt. Diese unterscheidet sich von der chronisch-progredienten Form (20 % der Fälle) dadurch, daß sich zwischenzeitlich doch der überwiegende Teil der Symptome wieder zurückbildet.

Dennoch wird ganz überwiegend in der Öffentlichkeit das Bild des "Multiple Sklerose-Kranken" durch die chronisch-progrediente Form im Sinne eines an einen Rollstuhl gebundenen, inkontinenten Patienten geprägt. Angesichts der überwiegenden Zahl mit einer intermittierend-remittierenden Form und einer Schubfrequenz von 1-2 Schüben in 1-2 Jahren von 2-4 Wochen Länge während des Vollbildes ist dieses Bild unangemessen und bedarf neben der Sorgfalt bei der Diagnosestellung eines besonders einfühlsamen Aufklärungsgesprächs, um unangemessene Reaktionen des Patienten zu verhindern. Denn eine frühe "Invalidisierung" des Patienten sollte unbedingt verhindert werden.

Nicht selten markiert den Anfang der Erkrankung eine **Retrobulbärneuritis**. Dabei handelt sich um eine akute Entmarkung des Sehnerven, der ja phylogenetisch einen Hirnanteil darstellt und daher zu den Hirnnerven - nicht zu den peripheren Nerven - gerechnet wird. Die Patienten bemerken dabei ohne Schmerzen ein Schleier- oder Verschwommensehen, das sich über Minuten oder Stunden zu einem vollständigen Sehverlust im Sinne der Amaurose ausweiten kann. Da die akute retrobulbäre Entmarkung auch beim Spiegeln des Augenhintergrundes keine Veränderung an der Papille erkennen läßt, hat sich für diesen Untersuchungsbefund der Merksatz: *"der Patient sieht nichts und der Arzt auch nichts"* eingespielt. Im Verlauf von bis zu 4 Wochen kann sich die Entzündung so weit zurückbilden, daß der Visus nahezu vollständig wieder zurückkehrt. In anderen Fällen kann die Entmarkung so weit fortgeschritten sein, daß sich nur noch eine unvollständige Verbesserung einstellt. Der Untergang vor allem der makulopapillären Fasern des Nervus opticus bzw. die Sklerose kann dann am Augenhintergrund als eine Abblassung an der Papille (Abb. 1.13), meist auf der temporalen Seite betont, nachgewiesen werden.

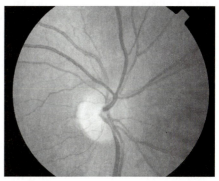

Abb. 1.13: Temporale Papillenabblassung nach Retrobulbärneuritis.

Ein entsprechender Visusverlust (wie auch jedes andere Symptom der disseminierten Enzephalomyelitis) kann aber auch passager bei einer Erhöhung der Körpertemperatur, z.B. durch ein heißes Bad, hohe Außentemperaturen, Fieber oder durch exzessive Muskelarbeit, beobachtet werden. Bei

Beobachtung solcher, auch provozierbarer passagerer Ausfälle spricht man von einem **Uthoff-Phänomen**.

Frühe Symptome können auch das Auftreten von **Stand-** und **Gangunsicherheit** oder von **Artikulationsschwierigkeiten** sein, die in aller Regel vom Patienten am Anfang nur als passager wahrgenommen werden. Bei der neurologischen Untersuchung fällt dann eine zerebelläre Ataxie oder eine Dysarthrie auf.

Diese Zeichen, die auf eine Hirnstamm- und Kleinhirnbeteiligung hindeuten, können im weiteren Verlauf durch Symptome bzw. neurologische Befunde wie *skandierende* (abgehackte, an falschen Stellen durch Pausen unterbrochene) *Sprache*, einen *Intentionstremor* (ein zerebellärer Tremor, dessen Amplitude bei Annäherung an das Ziel immer mehr zunimmt) und einen *Nystagmus* (☞ Befunde) ergänzt werden, welchen als sogenannte **Charcot-Trias** bezeichnet werden.

Daneben können alle motorischen oder sensiblen oder zerebellären Ausfälle beobachten werden, die vorstellbar sind. Bei der Beteiligung von Hirnstammstrukturen werden häufig **Doppelbilder** durch das Auftreten von Augenmuskelparesen geklagt. Werden überwiegend Rückenmarksstrukturen betroffen, stehen **Querschnittsbilder** mit zentraler Lähmung beider Beine, aber auch Blasenstörungen im Vordergrund. Auch bei der Entmarkung in subkortikalen Strukturen des Frontalhirns treten solche zentralen Blasenstörungen mit spastischer **Blasenentleerungsstörung** auf (imperativer Harndrang, kleine Harnmengen bei hohem Entleerungsdruck und andererseits Inkontinenz bei fehlender Blasenkontrolle).

Bei der Beteiligung der sensiblen Strukturen, vor allem auch der Hinterstränge des Rückenmarks, stehen nicht einmal die sensiblen Ausfälle im Vordergrund, die mit zentraler Verteilung handschuh- oder socken- bzw. strumpfförmig verteilt sind. Vielmehr stören besonders die **sensiblen Reizerscheinungen**, die neben in gleicher Weise wie die Ausfälle verteilten Kribbelparästhesien auch mit Dysästhesien einhergehen, die die Patienten als ein *Bandagen-* oder *Manschettengefühl* um Arme oder Beine beschreiben. Besonders auffällig sind als "elektrisierend" geschilderte Mißempfindungen den Rücken herab, zeitweise auch die Arme und Beine herablaufend bei aktiver oder passiver Beugung der Halswirbelsäule. Dieses Phänomen wird als **Lhermitte-Zeichen** bezeichnet.

Komplexe Störungen der Bahnsysteme der motorischen Regelkreise besonders im Bereich des Hirnstamms (Abb. 1.47), wo die Einflüsse der Hirnrinde, der Basalganglien und des Kleinhirns koordiniert werden, führen zu plötzlichen Änderungen des Muskeltonus. Dies kann sowohl tonische Muskelkontraktionen als auch attackenartige Tonusverluste hervorrufen, die auf einzelne Körperregionen begrenzt oder auch generalisiert auftreten können. Dabei bleibt das Bewußtsein erhalten. Solche **Hirnstammanfälle** werden aber meist erst nach längeren Verläufen beobachtet.

Während einer Schwangerschaft, insbesondere aber während des Wochenbetts können Patientinnen mit einer MS eine Verschlechterung der Symptome bzw. einen neuen Schub erfahren.

Befunde

> *Klinik*

Grundsätzlich, wie bereits erwähnt, kann jeder zentrale Ausfall gefunden werden. Wegweisend sind allerdings die typischen Diskrepanzen zwischen dem klinischen Bild, zum Beispiel einer apoplektiform aufgetretenen spastischen Hemiparese, und zum Beispiel dem Erkrankungsalter, wie etwa einer Frau am Beginn der zweiten Lebensdekade ohne Gefäßrisikoprofil. Andererseits gehört der Verdacht auf eine Multiple Sklerose immer dann zu dem Kreis der engeren Differentialdiagnosen, wenn die Lokalisation, auf die die klinischen Ausfälle bezogen werden muß, nicht mit einem, sondern nur mit mehreren Herden erklärt werden kann. Umso sicherer ist dies der Fall, wenn die vermeintliche Herdlokalisation auch noch supra- und infratentoriell gleichzeitig angenommen werden muß.

So werden im Vollbild der Erkrankung folgende Befunde in einfacher oder mehrfacher Kombination gefunden:

1.1. Entzündungen

> **Klinische Checkliste Multiple Sklerose**
>
> ✓ spastische Hemi-, Para- oder Tetraparese
>
> ✓ zerebelläre oder spinale Ataxie im Sinne der Stand-, Gang- oder Rumpfataxie
>
> ✓ Intentionstremor zusammen mit einer zerebellären Zeigeataxie
>
> ✓ pathologischer Nystagmus, Dysarthrie, zentrale Augenmuskelparesen
>
> ✓ zentrale handschuh-, socken- oder strumpfförmige Hypästhesie und Dysästhesien
>
> ✓ zentrale Blasenstörungen mit Drang-(Urge)Inkontinenz

Besonders auffällige Befunde im Rahmen der klinischen Untersuchung von MS-Patienten sind folgende, ohne aber pathognomonisch zu sein:

- **Abgeschwächte Bauchhautreflexe** bei erhaltenen oder gesteigerten übrigen Muskeleigenreflexen, da der Reflexbogen auf einer Ebene sich eigentlich kaum zentraler Bahnen bedient, während die Bauchhautreflexe über mehrere übereinanderliegende Segmente über die langen Bahnen verschaltet sind

- Häufig bereits **positive Pyramidenbahnzeichen:** *Babinski-, Chaddock-, Gordon-* oder *Oppenheim*-Zeichen: tonische Dorsalextension der Großzehe als pathologischer Reflex beim Bestreichen der lateralen Fußsohle (Babinski), des lateralen Fußrückens (Chaddock), beim Kneten der Wadenmuskulatur (Gordon) und beim Reizen der Schienbeinvorderkante (Oppenheim). Die Muskeleigenreflexe müssen dabei noch nicht spastisch gesteigert sein

- **Störungen des Pupillenreflexes** (☞ Abb. 1.14) durch Läsion entweder auf dem afferenten Schenkel (durch eine Entmarkung im Bereich des Nervus oder Tractus opticus) oder auch beim Übergang auf den efferenten Schenkel durch einen Entmarkungsherd im Bereich der mesenzephalen Okulomotoriuskerne, insbesondere der Verschaltung zum unipaaren medialen Kern (Westphal-Edinger-Kern) des III. Hirnnerven (☞ Abb. 1.14)

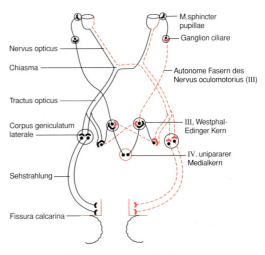

Abb. 1.14: Verschaltung des Pupillenreflexes.

- Eine gelegentlich zu beobachtende stark verzögerte Pupillenreaktion bei der MS wird mit dem sogenannten *"swinging flash-light Test"* untersucht. Eine ständig seitenwechselnde Beleuchtung der Pupille erzeugt zunächst eine sehr verzögerte Pupillenverengung um dann in eine übersteigerte Pupillenerweiterung umzuschlagen, obwohl die Pupillen weiter beleuchtet werden

Klinische Checkliste Pupillenreflexstörung			
Pupillenstarre	Pupillenreaktion		Läsionsort
	direkt (betroffenes Auge)	konsensuell	
afferent (amaurotisch)	fehlt	fehlt	Nervus und Tractus opticus
efferent (absolut)	fehlt	erhalten	Nervus oculomotorius
reflektorisch (Argyll-Robertson)	fehlt, aber bei Konvergenz	fehlt, aber bei Konvergenz	oraler Hirnstamm

- Auftreten von **Doppelbildern, pathologischen Nystagmen** oder einer **internukleären Ophthalmoplegie**. Die häufigste zentrale Augenmuskelparese bei der MS ist der Abduktionsparese, gefolgt von einer Innervationsstörung des Nervus oculomotorius. Die internukleäre Ophthalmoplegie wird auf eine Störung des Fasciculus longitudinalis zurückgeführt, der die Augenmuskelkerne untereinander auf jeweils einer Seite und ebenfalls auf jeder Ebene (III., IV. und VI. Hirnnerv) zwischen beiden Seiten untereinander verbindet. Nur so ist eine konjugierte Blickbewegung zum Beispiel nach lateral mit dem N. abducens der einen Seite und gleichzeitig dem N.oculomotorius (Musculus rectus medialis) der anderen Seite möglich. Ist diese Schaltung unterbrochen, kann diese Blickwendung mit dem adduzierenden Auge nicht durchgeführt werden, ohne daß der Muskel selbst (Musculus rectus medialis) paretisch ist. Das Fehlen einer Lähmung kann man durch unwillkürliche Blickfolgebewegungen wie zum Beispiel den Optokinetischen Nystagmus (OKN) belegen, bei dem dann das Auge bei der ruckartigen kurzen Rückstellbewegung durchaus nach medial ausschlagen kann
- Auch die Beobachtung, daß auftretende Nystagmen wie ein Blickrichtungsnystagmus dissoziiert schlagen, ist auf eine Störung des gleichen Bündels zurückzuführen
- Eine Plaque im Bereich des oralen Hirnstamms bzw. der Vierhügelplatte kann zu einem **Parinaud-Syndrom** führen, das eine vertikale Blickparese mit einer reflektorischen Pupillenstarre verbindet. Häufiger wird dieses Bild aber bei Druck auf das Mittelhirn, zum Beispiel bei Tumoren der Mittellinie, beobachtet
- Unterschätzt wird die Häufigkeit des Auftretens eines hirnorganischen Psychosyndroms, selten bis hin zu organisch begründeten exogenen Psychosen. Neben Veränderungen des Antriebs werden häufiger **affektive Störungen** beobachtet, wobei ein flach euphorisches Bild im Vordergrund steht

Um gerade bei einer schubförmig verlaufenden Erkrankung, die immer wieder auch zur Vorstellung des Patienten beim Arzt oder bei verschiedenen Behandelnden führt, ist es wichtig, den Verlauf und den Schweregrad der Erkrankung in einer Art Skalierung zu erfassen um die Vergleichbarkeit der Aussagen und Befunde herzustellen. Hierzu hat sich international am verbreitesten die Skale nach Kurtze, der Expanded Disability Status Scale (**EDSS**) für MS-Patienten durchgesetzt. Bei der Einstufung werden durch die verschieden Syteme des ZNS hindurch Graduierungen für das Maß der funktionellen Behinderung angegeben. Die Skala rangiert von 0 (neurologisch unauffällig) bis 10 (verstorben aufgrund der MS).

▶ *Serologie*

Trotz der zum Teil ausgeprägten zerebralen entzündlichen Reaktion sind im Serum keine spezifischen Parameter nachzuweisen.

▶ *Liquor*

Ein wesentliches Kriterium der laborgestützten MS-Diagnostik ist die Untersuchung des Liquors. Während eines Schubes läßt sich eine **leichte Pleozytose** bis zu 100 Zellen/l nachweisen. Zytologisch finden sich überwiegend kleine aktivierte Lymphozyten. Daneben können *Plasmazellen* gefunden werden.

Das Gesamteiweiß kann, muß aber nicht erhöht sein. Selten werden Werte über 1 g/l gefunden. Wesentlich ist aber der Nachweis von autochthon intrathekal gebildeten Immunglobulin G. Da der überwiegende Teil der Proteine im Liquor aus dem Serum stammt (als Ultrafiltrat über den Plexus chorioideus), kann eine absolut gesehen geringfügige **intrathekale IgG-Produktion** im Meßverfahren keine wesentliche Erhöhung der Gesamt-IgG-Menge ergeben. Daher wird eine Messung im Vergleich zum Serum angestrebt, wobei allerdings das Verhältnis von IgG_{Liquor}/IgG_{Serum} in Relation zum Verhältnis $Albumin_{Liquor}/Albumin_{Serum}$ gesetzt wird, das als kleineres Eiweißmolekül als Indikator für die Blut-Hirn-Schranke benutzt wird. Der Normalwert des Quotienten $Albumin_{Liquor}/Albumin_{Serum}$ wird empirisch als $8-10 \times 10^{-3}$ ermittelt. Daraus folgt ebenso empirisch für den Gesamtquotienten (benannt nach **Delpech und Lichtblau**) $IgG_L/IgG_S : Alb_L/Alb_S$ ein Grenzwert von 0,8, über dem eine autochthone IgG-Produktion nachgewiesen ist. Da je nach Schwere der Schrankenfunktionsstörung bei zum Teil exzessiver Eiweißerhöhung im Serum (je nach Grunderkrankung) dieses Verhältnis nicht linear ist, wurde von *Reiber und Mitarbeitern* eine Hyperbelfunktion ermittelt, in der das Verhältnis der

Albumin- und Immunglobulin-Quotienten in einem Diagramm aufgetragen ist und eine intrathekale Immunglobulin-Erhöhung als Meßwert recht einfach über einer kritischen Grenzlinie abgelesen werden kann.

Die intrathekale Erhöhung der IgG-Fraktion kann auch mittels Elektrophoresetechniken erfolgen, zum Beispiel mit der sogenannten isoelektrischen Fokussierung. Dort erscheinen sie als **oligoklonale Banden**, die allerdings auch bei anderen ZNS-Entzündungen nachgewiesen werden können.

➤ *Elektrophysiologie*

Die Entmarkung der Neurone im Zentralnervensystem führt zu einer Verschlechterung der saltatorischen Erregungsleitung, was zunächst eine Verlangsamung der zentralen Nervenleitung bedingt und erst spät in einen Potentialverlust mündet.

Diese Verlangsamung kann mittels standardisiert **evozierter** Hirnrinden-**Potentiale** (EP) gemessen werden. Eine Entmarkung entlang der langen Bahnsysteme führt zu einer Latenzverzögerung in den motorisch- (MEP) oder somatosensibel-evozierten Potentialen (SSEP) (Abb. 2.7), im Bereich des Hirnstamms in den frühen akustisch evozierten Potentialen (fAEP) (Abb. 3.35.) und entlang der Sehbahn in den visuell evozierten Potentialen (VEP). Diese Potentiale werden okzipital während der Beobachtung eines definiert wechselnden Schachbrettmusters auf einem Bildschirm (unter Beibehaltung einer Mittelpunktfixation) abgeleitet.

➤ *Bildgebung*

Zwar ist das Computertomogramm noch immer geeignet, Differentialdiagnosen der MS auszuschließen, um aber die Entmarkungsherde nachzuweisen, ist das MRT heute die Untersuchung der Wahl. Selbst frische, noch nicht sklerotisch umgebaute Herde können in den T_2- und Protonendichte-gewichteten Aufnahmen als signalintense Herde nachgewiesen werden (Abb. 1.15). Entsprechend der perivaskulären Verteilung findet man die Herde im Marklager periventrikulär verteilt, mit einer gewissen radiären Ausrichtung. Akute Herde reichern nach intravenöser Kontrastmittelgabe an.

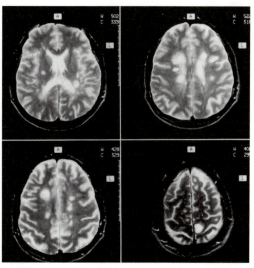

Abb. 1.15: T_2-gewichtetes MRT mit multiplen signalreichen periventrikulären Herden bei Multipler Sklerose.

Allerdings ist festzuhalten, daß das Kontrastmittelverhalten nicht mit dem klinischen Bild eines akuten Schubes korrelieren muß.

Von der Bildgebung her ist eine andere Form einer disseminierten Entmarkung sehr gut zu differenzieren, die **a**kute **d**emyelinisierende **E**nzephalo**m**yelitis (**ADEM**). Klinisch handelt sich um einen einzigen Schub mit multilokulären Ausfällen, bei dem sich alle Herde entsprechend ihrer Charakteristik in den unterschiedlichen MRT-Sequenztypen einschließlich des Kontrastverhaltens gleich darstellen und es auch in den T_1-gewichteten Aufnahmen keine Hinweise auf ältere, zuvor abgelaufene entzündliche Veränderungen gibt. Eine parainfektiöse, allergische oder virale Genese der akuten Entmarkungskrankheit oder ein erster Schub einer MS werden diskutiert, sind aber nicht eindeutig belegt.

Eine weitere Sonderform ist die **Neuromyelitis optica** (*Devic-Syndrom*), bei der die Demyelinisierung auch in der Bildgebung vorwiegend spinal und in beiden Nervi optici anzutreffen ist. Die Patienten klagen über eine beidseitige Sehverschlechterung, und es entwickelt sich, manchmal perakut, eine hohe Tetraspastik bzw. -parese, die bei den Patienten mit einer verbleibenden, z.T. hohen Querschnittssymptomatik ausheilen kann.

Therapie

Bei der Behandlung einer MS muß zwischen einer

- Akuttherapie
- Intervalltherapie
- Begleittherapie

unterschieden werden. Eine kausale Therapie gibt es zur Zeit nicht.

➤ Akuttherapie

- Zur Immunsuppression (unter Annahme einer Autoimmun-Genese) werden Kortikoide eingesetzt. Während früher noch ACTH zur endogenen Kortikoidfreisetzung gegeben wurde, hat sich heute vor allem die **Kortison-Stoßtherapie** durchgesetzt. Hierbei wird über 3-5 Tage **250 bis 500 (max. 1000) mg/Tag Methylprednisolon** intravenös kurzinfundiert
- Ist keine intravenöse Therapie möglich, wird über 4 Wochen beginnend mit 100 mg/Tag Methylprednisolon in absteigender Dosierung per os behandelt
- In seltenen schweren Fällen kann versucht werden, bei einem schweren Schub mit ausgeprägter Demyelinisierung und erheblicher IgG-Erhöhung im Liquor, insbesondere bei plötzlicher Verschlechterung einer chronisch-progredienten Form, die Entzündungsreaktion mit **Chemotherapeutika** wie Mitoxantron oder Cyclophosphamid (einer alkylierenden Substanz) zu unterbrechen oder die **Cholin-Agonisten** 4-Aminopyridin bzw. 3,4-Diaminopyridin einzusetzen
- Studien zur akuten Plasmaseparation oder Plasma-Immunabsorption bzw. -filtration sind nach wie vor nicht abgeschlossen oder konklusiv, weswegen es sich nach wie vor um eine experimentelle Therapie handelt

➤ Intervalltherapie

- Zur Therapie, im Intervall beginnend, können β-**Interferone** eingesetzt werden. Der Wirkmechanismus dieser heute gentechnisch hergestellten β-Interferone ist die Antagonisierung der Interferon-γ induzierten proinflammatorischen Effekte. Darunter kann verstanden werden
  - daß durch die Substanz die Freisetzung von Il-10, TGF-β, TNF-α und IFN-γ vermindert wird
  - daß die T-Zell Proliferation vermindert wird
  - daß die Expression von HLA-Klasse-II und Adhäsionsmolekülen supprimiert wird und die Bildung von Metalloproteasen und Chemokinen blockiert wird

Durch sog. Klasse-I-Studien wurde gezeigt, daß die β-Interferone bei der schubförmig-remittierenden Form und in einer ersten Studie auch für die sekundär progrediente Form die Schubfrequenz, die Schubschwere und die kernspintomographische Aktivität wirksam herabsetzen. Da vergleichende Studien zu den β-Interferonen untereinander noch nicht vorliegen, kann zwischen ihnen noch nicht abgewogen werden. Nach bisherigen Erkenntnissen bestehen zwischen ihnen keine qualitativen Unterschiede.

Bei allen drei Substanzen ist in der Anfangsphase mit grippeähnlichen Symptomen wie Kopfschmerzen, Fieber und Gliederschmerzen zu rechnen. Auch die Leberwerte und das Blutbild müssen kontrolliert werden. Bei den subkutan zu verabreichenden Interferonen wie dem β-Interferon 1b (Betaferon®) und dem β-Interferon-1a (Rebif®) muß auch in 1-4 % mit Nekrosen und lokalen reizerscheinungen an der Injektionsstelle gerechnet werden. Die Nebenwirkungen können in aller Regel mit nichtsteroidalen Antiphlogistika, Wechsel der Injektionstelle und durch Kühlung beherrscht werden. Das β-Interferon-1a (Avonex®) wird intramuskulär injiziert. Unterschiedlich ist allerdings bei allen drei die Empfehlung zur Injektionsfrequenz und zur Dosis:

- Betaferon®: jeden 2. Tag s.c., zwischen 1,6 und 8 MIU (50-250µg)
- Rebif®: 3 x pro Woche s.c., zwischen 6 und 12 MIU (22-44µg)
- Avonex®: 1 x pro Woche i.m., 6 MIU (30µg)

- Eine weitere Möglichkeit der Immunmodulation ist die Behandlung mit **Glatirameracetat** oder **Copolymer-1**, einem synthetisch hergestellten Polypeptid aus den L-Aminosäuren Glutaminsäure, Lysin, Alanin und Tyrosin (GLAT). Die Vorstellung zur Wirkweise ist die, daß GLAT als Holologon zum Myelin-basischen-Protein (MBP) an den antigenpräsentierenden Zellen durch die Interaktion mit den HLA-Molekülen die Aktivierung GLAT-reaktiver Zellen induziert, die ihrerseits Myelin-reaktive T-Lymphozyten blockieren. Zwar bleiben beim Galti-

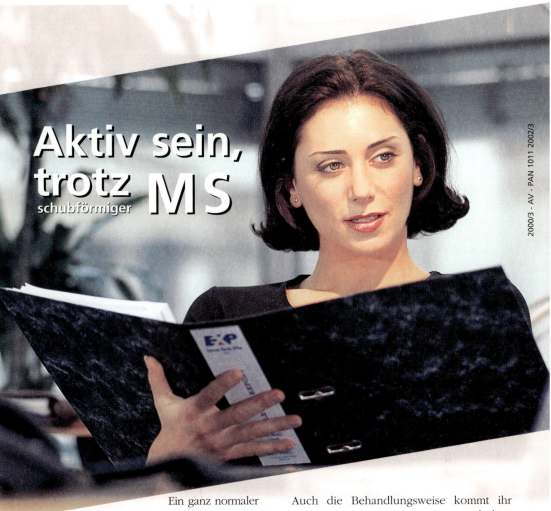

Aktiv sein, trotz schubförmiger MS

Ein ganz normaler Tag im Büro? Ja! Aber sie hat schubförmige MS – und mit AVONEX® (Interferon beta-1a) eine Lösung gefunden, ihr Leben wie gewohnt weiterzuführen. Der Beruf gehört dazu.

Die Therapie mit AVONEX® verlangsamt nicht nur das Fortschreiten der Behinderung signifikant um 37 %[1], sondern vermindert auch die Anzahl der Schübe[2].

Diese günstigen Effekte zeigen sich auch in einer Reduktion des Fortschreitens der Hirnatrophie um 55 % im zweiten Behandlungsjahr[3].

1. Rudick RA, Goodkin DE, Jacobs LD, et al. Neurology 1997; **49**: 358-363. 2. Jacobs LD, Cookfair DL, Rudick RA, et al. Ann. Neurol. 1996; **39**: 285-294. 3. Rudick RA, Fischer E, Lee J-C, et al. Neurology 1999; **53**: 1698-1704.

Auch die Behandlungsweise kommt ihr entgegen: Nur eine intramuskuläre Injektion pro Woche, die überwiegend gut vertragen[2] wird.

Der positive Effekt von AVONEX® auf den Verlauf der schubförmigen MS ermöglicht ihr ein aktives Leben.

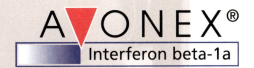

... und das Leben geht weiter

AVONEX®-Wirkstoff: Interferon beta-1a. Verschreibungspflichtig (Deutschland). Rezeptpflichtig (Österreich). **Zusammensetzung:** 1 ml gebrauchsfertige Lösung enthält 30 µg (6 Mio. IE) Interferon beta-1a. Weitere Bestandteile: Humanserumalbumin, Natriumchlorid, Dinatriumhydrogenphosphat, Natriumdihydrogenphosphat. **Anwendungsgebiete:** AVONEX® ist zur Behandlung gehfähiger Patienten mit schubförmiger Multipler Sklerose (MS) indiziert, mit mindestens 2 wiederkehrenden Attacken neurologischer Funktionsstörungen (Schübe) während der letzten 3 Jahre und ohne Anzeichen eines kontinuierlichen Fortschreitens der Erkrankung zwischen den Schüben. Über einen Zeitraum von 2 Jahren verlangsamt AVONEX® das Fortschreiten der Behinderung und verringert die Häufigkeit klinischer Schübe. AVONEX® wurde bei Patienten mit progredienter MS noch nicht klinisch geprüft. AVONEX® sollte bei Patienten, bei welchen sich eine progrediente Form der MS entwickelt, abgesetzt werden. Nicht alle Patienten sprechen auf eine Therapie an. Es wurden noch keine klinischen Kriterien zur Voraussage des Ansprechens identifiziert. **Gegenanzeigen:** Überempfindlichkeit gegen natürliches oder rekombinantes Interferon beta, Humanserumalbumin oder andere Bestandteile des Präparates; Schwangerschaft und Stillzeit; schwere Depression und/oder Suizidgefährdung, therapeutisch nicht ausreichend kontrollierbare Epilepsie. **Nebenwirkungen:** Zu den häufigsten Nebenwirkungen zählen grippeähnliche Symptome (Muskelschmerzen, Fieber, Schüttelfrost, Asthenie, Kopfschmerzen und Übelkeit). Diese treten vorwiegend zu Beginn der Therapie auf und nehmen im Laufe der Behandlung an Häufigkeit ab. Zu den weniger häufigen Nebenwirkungen gehören: Appetitlosigkeit, Überempfindlichkeitsreaktionen; eine Synkope kann nach der Injektion auftreten; normalerweise ist dies ein einzelner Vorfall, der zu Beginn der Therapie vorkommen kann; Alopezie, Hautausschlag, Juckreiz, Reaktionen an der Injektionsstelle, Urtikaria, abnorme Leberfunktionsparameter, Durchfall, Erbrechen, Hepatits, Brustschmerz, Gefäßerweiterung, Herzklopfen, Tachykardie; Arrhythmien können in seltenen Fällen auftreten; Metrorrhagie und/oder Menorrhagie, Angstzustände, Missempfindungen, Schlaflosigkeit, Schwindel; Krampfanfälle können in seltenen Fällen auftreten, Fälle von Depressionen und Suizid wurden berichtet, Atemnot, Gelenkschmerzen, Schmerzen, transiente Episoden von erhöhtem Muskeltonus und/oder starker Muskelschwäche, welche im zeitlichen Zusammenhang mit der Injektion stehen, können auftreten und sind in einigen Fällen mit den grippeähnlichen Symptomen assoziiert. Die Gabe von Interferonen ist mit Autoimmunerkrankungen, ZNS-Erkrankungen und kardialer Toxizität assoziiert worden. Seltene Fälle dekompensierter Herzinsuffizienz, Arthritis, Schilddrüsen-Über- und Unterfunktion, Verwirrung oder Desorientiertheit, emotionale Labilität und Psychosen wurden im Zusammenhang mit der Therapie berichtet. Während der Behandlung können bestimmte, in der Regel nicht behandlungsbedürftige Veränderung der Laborwerte auftreten. Es kann zur Verminderung der Lymphozyten, Leukozyten, Thrombozyten und Neutrophilen im peripheren Blut sowie zur Verringerung des Hämatokrits kommen. Transiente Erhöhungen der Werte von Kreatinin, Kalium, Harnstoffstickstoff und Kalzium im Harn treten auf. **Wechselwirkungen:** Es wurden keine Studien zu Medikamentenwechselwirkungen durchgeführt. Klinische Prüfungen weisen darauf hin, dass AVONEX® gleichzeitig mit Kortikosteroiden oder ACTH verabreicht werden kann. Vorsicht bei gleichzeitiger Gabe von Arzneimitteln mit geringer therapeutischer Breite und weitgehend vom Zytochrom-P450-System der Leber abhängiger Verstoffwechselung. **Dosierung, Art und Dauer der Anwendung:** Die Dosis beträgt 30 µg (6 Mio. IE), einmal pro Woche intramuskulär injiziert. Diese Dosis ist in 1 ml der rekonstituierten Lösung enthalten. Das Präparat sollte wöchentlich am selben Tag zur selben Zeit verabreicht werden. Die Injektionsstelle sollte jede Woche gewechselt werden. **Besondere Hinweise:** AVONEX® wird nicht zur Anwendung bei Patienten unter 16 Jahren empfohlen. Patienten, die zu Depressionen oder Selbstmordgedanken neigen, sollten genau beobachtet werden, gegebenenfalls ist ein Abbruch der Therapie zu erwägen. Vorsicht ist bei Patienten mit vorbestehenden Krampfleiden bzw. Krampfanfällen geboten. Vor Aufnahme einer Behandlung mit AVONEX® sollte gegebenenfalls eine geeignete antikonvulsive Therapie eingeleitet werden. Kontrollen sind bei schweren Nieren-, Leberfunktionsstörungen und bei Myelosuppression erforderlich. Bei Patienten mit Herzkrankheiten können grippeähnliche Nebenwirkungen eine zusätzliche Belastung sein. Es können sich neutralisierende Antikörper gegen AVONEX® im Serum entwickeln: Nach bis zu 2-jähriger Behandlung betrug der Prozentsatz in einer Studie ca. 8 %. Regelmäßige Kontrollen des Blutbildes werden empfohlen. Bei Fertilitäts- und Entwicklungsstudien mit Interferon beta-1a in Rhesusaffen wurden mit hohen Dosen anovulatorische und abortive Wirkungen beobachtet. Teratogene Effekte oder Wirkungen auf die fetale Entwicklung wurden nicht gesehen. Empfängnisfähige Frauen sollten unter AVONEX® Therapie geeignete kontrazeptive Maßnahmen treffen. **Lagerungshinweise:** AVONEX® bei Temperaturen von ≤ 25 °C aufbewahren; nicht einfrieren. Die rekonstituierte Lösung kann bis zu 6 Stunden bei 2 – 8 °C aufbewahrt werden. **Packungsgrößen:** 1 Packung (N2) enthält 4 Durchstechflaschen mit Trockensubstanz, 4 Fertigspritzen mit Lösungsmittel plus 2 Kanülen. (Stand: Juni 99)

Biogen GmbH, Carl-Zeiss-Ring 6
D-85737 Ismaning
Biogen Ges.m.b.H., Effingergasse 21
A-1160 Wien

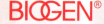

1.1. Entzündungen

ramercetat die Grippe-ähnlichen Symptome der Beta-Interferone aus, es muß jedoch täglich subkutan injiziert werden. Ein weiterer Punkt ist zu beachten: Die Immunmodulation entfaltet mit dieser Art des Immun-Mimikrie erst nach ca. einem halben Jahr seine volle Wirkung. Es werden täglich 20 mg der Substanz s.c. an wechselnden Stellen injiziert

- Aus der Behandlung verschiedener anderer immunvermittelter neurologischer Erkrankungen hat sich auch die Therapie mit **Immunglobulinen zur Immunmodulation** etabliert. Die Ergebnisse verschiedener Studien (Senkung der Schubrate, Verminderung der Krankheitsprogression) lassen die monatliche Verabreichung von 0,15 bis 0,2 g/KG Körpergewicht gerechtfertigt erscheinen, wobei jedoch die Frage nach der optimalen Dosierung noch nicht abschließend geklärt ist und dies weiterer Studien bedarf. Als mögliche Wirkmechanismen werden komplexe immunmodulatorische Eigenschaften (Neutralisierung von Zytokinen, Blockade von FcRezeptoren u.a.) diskutiert. Leichte Nebenwirkungen bestehen in gelegentlich in Kopfschmerzen, Fieber, Myalgien und Arthralgien. Schwere Nebenwirkungen wie Nierenversagen oder anaphylaktische Reaktionen sind sehr selten. Es jedoch muß bedacht werden, daß die Indikation bei vorhandenen Alternativen immer auch die Herkunft des Präparates aus einem großen, humanen Spenderpool mit in die Überlegung der Wahl des Therapeutikums einbeziehen muß

- Langjährige Erfahrungen liegen für die Substanz **Azathioprin** (50-150 mg/Tag per os) vor, einem Purinanalogon, das zu 6-Mercaptopurin und Methylnitromidazol verstoffwechselt wird. Es kann bei bei zunehmender Schubfrequenz, mehreren Schüben ohne vollständige Rückbildungen oder bei chronisch progredienter Form versucht werden. Eine zusammenfassende Auswertung aller doppelblinden Studien zeigt, daß Azathioprin die Zahl der Rezidive nach 1, 2 und 3 Jahren signifikant reduziert. Bei einer Behandlungsdauer von weniger als 10 Jahren ist ein Karzinomrisiko statistisch nicht nachweisbar, so daß das Risiko für MS-Patienten, durch diese Therapie ein Karzinom zu entwickeln, insgesamt niedrig eingeschätzt wird

▶ *Begleittherapie*

- Zu unterscheiden sind solche Therapien, die neben den oben genannten zur Unterstützung der Basismedikation durchgeführt werden, von denen, die erforderlich werden, um begleitende Erkrankungen und Symptome, wie zum Beispiel die Inkontinenz, zu behandeln

- Wesentlich ist die Durchführung einer **krankengymnastischen**, **ergotherapeutischen** und **logopädischen Begleittherapie**, die vielfach besser in der Lage sind, die Bewegungs- und Arbeitsfähigkeit der Patienten zu erhalten, als jede medikamentöse Therapie. Problematisch sind nur die häufig inkompatiblen unterschiedlichen Verfahren der Therapeuten, so daß ein Wechsel für die Patienten schwierig ist

- **Diäten**, vor allem aber eine gezielte **Ernährungsplanung**, können nicht zuletzt bei Rollstuhl-gebundenen Patienten zur Gewichts- und Stuhlregulierung und - wie bei Gesunden auch - zu einer bewußteren Lebensführung beitragen. Über diese Effekte hinaus, die durchaus wünschenswert sind, hat diese Therapie aber keine kausale Wirkung

- Die Spastik kann mit Benzodiazepinabkömmlingen (z.B. Baclofen 5-75 mg/Tag) oder mit an den Muskelspindeln angreifendem Dantrolen (25-200 mg/Tag) behandelt werden. Schwere Spastiken, insbesondere dann, wenn sie schmerzhaft sind, können auch durch eine kontinuierliche intrathekale Baclofen-Abgabe über ein implantierbares Pumpensystem beeinflußt werden

- Die ganz überwiegende Blasenstörung bei der MS ist eine Imbalance zwischen gesteigerter Detrusoraktivität und erhöhtem Sphinktertonus, bedingt durch die Unterbrechung zwischen pontinem und sakralem Miktionszentrum. Schon bei kleinen Harnmengen kontrahiert sich der Detrusor, so daß eine "Reflexblase" resultiert. Wegen des Sphinktertonus bleibt jedoch eine Restharnmenge übrig

- Therapeutisch können unspezifische Reize, die zu reflektorischer Detrusoraktivität führen, zur Blasenentleerung genutzt werden, wie rhythmisches Beklopfen der Bauchdecke. Die Detrusoraktivität kann auch durch direkt an der Blasenmuskulatur angreifenden Medikamenten behandelt werden, wie zum Beispiel Oxybutynin (Dridase®)

1.2. Zerebrale Zirkulationsstörungen

Definition

Zerebrale Zirkulationsstörungen beruhen auf einer Beeinträchtigung des zerebralen Funktions- und/oder Strukturstoffwechsels aufgrund einer gestörten Blutversorgung und stellen sich klinisch unter dem Bild akut oder subakut auftretender neurologischer Ausfallserscheinungen (z.B. Halbseitenlähmung) dar.

Sie beruhen zu:

- 70 % auf einer zerebralen Ischämie (= Hirninfarkt)
- 20 % auf einer intrazerebralen Blutung
- 10 % auf einer Subarachnoidalblutung oder einer selteneren Ursache (Sinusvenenthrombose, Gefäßmalformation)

▶ *Zerebrale Ischämie*

- 30 % kardial embolisch
- 50 % thromboembolisch
- 20 % lakunär

▶ *Intrazerebrale Blutung*

- hypertensive Blutung
- Subarachnoidalblutung
- "atypische Blutung"
  - Gefäßmißbildung
  - Tumoreinblutung
  - multiple Hämatome
    - Blutgerinnungsstörung
    - Amyloidangiopathie
    - Sinusthrombose

1.2.1. Zerebrale Ischämie

Definition

Neurologische Ausfallserscheinungen durch das Unterschreiten der für die Aufrechterhaltung der Hirnfunktion erforderlichen Mindestdurchblutung von 20 ml/min/100 g Hirngewebe (*Ischämieschwelle*).

Einteilung

Die Stadieneinteilung erfolgt nach dem zeitlichen Verlauf der Ischämie:

Stadium I	asymptomatische extra- oder intrakranielle Stenose
Stadium II	transiente ischämische Attacke (TIA), die nach spätestens 24 h komplett remittiert
Stadium III	progrediente neurologische Ausfälle, die nach 24-48 h ihr Maximum erreicht haben (progredienter Insult). Sie können sich komplett zurückbilden (RIND = reversibles ischämisches neurologisches Defizit) oder Restsymptome hinterlassen
Stadium IV	kompletter Insult (fehlende o. inkomplette Rückbildung der neurologischen Defizite)

Pathophysiologie

Die Energiegewinnung des Gehirns zur Aufrechterhaltung der Funktionsbereitschaft der einzelnen Zellen erfolgt fast ausschließlich aus Glukose. Bei der oxidativen Metabolisierung werden 20 % des gesamten O_2-Bedarfs des Körpers verbraucht. Da das Gehirn nur minimale Substratspeicher in Form von Glukose und Glykogen besitzt, kommt es bei einer Hypoglykämie rasch zu neurologischen Funktionsstörungen.

Die Hirndurchblutung beträgt in Ruhe durchschnittlich 50-60 ml/min/100 g Hirngewebe. Eine Reduktion der Durchblutung auf 20 ml/min/100 g kann ohne klinische Folgen bleiben. Wird die Durchblutung weiter vermindert, so kommt es zu neurologischen Ausfallserscheinungen, die sogenannte *Ischämieschwelle* wird unterschritten. Normalisiert sich die Zirkulation wieder, können die neurologischen Defizite reversibel sein. Eine weitere Reduktion der Durchblutung auf Werte unter 8-10 ml/min/100 g führt zu einer irreversiblen Funktionsstörung, d. h. zu einer Infarzierung des Gewebes (*Infarzierungsschwelle*).

Beim Unterschreiten der Ischämieschwelle, kommt es aufgrund des zu geringen Vorhandenseins von Glukose und Sauerstoff zu einem Zusammenbruch der zerebralen Energiegewinnung.

Die ATP-abhängigen Ionenpumpen versagen und das Membranpotential kommt durch den Einstrom von K^+-Ionen in den Extrazellularraum zum Erliegen. Na^+- und Ca^{2+}-Ionen werden dagegen im Austausch intrazellulär angereichert, wodurch es zum Erlöschen der Erregbarkeit der Zellmembran kommt. Diese sogenannte *terminale Depolarisation* ist zunächst reversibel, sofern die Durchblutung nicht weiter unter die Infarzierungsschwelle sinkt und es zum Absterben der Zelle kommt. In diesem Falle führt die mangelnde ATP-Bereitstellung zu einem Versagen der verschiedenen Enzymsysteme der Zelle, gleichzeitig bedingt der Versuch der anaeroben Energiegewinnung sowie die Anhäufung von CO_2 eine schwere Gewebsazidose, welche viele Enzymfunktionen beeinträchtigt. Es kommt zum *zytotoxischen Hirnödem*, welches im weiteren Verlauf zu einer mechanischen Verminderung der Mikrozirkulation führt. Aufgrund eines onkotischen Gefälles kommt es zu einer Wasserverlagerung aus dem Extrazellulärraum in den mit Makromolekülen angereicherten Intrazellulärraum.

Parallel zur terminalen Depolarisation kommt es zu einem Versagen der Calciumionenpumpen, die eine zentrale Bedeutung für die Steuerung der Zellfunktionen haben und die das Gleichgewicht zwischen intra- und extrazellulärer Calciumkonzentration regulieren. Intrazelluläre Ca^{2+}-Ionen haben eine wesentliche Bedeutung im Ablauf intrazellulärer Stoffwechselvorgänge (Katalysatorfunktion vieler Enzymsysteme, Übertragung elektrischer und chemischer Signale von der Oberfläche der Zellmembran auf verschiedene biochemische Systeme im Inneren der Zelle). So wird zum Beispiel der Abbau der Membranphospholipide zu Arachidonsäure durch Calcium aktiviert: Ein Anstieg der Konzentration an Arachidonsäure wiederum bewirkt eine vermehrte Bildung von Prostaglandinen und Leukotrienen, zusätzlich kommt es im Verlauf dieses Katabolismus zur Bildung freier Radikale, die die Zellstrukturen massiv schädigen. Hier liegt der theoretische Ansatz für den Einsatz von Calciumantagonisten, Radikalenfängern und N-Methyl-D-Aspartat-Antagonisten (NMDA), die sich zur Zeit in der klinischen Prüfung befinden.

Besteht die Ischämie über einen längeren Zeitraum, entwickelt sich zusätzlich ein *vasogenes Hirnödem:* Durch die ischämische Schädigung der Blut-Hirn-Schranke strömen Plasmabestandteile in das Hirngewebe und kumulieren im Extrazellulärraum entlang der Nervenfasern. Jedes Hirnödem kann zu einer Hirndrucksteigerung führen, die sich durch einen sinkenden Perfusionsdruck auf die zerebrale Blutversorgung auswirkt.

Das *Ausmaß einer zerebralen Infarzierung* hängt im wesentlichen von zwei Faktoren ab:

- **Dauer der Ischämie**
  Eine komplette Ischämie (Herz-/Kreislaufstillstand) führt innerhalb von 3-4 Minuten zu einer irreversiblen Schädigungen der Gehirnzellen. Da die zerebrale Ischämie jedoch meistens fokal begrenzt und damit in Randbereichen nicht vollständig ist, kann bis zum Ablauf von 3-6 Stunden noch mit einer partiellen Reversibilität gerechnet werden

- **Kollateralisation**
  Sie ist ein wesentlicher Faktor, der die Zeitspanne der Reversibilität der Ischämie beeinflußt und aufgrund der verschiedenen intra- und extrakraniellen Kollateralisationswege die Kompensation einer Gefäßobstruktion ermöglicht
  - *Circulus Willisii* - verbindet das Carotis- und das Vertebralisstromgebiet beider Seiten miteinander
  - Anastomosen der extra- und intrakraniellen Arterien
  - Anastomosennetz zwischen den intrakraniellen Gefäßen (piale und meningeale Anastomosen)

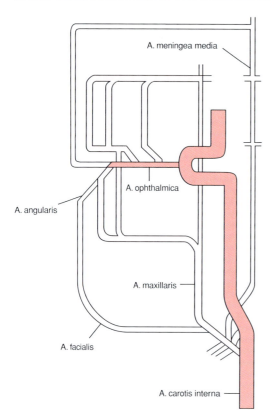

Abb. 1.16: Kollateralisationswege der extra- und intrakraniellen Gefäße (modifiziert nach Krayenbühl).

Pathogenese

▶ *Atherogenese*

Die epidemiologisch wichtigste Erkrankung der Hirnarterien ist die Atherosklerose. Man versteht darunter umschriebene subintimale Lipoidansammlungen im Gefäßendothel, die zu einer derben und schwieligen Wandverdickung (Plaque) und damit zu einer Stenosierung führen können. An der Intimaoberfläche können Thromben haften, die eine potentielle Emboliequelle darstellen.

Bei der Atherogenese spielen zwei Faktoren eine wesentliche Rolle:
- die Dysfunktion der Endothelzellen und die damit verbundene vermehrte Permeabilität der Gefäßwand für Lipoproteine und andere Plasmabestandteile
- ein erhöhter Serumspiegel für LDL-Cholesterin

Die **Prädilektionsstellen** der Atherosklerose liegen an Bifurkationen, Abgangsstellen kleinerer Arterien sowie an der inneren Kurvatur bogig verlaufender Gefäße:
- A. carotis int. 35 %
- A. vertebralis 20 %
- A. subclavia 12 %
- A. basilaris 8 %

Die distalen Anteile der Hirnarterien (Aa. cerebri anterior, media und posterior) sind nur sehr selten betroffen.

Epidemiologie	
Prävalenz	400-650/100.000 Einwohner
Inzidenz	150-250/100.000 Einwohner/pro Jahr
Mortalität	100/100.000 Einwohner/pro Jahr
Relation Männer/Frauen	1,3/1
Risikofaktoren	**Hirninfarktrisiko**
Herzerkrankungen	5fach
Hypertonus	4fach
Diabetes mellitus	2,5-3,5fach
Nikotin	1,5fach
Hypercholesterinämie	noch nicht geklärt

1.2.1.1. Hämodynamisch verursachte Infarkte

Definition

Hämodynamisch bedingte Infarkte entstehen dort, wo bei vorgeschaltetem Gefäßverschluß und unzureichender Kollateralversorgung der Perfusionsdruck in einem Gefäßterritorium die kritische Grenze zur Aufrechterhaltung der Parenchymintegrität unterschreitet.

Pathogenese

▶ *Wasserscheideninfarkt* (Grenzzoneninfarkt)

Eine proximal liegende Gefäßobstruktion führt zu einem hämodynamisch kritischen Druckabfall zwischen dem arteriellen Versorgungsgebiet zweier oder mehrerer abhängiger Gefäße, so daß es in deren Grenzgebiet zu einer Infarzierung kommt (z.B. zwischen A. cerebri anterior und media - Kortex und subkortikales Marklager - bei hochgradiger Stenose der A. carotis interna; ☞ Abb. 1.17).

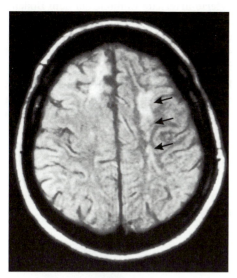

Abb. 1.17: Grenzzoneninfarkt (Pfeile) links zwischen A. cerebri anterior und A. cerebri media (MRT, T_2w).

➤ *Endstrominfarkt*

Durch eine proximale Gefäßobstruktion kommt es zu einem Druckabfall in den nicht kollateralisierten Endarterien (z. B. in den striolentikuläre Arterien bei einer Stenose der A. cerebri media), so daß eine Infarzierung im tiefen Marklager im Bereich des Ventrikeldaches resultiert (☞ Abb. 1.18).

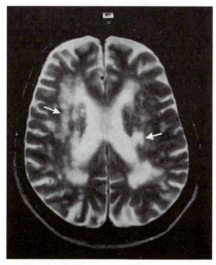

Abb. 1.18: Endstrominfarkte (Pfeile) im subkortikalen und periventrikulären Marklager.

In seltenen Fällen können die beiden hämodynamischen Infarkttypen auch durch einen systemischen Blutdruckabfall oder durch schwerwiegende rheologische Veränderungen bei vorgeschalteten Gefäßstenosen bedingt sein.

1.2.1.2. Emboligene Infarkte

 Definition

Emboligene Infarkte entstehen durch den Verschluß eines intrakraniellen hirnversorgenden Gefäßes durch einen Embolus. Im Gefäßterritorium der verschlossenen Arterie kommt es zu einer Infarzierung, deren Größe maßgeblich von der Kollateralisation durch benachbarte Arterien abhängt.

 Pathogenese

➤ *Territorialinfarkt*

Ein embolischer Verschluß von Arterien des Circulus Willisii oder deren Astgruppen führt zu einem keilförmigen Gewebeuntergang unter Einschluß von Hirnrinde und Marklager. Territorialinfarkte lassen sich einem Gefäß zuordnen und sind am häufigsten im Stromgebiet der A. cerebri media, der A. cerebri posterior und der A. cerebelli superior und posterior inferior anzutreffen (☞ Abb. 1.19a-d).

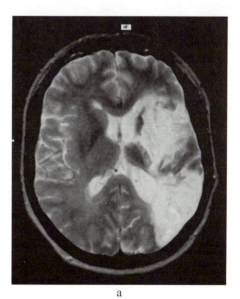

a

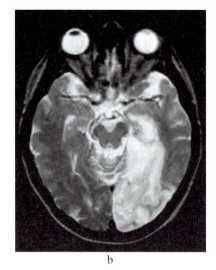

b

Als mögliche Ursachen des Territorialinfarktes kommen in Frage:

- **arterio-arterielle Embolie** auf dem Boden einer Gefäßerkrankung der extrakraniellen Gefäße (ulzerierter Plaque (☞ Abb. 1.20), Gefäßdissektion, Aortenbogensklerose, dilatative Arteriopathie (☞ Kap. 1.2.5.)
- **kardiale Embolie** (Vorhofflimmern, Mitralstenose, Myokardinfarkt, Endokarditis, Septumdefekt, Sick-Sinus-Syndrom, Vorhofmyxom, Mitralklappenprolaps, "paradoxe Embolie" (☞ Kap. 1.2.1.5.)
- **thrombotischer Verschluß** einer Hirnarterie auf dem Boden einer Atherosklerose
- *selten:* Stumpfembolien aus verschlossenen Karotiden

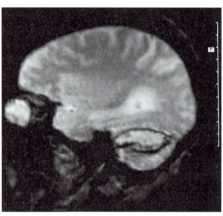

c

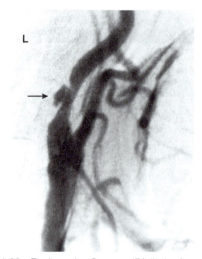

Abb. 1.20: Exulzerative Stenose (Pfeil) der A. carotis interna.

1.2.1.3. Lakunäre Infarkte

Definition

Lakunäre Infarkte entstehen durch den Verschluß einer penetrierenden Endarterie. Sie sind morphologisch über ihre Größe (< 1,5 cm im Durchmesser) definiert.

Pathogenese

Die arterielle Hypertonie gilt als wesentlicher Risikofaktor für die Entwicklung lakunärer Infarkte. Sie führt zu atheromatösen Veränderungen der größeren penetrierenden Arterien (500-800 μ) und

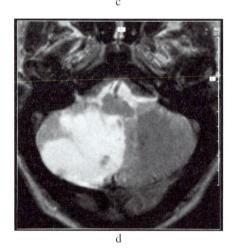

d

Abb. 1.19: Territorialinfarkte im Stromgebiet der **a**: A. cerebri media, **b**: A. cerebri posterior, **c**: A. cerebelli superior, **d**: A. cerebelli inferior.

zu einer fibrinoiden Hyalinose der Gefäßwand (Lipohyalinose) der kleineren Gefäße (200 µ).

Kommt es zu einer Häufung von Lakunen im Bereich der Stammganglien, so spricht man vom *Status lacunaris*, der in CCT und MRT im chronischen Stadium durch liquorisointense, pseudozystische Defekte gekennzeichnet ist (Abb. 1.21).

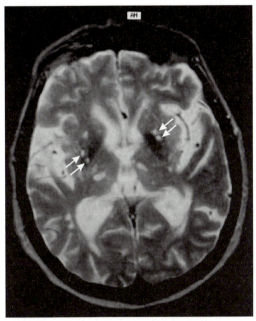

Abb. 1.21: Multiple lakunäre Infarkte (Pfeile) beidseits im Bereich der Basalganglien (MRT;T_2w).

Lakunäre Infarkte verlaufen häufig klinisch stumm, können jedoch auch zu typischen "lakunären Syndromen" führen, wenn sie in funktionell bedeutsamen Hirnregionen auftreten.

Kritische Anmerkung

Die Definition des lakunären Infarktes, wie sie von C.M. Fischer 1961 geprägt wurde, wird insbesondere seit dem Einsatz der kranialen Kernspintomographie kontrovers diskutiert: Grund hierfür ist, daß der Terminus "Lakune" zunehmend unkritischer für jede Form der ischämischen subkortikalen Läsion benutzt wird, ohne dem pathologischen Konzept eines Verschlusses einer penetrierenden Arterie Rechnung zu tragen. Hier stellt sich das Problem, daß sich diese pathologisch begründete Definition nur post mortem verifizieren läßt. Definiert man eine Lakune nicht pathoanatomisch, sondern anhand der morphologischen Darstellung in CCT und MRT, so ist ein geringer Anteil der lakunären Infarkte auch emboligen verursacht.

1.2.1.4. Befunde bei Infarktlokalisation im Karotisstromgebiet

Amaurosis fugax (transiente monokuläre Blindheit)

Pathogenese

- vorübergehender, emboligener Verschluß der Zentralarterie aufgrund einer Karotisstenose oder kardialen Emboliequelle
- lokal thrombotischer Verschluß der Zentralarterie

Typische Krankheitszeichen

- akut auftretende, 5-15 min. anhaltende monokuläre Sehstörung mit Schleier- oder Nebelsehen

Infarkt im Stromgebiet der A. cerebri media

Typische Krankheitszeichen

Klinische Checkliste A. cerebri media-Infarkt

✓ Leitsymptom: kontralaterale, brachiofazial betonte, sensomotorische Hemiparese mit positiven Pyramidenbahnzeichen

✓ initial schlaffer Muskeltonus der paretischen Seite mit im Verlauf weniger Tage eintretender spastischer Tonuserhöhung

✓ homonyme Hemianopsie (bei Mitbeteiligung der Sehstrahlung)

✓ Blickdeviation (zum Fokus gerichtet)

✓ kortikale Dysarthrie (apraktische Störung der Sprechwerkzeuge) bei Infarzierung der nichtdominanten Hemisphäre

✓ Aphasie (Störung der Sprachproduktion und des Sprachverständnisses) bei Infarzierung der dominanten Hirnhemisphäre

✓ Apraxie, Akalkulie, Dyslexie und Agnosien bei parietalen Läsionen

✓ *Gerstmann-Syndrom:* Symptomkonstellation bei parietalen Läsionen mit Akalkulie, Fingeragnosie und Rechts-Links-Störung

Aphasietyp	Sprachliche Charakteristika		Lokalisation
global	Sprachproduktion	⇓	ausgedehnter Mediainfarkt
	Sprachverständnis	⇓	
motorisch (Broca)	Sprachverständnis	=	frontolateraler Kortex Broca-Areal am Boden der 3. Frontal-Windung
	Sprachproduktion "Telegrammstil" phonematische Paraphasien ("Meffer" statt "Messer")	⇓	
sensorisch (Wernicke)	Sprachverständnis	⇓	temporoparietaler Kortex (Gyrus angularis)
	Sprachproduktion (Logorrhoe) Neologismen	⇑	
amnestisch	Sprachverständnis	=	temporoparietal
	Sprachproduktion Wortfindungsstörungen mit Umschreibungen und Floskeln	=	
transkortikal	Spontansprache	⇓	Unterbrechung von Assoziationsfasern zwischen den Sprachregionen
	Nachsprechen	=	

Tab. 1.9: Einteilung der Aphasien.

Infarkt im Stromgebiet der A. cerebri anterior

Typische Krankheitszeichen

- Leitsymptom: kontralaterale, beinbetonte Hemiparese oder auch Monoparese des Beines mit positiven Pyramidenbahnzeichen und Betonung der Muskeleigenreflexe (mit oder ohne sensible Beteiligung)
- hirnorganisches Psychosyndrom bei Beteiligung der frontopolaren und frontobasalen Anteile des Anteriorstromgebiets (Antriebsstörung, Interesselosigkeit, Nachweis von Primitivreflexen)
- *seltener:* Harninkontinenz, Apraxie

Typische Infarktsyndrome und ihre Lokalisation	
Klinische Symptome	Lokalisation
brachiofazial betonte sensomotorische Hemiparese (mit Aphasie)	A. cerebri media-Infarkt kontralateral (dominante Hemisphäre)
beinbetonte Hemiparese, Antriebsstörung	A. cerebri anterior-Infarkt kontralateral
homonyme Hemianopsie	A. cerebri posterior-Infarkt kontralateral
Verwirrtheit, Hemihypästhesie	Thalamusinfarkt
Nystagmus, Blickparese, Halbseitenstörung, Hirnnervenausfälle, Pupillomotorikstörung	Hirnstamminfarkt
Fallneigung, Intentionstremor, Ataxie	Kleinhirninfarkt

Tab. 1.10: Klinische Syndrome und zugehörige Infarktlokalisation.

1.2. Zerebrale Zirkulationsstörungen

▶ Lakunäre Syndrome

Einige Symptomkonstellationen werden durch lakunäre Infarkte in einem umschriebenen, aber funktionell bedeutsamen Hirnareal verursacht. Diese sogenannten "lakunären Syndrome" können jedoch auch durch nicht lakunäre (z.B. Territorialinfarkte), mehr kortikal gelegene Infarkte bedingt sein.

"Lakunäre Syndrome"	
Klinische Symptome	Lokalisation
rein motorische Hemiparese ("pure motor hemiplegia")	Capsula interna oder Hirnstamm
rein sensible Hemisymptomatik ("pure sensory stroke")	Capsula interna oder Hirnstamm
ataktische Hemiparese ("ataxic hemiparesis")	pontiner Hirnstamm
Dysarthrie mit Ungeschicklichkeit der Hand ("dysarthria-clumsy hand syndrome")	pontiner Hirnstamm rechts hemisphärisch auch Capsula interna

Tab. 1.11: Klinische Syndrome bei lakunären Infarkten.

1.2.1.5. Befunde bei Infarktlokalisation im vertebrobasilären Stromgebiet

Infarkt im Stromgebiet der A. cerebri posterior (☞ Abb. 1.19b)

Typische Krankheitszeichen

- homonyme Hemianopsie
- visuelle Agnosie
- amnestische Aphasie

bei Beteiligung des Parietallappens:
- Dyslexie
- Apraxie und seltenere neuropsychologische Symptome

Thalamusinfarkt

Typische Krankheitszeichen

- kontralaterale Sensibilitätsstörung
- leichte Hemiparese
- mnestische Störung
- Verwirrtheit
- im chronischen Zustand selten: ballistische oder athetotische Symptome (☞ Kap. 1.5.1.3. und 1.5.1.4.)

Hirnstamminfarkt (☞ Abb. 1.22a+b):

Typische Krankheitszeichen

- Okulomotorikstörung (Doppelbilder, Nystagmus, horizontale oder vertikale Blickparese)
- kontralaterale Hemiparese und Sensibilitätsstörung
- Dysarthrie
- Ataxie
- Fallneigung
- Horner-Syndrom (Miosis, Ptosis, Enophthalmus)

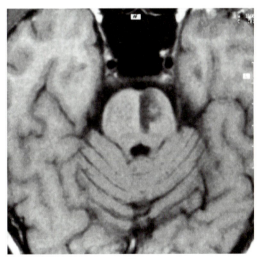

a

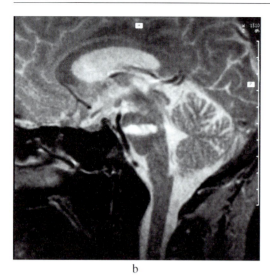

Abb. 1.22: Hirnstamminfarkt (a: T₁w, axial; b: T₂w, sagittal).

Wichtige Hirnstamminfarkt-Syndrome

Dorsolaterales Medulla-oblongata-Syndrom (Wallenberg Syndrom)

Es handelt sich um das häufigste Gefäßsyndrom in diesem Stromgebiet.

▶ *Pathogenese*

Häufig nur Verschluß des medullären Astes der A. cerebelli posterior inferior (PICA) mit Infarzierung der dorsolateralen Medulla oblongata. Bei vollständigem Verschluß der PICA und/oder der A. vertebralis im Endabschnitt erweitert sich das Infarktterritorium auf die untere Kleinhirnhemisphäre unter Einbeziehung des Kleinhirnunterwurms (☞ Abb. 1.23).

▶ *Typische Krankheitszeichen*
- Schwindel
- Nystagmus
- Übelkeit
- Erbrechen
- Dysarthrie
- Dysphonie
- Singultus
- Schluckstörung
- ipsilaterale Fallneigung und Ataxie
- Horner Syndrom
- dissoziierte Empfindungsstörung (Analgesie und Thermhypästhesie) kontralateral

Aufgrund der räumlichen Nähe der vielfältigen Bahnsysteme und Kerngebiete im Hirnstamm findet sich bei nur gering differenter Gefäßversorgung bereits ein wesentlich anderes klinisches "Infarkt-Bild". Aus der Zeit ohne Abbildungsverfahren stammen daher Beschreibungen einer Vielzahl von klinischen "Hirnstammsyndromen", um eine topische Zuordnung nahezubringen. Im klinischen Alltag werden nur die in Tab. 1.12 aufgeführten Bezeichnungen von Hirnstamminfarkt-Syndromen häufiger verwandt.

	ipsilateral	kontralateral	Lokalisation
Weber-Syndrom	HN: III	Hemiparese	ventrales Mesenzephalon
Benedikt-Syndrom	HN: III, skew deviation	Hemiataxie	Ventrales Mesenzephalon + Nucleus ruber
Millard-Gubler-Syndrom	HN: VII	Hemiparese	kaudale Brücke
Hemiplegia cruciata	Armparese	Beinparese	ventrale Medulla in Höhe der Pyramidenkreuzung
Wallenberg-Syndrom	Horner-Syndrom, HN: V, IX, X, (XII) Hemiataxie, Nystagmus	dissoziierte Sensibilitätsstörung	dorsolaterale Medulla + untere Kleinhirnhemisphäre

Tab. 1.12: Übersicht über die Hirnstamminfarkt-Syndrome.

1.2. Zerebrale Zirkulationsstörungen

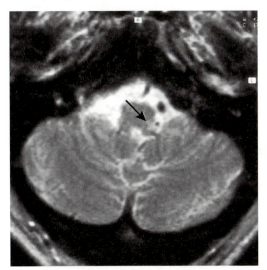

Abb. 1.23: Dorsolateraler Infarkt links (Pfeil) in der Medulla oblongata.

Basilaristhrombose

➤ *Pathogenese*

Arteriosklerotische Wandveränderungen der A. basilaris sind die häufigste Ursache der Basilaristhrombose bei älteren Patienten und kündigen sich häufig durch rezidivierende Hirnstamm-TIA an. Weiter Ursachen sind kardiale oder arterioarterielle Embolien oder Thromboseneigung (u. a. Einnahme von Ovulationshemmern, Polyglobulie).

➤ *Typische Krankheitszeichen*

- zunächst wechselnde Paresen und Hirnnervenausfälle (z. T. dramatischer perakuter Verlauf)
- tiefes Koma
- weite, lichtstarre Pupillen
- Tetraparese mit Streckspasmen
- vegetative Regulationsstörung
- Tachypnoe
- Ausfall des vestibuloökulären Reflexes (Beibehalten der Blickrichtung der Bulbi bei passiver Kopfdrehung = "Puppenkopfphänomen")

Kleinhirninfarkt (☞ Abb. 1.24)

Typische Krankheitszeichen

- Ataxie (Zeige-, Rumpf-, Gang- oder Standataxie)
- Dysmetrie
- Dysdiadochokinese
- Fallneigung
- Intentionstremor
- Dysarthrie (skandierende Sprache)
- Nausea, Vomitus

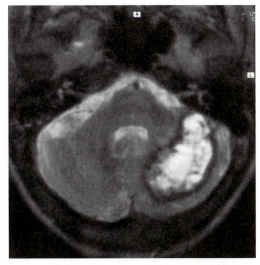

Abb. 1.24: Hämorrhagischer Kleinhirninfarkt links.

Subclavian-steal-Syndrom (Subclavia-Anzapf-Syndrom)

Pathogenese

- Durch eine hochgradige Stenose oder einen Verschluß der proximalen A. subclavia oder des Truncus brachiocephalicus kommt es zu einer Flußumkehr in der ipsilateralen A. vertebralis, selten mit einem Anzapfen (Steal) des Blutzuflusses der A. basilaris

Typische Krankheitszeichen

- vertebrobasiläre TIA
- wichtigster diagnostischer Hinweis: Blutdruckunterschied der beiden Arme und ischämischer Armschmerz bei körperlicher Belastung

1.2.1.6. Diagnostik bei Hirninfarkt

Sonographie extra-/intrakranielle Gefäße

- Die *direkte, kontinuierliche Dopplersonographie* ermöglicht nichtinvasiv den Nachweis von Stenosen oder Verschlüssen der extrakraniellen

Klinische Checkliste Hirninfarkt	
Risikofaktoren	
Herzerkrankung?	
arterielle Hypertonie?	
Diabetes mellitus?	
Nikotinabusus?	
Fettstoffwechselstörung?	
Klinische Befunde	
✓ Strömungsgeräusch über Karotiden?	Karotisstenose
✓ Arrhythmie, Herzgeräusch?	kardiale Emboliequelle
✓ RR-Differenz rechts/links?	Subclavia-Anzapf-Syndrom
Labor	
✓ BSG	Arteriitis?
✓ Hämatokrit, Hämoglobin	Polyglobulie?
✓ Blutzucker	Diabetes mellitus?
✓ Hypercholesterinämie	Fettstoffwechselstörung?
speziell	
✓ antinukleäre Faktoren/Vaskulitis	
✓ bei V.a. Gerinnungsstörung: Protein C und S, Fibrinogen, AT III	

Neurologische Checkliste
Karotisstromgebiet
✓ Hemiparese?
✓ Reflexdifferenz?
✓ neuropsychologische Störung? (Aphasie, Apraxie, Lese-, Schreib-, Rechenstörung)
✓ einseitiger Visusverlust? (Amaurosis fugax)
✓ Sensibilitätsstörung?
✓ Pyramidenbahnzeichen?
✓ Blickdeviation?
Vertebrobasiläres Stromgebiet
✓ Hemiparese?
✓ Koordinationsstörung?
✓ homonyme Hemianopsie?
✓ Dysarthrie?
✓ Horner Syndrom?
✓ Sensibilitätsstörung?
✓ Nystagmus?
✓ Okulomotorikstörung?

Gefäße. Hierbei wird der sogenannte Doppler-Effekt des Ultraschalls ausgenutzt: von der Dopplersonde ausgesandte Ultraschallsignale, die von den korpuskulären Bestandteilen des Blutes reflektiert werden, werden registriert. Durch die akustische Bewertung des Dopplersignals, anhand der Form der registrierten Stromkurven, der systolischen und diastolischen Spitzenfrequenzen und der Erfassung von Strömungsrichtungen, Strömungsgeschwindigkeiten und Kollateralkreisläufen kann das Ausmaß einer Karotisstenose ermittelt werden

- Die **Duplexsonographie** (Kombination räumlich hochauflösender zweidimensionaler Ultraschallverfahren mit einem gepulsten Dopplersystem) erlaubt eine gute Darstellung und Differenzierung von atherosklerotischen Frühveränderungen der Karotiden. Sogenannte "weiche Plaques" mit homogener Echostruktur können von echoreichen kalkhaltigen Plaque mit oder ohne Ulkusnischen oder Plaquehämorrhagien unterschieden werden. Eine dopplersonographische Abklärung ist bei jedem Hirninfarktpatienten erforderlich

- Mittels der *transkraniellen Dopplersonographie* können durch die Schädelkalotte hindurch unter Verwendung einer 2 MHz Schallsonde die basalen Gefäße des intrakraniellen Verteilerkranzes beschallt werden. Die abgeleiteten Dopplersignale geben Hinweise über die Strömungsrichtung im beschallten Gefäß und die Flußgeschwindigkeit, so daß intrakranielle Stenosen und Kollateralkreisläufe (z.B. bei Carotisstenosen oder -verschlüssen) beurteilt werden können

Andere bildgebende Verfahren

- *Kraniale Computertomographie:* Da es keine sicheren klinischen Unterscheidungskriterien zur Differenzierung von zerebraler Ischämie und Hirnblutung gibt, ist das CCT in der Akutphase zur Therapieentscheidung ob eine Thrombolyse oder eine effektive Heparinisierung durchgeführt werden kann, zwingende Voraussetzung.

Während eine intrakranielle Blutung sofort als Dichteanhebung sichtbar ist, gelingt der Nachweis des zytotoxischen Ödems nicht mit der gleichen Leichtigkeit. Im Bereich der Basalganglien haben sich sogenannte Frühzeichen für einen sich abzeichnenden Infarkt herausarbeiten lassen, so die verminderte Abgrenzbarkeit der Basalgangliengrenzen, ein Verschwinden der Begrenzung des Insel gegenüber dem Claustrum, die frühestens schon nach wenigen Stdunden nachweisbar sind. Raumfordernde Zeichen, wie die Verschwellung des Sulcusreliefs oder eine Mittelinienverlagerung folgen. Dichteminderungen als Zeichen eines sich demarkierenden Hirninfarkts in den übrigen Hirnregionen sind nicht mit der gleichen Prädiktabilität für einen sicher eintretenden Hirninfarkt versehen. Das Stadium der Blut-Hirn-Schrankenstörung mit diffuser Kontrastmittelaufnahme erstreckt sich ca. vom 10. bis 21. Tag nach dem Infarktereignis

- *Magnetresonanztomographie* (MRT): Die MRT ist die Methode der Wahl zur Darstellung akuter Hirninfarkte, allerdings stehen die Geräte nicht an allen Kliniken zur Verfügung oder verfügen nicht über die Ausstattung Aufnahmen zu erzeugen, die das zytotoxische Ödem oder die Perfusion abbbilden (☞ Abb. 1.25)

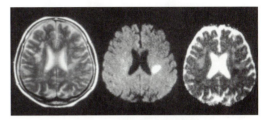

Abb. 1.25: Vergleichende Darstellung von T_2-, diffusions- und perfusionsgewichteten MRT-Aufnahmen. Die T_2 (links) zeigt alte subkortikale signalreiche Herde, die DWI (Mitte) den frischen Infarkt (heller Bereich), die PWI zeigt in diesem Areal eine Minderperfusion (dunkler Bezirk).

Die MRT ist auch in der Lage, gerade kleine Infarkte des Hirnstammes, des Thalamus und des Kleinhirns mit hoher Präzision abzubilden. Der akute Infarkt läßt sich mittels sogenannter diffuionsgewichteter (DWI) und perfusionsgewichteter (PWI) Aufnahmen innerhalb der ersten Stunde nach Eintreten der Ischämie aufgrund der vermehrten intrazellulären Wassereinlagerung (zytotoxisches Ödem) als hyperintenses Areal dar.

Eine besondere Bedeutung kommt der MRT bei Karotisdissektionen zu: in der Regel läßt sich das intramurale Hämatom nachweisen (häufig kanalikulärer Karotisabschnitt), so daß die nichtinvasive Diagnose und Verlaufskontrolle sicher mit der MRT und Dopplersonographie durchgeführt werden kann. Für die sichere Diagnose von Dissektionen im hinteren Hirnkreislauf ist die Angiographie erforderlich

- Bei der *Magnetresonanzangiographie* (MRA) werden flußsensitive Sequenzen angewandt, die mit hoher Sensitivität den Nachweis von extra- und intrakraniellen Gefäßprozessen ohne Verwendung von Kontrastmittel ermöglichen. Die Einschätzung des Stenosegrades und die Differenzierung von hochgradigen Stenosen und Verschlüssen gestaltet sich jedoch häufig schwierig

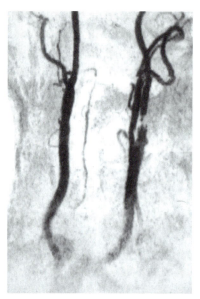

Abb. 1.26: Hochauflösende MR-Angiographie mit linksseitiger Arteria carotis interna-Stenose.

In Kombination mit der Dopplersonographie gelingt eine zuverlässige Diagnose in vielen Fällen. Im Zweifelsfall und beim Verdacht auf einen Mehrgefäßprozeß oder eine komplexe Kollateralisation ist eine selektive intraarterielle Angiographie erforderlich

- *Angiographie*: Sie ist als präoperative Diagnostik von Stenosen der extrakraniellen Gefäße erforderlich, falls dopplersonographische Befunde und/oder Magnetresonanz-angiographische Befunde nicht ausreichen. Auch Gefäßprozesse des hinteren Stromgebietes bedürfen der angiographischen Abklärung, falls mit nicht-invasiven Methoden (Dopplersonographie, MR-Angiographie) keine umfassende diagnostische Klärung möglich ist

1.2.1.7. Therapie bei Hirninfarkt

Checkliste Basistherapie bei Hirninfarkt

✓ Optimierung der Sauerstoffsättigung
✓ Optimierung der kardialen Auswurfleistung
✓ Ausgleich einer De- oder Hyperhydratation
✓ Ausgleich einer diabetischen Stoffwechsellage
✓ Stabilisierung des Blutdrucks auf hochnormale Werte um 160-170 mm Hg systolisch
✓ Thromboseprophylaxe

Akuttherapie

Der akute zerebrale Infarkt ist ein Notfall und erfordert eine umfassende Akutdiagnostik, um eine sinnvolle Therapieentscheidung treffen zu können. Neben der Dauer der neurologischen Ausfallserscheinungen spielen der klinische Verlauf sowie die pathogenetische Einordnung eine wesentliche Rolle. Außerdem ist die klinische Zuordnung zum vorderen oder hinteren Stromgebiet von wesentlicher Bedeutung sowohl für die weitere Diagnostik als auch die Therapie.

▶ *Allgemeine Notfallmaßnahmen*
- schnellstmögliche Klinikeinweisung vorbereiten
- optimale O_2-Versorgung
- venöser Zugang mit Verweilkanüle
- Erstinfusion mit Ringerlösung, **keine Antikoagulantien, ASS oder Ticlopidin!**, keine hypotonen Lösungen verwenden (Hirnödemgefahr!)
- bei Tachykardie >140/min → Herzfrequenzsenkung (z.B. 5 mg Verapamil i.v.)
- Blutdruckregulierung

pa_{sys} [mm Hg]	MAP [mm Hg]	Maßnahmen
> 220	140	vorsichtige Senkung Urapidil i.v. (25-100 mg i.v.)
220 - 200	130	bei kardialer Dekompensation: Senkung wie oben
160 - 200	120	keine Intervention
130 - 160	90 - 110	kurzfristige RR-Kontrolle
110 - 130	< 80	Plasmaersatzmittel, z.B. HAES 6%, bei Exsikkose Ringerlösung
< 110	< 70	Volumengabe plus Dopamin und/oder Doputamin

1.2. Zerebrale Zirkulationsstörungen

- Glukosestoffwechselregulierung

Glukose [mg/dl]	Maßnahme
> 200	Insulin 1-2 IE/h i.v.
180 - 200	Insulin 4-6 IE s.c.
120 - 160	kurzfristige Kontrolle

✓ wiederholte kurzfristige Kontrolle des Blutzuckers
✓ Cave: Hyperkaliämie

▶ Thrombolyse

Zur Thrombolyse liegen Erfahrungen aus klinischen Studien für das Arteria-cerebri-media-Territorium vor, die zeigen, daß bei Therapiebeginn einer intravenösen systemischen Thrombolyse innerhalb von 3 Std., möglicherweise auch noch bis 6 Stunden, nach dem akuten Infarktereignis unter sorgfältigem Ausschluß eventueller Kontraindikationen und früher Zeichen eines großen Mediainfarkts im CT ein signifikanter Effekt auf das Ausmaß und die Rückbildungstendenz neurologischer Defizite erwartet werden kann. Allerdings ist bei einem Therapiebeginn bei kritisch großen und bereits weitgehend demarkierten Infarkten auch mit einer höheren Blutungsrate zu rechnen.

Im **Carotis-Stromgebiet** ist eine intravenöse Thrombolyse nach den Kriterien der NINDS-Studie durchzuführen und die Zustimmung nach den Vorschriften des Heilversuchs einzuholen. Dabei werden 0,9 mg /KGkg rt-Pa (rekombinanter Gewebe-Plasminogenaktivator), - jedoch nicht mehr als 100 mg -, intravenös über eine Stunde lang appliziert. Dabei wird zunächst 10 % der Dosis zu Beginn als Bolus injiziert.

Bei Thrombosen oder embolischen Verschlüssen im **Vertebrobasilären Stromgebiet** sollte aufgrund der schlechten Spontanprognose unbedingt eine Lysetherapie angestrebt werden. In diesem Stromgebiet liegen mehr Erfahrungen zur supraselektiven Katheterlyse vor als zur intravenösen Thrombolyse. Hier kann wahlweise mit 20mg bis maximal 40 mg rt-Pa oder mit bis zu 1.000.000 IU Urokinase thrombolysiert werden.

▶ Antikoagulation

- bei hochgradigen extra- und/oder intrakraniellen Gefäßstenosen, die fortgesetzt embolisieren
- bei kardial-embolischen Infarkten mit hohen Wiederholungsrisiko, z.B. bei absoluter Arrhythmie bei Vorhofflimmern

Heparin Bolus 5.000 I.E. i.v., danach 1.000 I.E./h intravenös, Dosisanpassung auf das Doppelte der partiellen Thromboplastinzeit und im Verlauf Überprüfung des Fortbestehens der Indikation.

Cave! Ausschluß der Kontraindikationen gegen Antikoagulation. Nicht indiziert bei ausgedehnten, bereits deutlich demarkierten Infarkten im CCT!

▶ Hämodilution

Allenfalls bei deutlich erhöhtem Hämatokrit (> 50 %) sollte eine isovolämische Hämodilution durchgeführt werden. Eine generelle Empfehlung zur isovolämischen Hämodilutionstherapie kann nicht gegeben werden. Eine hypervolämische Hämodilution, die bessere Ergebnisse zeigt, wird von vielen älteren Patienten nicht toleriert.

Cave! Überwachung der kardialen Belastbarkeit. Eventuelle Hirnödementwicklung!

▶ Zytoprotektion

Kalziumantagonisten, z.B. Nimodipin, sollen bei frühzeitiger Verabreichung (< 12 h nach Infarktereignis) die Zellschädigung hinauszögern bzw. verhindern.

Bei Wegfall einer Indikation zur Thrombolyse, Antikoagulanzien- oder Heparintherapie steht zur unterstützenden Therapie der Folgeschäden nach *ischämischem Schlaganfall* Piracetam zur Verfügung (positive Effekte auf Prognose neurologischer Defizite, besonders Aphasie)

▶ Maßnahmen beim zytotoxischen Hirnödem

- Oberkörperhochlagerung (ca. 30°)
- frühzeitige kontrollierte Beatmung mit Hyperventilation (pCO_2-Zielwert um 35 mm Hg)
- osmotisch wirksame Substanzen wie Glyzerin 10 % (500 ml über 4 Stunden) oder Sorbit (Cave Unverträglichkeit) oder Mannit 40 % (3 x 80 ml als Bolusinfusion/Tag - Therapie von akuten Druckspitzen). Die Bolusgabe reduziert Reboundeffekt. Kortikosteroide sind nicht indiziert!

Sekundärprophylaxe

▶ *Therapie der Risikofaktoren*
- arterieller Hypertonus
- Diabetes mellitus
- Fettstoffwechselstörung
- Nikotinabusus
- außerdem: Übergewicht, erhöhter Hämatokrit

▶ *Thrombozytenaggregationshemmer*
- Acetylsalicylsäure (100-300 mg) nach jedem zerebralen Infarkt oder TIA
- Clopidogrel bei Unverträglichkeit von Acetylsalicylsäure und bei TIA unter Acetylsalicylsäure

Ausnahmen:
- Stenose der A. carotis interna > 70 % → Op
- Indikation zur Antikoagulation

▶ *Antikoagulation*

Eine Marcumarisierung ist indiziert bei:
- kardial-emboligenen Infarkten
- hochgradigen, symptomatischen, operativ nicht zugänglichen Gefäßprozessen (intrakranielles und hinteres Stromgebiet), nach 6 Monaten Indikation prüfen und gegebenenfalls auf Thrombozytenaggregationshemmer umstellen
- Gefäßdissektionen der A. carotis und A. vertebralis (Dauer etwa 6 Monate, danach Thrombozytenaggregationshemmer)

Wegen des geringeren Blutungsrisikos ist eine niedrig dosierte Antikoagulation mit Quickwerten um 30-35 % zu empfehlen (low-dose Marcumarisierung).

Operative Therapie

▶ *Karotis-Thrombendarteriektomie*

Bei symptomatischen Stenosen der A. carotis interna mit einer Lumeneinengung > 70 %, ferner
- rasche Progredienz einer bisher asymptomatischen Karotisstenose
- stumme, ipsilaterale Infarkte im CCT bei Karotisstenose > 70 %
- Verschluß der A. carotis interna und hochgradige kontralaterale Karotisstenose mit schlechter Kollateralisation

▶ *Operative Therapie des Subclavia-Anzapf-Syndroms*

Anastomosierung bei
- neurologischen Symptomen im Sinne eines vertebrobasilären Stealphänomens
- belastungsabhängiger Ischämie des Armes

Alternative:
- perkutane transluminale Angioplastie

▶ *Operative Therapie des raumfordernden Kleinhirninfarktes*

Raumfordernde Kleinhirninfarkte können zu einer Kompression des Aquäduktes mit konsekutiver Liquorabflußstörung und Druckschädigung des Hirnstammes führen. Eine osteoklastische Trepanation zur Dekompression des Hirnstammes durch Absaugen des infarzierten Kleinhirngewebes ist bei einer Verschlechterung der Bewußtseinslage indiziert.

1.2.1.8. Subkortikale arteriosklerotische Enzephalopathie (M. Binswanger)

Definition

Störung der Myelinscheiden der Bahnen des subkortikalen und periventrikulären Marklagers mit charakteristischen, hyalinotischen Verdickungen der Marklagerarterien unter Aussparung der U-Fasern. Es besteht eine Korrelation zur arteriellen Hypertonie bei ansonsten weitestgehend unklarer Pathogenese.

Typische Krankheitszeichen

- chronisch progrediente Demenz, hirnorganisches Psychosyndrom (HOPS)
- Harninkontinenz
- schubartig auftretende neurologische Herdsymptome (Paresen, Sprachstörungen)
- Gangapraxie (schlurfendes, trippelndes Gangbild)

Befunde

- *Bildgebung:* Im CCT typischerweise periventrikuläre Dichteminderung, im MRT periventrikuläre Signalanhebungen (☞ Abb. 1.27) häufig assoziiert mit einem Status lacunaris der Stammganglien.

1.2. Zerebrale Zirkulationsstörungen

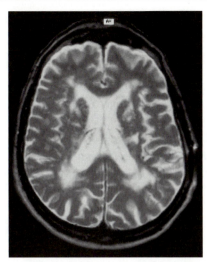

Abb. 1.27: Typische häubchenartige periventrikuläre Signalanhebungen bei SAE (MRT, T_2w).

Therapie

- Senkung der Risikofaktoren, insbesondere Blutdruckregulierung auf hochnormale Werte
- bei Dominanz der Gangstörung erscheint ein symptomatischer Therapieversuch mit Amantadin (PK-Merz® Infusionen 500 ml/die) gerechtfertigt
- Kalziumantagonisten befinden sich in der klinischen Prüfung

1.2.1.9. Seltene Infarktursachen

Karotis-/Vertebralisdissektion

Definition

Spontan oder nach Traumen auftretende Intimaläsion mit der Folge einer Gefäßstenose oder -okklusion und dem Risiko emboligener, seltener hämodynamischer Infarkte.

Pathogenese

Als präformierende Faktoren werden "Texturstörungen" der Gefäßwand, häufig im Rahmen eines Marfan-Syndroms oder einer fibromuskulären Dysplasie (multifokale Dilatationen und Stenosierungen durch Bindegewebsproliferation der Gefäßwand) diskutiert.

Typische Krankheitszeichen

- zervikaler Schmerz
- Horner-Syndrom
- akute Ischämie

Befunde

- *Dopplersonographie:* typisches "Schwapp-Phänomen" mit bidirektionalem Flußprofil
- *Duplexsonographie:* evtl. Nachweis eines "falschen" Lumens, Stenose, Okklusion
- *MRT:* Nachweis des intramuralen Hämatoms im submandibulären oder kanalikulären Karotisverlauf
- *Angiographie:* Fadenförmig zulaufende Stenose oder Verschluß unterhalb der Schädelbasis ("string sign"). Zum sicheren Ausschluß eines Pseudoaneurysmas ist eine Angiographie erforderlich

Therapie

- Vollheparinisierung bzw. Marcumarisierung, bis dopplersonographisch, kernspintomographisch oder angiographisch der Nachweis einer Rekanalisation erfolgt ist (in der Regel für 6 Monate)
- danach 6 Monate Acetylsalicylsäure (100 mg/d)

Cave! Bei Vertebralisdissektionen, die den intrakraniellen Vertebralisabschnitt einbeziehen, kann es zu einer Subarachnoidalblutung kommen. Da diese eine Kontraindikation zur Vollheparinisierung darstellt, muß zuvor eine Lumbalpunktion durchgeführt werden. Nicht selten Kombination von Karotis- und Vertebralisdissektion oder bilaterale Dissektion!

Hypertensive Enzephalopathie

Pathogenese

Hypertone Blutdruckwerte führen zum Zusammenbruch der zerebralen Autoregulation mit zerebralem Ödem, kleinen Blutungen und Mikroinfarkten. Die *Eklampsie* stellt eine Sonderform der hypertensiven Enzephalopathie im Rahmen der EPH-Gestose dar.

Typische Krankheitszeichen

- starke Kopfschmerzen mit Übelkeit und Erbrechen
- Verwirrtheitszustände
- fokale neurologische Zeichen
- zerebrale Krampfanfälle
- Papillenödem und Netzhautblutungen

Befunde

- **CCT:** diffuses Hirnödem mit engen Seitenventrikeln, multiple kleine Hämorrhagien

Therapie

- Blutdrucksenkung
- antikonvulsive Therapie

Dolichoektasie
(*Synonyme:* dilatative Arteriopathie, fusiformes Aneurysma, Megadolichoarterie)

Pathogenese

Defekt der Elastica interna durch embryonale Entwicklungsstörung der glatten Muskelzellen
↓
Diffuse Verbreiterung und Elongation der extra- und intrakraniellen Arterien durch Elastizitätsverlust bei Arteriosklerose, häufig mit Schlingenbildungen (Kinking und Coiling) einhergehend
↓
sinkende Blutflußgeschwindigkeiten
↓
Bildung wandständiger Thromben
Ischämie durch:
✓ thrombotischen Gefäßverschluß
✓ Verschluß kleiner abgehender Gefäße
✓ Embolie in peripheres Stromgebiet

In ca. 75 % der Fälle besteht seit längerer Zeit eine arterielle Hypertonie.

Typische Krankheitszeichen

- zerebrale Ischämie
- Hirnnervenkompression
- Hydrocephalus

Besonders häufig tritt die dilatative Arteriopathie im vertebrobasilären Stromgebiet auf.

Befunde

- ***Dopplersonographie:*** abnorm niedrige Strömungssignale bis zum diastolischen Stillstand der Blutsäule
- ***CCT:*** dilatierte, verkalkte Gefäße
- ***MRT und MR-Angiographie:*** Darstellung der Lagebeziehung des dolichoektatischen Gefäßes zum Hirnparenchym und zu angrenzenden Hirnnerven

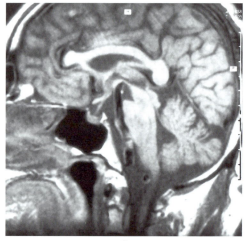

a

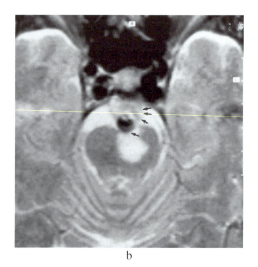

b

Abb. 1.28: Dolichoektasie der A. basilaris mit Teilthrombose. **a**: Sagittalansicht, **b**: axiale Darstellung von Thrombus (Pfeil) und benachbartem Infarkt.

Therapie

Es existieren keine allgemein akzeptierten Therapiekonzepte.

- *bei Hirnnervenkompression*: mikrochirurgische Dekompression
- *bei Ischämie*: ASS oder low-dose Marcumarisierung
- *bei Hydrozephalus (selten)*: ventrikuloatrialer Shunt

D. Andere seltene Infarktursachen

- *Paradoxe Embolie* - seltener Fall der zerebralen Embolie aus einer tiefen Beinvenenthrombose über ein offenes Foramen ovale in den Hirnkreislauf
- *Fabry's Erkrankung* - durch Mangel an Galaktosidase A charakterisierte Stoffwechselerkrankung, die in seltenen Fällen aus ungeklärter Ursache zu Infarkten führt
- *MELAS* - Akronym für **m**itochondriale **E**nzephalopathie mit **L**aktatazidose und "**s**troke-like episodes". Es liegen keine genauen Kenntnisse über die Ursache der Infarkte vor
- *Migräne* - ☞ Kap. 1.9.2.
- *Arteriitis temporalis* - ☞ Kap. 1.1.4.
- *Arteriitiden* - granulomatöse Angiitis, primär zerebrale Vaskulitis, PAN, SLE, Behçet Erkrankung, AIDS, Meningitis (Tbc, eitrige Meningitis, bakterielle Endokarditis mit mykotischen Aneurysmen), Moya-Moya, Takayasu, Sneddon-Syndrom (Kombination einer Livedo racemosa ("Marmorhaut") und multiplen Hirninfarkten bei jungen Frauen), Polymyalgia rheumatica
- *Dissezierendes Aortenbogenaneurysma* - führt zu einem Verschluß oder einer Stenosierung der extrakraniellen Gefäße
- *Aortenbogensklerose*
- *degenerative HWS-Veränderungen*
- *Halsrippe, muskuläre oder bindegewebige Kompression*
- *Strahlenschäden*
- *Anämie (z. B. Sichelzellanämie)*

1.2.2. Intrazerebrale Blutung

Einteilung

Hämorrhagie		
Spontane intrazerebrale Blutung		**hämorrhagisch transformierter Infarkt**
hypertensive Massenblutung	"atypische" intrazerebrale Blutung	
Stammganglienblutung Thalamusblutung Ponsblutung Kleinhirnblutung	Hirntumor (Kap. 1.3.1.2.) Vaskulitis (Kap. 1.1.4.) arterio-venöse Mißbildung (Kap. 1.3.9.) Subarachnoidalblutung (Kap. 1.2.3.) Sinusthrombose (Kap. 1.2.4.) *multipel:* Gerinnungsstörung (Leukosen, Hämophilie, Marcumartherapie, Thrombozytopenien, Leberzirrhose) Amyloidangiopathie	

1.2.2.1. Hämorrhagisch transformierter Infarkt

Definition

Diapedeseblutung oder sekundäre Einblutung in einen zerebralen Infarkt.

Pathogenese

Hämorrhagische Transformationen werden überwiegend im Verlauf emboligen verursachter Infarkte beobachtet. Durch eine spontane oder medikamentöse Thrombolyse kommt es zur Reperfusion des ischämischen Gewebes mit der Folge eines "Reperfusionstraumas". Dies führt zu einer Erythrodiapedese mit einer "blutigen Imbibierung" durch kleine, petechiale Blutextravasate. Etwa 20 % aller zerebralen Infarkte sollen eine hämorrhagische Transformation aufweisen.

Nur in seltenen Fällen treten parenchymatöse Einblutungen mit einem raumfordernden Effekt und klinischer Verschlechterung auf (vermutlich anderer pathogenetischer Hintergrund: Ruptur kleiner Arteriolen).

Typische Krankheitszeichen

Die hämorrhagische Transformation zerebraler Infarkte geht in der Regel nicht mit einer klinischen Verschlechterung einher, so daß neurologische Ausfallserscheinungen allein durch Größe und Lokalisation des zugrundeliegenden Infarktes bestimmt werden.

Bei den seltenen parenchymatösen Einblutungen kann gelegentlich die differentialdiagnostische Abgrenzung zu einer Tumoreinblutung oder zur intrazerebralen Blutung erschwert sein.

Befunde

➤ *Bildgebung*
- *CCT:* die hämorrhagische Transformation zeigt sich etwa ab dem 2.- 4. Tag als Hyperdensität des infarzierten Gewebes
- *MRT:* ist sensitiver für diskrete hämorrhagische Transformationen (☞ Abb. 1.29), insbesondere kortikal, die sich im CCT nicht darstellen

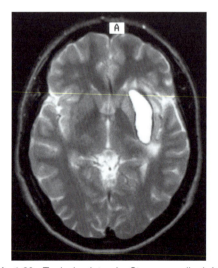

Abb. 1.29: Typischer lateraler Stammganglieninfarkt mit sekundärer hämorrhagischer Transformation (MRT, T$_2$w).

Therapie

Eine spezifische Therapie ist nicht erforderlich, da die hämorrhagische Transformation keine klinische Verschlechterung herbeiführt. Die hämorrhagische Transformation eines zerebralen Infarktes embolischer Genese sollte nicht zur Unterbrechung einer begonnenen Heparinisierung führen (das Risiko eines Reinsultes beträgt 12 % in den ersten 3 Wochen!).

1.2.2.2. Parenchymatöse Massenblutung

Definition

Akut auftretende parenchymatöse Blutung, die zu rasch progredienten neurologischen Ausfällen bis hin zum Koma führt.

Pathogenese

Gefäßruptur	Hypertonus, Wandschwäche, zerebrale Mikroangiopathie (Rupturgefährdung kleiner Arterien durch Lipohyalinose und Mikroaneurysmen), Gerinnungsstörung
Raumforderung	Gewebedestruktion mit weiteren Gefäßrupturen, hierdurch bedingt Ausbreitung der Blutung, Einklemmungsgefahr im Tentoriumschlitz und Foramen magnum
Folgen der Raumforderung	Hirnödem (Maximum 3.-7. Tag), lokale Perfusionsminderung, Liquorzirkulationsstörung mit Hydrocephalus internus

Typische Krankheitszeichen

- Stammganglienblutung (ca. 60 %):
  - kontralaterale Hemiparese
  - Aphasie (dominante Hemisphäre)
  - häufig Bewußtseinsstörung bis zum Koma

1.2. Zerebrale Zirkulationsstörungen

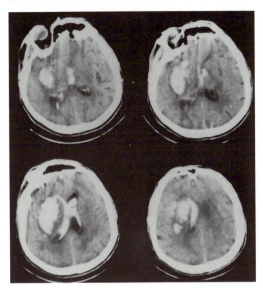

Abb. 1.30: CCT einer hypertensiven Stammganglienblutung mit Ventrikeleinbruch.

- Thalamusblutung (ca. 15 %):
  - kontralaterale Hemiparese
  - vertikale Blickparese
  - mnestische Störungen
- "atypische" intrazerebrale Blutung: abhängig von der Lokalisation:
  - kontralaterale Hemiparese
  - Aphasie oder andere neuropsychologische Symptome
  - homonyme Hemianopsie (bei Blutung in den Okzipitallappen)
  - "Déviation conjuguée" (konjugierte Blickwendung beider Augen zum Herd hin) und Blickparese beider Augen zur Gegenseite (bei Blutung in den Frontallappen)

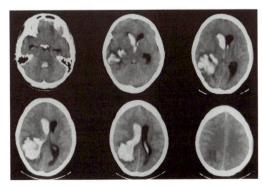

Abb. 1.31: CCT einer atypischen Blutung rechts temporal mit Ventrikeleinbruch.

- Ponsblutung (ca. 4 %):
  - primäre Bewußtseinsstörung
  - Tetraparese
  - Atemstörung
  - vegetative Entgleisung
  - Pupillenstörung (siehe auch Kap. 1.1.5.)
- Zerebelläre Blutung (ca. 4-10 %):
  - Ataxie
  - Dysarthrie
  - Blickparese (ipsilateral)

Befunde

▶ *Klinik*

Es existieren keine **pathognomonischen** Frühsymptome zur Differenzierung gegenüber einer zerebralen Ischämie. Folgende Symptome können jedoch als Hinweis auf eine parenchymatöse Blutung gelten:

- Kopfschmerzen, Übelkeit, Erbrechen, Meningismus
- Auftreten selten aus dem Schlaf heraus
- vegetative Störungen (Bradykardie, Hyperthermie)
- Bewußtseinsstörung innerhalb der ersten Stunden
- fokale neurologische Symptome im Frühstadium oftmals gering ausgeprägt, abhängig von der Lokalisation

Cave:

hypertone Blutdruckwerte in der Akutphase sagen nichts über die Art der Erkrankung aus

▶ *Bildgebung*

- *akut:*

CCT: Das kraniale CT ist zur Diagnose der Hirnblutung in der Akutphase unerläßlich. Es gibt Hinweise auf die wahrscheinlich zugrundeliegende Ursache und stellt die Basis für die weitere Therapieentscheidung dar. Die Indikation sollte großzügig gestellt werden, da die Differentialdiagnose der Hirnblutung umfangreich ist! (subdurales Hämatom, Meningitis, Sinusthrombose).

Intrazerebrale Blutungen stellen sich primär hyperdens dar und weisen nach 1-2 Tagen ein perifokales Ödem auf, das den raumfordernden Effekt der Blutung beträchtlich vergrößern kann. In der Rückbildungsphase verkleinert sich von der Peripherie zum Zentrum der Blutung der hyperdense Anteil.

Zeichen einer zerebralen Mikroangiopathie (multiple lakunäre Infarkte, periventrikuläre Marklagerhypodensität) erhärten den Verdacht auf eine hypertensive Massenblutung.

- *im Verlauf:*

    CCT: Verlaufskontrollen sind erforderlich, um die Ödementwicklung und die Hämatomrückbildung zu beurteilen. Im Falle einer Ventrikeleinbruchsblutung ist bei Verschlechterung der Bewußtseinslage eine CCT-Kontrolle zur Erfassung einer Liquorabflußstörung erforderlich.

    Bei Zweifel an der Ätiologie der Blutung ist eine weiterführende Diagnostik erforderlich:

    - Atypische intrazerebrale Blutungen (Lobärhämatome) sind immer verdächtig auf eine zugrundeliegende Gefäßmißbildung, Tumoreinblutung, Gerinnungsstörung (Marcumar!) etc., so daß CT-Verlaufskontrollen nach der Resorption der Blutung (> 4 Wochen) mit Kontrastmittel und gegebenenfalls MRT und Angiographie erforderlich sind
    - Multiple Lobärhämatome sind verdächtig auf eine Blutgerinnungsstörung oder Amyloidangiopathie (Amyloidablagerungen in den Wänden der kleineren kortikalen Arterien mit erhöhter Brüchigkeit durch Strukturveränderung der Gefäßwand)

    MRT: dient in Zweifelsfällen zur weiteren Abklärung von zugrundeliegenden Ursachen (Gefäßmißbildung, Tumoreinblutung)

    Indikation zur Angiographie:
    - Subarachnoidalblutung (☞ Kap. 1.2.3.)
    - bei "atypischer Hirnblutung": Verdacht auf Gefäßmißbildung

Therapie

▶ *Konservative Therapie*

Bei fehlender oder nur gering ausgeprägter Bewußtseinsstörung mit nur geringem raumfordernden Effekt der intrazerebralen Blutung.

Cave! Häufig zweizeitiger Verlauf bei mittelliniennahen Hämatomen.

▶ *Vermeidung weiterer intrakranieller Drucksteigerung*

- ① Oberkörperhochlagerung (ca. 30-40°)
- ② Blutdruckregulierung auf hochnormale Werte
- ③ Optimierung von Ventilation und Oxidation, frühzeitige kontrollierte Beatmung mit Hypokapnie (pCO$_2$ 30 mmHg)
- ④ Steroidtherapie (umstritten; weniger effektiv als bei Tumorödem)
- ⑤ Osmotherapeutika: Glyzerin (z.B. Glycerosteril 10 % 500 ml/Tag); bei drohender Einklemmung Therapieversuch mit Mannit (z.B. Mannit-Lösung 20 % 200 ml in 10 min)

Cave! Gefahr der Nachblutung bei zu rascher Senkung des intrakraniellen Druckes.

- ⑥ Ausgleich eventuell vorliegender Gerinnungsstörungen
- ⑥ niedrig dosierte Thromboseprophylaxe mit Heparin (z.B. 2 x 5.000 I.E.)

▶ *Operative Therapie*

Eine generelle Therapieempfehlung kann nicht gegeben werden, da immer individuelle Faktoren wie Alter des Patienten, Vorerkrankungen und vermutete Hämatomursache mit einbezogen werden müssen und das Ausmaß der zu erwartenden neurologischen Residuen nicht zuverlässig vorausgesagt werden kann.

Folgendes Schema dient als Anhaltspunkt:

1.2. Zerebrale Zirkulationsstörungen

Mikrochirurgische Hämatomausräumung	Liquordrainage
große, raumfordernde, oberflächennah gelegene Blutungen	Ventrikeleinbruchsblutung
Stammganglienblutung der nicht-dominanten Hemisphäre	
Kleinhirnhämatome (häufig gute Prognose, wenn eine Kompression des Hirnstammes vermieden werden kann; daher: bei Bewußtseinseintrübung und Hirnstammsymptomen subokzipitale Dekompressionsoperation durchführen, bei alleiniger Ventrikeldrainage Gefahr der Herniation nach kranial in den Tentoriumschlitz)	

Prognose

Die Prognose hängt im wesentlichen von der Größe und der Lokalisation der Blutung ab. Während Ponsblutungen keine Operationsindikation darstellen, haben zerebelläre Blutungen bei rechtzeitiger operativer Dekompression eine gute Prognose.

Intrazerebrale Blutungen mit Ventrikeleinbruch gehen nicht per se mit einer infausten Prognose einher. Bei Stammganglienblutungen können auch Wochen später noch deutliche Besserungen beobachtet werden, da die neurologischen Ausfälle u.a. auf dem raumfordernden Effekt der Blutung beruhen.

1.2.3. Subarachnoidalblutung

Definition

Akut einsetzende Blutung aus den subarachnoidal verlaufenden hirnversorgenden Gefäßen, insbesondere des in den basalen Zisternen liegenden Circulus Willisii.

Pathogenese

- 1. Theorie: kongenitale Wandschwäche der Arterien mit Aussackung der Intima
- 2. Theorie: Degeneration der Gefäßwand
- 3. Theorie: Kombination kongenitaler und degenerativer Faktoren

Ursachen einer Subarachnoidalblutung

75 % Ruptur eines Aneurysmas der basalen Hirngefäße, in 18 % mit intrazerebraler Blutung

5 % arteriovenöse Gefäßmißbildungen (Kap. 1.3.9.)

20 % kein Aneurysmanachweis oder seltene Ursachen: mykotisches Aneurysma, Tumoren (Melanommetastasen), Gerinnungsstörungen

Wichtige Fakten

- durchschnittliche Aneurysmagröße bei der Ruptur 7,5 mm
- kleine Aneurysmen (< 5mm) rupturieren seltener als Aneurysmen zwischen 6 und 10 mm Durchmesser
- Riesenaneurysmen (> 2,5 cm, ca. 5 % aller intrakraniellen Aneurysmen) weisen unbehandelt eine schlechte Prognose auf
- 20 % der Patienten weisen multiple Aneurysmen auf!
- asymptomatische, zufällig entdeckte Aneurysmen haben ein jährliches Blutungsrisiko von 1-2 % und eine jährliche Letalität von 0,6-1,5 %

Einteilung

Einteilung nach der Schwere des klinischen Bildes (nach Hunt und Hess 1968)

I°	keine neurologischen Ausfälle, leichte Kopfschmerzen, gering ausgeprägter Meningismus
II°	starke Kopfschmerzen, deutlicher Meningismus, Hirnnervenausfälle
III°	Somnolenz, psychomotorische Verlangsamung, Verwirrtheit, leichte neurologische Herdsymptome
IV°	Sopor, Halbseitensymptome, vegetative Störungen
V°	tiefes Koma, fehlende Schmerzreaktion

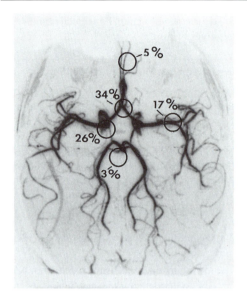

Abb. 1.32: Häufigkeit von Hirnbasisarterien-Aneurysmen in Abhängigkeit von ihrer Lokalisation.

■ **Typische Krankheitszeichen**

- initial heftiger Kopfschmerz ("Vernichtungskopfschmerz")
- Übelkeit und Erbrechen
- Nackensteifigkeit

DD: Vertebralisdissektion (☞ Kap. 1.2.1.5.), die in seltenen Fällen auch mit einer SAB einhergehen kann.

■ **Befunde**

➤ *Klinik*

- alle Stadien der Bewußtseinsstörung
- fokale neurologische Defizite
- gelegentlich Manifestation durch Sturz mit primärer Bewußtlosigkeit
- gelegentlich in der Vorgeschichte rezidivierende heftige Kopfschmerzattacken ("warning bleeds")

➤ *CCT*

Das Computertomogramm sichert die Verdachtsdiagnose durch Nachweis von frischem Blut in den basalen Zisternen (☞ Abb. 1.33) in mehr als 90 % der Patienten am Blutungstag. Nachweis einer parenchymatösen Blutung (18 %; ☞ Abb. 1.34) einer Ventrikeleinbruchsblutung und eines Hydrozephalus.

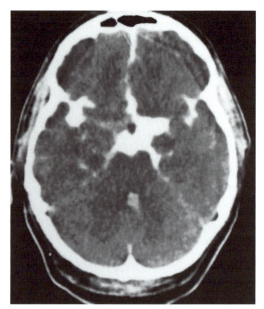

Abb. 1.33: CCT mit Nachweis einer Subarachnoidalblutung (das Blut erscheint hyperdens in den basalen Zisternen).

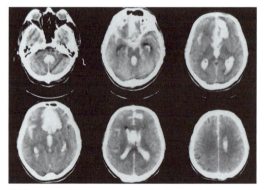

Abb. 1.34: CCT einer Subarachnoidalblutung mit beidseits frontaler Parenchymblutung bei Aneurysma am Ramus communicans anterior.

➤ *Liquor*

Die Lumbalpunktion ist indiziert bei **negativem CCT** und dennoch dringendem klinischen Verdacht, z.B. zeitlich zurückliegendes heftiges Kopfschmerzereignis, anamnestisch Hinweis auf Warnblutungen in der Vorgeschichte ("warning bleeds"). Falls kein CT verfügbar ist:

- ***3-Gläser-Probe*** - zum Ausschluß artifiziell blutigen Liquors (1 ml Liquor in jeweils 1 Reagenzglas abtropfen lassen; falls der Liquor klarer wird, besteht der dringende Verdacht auf artifizielle Blutbeimengung)

xanthochromer Überstand - nach Zentrifugation (10 min. bei 600 U/min) des blutigen Liquors verbleibt eine Rosa-Gelbfärbung durch Hämoglobin

> **Cave!** Auch bei hohem Eiweißgehalt möglich.

▶ *Angiographie*

Selektive 4-Gefäßangiographie bei allen Patienten im Frühstadium (< 72 h) unabhängig vom klinischen Befund.

Ziel:
- Darstellung der genauen Lokalisation des Aneurysmas einschließlich Aneurysmahals
- Nachweis multipler Aneurysmen
- Nachweis von Vasospasmen

Bei initial unauffälliger Angiographie gelingt der Aneurysmanachweis in der Reangiographie nach 3 Wochen in 3 - 32 %.

Bei Patienten, die nach Ablauf von 72 h zugewiesen werden, richtet sich der Zeitpunkt der Angiographie nach dem klinischen Befund, dem Nachweis von Vasospasmen in der transkraniellen Dopplersonographie (TCD) und dem geplantem Operationszeitpunkt.

Komplikationen

- Vasospasmen - Beginn am 3.-5. Tag, Maximum am 11. Tag, Rückbildung in der 3. Woche, können zu transitorisch ischämischen Attacken bis hin zu kompletten Infarkten führen
- akuter Hydrozephalus (10-20 %)

Epidemiologie und Verlauf

10-13 / 100.000 Einwohner/Jahr erleiden eine Subarachnoidalblutung.

Letalität insgesamt 50 %. Grad der initialen Bewußtseinsstörung bestimmt die Prognose:
- 13 % bei wachen Patienten
- 75 % bei komatösen Patienten

> **Reblutungsrate bei ungeklipptem Aneurysma:**
>
> 50 % innerhalb der ersten 6 Monate (70 % hiervon innerhalb von 2 Wochen)
>
> 3 % pro Jahr nach Ablauf von 6 Monaten
>
> unrupturiertes Aneurysma, Zufallsbefund: 1 % pro Jahr
>
> zunehmendes Blutungsrisiko bei Aneurysmen > 5 mm

Therapie

▶ *Allgemeine Maßnahmen*
- Immobilisation (präoperativ)
- Stuhlregulierung (um Blutdruckspitzen zu vermeiden)
- analgetische und sedierende Therapie
- niedrig dosierte Heparinisierung (2-3 x 5.000 Heparin I.E. s.c.)

▶ *Vasospasmusprophylaxe*
- 1.-2. Std.: 5 ml Nimotop/Std. i.v., danach 10 ml Nimotop/Std. i.v.
- bei Auftreten ischämischer neurologischer Defizite hypervolämisch-hypertensive Therapie (☞ einschlägige Literatur)

▶ *Hydrozephalus-Behandlung*
- frühzeitige externe Liquordrainage

▶ *Frühoperation*
- Ziel ist es, fatale Nachblutungen zu verhindern (6 % bei Frühoperation, 22 % bei Spätoperation)
- mikrochirurgische Ausschaltung des Aneurysmas durch einen Gefäßclip bei Patienten im Stadium Hunt und Hess I°-III° innerhalb der ersten 72 Std.

▶ *Spätoperation*
- erfolgt nach frühestens 12 Tagen bei initial schlechtem neurologischen Zustand (Hunt und Hess IV°-V°)

> **Cave!** Ausschluß von Vasospasmen im TCD.

▶ *Endovaskuläre Therapie*

Indikation bei inoperablen Aneurysmen (insbesondere intrakavernöser Abschnitt der A. carotis interna):
- endovaskuläre Ausschaltung des Aneurymas durch Ballonembolisation

- Embolisation des Aneursymas durch ablösbare Platinfäden ("coils")

1.2.4. Sinus-/Sinusvenenthrombosen

Definition

Thrombosen der venösen Abflüsse des Gehirns. Entsprechend der Nachbarschaftsbeziehungen können entweder nur lokalisiert die angrenzenden Sinus in den Duraduplikaturen oder alle oberflächlichen bzw. tiefen Sinus, aber auch die kortikalen oder ependymalen Sammelvenen thrombotisch verlegt sein.

Einteilung

- aseptische, blande Sinus-/Sinusvenenthrombose
- septische Sinus-/Sinusvenenthrombose

Pathogenese

- Die aseptische Sinusthrombose ist eine vorwiegend im Erwachsenenalter auftretende Erkrankung mit subakutem bis akutem Verlauf. Die Thromboseneigung läßt sich entweder einerseits auf eine Veränderung der Gerinnungsparameter oder der Plättchenfunktion zurückführen, wie bei Verläufen während oder nach der Schwangerschaft sowie bei Ovulationshemmereinnahme und immunologischen Erkrankungen (SLE, M.Behçet) oder andererseits auf eine Verschlechterung der rheologischen Parameter bei Kachexien bei Malignomen, Allgemeininfektionen oder Schädel-Hirn-Traumen. Dies gilt auch für die zeitweise oligosymptomatischen umschriebenen oberflächlichen Sinusvenenthrombosen.
- Die septische Sinusthrombose entsteht durch ein Übergreifen entzündlicher, zum Teil einschmelzender Prozesse der benachbarten Strukturen. Vorwiegend handelt es sich um Infektionen in den pneumatisierten Räumen des Felsenbeins, der Keilbeinhöhle, der Stirnhöhle und der Ethmoidalzellen sowie der Orbita und der Kopfhaut. Daher sind bei der septischen Form zumeist der Sinus transversus (über Otitis und Mastoiditis) und der Sinus cavernosus (über Nasen- und Nasennebenhöhlen) betroffen. Von dort greift die Thrombose auf die übrigen Sinus über.

Bei Meningitiden beginnt die Thrombose nicht selten in den oberflächlichen kortikalen Venen

Zusammen verursachen die Sinusthrombosen nicht mehr als 5 % der Schlaganfälle. Unbehandelt kommt es durch die Ödementwicklung zu einer Hirndruckentwicklung und durch die venöse Stauung zu hämorrhagischen Infarkten, die Krampfanfälle und fokale neurologische Ausfälle zur Folge haben.

Differentialdiagnostisch muß prä- oder post partum an eine EPH-Gestose, bei Entzündungshinweisen an eine hämorrhagische Meningoenzephalitis gedacht werden.

Typische Krankheitszeichen

- Kopfschmerzen mit vegetativen Begleiterscheinungen
- subfebrile bis febrile Temperaturen
- epileptische Anfälle, einfach partiell oder generalisiert
- fokale neurologische Ausfälle bilateral (!)

Befunde

> *Klinik*

Hirndruckzeichen (s.o.) mit zunehmender Bewußtseinstrübung und Entwicklung eines Papillenödems.

Klinische Syndrome und thrombosierte Sinusabschnitte	
Sinus sagittalis superior	Bilaterale kortikale (schlaffe) Paresen, Blasenstörungen
Sinus cavernosus	Hirnnervenausfälle (III, IV, V, VI), Protrusio bulbi, Lidödem, Chemosis, Epileptische Anfälle (temporale Drainage!)
Sinus transversus	Epileptische Anfälle (temporale Hämorrhagie) Hirnnervenausfälle (IX, X, XI)
Sinus rectus, innere Venen	Rasche Bewußtseinstrübung bis zur Decortication mit Rigor (Stammganglien!)

Tab. 1.13: Klinische Syndrome assoziiert zu dem jeweils thrombosierten Sinusabschnitt.

➤ Serologie

BKS-Beschleunigung, Leukozytose, Linksverschiebung

➤ Liquor

Mikrobiologische Untersuchung!, Zellzahlerhöhung bei septischer Form; leichte Zellzahl- und Eiweißerhöhung mit Schrankenstörung sowie Blutbeimischung (fleischwasserfarbig) bei aseptischer Form.

➤ Bildgebung

- *Röntgennativdiagnostik*: Zum Nachweis einer entzündlich bedingten Verschattung oder Destruktion
- *Computertomogramm*: Zeichen des Hirnödems mit Dichteminderung des Marklagers, Verstreichen der Hirnfurchen und Verschmälerung des Ventrikelsystems. Bilaterale Parenchymeinblutungen. Neben gelegentlich primär hyperdensen Sinus sagittalis superior und rectus findet sich nach Kontrastmittelgabe in ca. 30 % der Fälle eine Thrombus-bedingte KM-Aussparung am Confluens sinuum ("empty triangle", ☞ Abb. 1.35)
- *Magnetresonanztomogramm*: Neben der verbesserten intraparenchymalen Schnittbildgebung und Ödembeurteilung finden sich bereits in den T_1-gewichteten Aufnahmen Thrombus-Hinweise mit Signalanhebungen in den Sinus. Das MR-Venogramm belegt nicht-invasiv auch partielle Thrombosen (hier: Sinus transversus Thrombose mit temporaler Blutung)
- *Angiographie*: Die selektive Katheterangiographie benötigt eine Abbildung mit spätvenösen Aufnahmen (☞ Abb. 1.36). Ihr Vorteil liegt in der zeitlichen Auflösung von eröffneten Kollateralkreisläufen

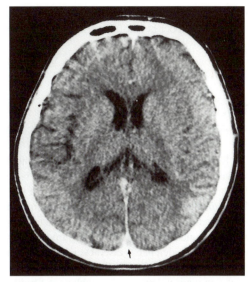

Abb. 1.35: "Empty triangle" (Pfeil) im Kontrastmittelangehobenen CCT als indirekter Hinweis auf einen Thrombus im Sinus sagittalis superior.

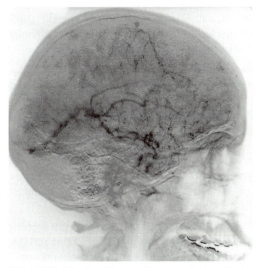

Abb. 1.36: Venöse Phase eines zerebralen Angiogramms mit fehlender Darstellung des Sinus sagittalis superior und gestauten kortikalen Venen.

 Therapie

- Hirnödembehandlung mit hyperosmolaren Substanzen: Sorbit, Mannit, Glyzerin; ☞ Kap. 1.2.2.2.
- effektive Heparinisierung nach Prothrombinzeit trotz Hämorrhagien zur Unterbrechung der Thromboseentwicklung und zur Unterstützung des Kollateralkreislaufs

- antikonvulsive Einstellung mit Phenytoin (zunächst i.v.) oder bei Anfallsserien mit Clonazepam-Infusionen
- CT-Kontrollen zu Ausschluß eines Verschluß-Hydrozephalus (Shuntanlage!)

1.3. Tumoren

Definition

Der Begriff "Hirntumor" wird umgangssprachlich mißverständlich gebraucht, weil mit ihm einerseits Tumoren im Gehirn *(intrazerebral)* gemeint werden - unabhängig davon, ob die Tumoren vom Hirngewebe selbst ausgehen oder als Metastasen wachsen - und andererseits Tumoren im Kopf *(intrakraniell)* in gleicher Weise bezeichnet werden, obwohl sie nicht von zerebralen, sondern zum Beispiel von neuronalen oder benachbarten Strukturen ausgehen. Am häufigsten sind die Astrozytome und die Meningeome, die zu gleichen Teilen nahezu die Hälfte aller intrakraniellen Tumoren ausmachen. Allerdings gibt es je nach Altersstufe Unterschiede in der Häufigkeit der anzutreffenden Tumorarten.

Im Kindes und Jugendalter überwiegen die Tumoren der Mittellinie, insbesondere im Kleinhirnbereich, hier sind es vor allem die pilozytischen Astrozytome und das Medulloblastom und supratentoriell die Tumoren der Pinealisregion sowie die Ependymome. Im Erwachsenenalter überwiegen, wie genannt, die Astrozytome und die Meningeome. Dagegen sind zahlenmäßig im Senium die Metastasen noch häufiger als die malignen Astrozytome bzw. Glioblastome.

Dadurch, daß es weder eine Meldepflicht noch ein überregionales Register gibt, liegen keine verläßlichen Zahlen zur Inzidenz der Hirntumoren vor.

Einteilung

Um einen Hirntumor zu charakterisieren, muß er bezüglich seiner Herkunft, seiner Histologie, seines Malignitätsgrades, seiner Konfiguration und seiner Lokalisation beschrieben werden.

Bei den hirneigenen Tumoren unterscheidet man von ihrer Entwicklung und ihrem histopathologischen Bild her zwischen:

- **neuroepithelialen**
- **mesodermalen** und
- **ektodermalen**

Hirntumoren. Ihr Malignitätsgrad wird heute nach der WHO-Einteilung in vier Stadien eingeteilt. Diese Kriterien zur Einschätzung der Dignität eines Tumors sind aber auf Hirntumoren zeitweise nur eingeschränkt zu verwerten, da nicht allein die Morphologie des Tumors, sondern auch die Lokalisation in oder in der Nähe von *"eloquenten"* (nicht verzichtbaren) Hirnstrukturen über die Behandelbarkeit entscheidet.

Für die Mehrheit der hirneigenen, meist neuroepithelialen, d.h, von der Glia ausgehenden Tumoren empfiehlt die WHO folgende Einteilung (☞ Tab. 1.14):

Gradeinteilung der Hirntumoren	
Grad I	Gutartiger Tumor ohne Zellpolymorphie oder atypische Gefäße, bei mittlerer Zelldichte nur selten Mitosen
Grad II	(Semi-)benigner Tumor mit erhöhter Zelldichte, einzelne anzutreffende Zellpolymorphie und auch Vorkommen vereinzelter atypischer Mitosen
Grad III	Semibenigner Tumor mit erhöhter Zelldichte, Zellpolymorphie und einzelnen atypischen Gefäßen und auch Tumornekrosen
Grad IV	Maligner Tumor mit sehr variabler Zelldichte und Zellpolymorphie, Mitosen auch atypische Mitosen und hoher Zahl atypischer Gefäße. Darüber hinaus auch häufig Tumornekrosen und Einblutungen

Tab. 1.14: Gradeinteilung der Hirntumoren nach der WHO-Empfehlung.

Pathogenese

Nur für einzelne Tumorarten ist mehr zur Pathogenese bekannt. Beim Retinoblastom, beim Kleinhirnangioblastom, der tuberösen Sklerose und der Neurofibromatose (von Recklinghausen) sind aufgrund der Vererblichkeit genetische Faktoren bekannt. Andere Faktoren bis hin zur Slow-virus-Theorie werden immer wieder diskutiert, entbehren aber bisher des positiven Beweises.

Eine der besonderen Auffälligkeiten hirneigener Tumoren ist die Tatsache, daß nur ausgesprochen *selten extraneurale Metastasen* anzutreffen sind. Nicht zuletzt stellt die BlutHirn-Schranke eine Barriere gegenüber der hämatogenen Verschleppung dar. Durchbrechen die Tumoren, wie zum Beispiel die Ependymome, die Hirn-Liquor-Schranke, können auch über das Liquorsystem entfernt Absiedlungen auftreten.

Typische Krankheitszeichen

Symptome, die für einen intrakraniellen Tumor pathognomonisch sind, gibt es nicht. Die auftretenden Beschwerden sind relativ unspezifisch und können auch bei anderen Erkrankungen auftreten.

Je nach Tumorart wächst der Tumor im oder am Hirngewebe infiltrativ durchsetzend, solide verdrängend oder bildet eine bzw. mehrere Zysten aus. Daraus ergibt sich, ob die Klinik entweder mehr durch die lokale, die Hirnfunktion störende Tumorausbreitung beeinträchtigt wird oder ob klinisch die Zeichen der intrakraniellen Druckerhöhung zustande kommen. Diese intrakranielle Druckerhöhung kann beruhen auf der direkten Raumforderung durch den Gewebedruck der Tumorzellmasse bzw. der Tumorzyste und/oder der indirekten Raumforderung mit Verlagerung von Hirngewebe bzw. Behinderung des Liquorabflusses.

Klinische Checkliste Intrakranielle Raumforderung	
Symptome der lokalen Infiltration oder der direkten Druckentwicklung	Epileptische Anfälle
	Fokale neurologische Ausfälle
	Hirnorganisches Psychosyndrom
	Syndrome der Einklemmung
Symptome der indirekten Raumforderung mit globaler intrakranieller Volumenvermehrung	allgemeine Hirndruckzeichen
	Einklemmungszeichen
	Hirnorganisches Psychosyndrom

Es hängt wesentlich von der Lokalisation und der Wachstumsgeschwindigkeit des Tumors ab, ob zunächst eher lokale bzw. fokale Ausfälle auftreten oder ob bereits frühzeitig die Zeichen der globalen intrakraniellen Volumenvermehrung überwiegen. Dies kann zum Beispiel der Fall sein, wenn ein relativ kleiner Tumor die Liquorabflußwege verlegt und es infolge dessen zu einem Hydrocephalus internus kommt, obwohl die Tumormasse noch keine wesentliche fokale Neurologie bedingt. Da im Anfangsstadium einer Hirndruckentwicklung meist noch Kompensationsmechanismen vorhanden sind, die über das Venen- und Liquorsystem einen Druckausgleich ermöglichen, steigert sich der intrakranielle Druck nur phasenweise, weswegen man von *Hirndruckkrisen* spricht.

Grundsätzlich kann man die **allgemeinen Hirndruckzeichen** wie folgt zusammenfassen:

Klinische Checkliste Hirndruckzeichen
✓ Kopfschmerz
✓ Nüchtern-Erbrechen
✓ Wesensänderungen
✓ Sehstörungen
✓ Bewußtseinstrübung

Die **Kopfschmerzen** werden von den Patienten meist als ein dumpfer, drückender Dauerkopfschmerz empfunden. Die Lokalisierung der Schmerzen fällt ihnen schwer, bevorzugt werden aber der Nacken und Hinterkopf als Schwerpunkt angegeben. Gelegentlich tritt, insbesondere bei sich rasch progredient entwickelndem Hirndruck, morgendliches **Nüchtern-Erbrechen** auf Im Unterschied zu gastroenteral bedingter Morgenübelkeit oder Nüchtern-Schmerz überfällt den Patienten unmittelbar nach dem Aufstehen ohne wesentliche Vorboten bzw. Übelkeit ein schwallartiges Erbrechen. Im Beginn fällt die mit dem anfänglichen Hirndruck auftretende **Wesensveränderung** nur den engsten Angehörigen auf. Die Patienten zeigen eine Interesselosigkeit, wenden sich zum Beispiel von ihren Hobbys ab und werden zunehmend aspontan. Im Vollbild sitzen oder liegen die Patienten ohne Antrieb und ohne Willensäußerungen oft stundenlang im Sessel oder im Bett. Das klinische Bild, das als **Abulie** bezeichnet wird, wird besonders bei Sitz des Tumors im Frontalhirn beobachtet und darf nicht mit einer Depression verwechselt werden. Unabhängig davon können Stereotypien, also wiederkehrende, immer gleiche Handlungsabläufe beobachtet werden, die einen zwanghaften Charakter vorspiegeln. Auch können sogenannte **Primitivschablonen** freigelegt werden, bei denen die Patienten fast automatisch immer wieder primitive Handlungsschemata der Neugeborenenphase wiederholen. Dazu gehören die Greifreflexe, worunter ein reflektorisches Festhalten oder ein Nachgreifen und auch ein "Schnäuzeln", selbst ein unkontrolliertes Zum-Mund-Führen von Gegenständen, verstanden wird.

Bei weiter zunehmendem Hirndruck wird die Antriebsarmut von einer **Bewußtseinstrübung** bis hin zum Koma abgelöst.

Sehstörungen treten in Form einer uncharakteristischen Visusminderung, Verdunkelungsgefühl oder Verschwommensehen auf. Sie sind Folge des Drucks auf den N. opticus, da dieser phylogenetisch noch als Hirnteil innerhalb der Durascheide verläuft und somit dem originalen intrakraniellen Druck ausgesetzt ist. Aufgrunddessen entwickelt sich eine Stauungspapille (☞ Befunde).

Insbesondere einfach fokale **epileptische Anfälle**, aber auch sekundär oder selbst primär generalisierte Grand-mal-Anfälle (☞ Kap. 1.10.), werden überwiegend durch die lokalen Auswirkungen des Tumors im Sinne eines epileptogenen Fokus ausgelöst. Seltener sind sie Ausdruck eines generalisierten Hirndrucks in einem späten Tumorstadium. Vielmehr gehen sie in der Vielzahl der Fälle anderen fokalen neurologischen Ausfällen, wie Paresen, Sensibilitätsstörungen etc., voraus bzw. sind erst der unmittelbare Anlaß zur weiteren Abklärung, die den Untersucher erst auf den Tumor stoßen läßt. Letzteres ist um so häufiger der Fall, je höher das Alter des Patienten bei einem solchen ersten Anfall *(Spätepilepsie)* ist.

Das Auftreten von fokalen neurologischen Ausfällen, zu denen neben den typischen motorischen, sensiblen oder koordinativen Leistungen auch neuropsychologische Störungen wie Aphasie, Agraphie, Alexie etc. und auch komplexere parietale Störungen wie ein Neglect ("Vernachlässigung" einer Extremität oder Halbseite trotz erhaltener Kraft - sensorischer Neglect - oder erhaltener Sensibilität - motorischer Neglect) gehören. Ferner können auch Wesensänderungen mit herabgesetztem Antrieb oder gestörtem Affekt (s.o.) im Sinne des "Frontalhirnsyndroms" lokalisatorisch aufschlußreich sein.

Zu einer sogenannten Einklemmung (☞ Tab. 1.15) kommt es durch Verlagerung von Hirnanteilen in nicht beweglichen Strukturen des Schädelbinnenraums, zum Beispiel starren Duraanteilen.

Diese Zeichen der Einklemmung können bei jeder Art der intrakraniellen Raumforderung auftreten, so auch bei einer intrakraniellen oder intrazerebralen Blutung oder bei einem ausgedehnten Hirnödem infolge eines großen Hirninfarktes oder einer Entzündung. Insbesondere bei den Massenblutungen können sich diese Hirndruckzeichen mit Einklemmungszeichen rasch bzw. perakut entwickeln und durch Atemstillstand, Blutdruckabfall und tachykarde Rhythmusstörung zum Tode führen.

 Befunde

➤ *Klinik*

Bei der klinisch Untersuchung findet man neurologisch folgende Befunde, die auf eine **Volumenvermehrung** oder **Hirndruck** hinweisen:

- Stauungspapille
- innere Okulomotoriuslähmung (weite lichtstarre Pupille)
- Abduzensparese
- fokale neurologische Anfälle
- hirnorganisches Psychosyndrom (z.B. mit psychomotorischer Verlangsamung)
- Somnolenz bis Sopor oder Koma (☞ Kap. 1.4.)
- Mittelhirnsyndrom (☞ Kap. 1.4.)

Bezüglich der Feststellung einer Stauungspapille ist besonders darauf hinzuweisen, daß es eine Reihe anderer Erkrankungen gibt, die die Pupille selbst prominent erscheinen lassen. Bei ein wenig Erfahrung mit der Spiegelung des Augenhintergrunds sollte aber darauf geachtet werden, daß bei gesteigertem intrakraniellem Druck nicht nur die Pupille prominent ist, sondern auch der Puls der peripapillären Venen sistiert (bei dem nur gering ausgeprägten Kapillarbett überträgt sich bis zu einem gewissen Maß der arterielle Puls auf diese Venen).

Die Erweiterung einer Pupille kommt dadurch zustande, daß der N. oculomotorius (das gleiche gilt auch für den N. abducens) durch den Druck des

1.3. Tumoren

Obere Einklemmung: Herniation im Tentoriumschlitz			
einklemmender Hirnanteil	eingeklemmter Hirnanteil	klinische Symptome	klinische Befunde
von oben (supratentoriell) bei hemisphärischer RF = medialer Temporallappen	Mesencephalon, Hirnstamm	Trigeminus-Reizerscheinungen	Mydriasis durch ipsilaterale Okulomotoriuskompression, ipsilaterale Hemiparese durch kontralaterale Hirnschenkelkompression, Streckkrämpfe durch Hirnstammkompression
von unten (infratentoriell) bei Kleinhirnprozessen = Kleinhirnanteile	Mesencephalon, Hirnstamm	Trigeminus-Reizerscheinungen	Mydriasis durch ipsilaterale Okulomotoriuskompression, ipsilaterale Hemiparese durch kontralaterale Hirnschenkelkompression, Streckkrämpfe durch Hirnstammkompression
Untere Einklemmung: Herniation im Foramen magnum			
einklemmender Hirnanteil	eingeklemmter Hirnanteil	klinische Symptome	klinische Befunde
von oben (infratentoriell) = Kleinhirntonsillen	Medulla oblongata	Hinterkopf-, Nackenschmerzen, Übelkeit, Erbrechen, Schwindel, zunehmende rasche Bewußtseinstrübung	Bradykardie und Blutdruckerhöhung (sog. Druckpuls: langsamer Puls mit hoher Amplitude), zuletzt Tachykardie und Blutdruckabfall, Atemstillstand, Streckkrämpfe mit Opisthotonus (Überstreckung des Nackens und der Rückenmuskulatur), Störung der Temperaturregulation
von oben (transtentoriell) = Kleinhirntonsillen + Kaudalverlagerung des Hirnstamms	Medulla oblongata	Hinterkopf-, Nackenschmerzen, Übelkeit, Erbrechen, Schwindel, zunehmende rasche Bewußtseinstrübung	Bradykardie und Blutdruckerhöhung (sog. Druckpuls: langsamer Puls mit hoher Amplitude), zuletzt Tachykardie und Blutdruckabfall, Atemstillstand, Streckkrämpfe mit Opisthotonus (Überstreckung des Nackens und der Rückenmuskulatur), Störung der Temperaturregulation

Tab. 1.15: Übersicht über die Einklemmungszeichen

Temporallappens von lateral her nach medial an den großen Keilbeinflügel bzw. Clivus angepreßt wird. Wird auch die kontralaterale Pupille weit, hat sich der Hirndruck so weit entwickelt, daß sich entweder die Hirnschwellung auch auf den anderen Schläfenlappen ausgebreitet hat, oder es ist durch die Verlegung des Liquorabflusses zu einem Aufstau auch des kontralateralen Seitenventrikels gekommen.

▶ *Liquor*

Es ist verständlich, daß bei Sitz eines Tumors mitten im Hirnparenchym die Hirn-Liquor-Schranke überhaupt nicht tangiert sein muß und damit der Liquorbefund auch normal ist. Dies trifft selbst für den Großteil der hirneigenen Tumoren zu, wenn sie oberflächennah sitzen. Allenfalls kann eine leichte Eiweißerhöhung mit Zeichen der Schrankenstörung (hoher Albuminquotient) gefunden werden. Anders sehen die Befunde bei duralen Prozessen aus, z.B. bei Metastasen oder Sarkomen. Hier können auch zytologisch in der Regel Tumorzellen nachgewiesen werden, was sonst bei den anderen Tumorarten eher ein Sonderfall ist. Der Liquor hat einen pH im leicht alkalischen Milieu, so daß die Zellen rasch zugrunde gehen und im lumbalen Liquor oft nur Zellreste angetroffen werden. Auch Ependymome oder Plexuspapillome können eher noch Zellen in den Liquor abgeben. Im Falle einer hämatogenen Aussaat von Tumorzellen in die Meningen, wie bei der Meningeosis carcinomatosa oder lymphomatosa, ist die Liquorzytologie dagegen wegweisend und dient auch zur Therapiekontrolle.

▶ *Elektrophysiologie*

Das EEG spielte früher zur Fokussuche eine große Rolle. Es zeigt zwar in der ganz überwiegenden Zahl der Fälle bei hemisphärisch sitzenden Tumoren neben dem Ausmaß einer gegebenenfalls vorliegenden Allgemeinveränderung auch einen Herdbefund. Dennoch ändert dies nicht unbedingt etwas am therapeutischen Vorgehen, selbst dann, wenn bereits einzelne Kurvenabläufe auf eine mögliche tumorbedingte epileptische Anfallsprädisposition hindeuten. Denn unabhängig davon, ob ein chirurgischer Eingriff oder eine Strahlentherapie erfolgt, sollte der Patient eine medikamentöse Anfallsprophylaxe bekommen.

▶ *Bildgebung*

Die Schnittbildverfahren wie **CT** und **MRT** dienen zur routinemäßigen Erfassung der intrakraniellen bzw. intrazerebralen Tumoren. Nicht alle Tumoren müssen gleichzeitig eine Raumforderung im eigentlichen Sinne erzeugen. Oftmals ist das sie begleitende Ödem das erste Zeichen, das auf einen solchen Prozeß hindeutet. Erst die intravenös verabreichte Kontrastmittelgabe führt dann in solchen Fällen durch die Anreicherung zu einer Kontrastierung zum Teil sehr kleiner Herde. Das perifokale Tumorödem ist sehr charakteristisch. Als vasogenes Ödem folgt es den interstitiellen Räumen der Marklagerstrukturen und scheint daher in den Schnittbildern "fingerförmig" der weißen Substanz in die Gyrierung hinein zu folgen. Die Darstellung der Tumoren selbst ist äußerst variabel, da sie zum Teil solide, zum Teil zystisch wachsen. Die einen haben eine höhere Zelldichte als das umgebende Hirngewebe, andere lagern mehr Wasser ein. Zudem können Faserstrukturen oder Kalkanteile das Tumorgewebe durchsetzen. Daher kann im CT jede Dichte und im MRT jedes Signal, das möglich erscheint, vorkommen.

Zur weiteren Charakterisierung kann die **Angiographie** dienen. Die selektive Darstellung der Hirnarterien oder der meningealen Gefäße kann einerseits pathologische Tumorgefäße oder physiologische, den Tumor versorgende Gefäße darstellen. Auch die Art der Tumoranfärbung, die Darstellung einer Tumorkapsel oder der venösen Drainage dienen zur weiteren Typisierung. Die Darstellung der direkten oder indirekten raumfordernden Zeichen hat heute aufgrund der vorliegenden Schnittbildverfahren an Bedeutung gewonnen. Ein Nebenaspekt ist für manchen Operateur die Darstellung der Lagebeziehung des Tumors zu benachbarten physiologischen Gefäßen oder gar deren Einbeziehung in die Tumormasse.

▶ *Biopsie*

Wichtig im Bezug auf die therapeutischen Aussichten und die Wahl der therapeutischen Mittel ist die histologische Charakterisierung des Tumors bzw. die Einordnung seiner Dignität bzw. seiner Proliferationsneigung.

Insbesondere aber in Zweifelsfällen unklarer Raumforderungen wird daher eine Biopsie angestrebt. Eine **offene Biopsie** unter Bedingungen einer Trepanation bietet sich nur bei sehr oberflächlichem Sitz des Tumors in einer nicht eloquenten (funktions-zugeordneten) Region an. Heute wird daher häufiger von einer sogenannten **"stereotaktischen Biopsie"** Gebrauch gemacht. Hierbei wird zunächst anhand einer CT- oder MRT-Untersuchung in einem vorgeprägten Koordinatensystem der Tumor lokalisiert bzw. markiert und dann mittels einer durch ein Bohrloch durch die Schädeldecke geführten Biopsienadel an dieser Stelle Probematerial zur histologischen oder zytologischen Untersuchung gewonnen. Dabei wird das Koordinatensystem durch einen am Kopf des Patienten befestigten stereotaktischen Metall- oder Carbonring auf die Nadelführung übertragen.

Therapie

Die Therapie der intrakraniellen Raumforderungen beinhaltet zum einen die Therapie des Hirndrucks als symptomatische Maßnahme und zum anderen die Therapie des Tumors selbst.

Zur Hirndrucktherapie werden eingesetzt:

- **Hochlagerung des Kopfes und Oberkörpers**
- **kontrollierte Hyperventilation**
- **Osmotherapie**
- **Glukokortikoide**

und unter Intensivstationsbedingungen auch:
- Barbiturat-Narkose
- Hypothermie (experimentell)

Die *kontrollierte Hyperventilation* führt durch eine Erniedrigung des pCO$_2$ auf um 30 mmHg zu einer signifikanten zerebralen Vasokonstriktion, die das intrakranielle Blutvolumen senkt. Durch eine *osmotisch wirksame Therapie,* zum Beispiel durch die Infusion von Mannitol, Sorbit oder Glyzerin, wird dem Interstitium Wasser entzogen und somit das vasogene Ödem ausgeschwemmt. Dabei hat sich die diskontinuierlich Gabe als Kurzzeitinfusion besser bewährt als die kontinuierliche Gabe über den ganzen Tag (z.B. 500 ml Mannit-Lösung 10 % in 30-60 Minuten). Gegen das vasogene Ödem richtet sich auch die Gabe von Glukokortikoiden (z.B. 3 - 6 x 8 mg/Tag Dexamethason i.v., dabei initial als Bolus 40-80 mg Dexamethason i.v. unter Antazida-Schutz).

Die spezifische Therapie der Tumoren wird entweder die **neurochirurgische** Exstirpation, eine adjuvante oder alleinige *Strahlentherapie* oder auch *Chemotherapie* umfassen. Welche Monotherapie oder Kombination gewählt wird, hängt von der Tumorart ab (siehe jeweils in nachfolgenden Unterkapiteln). Man muß darauf hinweisen, daß heute als alternative Verfahren zur äußeren Herdbestrahlung sowohl die interstitielle Brachytherapie oder die auch von außen eingesetzte, aber stereotaktisch gesteuerte Bestrahlung zur Verfügung stehen. Beim interstitiellen Verfahren wird nach der stereotaktischen Biopsie an die gleiche Stelle ein Strahler in das Gewebe implantiert und der Tumor so unter Schonung der äußeren Hirnanteile bestrahlt. Auch die stereotaktische Bestrahlung hat zum Ziel, die Strahlenbelastung des umliegenden gesunden Hirngewebes drastisch zu senken, um so eine Strahleninduzierte Enzephalopathie zu vermeiden.

1.3.1. Neuroepitheliale Tumoren

Definition

Zu den neuroepithelialen Tumoren gehört die überwiegende Zahl der sogenannten hirneigenen Tumoren. Die meisten Tumoren gehen von den unterschiedlichen Glianteilen, d.h. Astrozyten oder Oligodendrogliazellen aus. Ihnen allen gemein ist der hisstologische Befund, daß die Tumorzellen in einer rosettenartigen Anordnung wachsen. In dieser Gruppe von Tumoren kommen alle Tumorgrade von benigne bis zu hochgradig malignem Wachstum vor.

Einteilung

Zu den neuroepithelialen Tumoren werden gezählt:
- **Astrozytom**
- **Glioblastom**
- **Oligodendrogliom**
- **Medulloblastom**
- **piloides Astrozytom/Spongioblastom**
- **Ependymom**
- **Plexuspapillom**

Die **Astrozytome** sind die häufigsten hirneigenen Tumore des mittleren Lebensalters und häufiger in den Großhirnhemisphären anzutreffen als in den Stammganglien oder im Bereich des Hirnstamms. Da sie sich von Astrozyten unterschiedlicher Reifungsstadien herleiten, kommen alle Stufen der Proliferationsneigung bzw. alle Tumorgrade I-IV der WHO-Graduierung vor. Dagegen wachsen die **Oligodendrogliome** (Grad II-III WHO) aufgrund einer höheren Ausdifferenziertheit der Zellen wesentlich langsamer. Auch dieser Tumor ist bevorzugt in den Hemisphären erwachsener Personen zu finden, an der Grenze zwischen Mark und Rinde. Anders als die Astrozytome zeigt er häufiger Einblutungen. Beide Tumortypen können regressive Veränderungen aufweisen und auch verkalken, was bei den Oligodendrogliomen noch häufiger der Fall ist. Der maligneste Tumor der Gliazellreihe ist das **Glioblastom** (Grad IV WHO). Fast die Hälfte aller Gliome muß diesem Tumortyp zugeordnet werden. Männer erkranken häufiger als Frauen, wobei sie meist das 50. Lebensjahr bereits vollendet haben. Das rasche, zum Teil explosionsartige Tumorwachstum wird durch einen hohen Metabolismus aufrecht erhalten, gestützt durch eine große Zahl neugebildeter pathologischer Gefäße. Aufgrunddessen finden sich aber auch häufig Tumoreinblutungen oder auch Tumornekrosen, wenn die Gefäßneubildung nicht im gleichen Verhältnis zum Tumorwachstum nachkommt. Auch das **Medulloblastom** (Grad IV WHO) ist ein rasch wachsender Tumor, allerdings des Kindes- und Jugendalters, dabei Jungen doppelt so häufig betreffend als Mädchen. Dieser neuroepitheliale Tumor zeigt undifferenzierte, embryonale Tumorzellen mit Übergangsstufen in astrozytäre und neuronale Zellformen. Er wächst meist im Kleinhirn in der Mittellinie am 4. Ventrikel, seltener in der Pinealisregion. Die gleiche Lokalisation in der Mittellinie der hinteren Schädelgrube hat auch das etwas seltenere **pilozytische Astrozytom** des Kleinhirns (Grad IV WHO), früher auch als *Spongioblastom* bezeichnet. Er findet sich meist bei älteren Kindern und bei Jugendlichen, selbst junge Erwachsene werden noch betroffen.

Im gleichen Alter sind hemisphärische Tumoren seltener. Dann sind es aber meist an der Ventrikelwand, sehr unterschiedlich schnell wachsende Tumoren, die vom Ependym ausgehen. Dennoch sind die **Ependymome** (Grad I-IV WHO) im Kindesalter häufiger noch am 3. Ventrikel anzufinden. Selten wachsen sie kaudal auch im Spinalkanal.

Das **Plexuspapillom** ist ein bevorzugt im Kleinkindalter anzutreffender, meist gutartiger, seltener Tumor (Grad I WHO), der vor allem durch die Blockade des Liquorabflusses klinisch auffällig wird. Wie im übrigen Plexusepithel finden sich ausgedehnt kleinschollige Verkalkungen.

Typische Krankheitszeichen

Astrozytome, Oligodendrogliome und Glioblastome, somit eigentlich die hemisphärisch angesiedelten Tumoren im Erwachsenenalter, unterscheiden sich im Bezug auf die klinisch auftretenden Symptome nicht in ihrer Potenz, epileptische Anfälle, fokale neurologische Ausfälle, Wesensänderung u.ä., also Zeichen der lokalen Raumforderung, auszulösen. Allerdings ist die Entwicklung der Symptome entsprechend der unterschiedlichen schnellen Wachstumstendenz der Tumoren nicht einheitlich. Während zum Beispiel bei einem Astrozytom oder einem Oligodendrogliom ein epileptischer Anfall der übrigen neurologischen Symptomatik um Jahre vorausgehen kann, ist die Entwicklung der klinischen Ausfälle bei einem malignen Astrozytom oder Glioblastom foudroyant. Gerade die sehr kurze Anamnese von wenigen Wochen ist typisch für einen Tumor wie das Glioblastom. Letzteres kann auch aufgrund der Neigung zu Tumoreinblutungen klinisch ohne lange vorhergehende Symptome als Schlaganfall imponieren.

Dagegen kontrastiert der klinische Ablauf bei den vornehmlich in der hinteren Schädelgrube wachsenden Tumoren der Kinder und Jugendlichen. Nach einer kurzen Phase der fokalen neurologischen Ausfälle überwiegen rasch die durch die Störung der Liquorpassage hervorgerufenen Zeichen der globalen Volumenerhöhung (s.o.). Die Kinder zeigen eine axiale Ataxie (d.h. Rumpf-, Stand- und Gangataxie), stürzen deswegen häufig trotz eines breitbeinigen Gangbildes, weisen dann aber rasch auch Kopfschmerzen (Hinterkopf- und Nackenkopfschmerzen), Übelkeit und Erbrechen auf.

Ependymome und Plexuspapillome führen aufgrund der Möglichkeit, sich erst einmal "ungestört" im Ventrikel ausbreiten zu können, bei ihrem langsamen Wachstum erst relativ spät zu klinischen Auffälligkeiten. Dann aber entwickelt sich rasch eine Symptomatik durch die unmittelbar einsetzende Liquorblockade, entweder auf Niveau des Foramen Monroi oder des 3. oder 4. Ventrikels. In aller Regel führt der auftretende Hydrocephalus occlusus zu allgemeinen Hirndruckzeichen.

Befunde

▶ *Liquor*

Beim Ependymom oder Plexuspapillom, also bei den Tumoren, die am oder im Liquorsystem wachsen und deren Zellen, wenn man so will, an das "zell-feindliche" Liquormilieu adaptiert sind, können zum Teil große typisch konfigurierte epitheloide Zellhaufen im Liquor nachgewiesen werden. Bei den anderen hirneigenen Tumoren zeigt die Liquordiagnostik keine oder nur unspezifische Veränderungen.

▶ *Bildgebung*

- **Astrozytom**
  Der gefäßarme Tumor wächst überwiegend im Marklager des Temporal- oder auch Frontallappens, selten im Parietal- oder Okzipitallappen. Aufgrund des diffus infiltrativen Wachstums sind seine Grenzen unscharf. Im **CT** ist der Tumor aufgrund der erhöhten Zelldichte, aber gleichzeitigen interstitiellen Flüssigkeitsvermehrung in der Dichte gegenüber dem übrigen Parenchym gemindert. Auf das **MRT** übertragen, bedeutet dies, daß in der T_1 Wichtung das Signal gemindert ist (☞ Abb. 1.37), während der

Tumor in der T$_2$- oder Protonendichte-Wichtung signalangehoben erscheint.

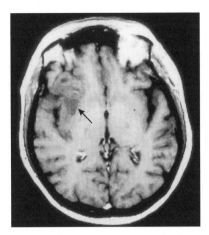

Abb. 1.37: Rechts temporal (Pfeil) gelegenes Astrozytom (Grad I WHO).

Das Kriterium für einen Tumor Grad I WHO ist die Intaktheit der Blut-Hirn-Schranke, so daß bei intravenöser Kontrastmittelgabe weder im CT noch im MRT eine Kontrastmittelanreicherung erkennbar ist. Bei höhergradig einzustufenden Astrozytomen kommt es meist nur in den Anteilen des Tumors zu einer Anfärbung, die eine raschere Proliferationsneigung aufweisen, oder an den Rändern zum noch "normalen" Hirngewebe. In der **Angiographie** fehlen pathologische Gefäße. Lediglich durch die Verlagerung physiologischer Gefäße lassen sich direkte oder indirekte raumfordernde Zeichen erkennen.

In der Perfusions-Bildgebung mit der MRT läßt sich dennoch ein erhöhtes Blutvolumen und in der Positronen-Emissions-Tomographie (PET) ein erhöhter Metabolismus nachweisen.

- **Glioblastom**

Seine hohe Wachstumsgeschwindigkeit kann das Glioblastom nur durch die Ausbildung einer hohen Zahl von Gefäßen beibehalten. Nicht immer gelingt eine adäquate Versorgung. So finden sich nebeneinander Anteile mit hoher Proliferation und Zonen mit Nekrosen. Ein weiteres Merkmal sind irreguläre Zystenbildungen innerhalb des Tumors, die nicht immer aus einer Abräumreaktion nekrotischen Gewebes hervorgehen müssen. Aufgrund des pathologischen Gefäßwandaufbaus sind auch Blutungen im Tumor nicht selten. Im **CT** oder **MRT** (☞ Abb. 1.38) imponiert der Tumor neben den bereits beschriebenen Merkmalen vor allem durch eine ausgeprägte, häufig ringförmige Kontrastmittelanfärbung und ein ausgedehntes fingerförmig konfiguriertes Marklageödem. Allerdings markiert diese Anfärbung nur die Zone, in der die vaskuläre Neogenese am deutlichsten ausgeprägt ist. Diese ist nicht mit dem Tumorrand gleichzusetzen.

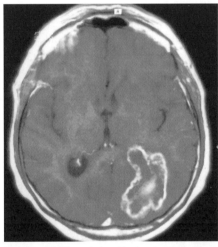

Abb. 1.38: MRT nach i.v. Kontrastmittelgabe: Glioblastom mit ringförmiger Kontrastmittelanfärbung.

Die Zone, in der die malignen Zellen gegen das übrige Hirngewebe vorwachsen, liegt deutlich weiter in Richtung normales Hirnparenchym. Darüber hinaus ist das Glioblastom nicht ein lokal wachsender Tumor, sondern eigentlich ein Tumor des gesamten Gehirns, erkenntlich daran, daß vielfach bereits weit entfernt vom diagnostizierten Tumor versprengt im Hirnparenchym pathologische Zellen gefunden werden. Diese Tatsache erklärt auch, warum nach Tumor-Exstirpation ein erneutes Tumorwachstum nicht am alten Tumorsitz im Sinne des lokalen Rezidivs geschehen muß, sondern auch weiter entfernt, gelegentlich auch auf der anderen Hemisphäre vorkommen kann. Der Sitz des Tumors ist meist das subkortikale Marklager der Großhirnhemisphären, aber auch der Balken wird häufig betroffen mit einer Ausbreitung des Tumors in Richtung beider Hemisphären *(Schmetterlingsgliom)*. Das Gliom kann mittels der Schnittbildgebung bereits sehr verläßlich diagnostiziert werden. Das typische Bild eines Glioblastoma multiforme in der **Angiographie** zeigt einen Tumor mit pathologisch aufgebauten kleinen Gefäßen, die am arteriovenösen Übertritt kleine Kontrastmittelseen bilden und durch den hohen arteriovenösen Shunt bereits in der arteriellen Phase des Angiogramms eine große abführende Vene (sog. *"frühe Vene"*) füllen. Lassen sich alle diese Kriterien zusammentragen, ist die Diagnose als gesichert anzusehen, und eine Biopsie zur artdiagnostischen Sicherung kann unterbleiben.

- **Oligodendrogliom**
  Prinzipiell gelten für das Oligodendrogliom die gleichen Kriterien der Abbildung im **CT** und **MRT** wie für das niedriggradige Astrozytom. Allerdings finden sich bei dem sehr langsam (manchmal über Jahrzehnte) wachsenden Tumor häufig regressive Veränderungen mit Verkalkungen und auch zystische Strukturen (☞ Abb. 1.39).

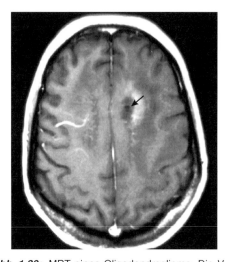

Abb. 1.39: MRT eines Oligodendroglioms. Die Verkalkungen kommen auf T_2-gewichteten Spin-Echo-Aufnahmen als signalarme Bereiche (Pfeil) zur Darstellung.

Angiographisch ist der Tumor nicht so gefäßreich wie das Glioblastom und zeigt auch keine "frühe Vene". Manchmal findet sich insofern eine Diskrepanz, als sich in der Schnittbildgebung keine Tumoranfärbung erkennen läßt, aber angiographisch tumorversorgende Gefäße abzubilden sind. Das zeigt aber, daß zwischen den Tumor versorgenden, intakten, nicht Blut-Hirn-Schranken-gestörten Gefäßen und pathologischen Tumorgefäßen unterschieden werden muß. Die Oligodendrogliome werden vorwiegend im Frontal- und im Temporallappen angetroffen.

- **Medulloblastom**
  Dieser sehr zellreiche Tumor wächst infiltrativ in der Mittellinie der hinteren Schädelgrube, meist in der Nachbarschaft des 4. Ventrikels. Er ist im **CT** gegenüber dem anderen Kleinhirngewebe leicht hyperdens. Dennoch kommt er in der **MRT** in der T_1-gewichteten Bildgebung, wie die Astrozytome, leicht signalgemindert zur Darstellung. Nach i.v. Kontrastmittelgabe zeigt der Tumor eine homogene Anfärbung. Auch in der **Angiographie** läßt sich in der späten arteriellen und der parenchymatösen Phase eine homogene Tumoranfärbung erkennen.

- **piloides Astrozytom / Spongioblastom**
  Der nach alter Nomenklatur sehr anschaulich beschriebene Tumor wächst zwar ebenfalls infiltrativ in der Mittellinie der Pinealisregion bis an den 4. Ventrikel, ist aber in der Konsistenz schwammiger, daher in der Dichte gemindert (**CT**), und kann auch zystische Komponenten beinhalten. Der solide Tumoranteil nimmt auch kräftig Kontrastmittel auf. Das gilt auch für die **angiographische** Abbildung.

- **Ependymom**
  Die Ependymome imponieren als sehr kräftig Kontrastmittel-anreichernde Tumoren, die im CT bereits primär eine leicht erhöhte Dichte gegenüber dem übrigen Hirnparenchym haben. Ferner ist unverwechselbar, daß der Tumor ohne wesentliche Verlagerung des Ventrikels selbst, von der Grenze zwischen Parenchym und Ventrikel ausgehend, sich gleichsinnig in beide Richtungen entwickeln kann, während ein parenchymatöser Tumor den Ventrikel erst weitgehend komprimiert und verlagert, bevor er in den Ventrikel einbricht. Das Ependymom - wie das Plexuspapillom auch - kann den Ventrikel von innen tamponieren. Neben dem Sitz im bzw. am Seitenventrikel kann der Tumor im 3. oder 4. Ventrikel oder spinal am kaudalen Ende des medullären Zentralkanals gefunden werden. Postoperativ können Ependymom-Metastasen auch entlang der Liquorräume als Abtropfmetastasen auftreten. In der Angiographie imponiert der Tumor als ein in der parenchymatösen Phase ho-

mogen angefärbter, weitgehend intraventrikulärer Tumor.

- **Plexuspapillom**

Die Plexuspapillome sind als intraventrikuläre Tumoren mit blumenkohlartiger Oberfläche und Neigung zu schollenartigen Binnenverkalkungen sowohl im **CT** als auch **MRT** kaum mit einem anderen Tumor zu verwechseln. Selbst irregulär konfigurierte, hämatogen in den Plexus verschleppte Metastasen können dadurch unterschieden werden, daß sie - entgegen den langsam wachsenden gutartigen Plexuspapillomen - keine regressiven Veränderungen mit Verkalkungen aufweisen. Die Tumoren nehmen sowohl in der Schnittbildgebung (☞ Abb. 1.40) als auch in der **Angiographie** kräftig Kontrastmittel auf. Sie sind in der Lokalisation an den Ort des Plexus chorioideus in den Seitenventrikeln und im 4. Ventrikel gebunden, können aber auch über die Foramina vorwachsen. Dies ist auch der Mechanismus, der zur Liquorabflußstörung und damit zum Hydrocephalus occlusus führt, wodurch die Patienten schließlich symptomatisch werden.

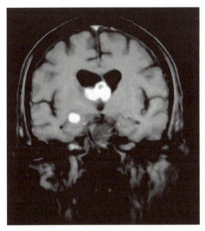

Abb. 1.40: Kräftig Kontrastmittel aufnehmendes Plexuspapillom (koronarer Schnitt eines T1-gewichteten MRT nach i.v. Kontrastmittelgabe).

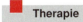

Therapie

Ein Patient, bei dem ein **Glioblastom** entdeckt wird, hat unbehandelt eine mittlere Überlebenszeit von einem halben Jahr mit einer Schwankungsbreite von ca. 3 Monaten nach oben und unten. Auch unter einer operativen Entfernung mit oder ohne Nachbestrahlung, selbst in Kombination mit einer Chemotherapie oder Dreifachkombination, hat sich in größeren kontrollierten Untersuchungen keine signifikante Änderung der Prognose ergeben. Geht man davon aus, daß diese zum Teil risikoreichen und mit nicht unerheblichen Nebenwirkungen belasteten Therapiemaßnahmen einen Zeitraum von ca. 6, manchmal 8 Wochen in Anspruch nehmen, noch dazu die Wochen, in denen der Patient mit wenig Ausfällen eine hohe Lebensqualität hat, so kann es nach einem ausführlichen Aufklärungsgespräch auch vertretbar sein, keine weiteren Untersuchungen und Behandlungen mehr durchzuführen und ihn in die häusliche Umgebung unter ambulanter ärztlicher Behandlung zu entlassen. Zu einer operativen Entfernung des Tumors kann man sich um so besser entschließen, wenn die zur Entdeckung führende neurologische Symptomatik überwiegend durch den raumfordernden zystischen Anteil des Tumor bedingt ist und durch die Operation eine wesentliche Druckentlastung zu erwarten ist. Der durchaus ernstzunehmenden Überlegung, durch die Operation den Tumor zu verkleinern, muß entgegengehalten werden, daß das Glioblastom keine lokale, sondern eine generalisierte Hirnerkrankung ist. Selbst wenn der Tumor operativ als nahezu entfernt gelten kann, weisen immer wieder andere Fälle daraufhin, daß ein solch vermeintlicher Erfolg durch eine fast explosionsartige Tumorentwicklung in benachbarter Lokalisation innerhalb nur weniger Wochen wieder zunichte gemacht wird.

Die wichtigsten Therapiemaßnahmen für den jeweiligen Tumortyp werden in Tab. 1.16 zusammengefaßt.

Als eine Besonderheit ist hier noch auf das *pilozytische Gliom* des Nervus opticus bzw. des Chiasma opticum (**Optikusgliom**) einzugehen. Dieser auch *als polares Spongioblastom* bezeichnete Tumor führt zur Erblindung durch Optikusatrophie und sekundär durch die Raumforderung in der Orbitaspitze zu venösen Stauungen in der Orbita und zum Exophthalmus. Dieser Typ des Grad IV (WHO) Tumors kann auch im Kleinhirn oder in der Brücke gefunden werden. Eine operative Entfernung ist notwendig. Wenn auch der N. opticus entfernt werden muß, wird meist dann der ganze Bulbus enukleiert und die Orbita nachbestrahlt. Schwierig ist die Op-Entscheidung beim primären Sitz im Chiasma oder in beiden Nervi optici.

Tumortyp	keine Therapie	neurochir. Exstirpation	Bestrahlung	Chemotherapie
Astrozytom	nur in Ausnahmefällen unter CT-Kontrollen	anzustreben	adjuvant empfohlen, insbesondere Grad II-III (+IV) TU	keine
Glioblastom	möglich in Abstimmung mit dem Patienten	anzustreben	adjuvant empfohlen	adjuvant zu OP und/oder Bestrahlung möglich
Oligodendrogliom	möglich unter CT-Kontrollen	anzustreben mit hoher Rezidivgefahr	keine, da strahlenresistent	adjuvant möglich
Medulloblastom	nie	notwendig	notwendig, da sehr strahlenempfindlich	adjuvant empfohlen
piloides Astrozytom	nie	notwendig	nicht notwendig	keine
Ependymom	nie	notwendig	notwendig	keine
Plexuspapillom	nie	notwendig	keine, da wenig strahlenempfindlich	keine

Tab. 1.16: Therapie der neuroepithelialen Tumoren.

1.3.2. Neuronale Tumoren

Definition

Diese Nervenzell-Tumoren bestehen neben einem Anteil aus Glia auch aus Ganglien- bzw. Nervenzellen unterschiedlichen Differenzierungsgrades. Neben den Manifestationen im Bereich der Großhirnhemisphäre kommt der überwiegende Teil dieser Tumoren nur extrakraniell vor.

Einteilung

Je nach Differenzierungsgrad der Ganglienzellen, die zu den Gliazellen hinzukommen, können folgende Tumortypen histologisch unterschieden werden:

- **Gangliozytom** (Grad I WHO)
- **Gangliogliom** (Grad I-II WHO)
- **Ganglioneuroblastom** (Grad III WHO)
- **Neuroblastom** (Grad IV WHO)

Mit Einschränkungen ist auch das Retinoblastom der Kleinkinder hier einzuordnen.

Pathogenese

Wesentlich für das Verständnis dieser Tumortypen ist die Tatsache, daß die zerebralen Ganglienzellen grundsätzlich im postmitotischen Zustand verharren. Anders ist dies bei den extrazerebralen Ganglienzellen des sympathischen Nervensystems, die ihre Teilungsfähigkeit behalten. Daher findet sich die überwiegende Zahl der Tumoren, insbesondere die Neuroblastome, im Bereich des Abdomens bzw. retroperitoneal oder im Mediastinum. Intrakraniell ist die Hauptlokalisation der Gangliogliome der Hypothalamus.

Typische Krankheitszeichen

Die zerebrale Manifestation bei meist jugendlichen Patienten oder Kindern bedingt durch die Lokalisation in der thalamisch-hypothalamischen Achse um den 3. Ventrikel Störungen der Hormonregulation und des Elektrolythaushaltes einschließlich der Urinproduktion. Nicht zuletzt durch die Störung des Elektrolythaushalts kommen schwere metabolische hirnorganische Psychosyndrome vor. Sekundär sind die Symptome, die durch den hinzukommenden Liquoraufstau durch Druck auf den Aquädukt hinzutreten (☞ Hakim'sche Trias). Beim Druck nach dorsal auf den Hirnstamm treten auch Vigilanzstörungen hinzu.

Die extrazerebrale Manifestation stellt sich entweder als spinale Raumforderung mit Querschnittsbildern (☞ Kap. 2.3.3.) oder generalisiert mit Hautmetastasen, Leberfiliae und Allgemeinsymptomen wie Fieber, Glieder- und Kopfschmerzen dar.

Befunde

▶ *Hämatologie und Serologie*

Bei den Kindern läßt sich meist eine Tumoranämie finden. Bei Schädigung des Hypothalamus kann sich ein Diabetes insipidus entwickeln mit Polyurie, fehlender Konzentration des Urins (< 1008 g/l) und gelegentlicher Verschiebung von Natrium und Kalium.

▶ *Bildgebung*

Die Tumoren sind sehr gemischt aus Ganglien, Glia und fibrillären Elementen aufgebaut. Im kraniellen CT imponieren sie daher mit einer leicht erhöhten Dichte im Vergleich zum umliegenden Marklager, im MRT kommt durch ein sehr inhomogenes Signal die wechselnde Binnenstruktur zur Darstellung. So färben auch nur Teile des Tumors nach intravenöser Kontrastmittelgabe kräftiger an. Nicht selten werden die Tumoren erst durch eine Einblutung plötzlich symptomatisch.

Therapie

Die Behandlung sollte aus einer Kombination aus operativer Entfernung oder Verkleinerung zusammen mit einer Nachbestrahlung und einer langfristig adjuvanten Chemotherapie bestehen.

1.3.3. Nervenscheidenzelltumoren

Definition

Die Nervenscheidenzelltumoren gehen von den Schwann'schen Zellen der peripheren Nerven, aber auch der Hirnnerven aus. Es sind vorwiegend gutartige Tumoren (Grad I WHO) des Erwachsenenalters.

Einteilung

Je nach histologischer Zusammensetzung und Dignität wird unterschieden zwischen:

- **Neurinom** (Grad I WHO)
- **Neurofibrom** (Grad I WHO)
- **Neurogenes Sarkom** (Grad III-IV WHO)

Pathogenese

Die Pathogenese der autosomal-vererblichen Neurofibromatose (von Recklinghausen) wird aufgrund des ganz überwiegend peripheren bzw. paraspinalen Auftretens dieser Tumoren im Kap. 3.4.2. bei den Tumoren des peripheren Nervensystems besprochen. Neurinome und Neurofibrome unterscheiden sich dadurch, daß letztere neben den wuchernden Schwann'schen Zellen auch noch endo- und/oder perineurale Fibroblasten enthalten. Beide Tumoren bilden eine derbe Kapsel aus.

Typische Krankheitszeichen

Die intrakranielle Manifestation der Neurinome oder auch Neurofibromatose stellt ganz überwiegend das Akustikusneurinom dar, das ein- oder in 2,5 % der Fälle auch doppelseitig auftreten kann. Den Akustikusnerven schädigend und im Kleinhirnbrückenwinkel wachsend, führt das Akustikusneurinom zu Hörverlust auf der betroffenen Seite und im weiteren durch Störung der vestibulären und ponto-zerebellären Bahnen auch zu (Dreh)Schwindel, Gangunsicherheit mit ipsilateraler Fallneigung, Taubheitsgefühl im Gesicht und ipsilateraler Gesichtslähmung.

Befunde

▶ *Klinik*

Die Akustikusneurinome stellen den Prototyp der Tumoren dar, die ein Kleinhirnbrückenwinkelsyndrom hervorrufen, die selteneren Trigeminus-Neurinome im Bereich der Felsenbeinspitze können für ein Gradenigo-Syndrom und das neurogene Sarkom im Bereich des kranio-zervikalen Übergangs für ein Syndrom des Foramen magnum verantwortlich sein. Parallel gibt es eine Reihe weiterer sogenannter "Schädelbasistumoren" mit einer typischen Kombination neurologischer Ausfälle wie das Foramen-jugulare-Syndrom durch Tumoren des Glomus jugulare oder bei Clivustumoren (z.B. Karzinome der Schädelbasis) das Garcin-Syndrom.

Neurologische Checkliste Schädelbasissyndrome	
Syndrom	neurologische Ausfälle
Garcin-Syndrom	ipsilateraler Ausfall des N. trigeminus (mot. + sensibel), N. facialis, N. statoacusticus, N. glossopharyngeus, und je nach Ausdehnung auch N. vagus, N. accessorius, N. hypoglossus
Gradenigo-Syndrom	ipsilateraler Ausfall von N. trigeminus (mot. + sensibel) im unteren Gesichtsbereich, N. abducens, N. facialis
Kleinhirnbrückenwinkelsyndrom	ipsilateraler Ausfall des N. statoacusticus, N. trigeminus (sensibel), N. facialis, gelegentlich N. abducens, aber meist ipsilateraler Blickrichtungsnystagmus und Kleinhirnataxie
Syndrom des Foramen jugulare	ipsilateraler Ausfall des N. glossopharyngeus, N. vagus (mot.), N. accessorius
Syndrom des Foramen magnum	ipsilateral oder bilateral Ausfall des N. glossopharyngeus, N. vagus, N. accessorius, N. hypoglossus und auch Rückenmark-Strangsyndrome

➤ *Liquor*

Beim Akustikusneurinom ist das Gesamteiweiß im Liquor durch eine ausgeprägte Schrankenstörung auf Werte über 1 g/l erhöht.

➤ *Elektrophysiologie*

Die akustisch evozierten Potentiale (☞ Abb. 3.35) zeigen beim Akustikusneurinom eine Potentialminderung bis -aufhebung der Potentiale I und II.

➤ *Bildgebung*

Akustikusneurinome, aber auch Trigeminus- oder Hypoglossusneurinome, sind gut abgrenzbare extrazerebrale Tumoren, die aus den Zisternen gegen das Hirnparenchym vorwachsen und im CT leicht hyperdens erscheinen. Das Akustikusneurinom mit Sitz im Kleinhirnbrückenwinkel sitzt axial um den Porus acusticus internus und weitet diesen knöchernen Kanal trompeten- oder ampullenartig auf. Während der Nachweis solch knöcherner Destruktionen die Domäne des Schädelbasis-Dünnschicht-CT ist, werden kleine, zum Teil nur intrakanalikulär wachsende Tumoren besser mit der MRT nachgewiesen. Die Kontrastmittelaufnahme ist homogen (☞ Abb. 1.41), aber meist nicht so intensiv wie beim differentialdiagnostisch zu erwägenden Felsenbein-Meningeom.

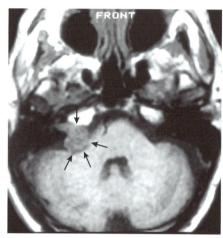

Abb. 1.41: MRT eines Akustikusneurinoms (Pfeile).

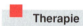
Therapie

Bei den intrakraniellen Neurinomen ist die operative Entfernung indiziert, insbesondere um bei frühzeitiger Diagnostik eine weitere Läsion z.B. des N. statoacusticus zu vermeiden und das Gehör weitgehend zu erhalten. Bei beidseitigen Akustikusneurinomen hat in letzter Zeit auch die stereotaktische Bestrahlung an Bedeutung gewonnen, die ebenso in der Lage ist, diesen langsam wachsenden Tumor unter gleichzeitiger Erhaltung der noch intakten Neuronen zu verkleinern.

1.3.4. Meningeale Tumoren

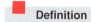
Definition

Die Meningeome sind langsam wachsende, gutartige Tumoren, die von pialen Fibroblasten und ihren Abkömmlingen (Arachnoidalzellen) ausgehen. Sie treten meist erst nach Erreichen der 5. Lebensdekade auf. Insgesamt ein Viertel aller intrakraniellen Tumoren im Erwachsenenalter sind Meningeome.

Meningeal können allerdings auch andere Tumortypen wachsen. Darunter können meningeale Melanome, aber auch meningeale - im strengen Sinne

1.3. Tumoren

Neurologische Checkliste Meningeom-Lokalisation		
Meningeomtyp	**Lokalisation**	**Klinisches Syndrom**
Falx-Meningeom	im Interhemisphärenspalt an der Duraduplikatur, meist noch im Kontakt mit der Kalotte	hirnorganisches Psychosyndrom mit Abulie durch Druck auf den Gyrus cinguli
Konvexitäts-meningeom	freie Durafläche über dem Frontal- oder Parietalhirn, häufig präzentral im Bereich der Koronar-Naht	einfach fokale epileptische Anfälle, motorische Hemisyndrome, typische prämotorische Ausfälle (s.u.)
Parasagittales Meningeom	vorderes und mittleres Drittel des Sinus sagittalis superior	Frontalhirnsyndrom mit flacher, antriebsgeminderter Wesensänderung, prämotorische Ausfälle
Keilbeinflügel-meningeom, mediales	am medialen Keilbeinflügel in Nachbarschaft des Sinus cavernosus, der A. carotis und des Canalis nervi optici	Visusminderung und Kopfschmerzen bei progredienter Optikusatrophie, Aufstau der venösen Abflüsse der Orbita mit Exophthalmus
Keilbeinflügel-meningeom, laterales	am lateralen Keilbeinflügel, am oberen Orbitarand	komplex-partielle epileptische Anfälle (Temporallappenanfälle), Ausfälle der Hirnnerven der Fissura orbitalis superior, Schläfenkopfschmerz
Olfaktorius-meningeom	auf der Lamina cribrosa	Hypo- bis Anosmie, später wie mediales Keilbeinflügelmeningeom
Tuberculum sellae-Meningeom	Vorderrand der Sella turcica	durch Verdrängung des Chiasma opticum beidseitige Sehstörung und Frontalhirnsyndrom oder Frontalhirnanfälle
Felsenbein-meningeom	Pyramidenspitze bzw. ausgehend von der Rathke'schen Tasche, einer Dura-Duplikatur am Austritt des N. trigeminus	Kleinhirnbrückenwinkelsyndrom (☞ Kap. 1.3.3.)

durale - Metastasen anderen Tumoren aufgefaßt werden.

Einteilung

Aufgrund der unterschiedlichen histologischen Zusammensetzung aus mesodermalen und epithelialen Zellen entstehen Tumoren variablen Aufbaus:

- endotheliomatöses Meningeom
- fibromatöses Meningeom
- gemischtzelliges Meningeom
- psammöses Meningeom
- meningeales Sarkom

Pathogenese

Die Tumoren entwickeln sich unter Ausbildung einer Tumorkapsel, verdrängend wachsend, vom Zwischenraum zwischen innerem und äußerem Durablatt aus. Flächenhaft kann sich der Tumor auch zwischen den Durablättern entlang der Kalotte entwickeln *(Meningeoma en plaque)*. Die Sinus können ebenfalls als vorgebildete Schiene oder Reserveraum für das Tumorwachstum dienen.

Typische Krankheitszeichen

Die Entdeckung eines kleinen Meningeoms ist meist ein Zufallsbefund im Rahmen einer Schädel-CT-Untersuchung aus anderen Gründen. Daß die überwiegende Zahl von Meningeomen zum Zeitpunkt ihres Nachweises bereits mehrere Zentimeter Durchmesser haben, ohne Hirndrucksymptome hervorzurufen, liegt nicht allein an ihrem langsamen extrazerebralen und verdrängenden Wachstum, sondern auch an der Tatsache, daß bei ihrem Auftreten im höheren Alter die äußeren und inneren Liquorräume weiter geworden sind und diese Zunahme an Reserveräumen eine frühzeitige Entwicklung einer Hirndrucksteigerung verhindert.

Daher werden die meisten Meningeome nicht durch Hirndruckzeichen (☞ Kap. 1.3.) oder fokale neurologische Ausfälle, sondern durch das Auftreten erster epileptischer Anfälle (Spätepilepsie) im hohen Erwachsenenalter entdeckt.

Befunde

➤ *Klinik*

Wie jeder fokal-neurologische Befund einen lokalisatorischen Hinweis enthält, gibt es auch für den Sitz eines Meningeoms typische, häufiger vorkommende Symptomkombinationen:

Bei einem Olfaktoriusmeningeom wird nicht allein der Geruchssinn beeinträchtigt, vielmehr wird dabei häufig vergessen, daß wir irrtümlicherweise Speisen nicht überwiegend schmecken, sondern deren "geschmackliche" Vielfältigkeit riechen. Wir nehmen dabei die in der Nahrung befindlichen aromatischen Duftstoffe mit dem **N. olfactorius** (bzw. seinen Rezeptoren in der Nasenschleimhaut) war. Von diesen Rezeptoren ziehen die sogenannten Fila olfactoria durch die Lamina cribrosa in die Olfaktoriusrinne, wo sie den Bulbus olfactorius bilden.

Die Olfactorius-Funktion wird dadurch geprüft, daß man unter gleichzeitigem Zuhalten der kontralateralen Nasenöffnung dem Probanden eine Riechprobe mit aromatischen Duftstoffen zur Erkennung anbietet. Neben Stoffen wie z.B. Vanille, Anis etc. kann zum Beispiel auch Kaffee als weitverbreitete Probe zur Prüfung verwendet werden.

➤ *Liquor*

Typische Liquorveränderungen finden sich nicht. Das Gesamteiweiß kann erhöht sein. Nur bei den meningealen Sarkomen kann die Zytologie Hinweise auf Tumorzellen ergeben.

➤ *Bildgebung*

Die Meningeome als extrazerebrale Tumoren lassen sich gut gegen das Hirngewebe abgrenzen. Nur bei weitem Vorwachsen, das einer Invagination gleichkommt, kann es Verwechslungen mit intrazerebralen Tumoren geben. Typischerweise sind die Meningeome im CT leicht hyperdens und im MRT zum Hirngewebe isointens. Nach intravenöser Kontrastmittelgabe färben sie in beiden Schnittbildtechniken kräftig an, meist homogen, gelegentlich kokardenartig. Nicht selten finden sich auch auf gleiche Weise angeordnete Verkalkungen im Tumor.

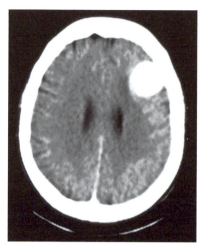

Abb. 1.42: Linksseitiges Meningeom in der Nachbarschaft zur Koronarnaht.

Im Angiogramm kann die typische arterielle Versorgung der oberflächennah sitzenden Meningeome über die Duragefäße (vorwiegend A. meningea media) aus der Arteria carotis externa dargestellt werden. Dabei kommt vielfach ein als pathognomonisch zu bezeichnender Tumor-Gefäßbaum zur Darstellung, der sich von einem oder auch mehreren "Gefäßnabeln" aus anfärbt. Die tiefsitzenden Meningeome (mediales Keilbeinmeningeom, Felsenbeinmeningeome) besitzen häufig eine überwiegende Gefäßversorgung aus den zerebralversorgenden Gefäßen, wie zum Beispiel Arteria cerebri media oder posterior.

Früher wurden die Meningeome überwiegend zunächst in der nativen Röntgen-Übersichtsaufnahme des Schädels diagnostiziert, da sie durch die chronische Druckentwicklung gegen die Kalotte zu typischen Destruktionen der Tabula interna und zu kleinen reaktiven nadelartigen Hyperostosen, sogenannten "Spikulae", führten.

Therapie

Das extrazerebrale Wachstum unter Ausbildung einer Kapsel bedeutet, daß die überwiegende Zahl der Meningeome gut operativ entfernt werden können. Nur das Einwachsen in einen Sinus (der als unipaarer venöser Blutleiter meist nicht entfernt werden darf) oder die Ummauerung von größeren Arterien oder Hirnnerven verhindert die totale Entfernung und ist Ursprung für ein Rezidiv. Nur beim histologischen Nachweis einer Malignisierung des Meningeoms sollte das "Tumorbett" nachbestrahlt werden. Bei weiter Invagination des Tumors ins Gehirn kann die operative Entfernung des Tumors bei starker Verwachsung der meningealen Blätter ohne Auslösung von Blutungen aus dem Tumor schwierig werden. Dann kann der Tumor durch Embolisation über die Externa-Äste blutarm gemacht und zur Nekrose gebracht werden, was nach anfänglicher Schwellung zu einer Größenreduktion führt und Platz zwischen Tumor und Hirngewebe schafft. Bei der überwiegenden Zahl der Meningeome mit oberflächlichem Sitz benötigt der Operateur eine solche Maßnahme aber nicht, da ihm mit Elektro- oder Laserkauterisierung bereits Mittel zur Verkochung und Schrumpfung des Tumors zur Verfügung stehen. Daher muß das additive Angiographie- und Embolisationsrisiko nicht eingegangen werden. Bei den tiefliegenden Meningeomen, die über hirneigene Arterien versorgt werden, wünscht der Operateur zwar eine präoperative Embolisation, das Embolisationsrisiko ist aber aufgrund der hirneigenen Strombahn deutlich höher.

1.3.5. Epiphysentumoren

Definition

Bei den seltenen Tumoren der Pinealisregion (ca. 1 % aller intrakraniellen Tumoren) handelt es sich um unterschiedliche Tumoren, die vorwiegend im Kindes- oder Jugendalter oder bei jungen Erwachsenen auftreten.

Einteilung

Unterschieden wird dabei zwischen:
- Germinomen
- Teratomen
- Pinealomen
  - Pinealozytom
  - Pinealoblastom

Pathogenese

Nahezu zwei Drittel aller Epiphysentumoren sind **Germinome.** Bei diesen malignen Tumoren handelt es sich um Keimzelltumoren, histologisch ähnlich dem Seminom. Dagegen sind die **Teratome** sehr reife Hirngeschwülste, die sich aus unterschiedlichen, ausgereiften Gewebeanteilen zusammensetzen. Allerdings können auch maligne, zum Beispiel kleinzellig germinomartige, Anteile vorhanden sein.

Die **Pinealome** leiten sich von den Parenchymzellen der Pinealisdrüse her und unterscheiden sich nur durch die histologisch nachweisbare Digni- bzw. Malignität.

Typische Krankheitszeichen

Aufgrund ihres Sitzes oberhalb der Vierhügelplatte bzw. des oralen Hirnstamms, des Mesenzephalons und Dienzephalons und nicht zuletzt des Aquädukts finden sich neurologisch als Symptome:

- Seh- bzw. Blickstörungen
- zentrale Tetrasymptomatik
- hormonelle Störungen (Affektion der Thalamus-Hypothalamusachse)

aber nicht zuletzt:

- klinische Zeichen des Hydrocephalus occlusus
- generelle Hirndruckzeichen

Aus kinderärztlicher oder internistischer Sicht steht klinisch die Pubertas praecox im Vordergrund.

Befunde

▶ *Klinik*

Neben den klinischen Symptomen der bereits genannten zu erwartenden Ausfälle kann durch den Druck bilateral auf den oralen Hirnstamm, auf die Region der Vierhügelplatte, ein typisches Bild auftreten, das Parinaud-Syndrom:

Klinische Checkliste Parinaud-Syndrom
✓ vertikale Blickparese (vorwiegend nach unten)
✓ Konvergenzschwäche
✓ Nystagmus retractorius
gelegentlich in Kombination mit einer
✓ reflektorischen Pupillenstarre (-störung)

▶ *Serologie*

Zur Tumorcharakterisierung gehört die radioimmunologische Bestimmung der Gonadotropine und der Sexualhormone im Serum.

▶ *Bildgebung*

- Trotz ihrer Malignität sind die **Germinome** der Pinealisregion scharf gegen das Hirnparenchym abgegrenzt und haben eine glatte Oberflächenkontur. Sie erscheinen in der Binnenstruktur homogen, ebenso homogen und kräftig färben sie auf Kontrastmittel an. Nativ sind sie im CT leicht dichtegemindert bzw. im MRT isointens (T_1w)
- Die **Teratome** unterscheiden sich deutlich, da sie durch die unterschiedlichen Zellanteile sowohl dichtegeminderte als auch in der Dichte erhöhte, ja auch verkalkte Anteile haben können. Die Oberflächenkontur ist zwar ebenfalls relativ glatt, aber vielfach unregelmäßig oder gelappt. Zystische Anteile sind nicht selten
- Die **Pinealozytome** sind, wenn sie noch sehr klein sind, schwierig in ihrer sehr an Hirnvenen reichen Umgebung zu diagnostizieren. Sie gehen vom normalen Epiphysengewebe aus und färben kräftig auf Kontrastmittel hin an. Bei malignen Formen, wie dem **Pinealoblastom**, ist die Abgrenzung zum umgebenden Gewebe unscharf. Der Tumor verhält sich nicht nur biologisch, sondern auch in der Bildgebung wie ein Medulloblastom (☞ Kap. 1.3.1.)

Therapie

Je nach Ergebnis der hormonellen Untersuchung, dem histologischen Ergebnis einer Biopsie wird allein oder in Kombination bestrahlt und/oder chemotherapiert. Selten wird der Tumor zunächst operativ verkleinert. Eine Shuntanlage kann bei Behinderung der Liquorzirkulation notwendig werden.

1.3.6. Dysontogenetische Tumoren

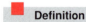
Definition

Die dysontogenetischen Tumoren sind sehr langsam wachsende Tumoren, die zwar histologisch, von einer Anlagestörung ausgehend, eine niedrige Proliferationsneigung bzw. Malignität haben, die aber wie beim Kraniopharyngeom intrakranielle Strukturen so ummauern können, daß sie nicht oder nur unvollständig entfernt werden und somit auf einem anderen Weg einen malignen Charakter annehmen können. Bei den Phakomatosen handelt es sich um erbliche Tumoren.

Einteilung

Zu den dysontogenetischen Tumoren zählen:

- **Kraniopharyngeom**
- **Zysten der Rathke'schen Tasche**
- **Kolloidzysten**
- **Epidermoide**
- **Dermoide**
- **Phakomatosen**
  - **von Hippel-Lindau-Krankheit**
  - **Sturge-Weber-Krankheit**
  - **tuberöse Sklerose (M. Bourneville-Pringle)**

Pathogenese

Die **Kraniopharyngeome** entwickeln sich aus plattenepithelialen Zellen des Hypophysenstiels, die auf die Zellen des Hypophysengangs der embryonal angelegten primitiven Mundbucht (Rathke'sche Tasche) zurückzuführen sind. Das Wachstum der Kraniopharyngeome kann solide, zystisch oder gemischt sein. Bei den supra- oder intrasellären Zysten der Rathke'schen Tasche handelt es sich um eine Übergangsform, die - als primäre Zyste sich entwickelnd - bei einer histologischen Untersuchung eines soliden Tumoranteils entbehrt. Die **Kolloidzysten** sind dagegen von Ependymzellen ausgekleidet, gehen aber vor dem 3. Ventrikel und ebenfalls suprasellär auf eine andere Fehlbildung der gleichen Region zurück. Sie sind mit einer kolloidalen eiweißreichen Flüssigkeit ausgefüllt.

Epidermoide und **Dermoide** gehen von den Epithelien der Epidermis bzw. der Hautanhangsgebilde aus. Beide bilden ausgedehnte Zysten. Der Zysteninhalt differiert aber insofern, als beim Epidermoid ein rein zystisches Gebilde mit einer glatten Epidermisauskleidung vorliegt, während beim Dermoid auch noch Hautanhangsgebilde wie Haare, Haarfollikel und Talgdrüsen in der Zyste oder Zystenwand vorhanden sind. Die **Phakomatosen** stellen eine Gruppe von Erkrankungen dar, die neben Tumoren oder tumorartigen Anlagestörungen im Zentralnervensystem auch Veränderungen der inneren Organe oder Haut (neurokutane Syndrome) aufweisen. Diese Syndrome sind genetisch determiniert.

 Typische Krankheitszeichen

Die **Kraniopharyngeome** werden klinisch bei ihrem intra- oder suprasellären Wachstum durch Verdrängung bzw. Zerstörung der benachbarten Strukturen auffällig. Da diese Tumoren, wie auch die **Kolloidzysten**, **Epidermoide** und Dermoide in dieser Region, sehr langsam wachsen, gehen den Ausfällen häufig lange Zeit unspezifische Kopfschmerzen voraus, manchmal mit Projektion in beide Orbitae. Durch den Tumordruck oder -invasion werden in dieser Lokalisation die Hypophyse und das Chiasma opticum betroffen. Daher können klinisch Zeichen der Hypophysenvorder- oder -hinterlappeninsuffizienz auftreten, d.h. Hypothyreose, Hypogonadismus (beim Auftreten im Kindesalter), Amenorrhoe oder Impotenz (beim Auftreten im Erwachsenenalter), Stammfettsucht bei Beteiligung des Hypophysenvorderlappens oder ein Diabetes insipidus bei Insuffizienz des Hinterlappens. Die Affektion des Chiasma opticum äußert sich klinisch durch einen Ausfall der beiden lateralen Gesichtsfelder (im Chiasma kreuzen die Faseranteile des N.opticus aus den nasalen Retinaanteilen), was man als **bitemporale Hemianopsie** (*"Scheuklappeninsuffizienz"*) bezeichnet. Allerdings ist dieser Gesichtsfeldausfall meist nur dann symmetrisch, wenn der Druck von unten das Chiasma gleichmäßig erfaßt, wie bei den Adenomen der Hypophyse. Die anderen suprasellären Raumforderungen, wie auch das Kraniopharyngeom, verdrängen das Chiasma von vorne oder oben und wachsen meist etwas asymmetrisch parasellär, so daß ein ebenso asymmetrischer bitemporaler Gesichtsfeldausfall eher für diese Tumorgruppe typisch ist.

Die **Epidermoide** oder **Dermoide** wachsen ebenfalls sehr langsam und werden insbesondere beim Sitz am oder im Ventrikel, vor allem am Temporalhorn des Seitenventrikels, häufig erst bei der Ursachenabklärung eines epileptischen Anfalls gefunden. Der andere Mechanismus, durch den sie klinisch auffällig werden, ist die Störung des Liquorabflusses, bei suprasellärem Wachstum meist der Foramina Monroi, und damit der Entwicklung eines Verschlußhydrozephalus.

Die Phakomatosen sind naevusartige, also flächige angiomatöse Mißbildungen der Haut, des Auges, des Zentralnervensystems und anderer parenchymatöser Organe:

Klinische Checkliste Phakomatosen	
von Hippel-Lindau-Syndrom	✓ Angiomatose der Retina ✓ Angioblastom des Kleinhirns (Lindau-Tumor) mit Ataxie und später Zeichen der Einklemmung und Hirndruckentwicklung ✓ Erythropoetinsynthese mit Polyzythämie ✓ gelegentlich Pankreaszysten ✓ autosomal-dominanter Erbgang
Sturge-Weber-Krabbe-Syndrom (enzephalotrigeminale Angiomatose)	✓ Naevus flammeus im Bereich des 1. und 2. Astes des N. trigeminus ✓ Angiom der Aderhaut und Glaukom ✓ verkalktes Angiom der Hirnrinde, das Ursache einer Epilepsie ist ✓ psychomotorische Retardierung
M. Bourneville-Pringle (tuberöse Sklerose)	✓ hirsekorngroße, rot-gelbliche Knötchen im Gesicht (Adenoma sebaceum) ✓ weiße Naevi ✓ Fibrome, auch an den Finger- und Zehennägeln ✓ tumoröse, verkalkende Gliawucherung in der Hirnrinde und periventrikulär (tuberöse Sklerose), die mit geistiger Retardierung (Oligophrenie) und epileptischen Anfällen einhergeht ✓ autosomal-dominanter Erbgang

 Befunde

▶ *Bildgebung*
- **Kraniopharyngeome**
  Die langsam wachsenden Tumoren destruieren die Sella entweder von intrasellär oder von suprasellär. Dabei lassen sich bereits im nativen Röntgenbild, aber auch im CT kleine schollige

Verkalkungen im Tumor bzw. in Projektion über die destruierte Sella erkennen. Im CT und auch im MRT zeigen die Tumoren eine inhomogene Binnenstruktur zum Teil mit Zysten. Der solide Tumoranteil zeigt eine deutliche Kontrastmittelanreicherung

- **Zysten der Rathke'schen Tasche**
- **Kolloidzysten**

  Die Zysten wachsen vom Boden der Sellagrube aus nach suprasellär oder bereits primär suprasellär. Da sie nur verdrängen, aber nicht destruieren bzw. arrodieren, erscheint die Sella nur von innen her balloniert, oder beim Druck von oben kippt das entkalkte Dorsum sellae nach hinten weg. Die Zystenwand färbt nicht immer auf Kontrastmittelgabe hin gut an, ein solider Tumoranteil kann aber in keinem Fall nachgewiesen werden. Die eiweißreiche Flüssigkeit als Zysteninhalt weicht im CT und im MRT deutlich von der Dichte bzw. Signalgebung des umgebenden Liquors ab

- **Epidermoide Dermoide**

  Beide Tumoren sind zystische Raumforderungen, die meist in oder um die Mittellinie herum angeordnet sind. Sie können auch am oder im Ventrikel, z.B. Seitenventrikel, vorkommen. Epidermoid und Dermoid lassen sich in der CT oder MRT dadurch unterscheiden, daß bei letzterem durch die Anteile von Haaren, Haarfollikeln und Talgdrüsen die Binnenstruktur aufgelockerter ist und ausgeprägtere Fettanteile vorhanden sind, während das Epidermoid gegen anderen zystischen Strukturen nur durch die organisiertere dicke, stark Kontrastmittel aufnehmende Zystenwand zu unterscheiden und durch den cholesterinhaltigen Inhalt deutlich in der Dichte gemindert ist. Das Dermoid hat dazu auch eine deutlich unregelmäßigere Randbegrenzung bzw. gelappte Kontur

- **Phakomatosen**
  - **von Hippel-Lindau-Krankheit**

    Die von Hippel-Lindau-Krankheit ist eine durch einen Defekt eines auf dem kurzen Arm des Chromosoms 3 gelegenen Gens (VHL-Gen, Lokus 3p26-p25) verursachte dominante Erkrankung, die mit Angiomen in der Retina, dem Hirns aber auch des Rückenmarks einhergeht und weiteren malignen Tumoren prädisponiert. Das Angioblastom (Lindau-Tumor) im Kleinhirn kann in der Schnittbildgebung nur als zystische Raumforderung identifiziert werden. Der meist sehr kleine angiomatöse Tumoranteil in der Zystenwand kann nur selten im CT oder MRT ausgemacht werden. Auch im Angiogramm gelingt die Identifizierung nicht immer, da dieses blastöse Knötchen zeitweise mikroskopisch klein sein kann

  - **Sturge-Weber-Krankheit**

    Heute ist die Gefahr, den Befund zu übersehen, größer geworden, da eine native Röntgenübersichtsaufnahme nicht mehr überall zum Routineprogramm gehört und gelegentlich wegen der unregelmäßigen Knochenanschnitte auf den obersten CT-Aufnahmen diesen keine besondere Aufmerksamkeit gewidmet wird, obwohl die Verkalkungen dort früher beobachtet werden können. In den Nativ-Aufnahmen imponiert die Verkalkung des Angioms in der Leptomeninx als parallel laufende Doppel-Bänder, ohne eigentlich dem Gefäßverlauf zu folgen. In den Schnittbildern des CT oder MRT folgen diese Verkalkungen auch eher den Kurven der Gyrierung auf der parieto-okzipitalen Konvexität

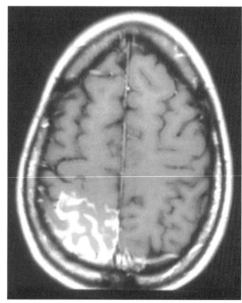

Abb. 1.43: Rechts parieteal gelegenes, zur Verkalkung neigendes Angiom in der Leptomenix (hier in der T_2W-MRT)

Zum Befund gehört, daß die Hirnrinde unter dem Angiom bzw. den Verkalkungen atrophisch ist

- **tuberöse Sklerose (M. Bourneville-Pringle)**
Bereits bei kleinen Kindern können bei dieser Erkrankung periventrikulär, also subependymal, perlschnurartig aufgereihte verkalkende Gliavermehrungen bzw. astrozytäre Tumoren gefunden werden. Die kortikalen Veränderungen zeigen, - vor allem auf koronaren CT- oder MRT-Aufnahmen gut sichtbar -, daß nicht nur verkalkende gliöse Veränderungen in der Rinde hervorgerufen werden, sondern auch eine Gyrierungsstörung mit fokaler Abflachung auftritt. Der Gendefekt (TSC1-Gen) liegt auf Chromosom 9 (Lokus 9q34).

Therapie

Sieht man von den Phakomatosen ab, so stellt bei den übrigen genannten Tumoren das Auftreten von Liquorzirkulationsstörungen, vor allem aber von Hirndruckzeichen und beginnender Einklemmung, immer eine Operationsindikation dar. Allerdings sind zu diesem Zeitpunkt diese langsam wachsenden Tumoren nicht selten bereits in eloquente Hirnstrukturen vorgewachsen oder haben Hirnbasisgefäße oder Hirnnerven bereits so eingemauert, daß sie nicht mehr vollständig entfernt werden können. Dann kann nur eine Ventrikeldrainage zur Liquorableitung eingelegt und die Tumormasse verkleinert werden.

Bei den Phakomatosen kann außer der neurochirurgischen Entfernung des Kleinhirn-Angioblastoms bei der von Hippel-Lindau'schen Erkrankung nur eine symptomatische Therapie durchgeführt werden, d. h. die symptomatischen epileptischen Anfälle behandelt werden.

1.3.7. Tumoren benachbarter Strukturen

Definition

In dieser Gruppe von Tumoren können mit Ausnahme der meningealen Tumoren und der Nervenscheidenzelltumoren alle sogenannten extrazerebralen, aber intrakraniellen Tumoren zusammengefaßt werden.

Einteilung

- **Hypophysentumoren**
- **Tumoren des Clivus**
- **Schädelbasis- und Kalottentumoren**

Pathogenese

Bei den *Tumoren der Hypophyse* handelt es sich um Adenome, die von den unterschiedlichen Stammzellen des Drüsengewebes ausgehen. So sind die Tumoren auch unterschiedlich hormonell aktiv. Allerdings darf das Fehlen von Granula nicht mit dem Fehlen einer Hormonproduktion verwechselt werden.

Die zelluläre Zusammensetzung entscheidet also über die hormonelle Aktivität

- chromophobes Hypophysenadenom
  - großzellig: häufig Prolaktin-produzierend
  - kleinzellig: häufig hormonell inaktiv
- eosinophiles Hypophysenadenom
  - Somatotropin (STH)-produzierend
- basophiles Hypophysenadenom
  - ACTH-produzierend
  - TSH-produzierend

Die *entlang des Clivus auftretenden Tumoren*, wie das Chordom, können als embryonale Restgewebstumoren bezeichnet werden. Hierunter kann man auch noch die Kraniopharyngeome (s.o.) rechnen. Unabhängig von dieser Genese entwickeln sich in gleicher Lokalisation Chondrome und auch Osteome.

Der überwiegende Teil der anderen Tumoren der knöchernen Schädelbasis, aber auch der Kalotte, sind osteoklastische, selten auch osteoblastische Metastasen von Karzinomen oder leukämischer Tumoren.

Typische Krankheitszeichen

Klinische Checkliste Hypophysentumoren	
chromophobes Adenom *großzellig*	aufgrund der Prolaktin-Produktion bei Frauen sekundäre Amenorrhoe und Galaktorrhoe, beim Mann Gynäkomastie und Fertilitätsstörungen
chromophobes Adenom *kleinzellig*	aufgrund der Verdrängung funktionstüchtigen Hypophysengewebes Minderproduktion vor allem von TSH und damit Schilddrüsenunterfunktion, gelegentlich daneben Diabetes insipidus
eosinophiles Adenom	aufgrund der erhöhten STH-Produktion bei Jugendlichen Riesenwuchs, bei schon Erwachsenen Akromegalie
basophiles Adenom *ACTH-produzierend*	Cushing-Syndrom
basophiles Adenom *TSH-produzierend*	Schilddrüsen-Überfunktion

Bei den Tumoren entlang des Clivus treten, bevor die Raumforderung durch die Verdrängung und Verlagerung des Hirnstamms symptomatisch wird, Hirnnervenausfälle auf (siehe Checkliste Schädelbasissyndrome). Das gleiche gilt auch für die metastatisch bedingten Osteolysen der Schädelbasis und der Kalotte. Im Bereich der Schädelbasis, einschließlich des Bereichs des Foramen magnum, sind die Metastasen des Prostata-Karzinoms und die Absiedlungen beim Plasmozytom/Multiples Myelom neben den Sarkom-Metastasen am häufigsten für (kaudale) Hirnnervenausfälle verantwortlich.

Befunde

▶ *Klinik*

Bei den hypophysären Raumforderungen mit Wachstum aus der Sella heraus findet sich klinisch-neurologisch eine bitemporale Hemianopsie durch die Beteiligung des Chiasma opticum. Es folgen Hirndruckzeichen durch Liquorzirkulationsstörung bei Verlegung der Foramina Monroi.

Die Tumoren am Clivus und an der Schädelbasis führen zu typischen Schädelbasissyndromen (s.o.).

▶ *Serologie*

Bei Verdacht auf Vorliegen eines Hypophysenadenoms werden im Serum die basalen Hormonwerte mittels Radioimmunoassays bestimmt, gegebenenfalls können auch Stimulationstest (z.B. TRH-Test etc.) eingesetzt werden.

Zur Tumorsuche dienen die jeweils für den verdächtigten Primärtumor typischen Serummarker, neben einer Immunelektrophorese auch die Bence-Jones-Proteine im Urin.

▶ *Liquor*

Selten lassen sich im Liquor bei Schädelbasismetastasen zytologisch Tumorzellen nachweisen oder eine Meningeosis carcinomatosa erkennen. Die Proteindiagnostik ist allenfalls beim Multiplen Myelom von Interesse.

▶ *Bildgebung*

Die hormonaktiven **Hypophysenadenome** werden heute aufgrund der Möglichkeit der Hormonspiegel-Untersuchungen im Serum meist bereits in einem Stadium aufgefunden, in denen sie als sogenannte Mikroadenome noch intrasellär aufgefunden werden. Dabei sind die zystischen Anteile bereits klein, das Adenom selbst fast mikroskopisch, so daß nur sehr dünne Schnittbildaufnahmen im CT und im MRT notwendig sind.

1.3. Tumoren

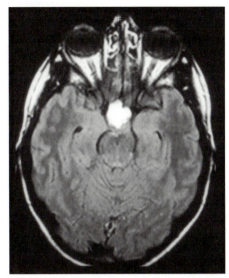

Abb. 1.44: Hypophysentumor mit Ausdehnung in die Suprasellare Zisterne (FLAIR-MR-Aufnahme).

Gerade zum Aufspüren der soliden Anteile ist eine Kontrastmittelgabe notwendig. Auch die Prolaktinome nehmen kräftig Kontrastmittel auf, und das Größenverhältnis zwischen Zyste und solidem Tumor ist ausgewogener oder umgekehrt. Gerade die kleinzelligen, hormoninaktiven chromophoben Adenome werden erst dann gefunden, wenn beim Wachstum nach oben das Erreichen des Chiasmas zu typischen Ausfällen führt. Die ballonierte Aufweitung der Sella durch ein vorwiegend zystisches intraselläres Adenom, dessen eigentlicher Tumoranteil lateral in der Nähe des Sinus cavernosus nur schwer zu erkennen ist, darf nicht mit einer sogenannten "Empty sella" verwechselt werden, bei der durch einen Defekt des Diaphragma sellae das Infundibulum des 3. Ventrikels gegen den Boden der sella drängt und durch den chronischen Druck ebenso zur Aufwertung der Sella bzw. Arrosion des Dorsum sellae führt.

Die Chondrome und Chordome am Clivus sind gerade im CT, weniger dagegen im MRT, aufgrund ihrer geringen Dichte und nur geringfügigen Kontrastmittelaufnahme innerhalb der mit Liquor gefüllten peripontinen Zisternen zu erkennen. Das MRT gewährleistet hier nicht nur den Tumornachweis besser, sondern demonstriert auch die Nachbarschaftsbeziehungen zu den angrenzenden Hirnnerven optimal.

Kleinere Osteolysen der Schädelbasis können bei den unregelmäßigen Strukturen leicht übersehen werden, vor allem dann, wenn die Aufnahmen nur mit einem Algorithmus zur Darstellung der Weichteile und nicht mit einem solchen zur Knochenbeurteilung durchgeführt wurden. Zur Differenzierung sollte man immer die kontralaterale Seite als Referenzstruktur mit einbeziehen, um osteolytische Destruktionen von Anschnitten physiologischer Foramina zu unterscheiden.

Therapie

Die intrasellären Hypophysenadenome werden via transnasalen Zugang mikrochirurgisch entfernt. Bei ausgedehntem supra- oder parasellären Wachstum (eine Einmauerung der lateral verlaufenden Arteria carotis interna kann heute vielfach bereits durch die MRT beurteilt werden, - erst wenn Schwierigkeiten der Differenzierung gegenüber einem teilthrombosierten Aneurysma auftreten, sollte angiographiert werden) wird von einem frontotemporalen Zugang aus offen reseziert. Im Fall eines Prolaktinoms kann zunächst eine Tumorverkleinerung mit Bromocriptin angestrebt werden.

Die Clivus-Tumoren können einen neurochirurgischen Zugang gleichzeitig von temporal und von der hinteren Schädelgrube aus notwendig machen.

Je ausgedehnter die Destruktion bei einem metastatischen Schädelbasis- oder Kalottenprozeß ist, um so eindeutiger wird der Radiatio vor einem chirurgischen Eingriff der Vorzug gegeben.

1.3.8. Metastasen

Definition

Das Aussenden von Absiedlungen ins Hirnparenchym oder die Dura bzw. in den Liquorraum gelingt überwiegend solchen Tumoren, deren Metastasen hämatogen ohne Passage der Lebergefäße direkt den Hirnkreislauf oder die meningealen Gefäße erreichen können. Der Erkrankungsgipfel gleicht den der Grunderkrankung und liegt im späten Erwachsenenalter am Übergang zum Senium. Die zerebralen Metastasen machen nur ca. 10 % aller Hirntumoren aus. Nicht zuletzt aufgrund des hohen Anteils von Metastasen des Bronchialkarzinoms werden fast doppelt soviel Männer als Frauen betroffen.

Einteilung

Die Primärtumoren, die am häufigsten zu einer zerebralen Metastasierung führen, werden in Tab. 1.17. zusammengefaßt.

Übersicht der Primärtumoren der häufigsten zerebralen Metastasen

• Bronchialkarzinom (25-30 % aller Metastasen)
• Mammakarzinom
• Nierenkarzinom
• Melanom
• Uteruskarzinom, Ovarialkarzinom
• eher seltener:
  - Magenkarzinom
  - Schilddrüsenkarzinom
  - Prostatakarzinom (Schädelbasismetastasen)
  - Rektumkarzinom (via Plexus rectalis)

Tab. 1.17: Übersicht der Primärtumoren der häufigsten zerebralen Metastasen.

Typische Krankheitszeichen

Das Typische für zerebrale Metastasen ist das Auftreten von fokalen neurologischen Ausfällen, die sich mehr protrahiert entwickeln als beim Hirninfarkt oder einer Blutung, aber rasch innerhalb von Wochen fortschreiten. Da bereits kleine Absiedlungen vom umgebenden Hirnparenchym mit einem vasogenen Ödem beantwortet werden, das eigentlich für die neurologische Symptomatik verantwortlich ist, kann von dem Ausmaß der klinischen Ausfälle nicht auf die Tumorgröße zurückgeschlossen werden.

Bei weiterer Ausdehnung des perifokalen Ödems und beim "Zusammenfließen" mehrerer solcher Ödemzonen kann innerhalb von Tagen eine erhebliche Hirnschwellung hervorgerufen werden, die über ein hirnorganisches Psychosyndrom rasch zu einer zunehmenden Bewußtseinstrübung führt.

Befunde

▶ Klinik

Treten bei Erwachsenen protrahiert neurologische Ausfälle oder hirnorganische Auffälligkeiten oder erstmals epileptische Anfälle auf, die zusammenfallen mit allgemeinen Zeichen eines katabolen Geschehens, wie ungewollter Gewichtsabnahme, Appetitverlust, Anämie, oder auch anderen Symptomen wie therapieresistentem Husten mit ungewöhnlichem Auswurf oder morgendlicher Übelkeit, ist das Tumorgeschehen meist bereits weit fortgeschritten und die zerebralen Metastasen nicht die einzigen Absiedlungen.

Andersherum ist aber die Entdeckung einer Metastase eines bis dahin unbekannten Primärtumors häufiger. Dann steht klinisch eine Tumorsuche an. Diese umfaßt Röntgen- und CTAufnahmen des Thorax bzw. des Abdomens und Beckens sowie Ultraschalluntersuchungen des Bauchraums, der Genitalorgane und der Schilddrüse sowie eine ausführliche dermatologische Untersuchung.

▶ Serologie

Neben der stark beschleunigten BSG (Sturzsenkung) kann eine Tumoranämie auffallen, außerdem muß im Serum die Reihe der Tumormarker untersucht werden.

▶ Liquor

Der Liquor kann bereits eine Meningeosis carcinomatosa zeigen. Der Nachweis einzelner Tumorzellen bei sehr oberflächennahen Metastasen gelingt eher selten.

▶ Bildgebung

Sind im CT oder MRT mehrere raumfordernde Herde nachweisbar, ist die Diagnosestellung - sieht man von seltenen zystischen Hirnerkrankungen und Hirnabszessen ab - sehr treffsicher.

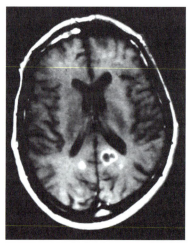

Abb. 1.45: Multiple Metastasen mit ringförmiger Kontrastanreicherung bei einem Bronchialkarzinom.

Anders ist dies bei solitären Metastasen, vor allem dann, wenn sie initial sehr klein (< 1 cm) sind. Die Metastasen des Nierenzellkarzinoms und des Melanoms sind im CT primär leicht hyperdens. Nahezu alle Metastasen nehmen kräftig Kontrastmittel auf. Bei größeren Metastasen können zentrale regressive Veränderungen dazu führen, daß eine ringförmige Anreicherung auffällt und eine Abgrenzung zu hirneigenen Tumoren schwierig wird. An dieser Stelle kann die differentialdiagnostische Klärung bei unbekanntem Primärtumor einer Solitärmetastase durch eine stereotaktische Biopsie oder - je nach Sitz des Prozesses - durch die offene Entfernung mit histologischer Untersuchung erbracht werden, gegebenenfalls findet sich dadurch auch ein Hinweis auf den Ursprung der Absiedlung. Eine angiographische Darstellung trägt wenig zur Differenzierung bei.

Therapie

Im Fall einer Solitärmetastase wird die neurochirurgische Exstirpation angestrebt. Bei wiederholtem Nachweis jeweils einer Metastase kann auch eine stereotaktische Bestrahlung oder eine stereotaktisch gesteuerte interstitielle Brachytherapie eingesetzt werden.

Bei multipler Metastasierung wird eine Bestrahlung des gesamten Schädelinhalts durchgeführt.

Insbesondere im Hinblick auf solche Behandlungsmöglichkeiten, die aber in den ersten Tagen der Bestrahlung durch eine Verstärkung des perifokalen Tumorödems zu drastischen klinischen Verschlechterungen führen können, sollte initial mit dem Einsatz von Kortikoiden möglichst sparsam umgegangen werden bzw. mit der niedrigsten noch wirksamen Dosis behandelt werden, die den Patienten während des Ablaufs der Diagnostik gerade eben symptomfrei oder symptomarm hält. Bereits vor der Strahlentherapie empfiehlt sich eine prophylaktische antikonvulsive Behandlung.

Im Fall einer Meningeosis carcinomatosa können auch zusätzlich intrathekal Chemotherapeutika injiziert (z.B. Methotrexat) oder eine Bestrahlung der Wirbelsäule bzw. der Neuroaxis durchgeführt werden.

1.3.9. Gefäßtumoren und -mißbildungen

Definition

Gefäßtumoren, die als Wucherungen der Gefäßbinnenräume bzw. von den Endothelien oder den anderen Bestandteilen der Gefäßwand ausgehen, wie den Myozyten oder Perizyten, sind intrakraniell und insbesondere intrazerebral sehr selten. Eine Übergangsform zu echten Tumoren stellen die angiomatösen Mißbildungen bei den Phakomatosen (☞ Kap. 1.3.6.) dar. Dagegen handelt es sich bei der Mehrzahl der Gefäßtumoren nicht um echte Hämangiome, sondern nur um anlagebedingte arteriovenöse Kurzschlüsse bzw. Mißbildungen, die sich durch ihre unterschiedlichen Zu- und Abflüsse sowie den Aufbau und Durchfluß der eigentlichen Shuntstrecke bzw. Nidus unterscheiden lassen.

Einteilung

Man unterscheidet

- **durale arteriovenöse Malformationen (dAVM)**
  - A. carotis externa-versorgt
  - A. carotis interna-versorgt
- **intrazerebrale arteriovenöse Malformationen (AVM)**
  - High-flow AVM (fistulärer Typ)
  - Low-flow AVM
  - Kavernome
  - venöse Angiome

Pathogenese

Die intrazerebralen arteriovenösen Mißbildungen sind angeborene, als pathologisch zu bezeichnende Kurzschlüsse zwischen arteriellem und venösem Gefäßsystem unter Ausschluß einer Kapillarstrecke, d. h. diese Gefäße versorgen kein Hirnparenchym, sie durchsetzen es allerdings, und die veränderten Zirkulationsbedingungen in diesem Parenchymblock können einen Minderversorgung bedingen, so daß auch Gewebsuntergänge nachweisbar sein können. Die venösen AVM sind erweiterte kortikale Venen, die weit in die Tiefe des Marklagers drainieren und dort ein drusenartiges Sammelvenensystem haben, ohne ein unmittelbares Gegenstück auf der arteriellen Seite zu besitzen. Bei der angiographischen Darstellung füllen sich diese Venen auch später und länger als die physiologischen kortikalen Venen.

Kavernome sind solche Mikro-AVM, bei denen zwischen den Gefäßen kein Parenchym mehr nachweisbar ist und der Gefäßraum aufgrund einer Septierung durch Endothelien einen wabenartigen Eindruck macht.

Die dAVM werden auch als Durafisteln bezeichnet, also solche arteriovenöse Mißbildungen, die überwiegend, aber nicht immer extrazerebral durch die arteriellen Durazuflüsse (Meningeal-Arterien) versorgt werden. Sie können spontaner oder auch traumatischer Genese sein. Insbesondere bei Translationstraumen der Schädelbasis kann der Schermechanismus zu solchen fistulären Kurzschlüssen führen.

Typische Krankheitszeichen

In einem Drittel bis zur Hälfte aller Fälle werden die **AVM** durch epileptische Anfälle symptomatisch. Dabei kann es sich um einfach fokale oder auch um generalisierte Anfallstypen handeln. Ein erster Anfall bei den überwiegend im jungen Erwachsenenalter erkrankenden Patienten kann aber seinerseits, neben fokalen neurologischen Ausfällen, Ausdruck einer intrakraniellen bzw. intrazerebralen Blutung sein, die die häufigste Ursache für das Auftreten von Symptomen überhaupt ist. Seltener sind durch das Angiom ausgelöste Umverteilungen des Blutes für Infarkte des benachbarten Gewebes verantwortlich. Ein solcher Mechanismus wurde aber immer wieder diskutiert, um die häufig Jahre vorangehenden migräneartig anmutenden Kopfschmerzen bei Patienten mit AVM zu erklären.

Venose AVM werden meist nur durch Zufall bei der Abklärung anderer zerebraler Symptome entdeckt.

Die duralen Fisteln (**dAVM**) können durch zwei unterschiedliche Mechanismen symptomatisch werden: Einmal durch die unmittelbare "Arterialisierung" des venösen Systems mit Überlastung und Aufstau, wie zum Beispiel bei der spontanen oder traumatischen Carotis-Cavernosus-Fistel, bei der die Orbitavenen als Drainage überflutet werden und durch den Rückstau ein erhöhter Augeninnen- und Orbitabinnendruck, Lidschwellung, erhebliche konjunktivale Gefäßstauung und Chemosis auftreten. Bei Fisteln zum Sinus transversus steht klinisch der pulssynchrone Tinnitus im Vordergrund, welcher den Patienten bereits früh erheblich beeinträchtigt, sowie epileptische Anfälle bei Stauungsblutungen in den Temporallappen. Andererseits können kortikale Venen zum Abfluß benutzt werden, so daß die normale venöse Drainage der Hirnrinde nicht gelingt und der Gewebsdruck so weit ansteigt, daß ein Diffusionsgefälle von arterieller Seite der intrazerebralen Gefäße nicht mehr aufgebaut werden kann und man von einer venösen Kongestion des Parenchyms spricht.

Befunde

➤ *Klinik*

Bei der subjektiven Angabe eines pulssynchronen Tinnitus kann differentialdiagnostisch zum Beispiel auch eine Polyzythämie oder eine A. carotis externa-Stenose zugrunde liegen. Im Fall einer duralen Fistel läßt sich der Tinnitus des Patienten auch vom Untersucher spontan oder auskultatorisch hören.

➤ *Liquor*

Die Liquoruntersuchung kann allenfalls auch zum Nachweis bereits länger zurückliegender (ca. 2-4 Wochen) Blutungsereignisse benutzt werden, indem dann Siderophagen nachweisbar sind.

➤ *Bildgebung*
- dAVM
  Die Schnittbildgebung mit CT oder MRT kann allenfalls durch die Erweiterung der abfließenden venösen Drainagesysteme indirekte Hinweise auf das Vorliegen einer solchen Fistel geben. Mit Hilfe des Ultraschalls sind durchaus die zufließenden Hauptverteiler anhand des erhöhten und steilen Strömungsprofils zu ermitteln. Allerdings bleibt die selektive intraarterielle Angiographie das diagnostische (und meist auch therapeutische) Mittel der Wahl
- AVM
  In der CT lassen sich die AVM meist erst nach Kontrastmittelgabe eindeutig identifizieren. Dies war einer der Gründe, warum bei der Abklärung eines ersten Krampfanfalls mittels CT die Untersuchung unbedingt auch mit Kontrastmittelgabe durchgeführt werden sollte, auch wenn kleine spritzerartige Verkalkungen schon auf die AVM hindeuten. Dagegen kann in der MRT der Fluß in den pathologischen Gefäßen in

1.3. Tumoren

der überwiegenden Zahl der Fälle bereits ohne Kontrastmittel in der Schnittbildgebung erfaßt werden. Daher wird der MRT heute bei der Abklärung dieser Prozesse der Vorzug gegeben. Auch die kleinen Kavernome, die manchmal nur wenige Millimeter Durchmesser haben, werden mit der MRT - vor allem bei ihrem vorwiegenden Sitz in der hinteren Schädelgrube - eindeutiger erfaßt als mit der CT, die diese Prozesse auch nach Kontrastmittel manchmal übersieht läßt. Erst wenn zirkumskript im Kavernom oder girlandenartig an der arteriovenösen Mißbildung Verkalkungen auftreten, kann auch die native CT-Untersuchung den Prozeß auffinden.

Die Kavernome lassen sich im MRT auch deswegen gut identifizieren, weil sie in der AVM auch häufig kleine Einblutungen aufweisen, bei denen dann um ein durchströmtes und anfärbendes Zentrum konzentrisch Hämosiderin, Kalk und andere Gefäßanteile angeordnet sind.

Trotz ausgefeilter MR-Angiographie-Technologie wird zur Charakterisierung und Darstellung des Nidusaufbaus und der zuführenden Gefäße die selektive arterielle Angiographie (☞ Abb. 1.46) die Untersuchung sein, die die meisten Informationen im Hinblick auf die Therapierbarkeit der AVM gibt.

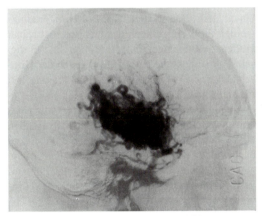

Abb. 1.46: Intrazerebrale high-flow AVM.

Therapie

Zur Therapie der AVM stehen grundsätzlich zur Verfügung:

- **mikrochirurgische Exstirpation**
- **Embolisation**
- **stereotaktische Bestrahlung**

Die Embolisation der AVM kommt selten allein, sondern meist in Kombination mit der neurochirurgischen Entfernung zum Einsatz. Lediglich bei tiefem Sitz oder in eloquenten Hirnregionen kann allein nur embolisiert werden oder hier - wie auch bei AVM in der hinteren Schädelgrube - stereotaktisch bestrahlt werden. Letztere Technik ist allerdings auf AVM mit einem Durchmesser von wenigen Zentimetern (max. 3 cm) begrenzt.

Die **dAVM** können in einer Sitzung mit der diagnostischen Angiographie verschlossen werden. Hierzu finden Mikrokatheter Verwendung, die in Nidusgefäße eingeführt werden, sowie zur Embolisation Maisöl (Ethibloc®), aushärtende Acrylaten (Histoacryl®), Metallspiralen oder kleine Ballons.

1.3.10. Maligne Lymphome

Obwohl das Gehirn und das Rückenmark kein Lymphsystem besitzen und somit maligne lymphozytäre Zellen nicht direkt aus den Lymphbahnen oder von benachbarten Lymphknoten aus in das Gewebe einwandern können, kann das ZNS durch hämatogene Verschleppung im Sinne des systemischen Befalls befallen werden, und zwar sowohl entlang des Liquorraums als auch direkt intraparenchymatös.

Einteilung

- **Lymphogranulomatose (Morbus Hodgkin)**
- **Non-Hodgkin-Lymphome**
  - primär zerebrales Lymphom

Pathogenese

Die Lymphogranulomatose ist eine Erkrankung des lymphoretikulären Systems, deren Tumorgewebe aus einer Mischung von Hodgkin-Zellen (Blasten) und Sternbergschen Riesenzellen und Granulationsgewebe besteht. Die Pathogenese ist nach wie vor nicht endgültig geklärt. Der ZNS-Befall stellt eine Rarität dar und wird, wenn überhaupt, als meningeale **Beteiligung** festgestellt.

Der überwiegende Teil der intrakraniellen Lymphome wird von den Non-Hodgkin-Lymphomen abgedeckt. Die malignen Zellen leiten sich von der Lymphozytopoese her. Bei der primär intrazerebralen Form, bei der keine Lymphome außerhalb des ZNS gefunden werden, geht man davon aus, daß noch pluripotente Stammzellen in der Pia sich pathologisch in Richtung der lymphozytären Zellreihe entwickeln.

Typische Krankheitszeichen

Typische Symptome gibt es nicht. Jede Klinik einer zerebralen Raumforderung oder meningealen Erkrankung kann durch ein Lymphom hervorgebracht werden, allerdings überwiegen fokale neurologische Ausfälle.

Befunde

▶ *Serologie*

Die generalisierte Form wird durch die hämatologischen Untersuchungen einschließlich immunzytologischer Methoden, Lymphknotenbiopsie, Immunelektrophorese etc. charakterisiert, wobei sich auch im Hinblick auf die Therapiemöglichkeiten Schlußfolgerungen ergeben.

Bei der primär zerebralen Form bleiben alle diese Untersuchungen negativ.

▶ *Liquor*

Auch im Liquor kann eine solche zytologische Identifizierung und eine Typisierung mit Methoden der Immunhistologie bzw. -zytologie vorgenommen werden. Im ausgeprägtesten Fall liegt eine Meningeosis leucaemica (☞ Abb. 1.47) mit einer Pleozytose von Tumorzellen und Eiweißerhöhung vor.

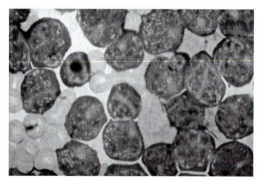

Abb. 1.47: Zellbild bei Meningeosis leucaemica.

▶ *Bildgebung*

Bei einer meningealen Aussaat färben die Meningen nach intravenöser Kontrastmittelgabe im MRT kräftig an, und in den T$_2$w-Aufnahmen läßt sich eine globale Schwellung aufgrund eines Hirnödems nachweisen.

Die lokalisierten intraparenchymatösen Lymphome lassen sich überwiegend Liquorraum-nah bzw. in Nachbarschaft der Ventrikel finden. Im CT sind diese meist gegen das Hirnparenchym gut abgrenzbaren Tumoren leicht in der Dichte angehoben und imponieren durch eine kräftige homogene Kontrastanreicherung, was natürlich auch im MRT beobachtet werden kann. Im Angiogramm färben die Tumoren erst spät in der parenchymatösen Phase ebenso homogen an.

Therapie

Die klinischen Symptome sprechen gut auf die intravenöse Gabe von Kortikoiden an, die die Blut-Hirn-Schranke abdichten und das perifokale vasogene Ödem reduzieren. Auf die gleiche Weise verschwindet der Tumor auch scheinbar im CT, obwohl nur die Kontrastmittelanreicherung verhindert wird, das Tumorinfiltrat aber noch immer vorhanden ist.

Daher muß darüber hinaus eine Strahlen- und Chemotherapie je nach Zelltyp erfolgen.

1.4. Traumen

Definition

Unter dem Begriff des Schädel-Hirn-Traumas werden die Verletzungen des Gehirns und seiner Hüllen zusammengefaßt. Mit Hüllen sind in diesem Fall sowohl die Hirnhäute als auch der Hirnschädel gemeint. Ein Schädel-Hirn-Trauma tritt meistens nicht isoliert auf, sondern als eine Schädigung im Rahmen eines Polytraumas. Trotz eines hohen Anteils von Sport- und Haushaltsunfällen als Ursache für ein Schädel-Hirn-Trauma sind es nach wie vor die Kraftfahrzeug-bedingten Unfälle - neben denen mit Zweiradfahrern oder Fußgängern -, die für größte Zahl an Schädel-Hirnverletzten Patienten verantwortlich sind.

Einteilung

Es gibt zur Zeit keine allgemein akzeptierte Einteilung der Schädel-Hirn-Traumen. Das liegt zum einen daran, daß die bisher gültigen Skalierungen, z.B. von *Tönnis und Forst*, noch aus Zeiten stammen, die die Kenntnisse über die intrakraniellen Befunde aus den modernen Schnittbildverfahren noch nicht berücksichtigen konnten, und zum anderen an der Unübersichtlichkeit bei der Berücksichtigung beider, sowohl der knöchernen als auch der Hirn-Verletzung:

Schädelverletzung
Schädelprellung
Schädelfraktur, geschlossen
Kalottenfraktur Basisfraktur
Schädelfraktur, offen
Basisfraktur Impressionsfraktur Berstungsfraktur
Hirnverletzung
Grad I - leicht (Commotio cerebri) Grad II - mittelschwer (Contusio cerebri) Grad III - schwer (Compressio cerebri)

Die Probleme entstehen bei dem Versuch, eine Schädigungsfolge mit einer einzigen Beschreibung zu erfassen. Veranschaulicht werden kann die Schwierigkeit am Beispiel, daß ein Patient zwar nur eine knöcherne Schädelprellung ohne wesentliche äußere Verletzungszeichen, aber eine schwere Hirnkontusion haben kann bzw. umgekehrt eine offen Basisfraktur zwar Luft in den Schädel gelangen lassen kann, aber klinisch allenfalls eine Gehirnerschütterung (Commotio cerebri) vorliegt.

Die Beschreibung der sogenannten "gedeckten Schädel-Hirn-Traumen" als Commotio, Contusio und Compressio cerebri läßt kaum eine Differenzierung in der Beschreibung der unterschiedlichen Schweregrade der mittelschweren Traumen zu, während dann sofort eine Kompression des Gehirn bereits eine Schädigung darstellt, die ein intrakranielles Blutungsereignis voraussetzt oder bei einer offenen Hirnverletzung vorstellbar ist.

Pathogenese

Definitionsgemäß tritt bei der leichtesten Form des Schädel-Hirn-Trauma (Grad I), also einer Gehirnerschütterung (Commotio cerebri), kein morphologisch faßbarer Hirnschaden ein. Durch die Gewalteinwirkung wird nur für kurze Zeit die Funktion der Hirnrinde gestört.

Bei den schwereren Gewalteinwirkungen muß zwischen offenen und geschlossenen Verletzungen deswegen unterschieden werden, weil eine offene Verletzung mehr durch eine sehr lokale, den Schädel und die Dura penetrierende Verletzung hervorgerufen wird, während bei der geschlossenen die Auftreff-Energie durch den Schädel verteilt und über den nicht komprimierbaren Liquor auf die Hirnoberfläche weitergegeben wird. Daraus wird ersichtlich, daß das Gehirn bei einer offenen Verletzung die Energie mehr lokal absorbieren muß, während bei der gedeckten die Weiterleitung breitere Areale betrifft.

Im Fall einer gedeckten Verletzung durch stumpfe Gewalt wird zunächst der Schädel beschleunigt.

Klinische Checkliste Gradeinteilung der Schädel-Hirn-Traumen				
	Bewußtlosigkeit	Bewußtseinsstörung/psychopathologische Ausfälle	Neurologische/ neuropsychologische Ausfälle	vegetative Störungen
Grad I leicht (Commotio cerebri)	Sekunden bis Minuten	1 Stunde	keine, gelegentlich Nystagmus	keine
Grad II mittelschwer (Contusio cerebri)	Minuten bis 1 Stunde, selten Stunden	bis zu 1 Tag	geringfügig und passager	passager
Grad III schwer (Contusio cerebri)	mehrere Stunden	bis zu mehreren Tagen	nahezu immer, nicht immer reversibel	obligat

Das Gehirn verharrt als Masse über den Zeitraum der Energieübertragung gegenüber dem Schädelknochen. Dadurch entsteht auf der Aufprallseite ein Überdruck und an der Gegenseite ein Unterdruck. Da der Schädel nach dem Aufprall in der Regel nicht weiter beschleunigt wird, bremst der Knochen bereits zu einem Zeitpunkt wieder ab, an dem das Gehirn gerade die Beschleunigung aufgenommen hat. Dadurch entsteht zeitlich versetzt der umgekehrte Vorgang, daß an der Gegenseite ein Überdruck und an der Aufprallseite ein Unterdruck entsteht.

Das Gewebe der Hirnrinde zusammen mit den ein- und austretenden Gefäßen, insbesondere den Venen, toleriert besser eine Kompression als eine Sogwirkung. Daher sind die Läsionen an der Stelle der Einwirkung des Unterdrucks häufig die ausgeprägteren. Je nach Zusammenspiel der beschriebenen Beschleunigungs - und Abbremsvorgänge ist der Rindenprellungsherd am Aufprallort (*coup*) geringer als an der Gegenseite (*contre-coup*), zumal der gleiche Pathomechanismus durch die Zugwirkung auf Gefäße für das Entstehen von Blutungen in Hirnrinde, Arachnoidea und Dura verantwortlich ist.

 Typische Krankheitszeichen

Für den täglichen Umgang mit verunfallten Patienten und auch für die gutachterliche Tätigkeit ist nicht so sehr die Beurteilung des Schweregrades der neurologischen Ausfälle ein Problem wie das Auseinanderhalten der beiden leichtesten Formen der Schädel- bzw. Hirnverletzung, von **Schädelprellung** und **Gehirnerschütterung**.

Die eindeutige Grenzziehung liegt im Vorhandensein einer **Bewußtseinsstörung**, die bei der Diagnose einer Commotio cerebri vorhanden sein muß und darüber hinaus auch für die Gedächtnisstörung verantwortlich ist. Für den Patienten selbst ist das Unterscheiden von *Bewußtlosigkeit* und *Erinnerungslücke* (**Amnesie**) nicht möglich, daher muß meist auf fremdanamnestische Angaben zurückgegriffen werden. Denn nicht selten vermeint der Patient stundenlang bewußtlos gewesen zu sein, obwohl er dies nur wenige Sekunden war und lediglich die zeitlich vor (**retrograd**) und nach (**anterograd**) dem Ereignis angeordneten Abläufe amnesiert. Dagegen können vegetative Begleiterscheinungen wie Übelkeit und Erbrechen oder Schwindel bei beiden Traumen gefunden werden.

Aus dem gleichen Grund, warum Patienten Bewußtlosigkeit und Amnesie schlecht trennen können, finden sich auch in der Literatur unterschiedliche Angaben zur zulässigen Dauer der Bewußtlosigkeit und der Amnesie, da die Skalierungen aus Zeiten stammen, in denen eine morphologisch nachprüfbare Läsion nur post mortem oder klinisch bzw. elektrophysiologisch beurteilt werden konnte. Daher läßt zum Beispiel der eine Autor nur wenige Minuten, der andere bis zu Stunden Bewußtlosigkeit bei der Diagnose eines leichten Schädel-Hirn-Traumas zu.

Höhere Grade der Hirnschädigung werden neben der Länge der Bewußtlosigkeit klinisch auch anhand der Länge einer Bewußtseinsstörung, dem Vorhandensein fokaler neurologischer oder neuropsychologischer Ausfälle, psychopathologischer Auffälligkeiten und vegetativer Störungen (z.B. Blutdruckkrisen etc.) differenziert (☞ Checkliste).

Nach einer Schädelprellung können unmittelbar, nach einer Gehirnerschütterung im unmittelbaren Anschluß an die Bewußtseinsstörung und nach einer Kontusion natürlich durch die längeren Ausfälle noch später, typische subjektive Beschwerden auftreten, wie *Kopfschmerzen, Übelkeit, Schwindel, verminderte Leistungsfähigkeit, affektive Labilität* und auch *orthostatische Beschwerden*, die man als "**postkommotionelles Syndrom**" bezeichnet. Solange diese Beschwerden nur wenige Tage anhalten und dabei eine ständig abnehmende Tendenz zeigen und spätestens nach 1-2 Wochen sistieren, kann man sie berechtigterweise so bezeichnen. Vielfach persistieren diese Beschwerden aber oder nehmen mit Abstand vom Trauma eher zu. Dann sollte man diesen Begriff nicht verwenden, da sich vor dem Hintergrund der Biographie des Patienten, der Verarbeitung des Traumahergangs und nicht zuletzt der Versicherungssituation eine unfallunabhängige, vielfach ängstlich gefärbte, neurotische Fehlhaltung im Sinne der "*Pseudoneurasthenie*" (nach Bleuler) entwickelt hat.

Auch bei den höhergradigen Schädel-Hirn-Traumen (Grad II-III) gibt es neben den **neurologischen Ausfällen,** wie Hemisyndromen, Hirnnervenausfällen, Sprachstörungen etc., nicht selten psychiatrische Begleiterkrankungen. Da es sich durch die Kontusion um organisch begründete Symptome handelt, zählen die psychopathologischen Auffälligkeiten zu den **exogenen Psychosen**. Im einfachsten Fall besteht lediglich ein hirnorganisches Psychosyndrom mit Desorientiertheit, Antriebsstörung, affektiver Verflachung oder Enthemmung und mnestischen Störungen ohne produktive Symptome. Lassen sich produktive Symptome nachweisen, wie illusionäre Verkennung oder optische Halluzinationen, so ergibt sich - zusammen mit wechselnder Bewußtseinslage, psychomotorischer Unruhe bis hin zu ängstlich erethischen Zuständen - das Bild eines *delirantes Syndroms*, zusammen mit Suggestibilität sowie Verlust des Kurzzeitgedächtnisses bei erhaltener Orientierung ein *Korsakow-artiges Bild*.

In der schwersten Erscheinungsform des Schädel-Hirn-Traumas sind die Patienten neben den neurologisch nachweisbaren Ausfällen Tage bis sogar Wochen komatös. Ein **Koma** ist definiert als eine Bewußtlosigkeit, aus der der Patient nicht erweckbar ist.

Befunde

▶ *Klinik*

Die *leichten Schädel-Hirn-Traumen* sind gekennzeichnet durch das Fehlen jedes fokalen neurologischen Befundes. Ein durch eine begleitende vestibuläre Störung im Bereich des Felsenbeins ausgelöster Nystagmus ist nicht als neurologischer Befund zu werten.

Bei den *schweren Schädel-Hirn-Verletzungen*, gedeckt oder offen, ist zu unterscheiden zwischen fokalen Ausfallserscheinungen durch die Lokalisation der Kontusion, meist im Bereich der Großhirnhemisphären, und den globalen Ausfallserscheinungen, wie zum Beispiel Bewußtseinsstörungen, durch ein globales Hirnödem oder eine Hirnstammkontusion.

Bei den fokalen Befunden kann durch eine Kontusion jede Art fokaler zentraler neurologischer oder auch neuropsychologischer Befunde angetroffen werden. Dabei ist insbesondere auch auf Ausfälle peripherer Nerven, nämlich der Hirnnerven, hinzuweisen, die bei Schädelbasisfrakturen anzutreffen sind. Die Augenmuskel-steuernden Hirnnerven III, IV und VI sowie der N. opticus sind bei Frakturen im Bereich der Orbitaspitze bzw. der Fissura orbitalis superior, also des kleinen Keilbeinflügels betroffen. Felsenbeinfrakturen, hier vor allem die Querfraktur, haben häufig eine Parese des N. facialis zur Folge. Bei sehr medial gelegenem Frakturspalt kann auch der N. trigeminus betroffen sein.

Zur Abschätzung einer globalen Störung des Gehirns durch breitflächige Kompression (z.B. subdurale Blutung) oder globale Hirndruckentwicklung bzw. fokal durch Hirnstammkontusion sind die Bewußtseinsstörungen zunächst graduell zu unterscheiden:

- **Somnolenz** - schläfrig, aber jederzeit erweckbar, noch orientiert
- **Sopor** - bewußtlos, noch erweckbar, aber desorientiert
- **Koma** - bewußtlos, nicht erweckbar

Darüber hinaus kann aber beim Vorliegen eines Komas, gerade auch im Hinblick auf ein mögliches Wiedererwachen, das Ausmaß des Schweregrades weiter differenziert werden (nach Poeck):

Neurologische Checkliste Koma-Schweregrade	
Grad I	bewußtlos, keine fokale Neurologie
Grad II	bewußtlos, fokale neurologische Ausfälle und /oder epileptische Anfälle
Grad III	bewußtlos, spontan oder auf Schmerzreize Auftreten von Beuge- und/oder Strecksynergismen an Armen und/oder Beinen
Grad IV	bewußtlos, schlaffe Tetraplegie, weite lichtstarre Pupillen, erhaltene Spontanatmung

Solche Beschreibungen der Bewußtseinslage haben sich aber als wenig geeignet erwiesen, um den spontanen Verlauf bzw. den Therapieerfolg bei einem Patienten zu verfolgen, zumal dann, wenn er von verschiedenen Untersuchern dokumentiert wird. Insbesondere dann, wenn auch das Pflegepersonal auf einer Intensivstation mit zur Beurteilung herangezogen werden soll, muß eine Skalierung zur Beschreibung der Bewußtseinsstörung "relativ einfach" sein und die Variabilität zwischen den Untersuchern klein halten. Trotz mehrerer Kritikpunkte gibt es zur Zeit kaum eine gelungene Alternative zur sogenannten **Glasgow-**

Koma-Skala (Glasgow Coma Scale), die zur Vereinfachung jedem neurologisch zu erhebenden Befund einen Punktwert zuordnet.

Glasgow-Koma-Skala		
Reaktion	Befund	Punkte
Augen-öffnen	spontan auf akustischen Reiz auf Schmerzreiz fehlt	4 3 2 1
Motorische Reaktion	folgt Aufforderungen gezielt auf Schmerzreiz zieht die Extremität zurück Beugehaltung Streckhaltung fehlt	6 5 4 3 2 1
Verbale Reaktion	orientiert verwirrt einzelne Worte einzelne Laute fehlt	5 4 3 2 1

Anhand des Gesamtpunktwertes, durch einfache Addition, wird der Verlauf dokumentiert. Eine der Schwierigkeiten bei dem Versuch einer Skalierung ist die Tatsache, daß eine Bewußtseinsstörung einerseits infolge einer globalen Störung, z.B. einem Hirnödem, und andererseits als Folge einer sehr umschriebenen Verletzung des Hirnstamms auftreten kann. Die Glasgow-Koma-Skala umschifft dieses Problem, indem sie lokale Hirnstammbefunde, wie Okulomotorikstörungen, Pupillenstörungen oder Nystagmen, wegläßt, obwohl eine **Hirnstammschädigung** nach Schädel-Hirn-Traumen nicht nur **primär** durch die direkt angreifenden Scherkräfte, sondern auch **sekundär** durch Verlagerung der Mittellinienstrukturen oder Kompression bei bihemisphärischer Raumforderung hervorgerufen wird. Wenn man so will, kann man sagen, daß im Verlauf jedes supratentorielle Trauma bei fortschreitender Verschlechterung in ein solches Hirnstamm-Syndrom mündet. Je weiter nach kaudal der Hirnstamm geschädigt wird, über das Mittelhirn bis zum Bulbärhirn, desto mehr treten zu den neurologischen Ausfällen Störungen des Vegetativums hinzu, d.h. Störungen des Blutdrucks, der Pulsfrequenz, der Atmung und der Temperatur.

Verknüpft man diese neurologischen und vegetativen Befunde, kommt jeweils ein für den Hirnstammabschnitt und den Schweregrad typisches Bild heraus. Verschiedene Autoren versuchen daher wiederum eine Graduierung in 1-4 Stufen darzustellen. Die eigene Erfahrung zeigt allerdings, daß es fließende Übergänge gibt. Zum Beispiel müssen zum Zeitpunkt, an dem der Patient die Beine in einer Streckhaltung mit Tonuserhöhung zeigt, nicht zwangsläufig auch dyskonjugierte Augenbewegungen vorliegen, sondern es kann noch eine konjugierte und pendelnde Augenbewegung beobachtet werden. Aufgrund dessen wird in der Tab. 1.18. vermieden, Stadien darzustellen. Vielmehr soll parallel nebeneinander aufgeführt werden, welche Befunde nacheinander von einer leichten zu einer schweren Hirnstammsymptomatik führen.

Je nach Schweregrad und Vollständigkeit der Hirnstammverletzung wird das Großhirn bzw. die Hirnrinde vom Hirnstamm und den kaudalen Anteilen wie Medulla und Rückenmark funktionell getrennt. Diese Trennung wird als **Dezerebration** bezeichnet oder auch **apallisches Syndrom** (= *ohne Hirnmantel*). Es verläuft klinisch unter dem Bild eines Mittelhirnsyndroms, das allerdings meist ein Stadium erreicht hat, in dem der Patient in Streckhaltung der Beine und Beugehaltung der Arme verharrt, weswegen auch von *Enthirnungsstarre* gesprochen wird. Hinzu kommen Myoklonien, orale Automatismen, vegetative Entgleisungen. Miktion und Defäkation werden reflektorisch auf spinalem Niveau geregelt. Da die Patienten aber nicht unbedingt die Augen geschlossen haben und unwillkürliche Augenbewegungen beobachtet werden können, machen die Patienten einen wachen Eindruck. Bei Prüfung des **okulozephalen Reflexes** läßt sich bei aufgehobener Fixation ein *Puppenkopfphänomen* beobachten. (Die Verschaltung der vestibulären Eingänge und der Informationen aus den tiefen Nackenmuskeln zum Fasciculus longitudinalis medialis (FML) gewährleistet bei passiver Kopfwendung eine unwillkürliche Augenbewegung zur Gegenseite.) Der **vestibulo-okuläre Reflex** zeigt eine tonische Blickwendung zur Gegenseite. (Bei labyrinthärer Erregung durch Warm-, meistens aber Kaltspülung

1.4. Traumen

Mittelhirnsyndrom			
	leicht	⇒	**schwer**
Vigilanz	somnolent	⇒	komatös
spontane Körperhaltung	normal ⇒ Beine gestreckt ⇒ Beine gestreckt, Arme gebeugt	⇒	durchgehende Streckhaltung
spontane Motorik	grobe Massenbewegungen ⇒ Beuge-/Strecksynergismen	⇒	Strecksynergismen
Reaktion auf Schmerzreiz	verzögert ⇒ ungezielte Massenbewegung ⇒ Beuge-/Strecksynergismen	⇒	fehlend
Pupillenweite	mittelweit ⇒ eng	⇒	unter mittelweit
Pupillenreaktion	normal ⇒ verzögert	⇒	stark verzögert
Bulbusstellung	konjugiert ⇒ dyskonjugiert	⇒	divergent
Bulbusbewegung	pendelnd ⇒ schwimmend	⇒	fehlend
okulo-zephaler Reflex	fehlend ⇒ Puppenkopfphänomen	⇒	nahezu fehlend
vestibulookulärer Reflex	prompter Nystagmus ⇒ tonische Bulbuswendung zur Gegenseite		
Vegetativum	normal ⇒ Pulsfrequenz- und Temperaturanstieg, Atmung vertieft und langsamer		
Bulbärhirnsyndrom			
	leicht	⇒	**schwer**
Vigilanz	komatös		
spontane Körperhaltung	Beine gestreckt	⇒	schlaff
spontane Motorik	fehlend		
Reaktion auf Schmerzreiz	Strecksynergismen	⇒	fehlend
Pupillenweite	übermittelweit	⇒	weit
Pupillenreaktion	fehlend		
Bulbusstellung	divergent		
Bulbusbewegung	fehlend		
okulozephaler Reflex	fehlend		
vestibulookulärer Reflex	fehlend		
Vegetativum	Puls-, Temperatur und Blutdruckabfall, Atmung aussetzend oder fehlend		

Tab. 1.18: Primäre und sekundäre Hirnstammsyndrome.

läßt sich unter Nutzung der vestibulären Eingänge wie beim okulozephalen Reflex ein Nystagmus erzeugen.)

Pathologische Nystagmen, die bei Hirnstammläsionen vor allem leichteren Ausmaßes beobachtet werden können, sind ein **ocular-boobing** (ruckartiger Nystagmus nach unten mit nur langsamer Rückstellbewegung zur Horizontalen und gleichzeitiger horizontaler Blickparese), **see-saw-Nystagmus** (vertikaler Pendelnystagmus mit rotatorischer Komponente), oder auch ein **ocular-tilt** (konjugierte Wendebewegung der Augen zur Schädigungsseite, wobei das ipsilaterale Auge tiefer steht und der Kopf ipsilateral geneigt wird).

Das apallische Syndrom darf nicht mit einem **Locked-in-Syndrom** verwechselt werden. Hierbei ist der Patient in der Tat wach, kann seine Umgebung wahrnehmen und Sprache verstehen, ist aber durch die bilaterale Läsion oberhalb des Hirnstamms oder in den Crura cerebri tetraplegisch. Auch die meisten motorischen Hirnnerven sind dadurch betroffen, einschließlich der horizontalen Augenbewegung, so daß der Patient sich nur durch die erhaltenen vertikalen Augenbewegungen verständlich machen kann.

Eine Verwechslung mit einem apallischen Syndrom ist besonders dann möglich, wenn der Patient bei langsamer Besserung der apallischen Störung soweit ist, daß er mit verbesserter Sensorik mehr und mehr auf seine Umwelt reagiert, die Augen öffnet, allerdings nicht fixiert. Ist im Rahmen dieser Besserung aber durch die Schädigung um das zentrale Höhlengrau *keine intendierte Bewegung* oder *Sprachenäußerung* möglich, wird diese Störung als **traumatischer** oder **akinetischer Mutismus** bezeichnet.

➤ *Elektrophysiologie*

- *Elektroenzephalogramm*

  Im unmittelbaren Anschluß an das Trauma kann das EEG auch bei einem nur geringfügigen Schaden eine Allgemeinveränderung oder eine herdförmige Störung zeigen. Im Unterschied zu den schwereren Schädel-Hirn-Traumen bilden sie sich aber in den nächsten Stunden wieder zurück, während bei einem Grad II-Trauma die Rückbildung noch Tage, beim Schweregrad III Wochen, Monate und in unter 10 % der Fälle auch noch das zweite Jahr nach dem Unfall überdauern kann.

  Der α-Grundrhythmus wird bei Läsionen im oralen Hirnstamm entweder von Gruppen langsamer synchroner Wellen durchsetzt oder abgelöst, bzw. bei pontinen Läsionen auch beim Augenschluß durchgehend desynchronisiert. Über die Allgemeinveränderung und Verlangsamung und Abflachung des Kurvenverlaufs hinaus kann eine sogenannte "*burst suppression*" (☞ Abb. 1.48) auftreten, bei der isoelektrische Strecken von hochgespannten, komplexen periodischen Entladungen oder auch steilen Potentialen unterbrochen werden und die mit Ausnahme der Barbituratvergiftung als prognostisch sehr ungünstiges Zeichen gilt. Ein vollständig isoelektrisches EEG, oder sogenanntes Nullinien-EEG, ist Ausdruck der schwersten Form der kortikalen Funktionsstörung der Hirnrinde, muß aber als Einzelbefund nicht unbedingt als Zeichen einer irreversiblen kortikalen Läsion angesehen werden.

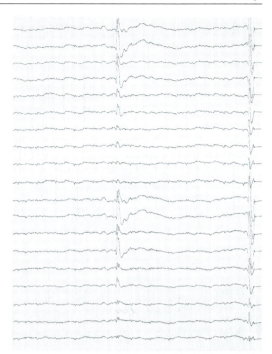

Abb. 1.48: EEG mit burst suppression-Muster bei traumatischer schwerer Hirnstammschädigung

Epilepsie-typische Potentiale können bei leichten wie auch bei schweren Traumen beobachtet werden. Allerdings hängt die Gefahr, eine traumaabhängige Epilepsie (diese ist unbedingt von einem einmaligen Anfall im unmittelbaren Zusammenhang mit dem Trauma zu unterscheiden) zu entwickeln, doch vom Schweregrad des Traumas und von der Tatsache ab, ob unmittelbar Hirnrinde umschrieben zerstört wurde, wie das häufiger bei Impressionsfrakturen oder gar offenen Hirnverletzungen der Fall ist. Dann steigt das Risiko, eine solche posttraumatische Epilepsie zu entwickeln, von 5-10 % auf nahezu 50 %

- *Blinkreflex*

  Die beste und frühzeitig mögliche Untersuchung zur Feststellung einer Hirnstammläsion ist die Ableitung des Blinkreflexes und der fAEP (s.u.).

  Der Blinkreflex (☞ Abb. 1.58) mit seiner frühen, monosynaptischen Reflexkomponente (R_1) und der späten, polysynaptischen und bilateralen tonischen Komponente (R_2) gibt durch die seitengetrennte Reflexauslösung auch einen Hinweis auf eine Seitenlokalisation.

- *frühe akustisch evozierte Potentiale*
  Die fAEP sind nicht nur zur Lokalisation der Hirnstammschädigung, sondern auch besonders zur Verlaufsdokumentation geeignet. Die späten Potentiale sind sehr empfindlich auf supratentorielle Einflüsse

- *somato-sensibel evozierte Potentiale*
  Da der akustische ein sehr spezieller, wenn auch wenig störanfälliger Eingang ist, so sollte bei negativem Resultat ein zweiter Eingang getestet werden. Hierzu bieten sich die somato-sensibel evozierten Potentiale (SSEP) an. Die EP eignen sich besonders zur Verlaufskontrolle, insbesondere bei Tendenz zur Besserung, mehr als zur Beschreibung einer Schädigung zu einem einmaligen Zeitpunkt

➤ **Bildgebung**

- *Röntgen-Nativ-Aufnahmen*
  Als Eingangsuntersuchung dienen die Standardaufnahmen zum Ausschluß von Frakturen der Kalotte und des Gesichtsschädels (☞ Abb. 1.49).

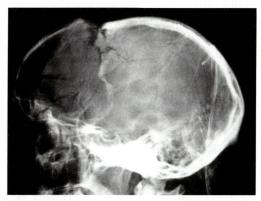

Abb. 1.49: Röntgen-Nativaufnahme mit Berstungsfraktur der Kalotte.

Zur Darstellung von Basisfrakturen sind zusätzliche Projektionen notwendig: halbaxiale Einstellungen für Frakturen der Okzipitalschuppe bzw. am Foramen magnum und Basisprojektionen für solche am frontalen Anteil des Clivus, am medialen Teil des Felsenbeins und um das Foramen lacerum sowie Orbita-Spezialaufnahmen für knöcherne Verletzungen in der Nachbarschaft der Fissura orbitalis superior und Aufnahmen nach Schüller und Stenvers für diejenigen am Felsenbein.

Die häufigste Fehlinterpretation liegt in der Beurteilung der physiologisch auch im Erwachsenenalter noch vorhandenen Fissura temporo-occipitalis als Schädelbasisfraktur.

- *Computertomographie Knochendarstellung*:
  Da die Computertomographie neben der Darstellung des Hirns unter Verwendung eines "Knochenalgorithmus" gleichzeitig auch die knöchernen Anteile des Hirn- und Gesichtsschädels darstellt, wird vielerorts auf eine native Röntgenaufnahme verzichtet. Wenn der Patient kooperationsfähig oder so komatös ist, daß die notwendigen Dünnschichtaufnahmen durchgeführt werden können, mag diese Vorgehensweise eine gewisse Berechtigung haben, zumal auch kritische Felsenbeinfrakturen - hier vor allem die Felsenbeinquerfrakturen - besser dargestellt werden können. Dennoch können bei sehr flachem Verlauf im CT Frakturen so tangential angeschnitten werden, daß man sie übersehen kann.

  Bezüglich des Nachweises von Frakturen an den Grenzen zu den pneumatisierten Räumen, z.B. dem Sinus frontalis, und den daraus gegebenenfalls resultierenden Liquorfisteln (bei gleichzeitigem Einriß der Dura) sind vor allem koronare CT-Aufnahmen den nativen Röntgenaufnahmen überlegen, die erst mit vielfach höherem Aufwand, wie Schichtaufnahmen, den Frakturspalt erkennen lassen.

- *Computertomographie Weichteildarstellung:*
  Kontusionelle Herde sind in den ersten Stunden nach dem Trauma mit dem CT schwer nachzuweisen, es sei denn, der Herd sei durch eine frühzeitige Ödembildung schon erkennbar oder kleine, meist vertüpfelte Einblutungen sind schon zu erkennen. Ödem und Blutung nehmen nicht selten in den ersten 1-2 Tagen durch die zunehmende Erweichung des betroffenen Hirngewebes noch zu und können dann im Verlauf durch die Volumenvermehrung zu Hirndruckzeichen führen. Nach Resorption der Blutung und des geschädigten Gewebes bleibt ein sehr charakteristischer pseudozystischer Defekt zurück, der Gefäßterritorien überschreitet und meist eine nach innen gerichtete keilförmige Kontur aufweist. Der Defekt bezieht kortikale Strukturen und das Marklager oft bis weit an den Ventrikel heran ein.

- *Magnetresonanztomographie*
In der Akutdiagnostik ist das MRT dem CT nicht allein deswegen unterlegen, weil häufig ein größerer Aufwand für die Betreuung des polytraumatisierten Patienten in dem Gerät selbst getrieben werden muß, sondern weil dem MRT auch frische flächenhafte traumatische Subarachnoidalblutungen entgehen können.

Dagegen können später, vor allem bei gutachterlichen Fragestellungen, auch sehr kleine traumatisch bedingte Parenchymdefekte nachgewiesen werden. Insbesondere bei Hirnstammläsion ist das MRT präziser im Nachweis und weniger artefaktanfällig.

Therapie

▶ *Knöcherne Verletzungen*

Kalottenfrakturen ohne Versatz der Knochenfragmente im Rahmen von gedeckten Schädeltraumen bedürfen keiner operativen Behandlung. Impressionsfrakturen, die - aufgrund nur geringen Eindringens (weniger als die Kalottendicke) nach intrakraniell - keine Verletzung der Hirnrinde oder Irritation der Hirnrinde mit epileptischen Anfällen verursacht haben, brauchen ebenfalls nicht operiert zu werden. Alle schwereren Verletzungen, selbst wenn sie noch durch die Kopfschwarte gedeckt sind, müssen neurochirurgisch revidiert werden. Insbesondere solche knöchernen Verletzungen, die zusammen mit einem Duraeinriß eine Liquorfistel verursachen können, stellen ein Problem dar. Die knöcherne Dehiszenz kann trotz wegweisender Liquorrhoe (aus der Nase bei frontobasalen Fisteln oder Fistel in die Tuba Eustachii, aus dem Ohr bei Felsenbeinfrakturen) sehr klein sein und nur nach intensiver computertomographischer und klinisch-hals-nasen-ohrenärztlicher oder neurochirurgischer Inspektion gefunden werden.

Ein Duraverschluß ist zwingend notwendig, weil aufsteigende Infektionen mit nachfolgenden Meningitiden auch über Jahre nach der Verletzung immer wieder rezidivierend auftreten. Ein spontaner Verschluß wird so gut wie nie beobachtet.

▶ *Leichtes Schädel-Hirn-Trauma*

Es sollte das Ziel der Behandlung sein, die Patienten nur so kurz wie möglich zu immobilisieren. Um auch die postkommotionellen Beschwerden so gering wie möglich zu halten, ist es - anders als erwartet - besser, die Patienten bereits in den ersten drei Tagen wieder aus dem Bett zu holen, solange keine Orthostasereaktion besteht. Um diese Mobilisation dem Patienten zu ermöglichen, müssen die Kopfschmerzen und insbesondere auch der Schwindel symptomatisch behandelt werden, allerdings nicht länger als 2 - 4 Wochen. Eine Grundlage für z.B. die Schmerzempfindung gibt es nach diesem Intervall nicht mehr, und im schlechtesten Fall unterhält die Analgetikagabe ihrerseits selbst die Schmerzauslösung (z.B. Salizylatkopfschmerz).

Auch die Arbeitsfähigkeit ist nach 2 - 4 Wochen wieder gegeben. Eine Minderung der Erwerbsfähigkeit resultiert nicht.

▶ *Mittelschweres und schweres Schädel-Hirn-Trauma*

Ist eine Hirnverletzung im Rahmen eines Schädel-Hirn-Traumas erst einmal eingetreten, kann an der Verletzung selbst im Rahmen der Erstversorgung wenig gebessert werden. Vielmehr muß aber auf zwei Therapiemaßnahmen geachtet werden, die eine sekundäre Verschlechterung der ohnehin gestörten Hirnfunktion verhindern können:

- ausreichende Sauerstoffversorgung (ggf. Intubation mit Beatmung)
- ausreichende Kreislaufstabilität (ggf. Volumen auffüllen, Blutersatzstoffe, Dopamin)

Unter kontrollierten Bedingungen ist durch eine Beatmung mit Hyperventilation nicht nur ein übernormales Sauerstoffangebot an das Hirn gewährleistet, sondern auch eine gewisse Reduktion des intrakraniellen Drucks.

Überschreitet der intrakranielle Druck den arteriellen Mitteldruck, so kommt es zum intrakraniellen Zirkulationsstillstand bzw. zum Hirntod. Der intrakranielle Druck muß so früh wie möglich so niedrig wie möglich gehalten werden. Zu den Therapiemaßnahmen zählen:

- Oberkörperhochlagerung (15-30°)
- kontrollierte Hyperventilation
- Osmotherapie

Die Osmotherapie sollte nur nach Ausschluß eines Hämatoms im CT erfolgen. Es ist besser, die Lösungen nicht kontinuierlich über den Tag zu verabreichen, sondern als Stoßtherapie, z. B. 3 x 250 ml Mannitol über 60 Minuten zu infundieren. Am besten wird die Therapie bei schweren Traumen durch eine epidural gelegte Drucksonde mit kontinuierlicher Messung des intrakraniellen Drucks (ICP) überwacht. Werden kritische Werte mit Plateaus von über 15-20 mmHg erreicht, kann auch an alternative Verfahren zur Drucksenkung gedacht werden:

- ultrahohe, kurze Dexamethasongaben (> 500 mg Dexamethason)
- Barbituratnarkose
- Hypothermie

Alle letzten genannten Therapieverfahren benötigen einen großen intensivmedizinischen Erfahrungsschatz, da sie ihrerseits mit Risiken verbunden sind.

Trotz aller intensivmedizinischen Therapieverfahren ist die **Letalität** bei schweren Schädel-Hirn-Traumen hoch. Bei den Patienten, die noch kardiopulmonal instabil sind, steigt sie bis auf 90 %.

In Fällen, die nach der Glasgow-Koma-Skala unter 8 Punkten liegen, ist die Letalität mit 35 -50 % noch immer sehr hoch. Wird ein solches Trauma überlebt, müssen nicht zwangsläufig ein apallisches Syndrom oder schwere neurologische Ausfälle daraus resultieren. Es gibt auch Fälle mit einer klinisch vollständigen Restitution, was nicht heißt, daß sich mit dem CT nicht noch posttraumatische Veränderungen und Defekte nachweisen lassen. Die residuellen Defekte sind auch für die hohe Zahl (bis zu 10 - 20 %) an **symptomatischen Epilepsien** verantwortlich. Schwieriger zu fassen sind die posttraumatischen psychischen Veränderungen des **posttraumatischen Psychosyndroms** mit reizbarer Wesensänderung, Antriebsarmut und affektiver Verflachung und/oder **Leistungsminderung** sowohl auf kognitiver als auch mnestischer Seite.

1.4.1. Subdurales Hämatom

Definition

Das subdurale Hämatom gehört zu den traumatischen intrakraniellen Blutungen, zumeist im Rahmen gedeckter Schädel-Hirn-Traumen, die aufgrund zum Beispiel einer breitflächigen Raumforderung über einer Hemisphäre zu einer Compressio cerebri führen. Definitionsgemäß findet die Blutung in den Zwischenraum zwischen Durablatt und Außenbegrenzung der Arachnoidea statt.

Einteilung

- akutes subdurales Hämatom
- chronisches subdurales Hämatom (Pachymeningeosis haemorrhagica interna)
- (chronisch subdurales Hygrom)

Pathogenese

Bei einer subduralen Blutung liegt die Blutungsquelle im Einreißen der Brückenvenen durch ein gedecktes Schädel-Hirn-Trauma. Neben der subduralen Blutung selbst läßt sich aus dem Pathomechanismus folgern, daß oft begleitend eine schwere Hirnrindenkontusion und nicht zuletzt auch Rindeneinblutungen zu finden sind. Tritt eine solche Blutung akut auf, addieren sich subdurale Blutung bzw. Raumforderung mit der Hirnrindeneinblutung, der Kontusion und dem nachfolgenden Hirnödem zu einem hochakuten klinischen Bild. Aufgrund der additiven Wirkung der Pathomechanismen, die zu einer ausgeprägten Volumenvermehrung führen, versterben trotz unmittelbarer neurochirurgischer Intervention und intensivmedizinischen Maßnahmen noch zwischen 30 und 50 % der Patienten infolge der Raumforderung und Massenverlagerung.

Beim chronischen subduralen Hämatom tritt die Symptomatik erst 3 - 4 Wochen nach dem Trauma protrahiert zutage. Ihr geht meist ein Bagatelltrauma voraus, das der Patient nicht selten nicht mehr erinnert. Die Sickerblutung führt nur langsam zu einer Raumforderung. Die Pachymeningeosis haemorrhagica interna, die nicht nur bei Alkoholkranken mit Gerinnungsstörungen auftritt, ist histologisch vom chronisch subduralen Hämatom nicht zu trennen.

Bei einem chronisch subduralen Hygrom ist durch die Schnittbildgebung nicht immer sicher zu klären, ob man einen Zustand lange nach einem klinisch kaum oder gar nicht bemerkten subduralen Hämatom oder einem Einriß in die Arachnoidea vor sich hat.

Typische Krankheitszeichen

Bei der akuten Form muß zwischen derjenigen unterschieden werden, bei der mit der unmittelbaren Gewalteinwirkung auch eine gleichzeitig einsetzende Bewußtlosigkeit eintritt, und derjenigen, bei der der Patient erst im Verlauf der Erstversorgung rasch bis zur Bewußtlosigkeit eintrübt. Während die erste Verlaufsform trotz neurochirurgischer Sofort-Intervention eine schlechte Prognose quo ad vitam aufweist, sind die letzteren Patienten zwar noch einem operativen Eingriff zugänglich, weisen aber auch eine hohe postoperative Morbidität und Letalität auf.

Bei einem chronisch subduralen Hämatom treten nach Tagen oder Wochen, wenn nicht nach Monaten, Zeichen eines hirnorganischen Psychosyndroms mit Antriebsstörung, Konzentrationsstörungen, reizbarer Wesensänderung bis hin zu Bewußtseinsstörungen ein. Kopfschmerzen können ganz fehlen. Klinisch kann ein solches Hämatom nach Bagatellverletzung auch asymptomatisch bleiben. Dasselbe gilt für das subdurale Hygrom, das, wenn mnestische und kognitive Störungen auftreten und hirnorganische Zeichen beobachtet werden, nicht selten bereits bilateral vorliegt.

 Befunde

➤ *Klinik*

Die akute Form ist klinisch durch die unmittelbare Bewußtseinsstörung, perakut bis akut, gekennzeichnet, durch die rasche Volumenvermehrung mit Druckzeichen und Meningismus, sowie durch Herdbefunde im Sinne klinisch faßbarer Hemisymptome oder auch herdförmigen Veränderungen in der Zusatzdiagnostik (z.B. EEG).

Typisch für die chronische Form ist die Oligosymptomatik oder die Tatsache, daß klinische Zeichen der allgemeinen Volumenvermehrung, selbst eine Stauungspapille, oder fokale neurologische Ausfälle fehlen können. Deswegen erscheint es im Zweifel bei einer suspekten Anamnese, insbesondere bei einer Alkoholerkrankung, angezeigt, selbst auf den Verdacht allein hin eine CT-Abklärung anzustreben.

➤ *Elektrophysiologie*

Die Befunde, auch eine Amplitudenminderung durch die "isolierende" Flüssigkeitsansammlung über dem Kortex, sind so uncharakteristisch, daß die Bildgebung der elektrophysiologischen Diagnostik weit überlegen ist.

➤ *Bildgebung*

Die Akutdiagnostik ist bei uns vielfach noch der Computertomographie überlassen, nicht allein wegen der weiteren Verbreitung dieser Geräte gegenüber dem MRT, sondern auch wegen der weniger aufwendigen intensivmedizinischen Überwachung im Gerät und der gleichzeitig besseren Beurteilbarkeit des knöchernen Schädels.

Das subdurale Hämatom zeigt im akuten Stadium eine hyperdense sichelförmige, gegen das Hirnparenchym *konkave*, flächige Blutauflagerung, die unmittelbar an den Kortex angrenzt. Nicht selten finden sich im Kortex benachbarte kontusionelle Parenchymeinblutungen, die auch scheinbar konfluierend dargestellt sind. Durch die flächenhafte Massenverschiebung kann eine Kompression des ipsilateralen Seitenventrikels bis unter die Falx hindurch beobachtet werden.

Mit zunehmenden "Alter" blaßt das Hämatom ab, so daß es nach wenigen Tagen zum Hirnparenchym isodens ist (☞ Abb. 1.50) und leicht als Ursache für die hemisphärische Volumenzunahme übersehen werden kann.

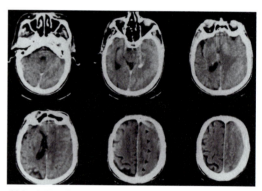

Abb. 1.50: Subakutes isodenses subdurales Hämatom links temporo-parietal mit Massenverlagerung nach rechts.

Das chronische Subduralhämatom oder Hygrom ist dagegen bereits in der Dichte deutlich hypodens, bei allerdings gleichbleibend raumfordernder Wirkung. Ein bilaterales frontales subdurales Hygrom kann von einer frontalen Atrophie dadurch unterschieden werden, daß bei CT-Untersuchung in Bauchlagerung im Fall einer Atrophie der Kortex sich dann der Kalotte annähert, während eine subdurale Flüssigkeitsansammlung das Absinken des Hirns verhindert.

 Therapie

Akute subdurale Hämatome bedürfen der sofortigen operativen Entlastung und Revision. Auch die

1.4. Traumen

chronischen Formen müssen operativ angegangen werden. Allerdings können diese häufig nicht allein durch ein Bohrloch "abgelassen" werden. Nicht selten ist wegen der bereits eingetretenen Organisierung des Hämatoms eine Trepanation zur Entfernung der subduralen Auflagerungen notwendig.

Die meist oligo- oder asymptomatischen subduralen Hygrome können konservativ behandelt werden. Sie zeigen auch eine spontane Größenabnahme durch Resorption, die an manchen Kliniken durch Kortikoidgabe "unterstützt" wird.

Treten bei subduralen Hämatomen durch die begleitenden Verletzungen oder den Druck auf die Hirnrinde epileptische Veränderungen im EEG oder bereits klinisch auf, sollte nicht gezögert werden, den Patienten antikonvulsiv zu behandeln.

1.4.2. Epidurales Hämatom

Definition

Beim epiduralen Hämatom kommt es durch eine arterielle Blutung aus einer Meningealarterie, meist der Arteria meningea media, zu einer akuten intrakraniellen Volumenzunahme durch Aufspreizung des Raums zwischen Kalotte und Dura mater (Epiduralraum). Allein aus der Tatsache, daß es sich um eine arterielle Blutung handelt, wird deutlich, daß eine akute Notfallsituation mit lebensgefährlicher Bedrohung des Patienten vorliegt.

Pathogenese

Die arterielle Blutung kommt ganz überwiegend, aber keineswegs immer, als Rupturblutung bei einer darüberliegenden Kalottenfraktur vor. Auch im Rahmen von Bagatelltraumen wurden epidurale Blutungen beobachtet. Selten ist auch bei senkrechten Frakturverläufen der Okzipitalschuppe ein Einriß eines Sinus Ursache einer solchen Blutung.

Typische Krankheitszeichen

Als typisch wird ein **dreiphasischer Verlauf** bezeichnet:

- **akutes Trauma** mit gegebenenfalls kurzzeitigem Bewußtseinsverlust
- **freies Intervall** ohne Bewußtseinsveränderung und neurologische Ausfälle
- **rasche Eintrübung** mit Zeichen der Einklemmung (☞ Kap. 1.3.)

Allerdings läuft die Symptomatik nicht immer so regelhaft ab. Das freie Intervall kann ganz fehlen. Die zeitliche Ausdehnung variiert ohnehin stark, zwischen Minuten und Stunden. Es ist nicht zu verantworten, es sozusagen "auf das freie Intervall ankommen zu lassen", daher gehört zur Abklärung eines Schädel-Hirn-Traumas auch eine Schnittbildgebung (z.B. CT) hinzu. Denn im trügerischsten Fall tritt bis unmittelbar vor einer akuten Einklemmungssymptomatik (zum Beispiel durch eine epidurales Hämatom der hinteren Schädelgrube) keine fokale neurologische Symptomatik auf, und der Arzt wird von der Einklemmungssymptomatik unvorbereitet getroffen.

Befunde

▶ *Klinik*

Ohne daß eine fokale Neurologie, z.B. eine Hemisymptomatik, auf die Seite hinweisen muß, sind die Patienten nicht selten unruhig bis hin zur vollen Ausprägung eines frontalen hirnorganischen Psychosyndroms, so daß sie sich beim Ausbleiben schwererer behindernder Ausfälle nicht selten unter Eigengefährdung der weiteren Untersuchung entziehen.

Treten erste neurologische Ausfälle auf, ist die Progredienz bis zu ersten Einklemmungszeichen (☞ Kap. 1.3.), z.B. einseitig weit werdender Pupille, rasch und bedarf der unmittelbaren chirurgischen Intervention.

▶ *Elektrophysiologie*

Das EEG ist in dieser Notfallsituation aufgrund des uncharakteristischen Befundes wenig hilfreich bzw. richtungsweisend.

▶ *Bildgebung*

Typisch für das epidurale Hämatom ist die im CT nachweisbare hyperdense Raumforderung unter der Kalotte, die sich durch die Dura glatt begrenzt *konvex* gegen das Hirngewebe vorwölbt (☞ Abb. 1.51) und zu indirekten raumfordernden Zeichen mit Mittellinienverlagerung führen kann.

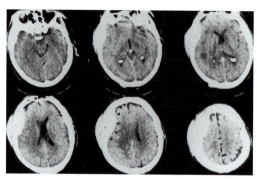

Abb. 1.51: Rechts fronto-temporales epidurales Hämatom, wobei die Verletzung auch durch das extrakranielle Galeahämatom markiert wird.

Therapie

Ein epidurales Hämatom muß durch eine Trepanation ausgeräumt werden und die Blutungsquelle identifiziert und ausgeschaltet werden. Trotz sofortiger Entlastung ist aufgrund der übrigen begleitenden Hirnverletzungen und der in Gang gesetzten Pathomechanismen die postoperative Morbidität und Letalität mit bis zu 25 % relativ hoch.

1.4.3. Traumatisches intrazerebrales Hämatom

Definition

Fast ein Viertel aller Schädel-Hirn-Traumen zeigt nicht allein, aber assoziiert mit subduralen oder epiduralen Hämatomen auch intraparenchymatöse Blutungen. Dabei sind echte arterielle Rhexisblutungen durch Scherkräfte gemeint und nicht die hämorrhagische Transformierung kontusioneller Parenchymherde.

Typische Krankheitszeichen

Klinisch sind die Abläufe solcher intraparenchymaler Blutungen oft nicht von denen eines epiduralen Hämatoms zu trennen. Auch hier gibt es ein freies Intervall, da sich je nach Sitz des Hämatoms neurologische Ausfälle erst bei zunehmender Raumforderung entwickeln müssen.

Befunde

► *Bildgebung*

Im Vergleich zur hypertensiven Massenblutung fällt auf, daß es sich in der überwiegenden Zahl der Fälle um Kortex-nahe atypische Lobärblutungen handelt. Dagegen sind die hypertensiven Blutungen (☞ Kap.1.2.) häufiger in den Stammganglien oder der Nachbarschaft größerer Gefäße (temporal in der Nähe der Mediagabelung) aufzufinden.

Therapie

Eine operative Entlastung wird nur bei sehr oberflächlichem Sitz und bei ausgeprägten raumfordernden Zeichen mit Mittellinienverlagerung angestrebt.

1.4.4. Dissoziierter Hirntod

Definition

Der Begriff *"dissoziierter Hirntod"* wird zur Abgrenzung des umgangssprachlich nur allein als Hirntod bezeichneten **irreversiblen vollständigen Funktionsausfalls des Gehirns** gegenüber dem *Herz-Kreislauf-Tod* benutzt, der durch den nicht behebbaren Herzstillstand herbeigeführt wird. Heute wird der Tod des Individuums mit dem unwiederbringlichen Erlöschen aller Hirnfunktionen gleichgesetzt, unabhängig davon, ob mittels moderner intensivmedizinischer Methoden eine Atmung oder ein Kreislauf künstlich aufrechterhalten werden kann. Der Zeitpunkt der Feststellung des dissoziierten Hirntodes ist damit juristisch gleichbedeutend mit dem Todeszeitpunkt des Patienten. Daher ist man dann berechtigt, die Maßnahmen zur künstlichen Aufrechterhaltung von Atmung und Kreislauf einzustellen.

Im Fall der vorherigen Bestimmung durch den Patienten (vorherige mündliche Aussage, Transplantationsausweis oder testamentarischer Verfügung) oder bei Einverständniserklärung durch den unmittelbar nächsten Angehörigen im Sinne des Patienten bei Fehlen von eindeutiger Willensbekundung kann mit diesem Zeitpunkt auch eine Organentnahme zu Transplantationszwecken erfolgen.

Befunde

▶ Klinik

Wird im Verlauf der Behandlung eines Patienten mit einer primären oder sekundären Hirnverletzung der Verdacht auf das Vorliegen eines dissoziierten Hirntodes gestellt, muß eine definierte Hirntodfeststellung erfolgen, die sich an drei Grundsätze zu halten hat:

- **hinreichende Verdachtsdiagnose des Hirntodes** unter *Ausschluß von Intoxikation, Hypothermie* etc. (s.u.)
- **neurologische Prüfung des irreversiblen Erlöschens der Hirnfunktion**
- **ausreichende Beobachtungszeit**

Die Prüfung der genannten Grundsätze muß durch zwei unabhängige Untersucher (cave! Assistenz- (Nichtfacharzt) und Oberarzt sind nur eine juristische Person), die keine Verbindung zum Transplantationsteam haben, vorgenommen werden. Für die Vorgehensweise gibt es Empfehlungen und Richtlinien der Bundesärztekammer und der Deutschen Gesellschaft für Neurophysiologie e.V., die auch zur Erleichterung und Vergleichbarkeit Vordrucke zur Dokumentation der erhobenen Befunde herausgegeben haben.

Bevor eine neurologische Untersuchung begonnen werden sollte, ist **auszuschließen**, daß eine *Sedierung, neuromuskuläre Blockade (z.B. auch Relaxation), Intoxikation, Hypothermie, ein Kreislaufschock oder metabolisches Koma* vorliegt.

Die **neurologischen Kriterien**, die einer Feststellung eines dissoziierten Hirntodes zugrunde liegen müssen, sind:

- **Koma**
- **Ausfall der Spontanatmung** (belegt durch Apnoe-Test)
- **beidseits lichtstarre Pupillen, übermittel- bis maximal weit**
- **Ausfall der Hirnstammreflexe**:
  - des Cornealreflexes
  - des Trachealreflexes
  - des vestibulo-okulären Reflexes (okulozephal und Kaltspülung des Gehörgangs)
  - der Schmerzreaktion auf Schmerzreize im Versorgungsgebiet des N. trigeminus

Bei einer **primären Hirnschädigung** (z.B. Schädel-Hirn-Trauma) müssen die genannten Kriterien länger als **12 Stunden**, bei einer **sekundären Hirnschädigung** (z.B. Z.n. Reanimation) länger als **72 Stunden** vorliegen. Es werden also mit diesem Abstand zwei getrennte, jeweils vollständige Untersuchungen benötigt. Als Sonderbedingung beträgt die Beobachtungszeit bei primärer Hirnschädigung bei Kindern bis zur Vollendung des 2. Lebensjahrs 24 Stunden.

▶ Apparative Zusatzdiagnostik

Apnoe-Test: Hypoventilation (ca. 20 Min.) zur Anhebung des pCO_2 > 40 mmHg zur Prüfung des Atemantriebs unter Gabe von 100 %igem O_2. Nach BGA-Bestätigung Diskonnektion vom Atemgerät mit 6 l O_2 (100 %) über Nasensonde. Abhängig von Ausgangs-BGA Kontrolle nach 5-10 Minuten: pCO_2 > 60 mmHg ist Apnoe bewiesen.

Die Beobachtungszeit kann verkürzt werden, wenn ein nach der ersten neurologischen Befunderhebung durchgeführtes EEG mit 30 Minuten artefaktfreier Ableitung eine kontinuierliches Erlöschen jeder bioelektrischen Aktivität (Nullinie) zeigt. Alternative Techniken, wie die Ableitung evozierter Potentiale (AEP oder SEP), werden wenig benutzt, weil einerseits Serienableitungen vorliegen müssen, die Ableitung auf Intensivstationen sehr störanfällig ist und vorgeschaltete periphere Leitungsblocks ausgeschlossen sein müssen.

Eine angiographische Darstellung des zerebralen Kreislaufstillstands durch selektive Angiographie darf nur erfolgen, wenn damit noch gleichzeitig eine diagnostische Abklärung der Ursache der zerebralen Störung mit gegebenenfalls vorzunehmender Änderung des therapeutischen Regiments verbunden ist. Als Alternative kann eine SPECT-Untersuchung eine fehlende zerebrale Anreicherung bei erhaltener extrazerebraler Zirkulation dokumentieren. Dennoch handelt es sich bei diesen Methoden um "Ausweich-Techniken", die nach den Richtlinien nicht empfohlen, sondern nur als Alternativen bei individuellen Schwierigkeiten der Hirntodfestellung herangezogen werden können.

1.5. Degenerative Erkrankungen

Definition

Die degenerativen Hirnerkrankungen treten klinisch als sehr unterschiedliche Krankheitsbilder auf. Neben neurologischen Ausfällen fallen häufig psychopathologische oder mnestische Veränderungen auf, die ihrerseits auch allein im Vordergrund stehen können. Degenerative Veränderungen werden häufig mit Alterungsphänomenen im Sinne von "Alterskrankheiten" in Verbindung gebracht, dennoch können eine Reihe solcher Abbauvorgänge bereits deutlich vor dem Senium auftreten.

Neuronale Funktion setzt nicht allein eine erhaltene Zellintegrität voraus. Es können, zum Beispiel bei idiopathischem Morbus Parkinson, Funktionsverluste bereits aufgrund einer Verarmung an Transmittersubstanzen, z. B. durch verminderte Produktion - hier des Dopamins - auftreten, bevor ein Zellverlust mit Atrophie des Hirngewebes festzustellen ist. Durch den Ausfall bestimmter Transmittersubstanzen bedingt, können Störungen und langsam progrediente Zelluntergänge an gleichzeitig unterschiedlichen Lokalisationen auftreten, da es sich um Systemerkrankungen, also um Prozesse handelt, die ganze neuronale Schaltkreise (☞ Abb. 1.52) betreffen.

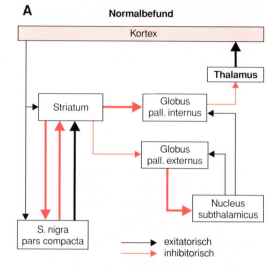
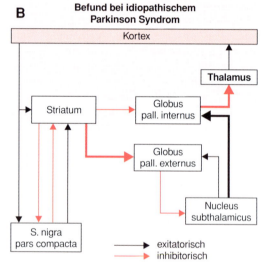

Abb. 1.52: Extrapyramidalmotorische Bahnen. **A**: Normalbefund, **B**: Befund bei idiopathischem Parkinson-Syndrom.

Ob es sich bei solchen Systemerkrankungen, wie zum Beispiel der Chorea Huntington, um genetisch determinierte Erkrankungen handelt, ist bei einigen Formen mit familiärer Häufung wahrscheinlich, bisher aber nicht belegt. Von den metabolischen Hirnerkrankungen (☞ Kap. 1.6.), deren Vererbungsmodus vielfach besser bekannt ist, unterscheiden sich die degenerativen Veränderungen nicht zuletzt auch durch das Eintrittsalter der Erkrankung am Übergang vom Erwachsenenalter zum Senium.

1.5.1. Stammganglien-Erkrankungen

Definition

Die degenerativen Hirnerkrankungen erfassen im wesentlichen drei Systeme:
- den Kortex (mit Pyramidenbahn)
- das Kleinhirn mit dem zerebellären System und
- die Stammganglien mit dem extrapyramidalen motorischen System (EPMS)

Wie die Abbildung 1.52 veranschaulicht, stehen die genannten Strukturen durch Schaltkreise miteinander in Verbindung. Allein durch ihr Zusammenwirken kann zum Beispiel eine motorische Zielbewegung vom Ausgangspunkt (A) zum Ziel (B) punktgenau, ohne überschießende Bewegung und mit glattem Handlungsablauf durchgeführt werden (☞ Schema in Abb. 1.53).

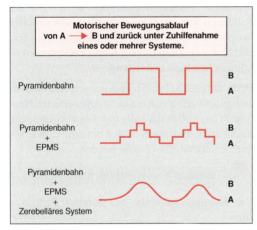

Abb. 1.53: Motorischer Bewegungsablauf von A ⇒ B und zurück unter Zuhilfenahme eines oder mehrerer Systeme.

Folglich kommt es aufgrund des jeweils bahnenden oder hemmenden Einflusses des jeweiligen Schaltkreises nach dessen Ausfall zu charakteristischen pathologischen Bewegungsmustern.

Zu den Stamm- oder Basalganglien zählen:
- **Striatum (Putamen + N. caudatus)**
- **Pallidum**
- **Thalamus**
- **N. subthalamicus**
- **Substantia nigra**
- **N. ruber**

Die die Pyramidenbahn begleitende wesentliche Efferenz des EPMS läuft vom Kortex zum Striatum (glutaminerg) abwärts über die Substantia nigra (cholinerg) zum Rückenmark. Als Regelkreis laufen vom Striatum über Pallidum und Thalamus (cholinerg) zum Kortex geschaltete Neuronen zurück, sowie von der Substantia nigra rückläufig dopaminerge - und damit inhibitorische - Verschaltungen. Ein weiterer Regelkreis verläuft als pallido-thalamo-striäre Bahn, zum Teil mit GABA (γ - Aminobuttersäure)-ergen Interneuronen. Begleitende zerebelläre Einflüsse können über die olivo-rubrale Bahn eingebracht werden, die zunächst vom Kortex über den Thalamus zur Olive absteigt, um über das Cerebellum zum N.ruber zurückzukehren. Alle Regelkreise zusammen bewirken durch Bahnung oder Hemmung eine Modulation der Pyramidenbahn.

Einteilung

Die Einteilung der Stammganglienerkrankungen kann einerseits grob anhand des pathologischen Bewegungsmusters oder andererseits anhand der klinischen Entitäten vorgenommen werden:

▶ *Bewegungsmuster*

Klinische Checkliste Extrapyramidale motorische Bewegungsstörungen
✓ hypokinetisch - hyperton
✓ hyperkinetisch - hypoton
✓ choreatisch
✓ ballistisch
✓ dyston
✓ athetoid

▶ *Klinische Entitäten*
- **Parkinson-Syndrome**
  - **Morbus Parkinson** (idiopathisches Parkinson-Syndrom)
  - **Symptomatisches Parkinson-Syndrom**
  - **Parkinson bei Systemdegeneration** (Parkinson-Plus-Syndrom)
- **Chorea**
- **Ballismus**
- **Dystonie**
- **Athetose**

1.5.1.1. Parkinson-Syndrome

1.5.1.1.1. Morbus Parkinson (idiopathisches Parkinson-Syndrom, IPS)

Definition

Unter dem **Morbus Parkinson** versteht man das durch Degeneration der nigrostriären Neurone hervorgerufene hypokinetisch-hypertone Krankheitsbild ohne erkennbare weitere Ursache (daher **idiopathisches Parkinson-Syndrom**). Da zu dem Krankheitsbild auch ein Ruhetremor gehört, der in späten Stadien sämtliche Extremitäten erfassen kann, kann es unbehandelt zum Vollbild der sog. "Schüttellähmung" (**Paralysis agitans**) kommen. Gerade im letzten Fall kann sich eine sonst seltene familiäre Häufung zeigen, so daß man von einem erblichen M. Parkinson spricht, obwohl dessen Vererbungsmodus nicht bekannt ist. Männer werden häufiger als Frauen betroffen. Das Ersterkrankungsalter liegt meist zwischen dem 40. und 60. Lebensjahr. Die überwiegende Mehrheit der Erkrankten wird ohne medikamentöse Beeinflussung im Verlauf von im Mittel 8 Jahren arbeitsunfähig. Die Prävalenz liegt bei 5-6 ‰ der Bevölkerung, die Inzidenz bei ~ 200 Neuerkrankungen/ 100.000 EW/Jahr.

Das über 60 % der Parkinson-Syndrome ausmachende idiopathische Parkinson-Syndrom wird in drei klinische Gruppen unterteilt:

Klinische Checkliste Idiopathisches Parkinson-Syndrom	
Äquivalenztyp	gleiche Ausprägung aller drei Kardinalsymptome
Akinetisch-rigider Typ	kaum Tremor, aber Rigor und Akinese herausragend
Tremor-dominanter Typ	nur minimale Akinese und Rigor

Pathogenese

Histopathologisch liegt der Erkrankung ein Nervenzelluntergang ganz unterschiedlicher Hirnregionen zugrunde. Vorwiegend sind die melaninhaltigen, dopaminergen Neuronen der Substantia nigra betroffen, die zum Striatum projizieren. Aufgrund der Abnahme der Dopamin-Konzentration an den striatalen Rezeptoren (bis zu 90 %) wird die cholinerg vermittelte Rückkopplung über den Thalamus zum Kortex enthemmt. Dieser Vorgang ist für den Rigor verantwortlich. Für die Akinese wird der Wegfall der über die Substantia nigra zum Rückenmark deszendierenden Neurone verantwortlich gemacht. Die Hypothese der Tremorentstehung legt die Desynchronisierung der pyramidalen Projektionen als Kausalfaktoren nahe. Erhalten bleibt die Rückkopplung über das Pallidum und den Thalamus zum Kortex bei gleichzeitigem Wegfall der absteigenden strionigralen Bahnen in Höhe der Substantia nigra.

Begleitende Funktionseinbußen werden auf die Degeneration von Kerngebieten des Locus coeruleus (noradrenerge Neurone) und der Raphe-Kerne (serotoninerge Neurone) zurückgeführt: Herabsetzung der frontalen Noradrenalin- und Serotonin-Konzentrationen, die für eine begleitende depressive Verstimmungen (bei bis zu 50 % der Parkinson-Patienten) verantwortlich sein soll. Der Wegfall der dopaminergen Projektionen zum Hypothalamus (Corpus luysii) führt zu neuroendokrinologischen Funktionsstörungen.

Beim idiopathischen M. Parkinson lassen sich histologisch im Bereich der nicht degenerierten Neurone in circa 90 % der Fälle sog. *Lewy-Körperchen* nachweisen, bei denen es sich um eosinophile zytoplasmatische Einschlüsse handelt.

Typische Krankheitszeichen

Die Kardinalsymptome des Morbus Parkinson sind:

Klinische Checkliste Parkinson
✓ Hypokinese, Akinese
✓ Rigor
✓ Ruhetremor
✓ Bradyphrenie
✓ vegetative Symptome

- Die **Hypokinese** bzw. **Akinese** stellt sich anfangs als Bewegungsarmut vor allem bei Mimik und Gestik dar. Der mimischen Muskulatur fehlt zunehmend das Mienenspiel (*Hypomimie*). Die Stimme wird leise (*Hypophonie*). Besonders feinmotorische Abstimmungen sind herunterge-

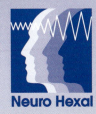

regelt, was zur *Mikrographie* (☞ Abb. 1.54) führt

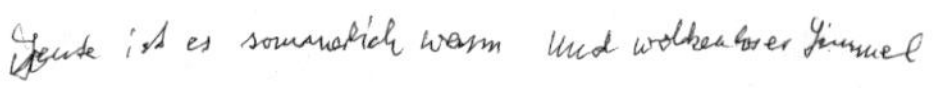

Heute ist es sommerlich warm und wolkenfreier Himmel

Abb. 1.54: Schriftprobe mit Mikrographie bei einem Parkinson-Patienten.

Die Armmitbewegungen der Patienten beim Gehen sistieren zunehmend, der Gangablauf wird fortschreitend schematischer, fast automatenhaft mit herabhängenden und gebeugt gehaltenen Armen. Dabei fehlt das Abrollen der Füße, später werden die Füße schlurfend bewegt, parallel entlang des Bodens geführt, ohne daß dafür die Rigidität verantwortlich wäre. Das Gangbild wird **kleinschrittig**, und **zum Umkehren werden viele Wendeschritte benötigt**. Charakteristisch für die Verarmung des Bewegungsablaufs ist die **Starthemmung**, bei der die Patienten zunächst gebunden auf der Stelle verharren, bevor sie - manchmal einen äußerlichen Anstoß benötigend - "lostrippeln". Umgekehrt führt die Abnahme der Gegeninnervation dazu, daß sie beim Versuch stehenzubleiben noch ein Strecke weiterlaufen. Die gleiche Störung der Stellreflexe, zusammen mit der Rigidität, führt beim Stehen und Gehen dazu, daß sie bei geringfügiger Verlagerung aus der Achse heraus vornüber, rückwärts oder zur Seite stürzen (**Pro-, Retro- oder Lateropulsion**). In späten Stadien sind die Patienten aufgrund der Akinese gehunfähig und sitzen oft stundenlang ohne jede Regung mit offenem Mund (aufgrund der Amimie) und vornübergebeugtem Oberkörper (aufgrund der rigiden Tonuserhöhung) bewegungsverharrend (☞ Abb. 1.55) auf der Stelle.

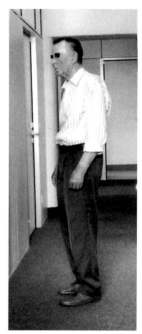

Abb. 1.55: Typische Körperhaltung eines Parkinson-Patienten.

- Der **Rigor** ist eine Tonuserhöhung der Muskeln des Körperstamms und der Extremitäten mit wächsern zähem Widerstand, der ebenso bei passivem Bewegungsversuch festgestellt werden kann. Die Tonuserhöhung ist auch in Ruhe vorhanden und nicht von Bewegung oder Haltung abhängig. Elektromyographisch lassen sich bei dieser Form der Tonuserhöhung bereits in Ruhe unwillkürliche Aktionspotentiale ableiten; bei Innervation fällt auf, daß antagonistisch arbeitende Muskeln gleichzeitig innerviert werden. Diese Art der Innervation ist für das sog. "**Zahnradphänomen**" verantwortlich, einen nur ruck- bzw. schrittweise nachlassenden Widerstand gegen die passiv auszuführende Bewegung. Bevor solch ausgeprägte Veränderungen nachweisbar sind, läßt sich oft allein ein **Nackenrigor** feststellen. Diese zähe Tonuserhöhung der Nackenmuskulatur läßt sich von einem Meningismus, also der reflektorischen Tonuserhöhung der gleichen Muskulatur, dadurch unterscheiden, daß der Widerstand in alle Bewegungsrichtungen gleich ist, also auch bei der Kopfwendung und nicht nur bei der Kopfbeugung, darüberhinaus sinkt der Kopf erst verzögert wieder auf die Unterlage zurück

- Das dritte Kardinalsymptom ist der **Tremor**. Der Tremor kann anfängliches Symptom der Parkinson-Erkrankung sein und dabei, wie die bereits genannten Symptome, zunächst einseitig beginnen, andererseits aber auch erst spät als letzte Auffälligkeit hinzutreten. Er tritt in **Ruhe** auf, wobei der Tremor durch eine alternierende Innervation antagonistischer Muskeln (☞ Abb. 1.56) erzeugt wird. An den Extremitäten ist er distal betont, so daß durch die rhythmische Beugung und Streckung vor allem von Zeige-und Mittelfinger eine Bewegung generiert wird, die an Bewegungsabläufe wie beim *"Pillendrehen"* oder *"Geldzählen"* erinnert. Die *Frequenz* liegt zwischen 4 und 6/sec. Beim Einnehmen einer Haltung oder bei Durchführung einer Bewegung sistiert der Tremor, um erst am Zielort wieder aufzutreten. Auf diese Weise werden vor allem tägliche Verrichtungen wie Essen und Trinken erheblich erschwert. Durch Aufregung wird der Tremor gebahnt, mit Zunahme der Amplitude, aber nicht der Frequenz (Differentialdiagnostik der Tremorformen ☞ Tab. 1.19)

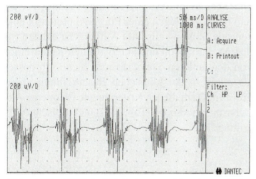

Abb. 1.56: EMG bei Ruhetremor: Alternierende Innervation antagonistischer Muskeln.

- **Vegetative Begleiterscheinungen** treten in Form gestörter Sekretion der Schweiß- und Talgdrüsen auf. Dies prägt in fortgeschritteneren Stadien das **"Salbengesicht"** (Seborrhoe) der Patienten. Problematisch ist als vegetative Störung die Neigung zur hypotonen Blutdruckdysregulation (☞ Kap. 1.5.1.1.3.)
- Schwierig ist bei Parkinson-Erkrankten die Einschätzung der **psychischen Verfassung bzw. des Antriebs, des Affektes und der emotionalen Schwingungsfähigkeit**. Es fällt eine Aspontaneität und auch psychomotorische Verlangsamung auf, die als "**Bradyphrenie**" bezeichnet wird und deren Ursache in der Absenkung der Somatostatinkonzentration und gleichzeitigen Degeneration cholinerger Neurone der Substantia innominata vermutet wird. Trotz der Ausdruckslosigkeit der Mimik sollte man sich hüten, die Erkrankten für dement zu halten. Der überwiegende Teil der Patienten erlebt die Einschränkung der motorischen Leistungen bei wachem Verstand. Reaktiv entwickelt sich eine affektive Störung mit Reizbarkeit und moroser Verstimmung. Anders als zunächst zu vermuten, ist die zu beobachtende **Depression** (bis zu 50 % der Patienten) meist nicht reaktiver Ursache, sondern eine Folge der gleichzeitigen Verarmung an noradrenergen und serotoninergen Transmittern in den Projektionen des Frontallappens

Eine Demenz wie auch weitere neurologische Symptome (orthostatische Dysregulation, Blickparesen und Halbseitensymptome) weisen auf Läsionen hin, die über die Störung der nigrostriären Bahnen hinausgehen. Diese Kombinationen zeigen also Störungen darüber hinausgehender Systeme (s.u.) an und werden unter dem Oberbegriff "**Parkinson-Plus-Syndrom**" zusammengefaßt

 Befunde

▶ *Klinik*

Die *Diagnosestellung* beruht beim Morbus Parkinson ganz überwiegend auf der *klinischen Untersuchung*. Wesentlich, auch im Hinblick auf die sich anschließenden Therapieentscheidungen, ist dabei die Beurteilung, ob Akinese (und Rigor) oder Tremor (und Rigor) das Erscheinungsbild prägen, also ob die *Minus-* oder die *Plus-Symptomatik* überwiegt. Zur Verlaufsbeobachtung und zur Vergleichbarkeit des Befundes zwischen verschiedenen Untersuchern gibt es verschiedene Skalierungen, wie die "Unified Parkinson's Disease Rating Scale (UPDRS)", Webster Scale, Skala nach Hoehn und Yahr etc. Von diesen sei die Skala nach **Webster** beispielhaft aufgeführt. Sie umfaßt die folgenden zehn Bewertungspunkte:

Skala nach Webster
✓ Bradykinese der Hände
✓ Tremor
✓ Rigor
✓ Hypomimie
✓ Haltung
✓ Seborrhoe
✓ Armmitbewegung
✓ Sprache
✓ Gangbild
✓ Selbständigkeit

Jeweils 3 Stadien innerhalb jedes Punktes können abgegrenzt werden, so daß dem Normalbefund der Punktwert 0, dem schwersten Erkrankungsstadium der Wert 30 zugeordnet wird.

Neben den Kardinalsymptomen ist bei der klinischen Untersuchung noch auf weitere wegweisende Befunde Wert zu legen. Einer davon ist das **Glabella-Zeichen**, bei dem es sich um die fehlende Habituation des reflektorischen Lidschlages beim Beklopfen der Nasenwurzel handelt. Dieser als Schutzreflex dienende Fremdreflex habituiert bei Parkinson-Erkrankten aufgrund einer pontinen Zelldegeneration nicht. Er kann auch als Blinkreflex im EMG objektiviert werden (s.u).

Folge einer Zelldegeneration, hier im Bereich des Mittelhirns (Perialscher Okulomotorius-Kern), ist die als frühes klinisches Zeichen auffallende *Konvergenzparese*. Hierbei fällt auf, daß beim Versuch, ein Objekt in Naheinstellung zu fixieren, das nicht führende Auge nach kurzem Adduktionsversuch unter gleichzeitiger Wiedererweiterung der Pupille wieder wegdriftet.

Nicht nur anamnestisch, sondern auch während der stationären Beobachtung sollte das klinische Augenmerk auf zwei weitere Phänomene des M. Parkinson gelegt werden. Eines davon ist das sog. "**Einfrieren**" der Patienten. Es handelt sich um eine über die beim Gehen bekannte Starthemmung hinausgehende Unfähigkeit, eine intendierte motorische Leistung zu verwirklichen. Je plötzlicher eine solche Bewegung ausgeführt werden soll, um so ausgeprägter kann das Verharren in der Ausgangsposition sein. Das zweite Phänomen, das im Verlauf der Erkrankung wie auch unter fortgesetzter Medikation zu beobachten ist, ist das "**On-Off**"-**Phänomen**. Hierbei wechseln Phasen geringer Beeinträchtigung mit solchen ab, in denen der Patient für Minuten bis Stunden schwer akinetisch ans Bett oder den Stuhl gebunden ist. Insbesondere um therapeutisch darauf eingehen zu können, sollte der Patient über diese Phasen einen Tageskalender führen.

Die schwerste klinisch zu beobachtende Form solcher akinetischer Zustände ist die "**Akinetische Krise**", die auch im Rahmen abrupter Dosisreduktion von Dopa-Präparaten vorkommen kann. Dabei wird der Patient vollständig bewegungsunfähig, kann schlecht schlucken und atmet sehr flach. Solche Krisen sind mit erheblichen Folgeerkrankungen wie Exsikkose und Pneumonie behaftet, die nicht selten letal enden. Ähnlich gefährlich ist das *"maligne Dopa-Entzugssyndrom"*, das dem der malignen Hyperthermie unter Einschluß einer akinetischen Krise ähnelt.

▶ *Elektrophysiologie*

Das **EEG** zeigt keine charakteristischen Veränderungen und ist in der Regel auch nicht allgemeinverändert.

Die **Tremoranalyse** (☞ Tab.1.19) nimmt vor allem beim Vorliegen einer Plus-Symptomatik eine zentrale Stellung ein. Ihre Aufgabe ist es, den für den M. Parkinson charakteristischen Ruhetremor von den anderen Tremorformen technisch besser als allein in der klinischen Beschreibung abzugrenzen. Dazu dienen Kriterien wie Frequenz, Aktivierungsmodus (☞ Tab. 1.19) und topische Verteilung.

LEVODOPA comp. B STADA®

(Wirkstoff: Levodopa + Benserazid)

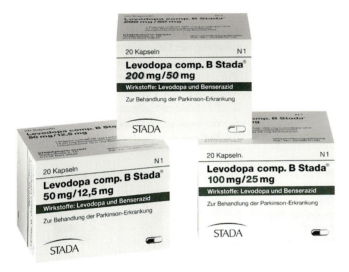

- **Bei allen Parkinson-Syndromen**
- **Gut zu kombinieren**
- **Komplette Palette: 62,5 mg / 125 mg / 250 mg**

ZUM SCHOTTENPREIS!

...odopa comp. B STADA® 50 mg/12,5 mg; Levodopa comp. B STADA® 100 mg/25 mg; Levodopa comp. B STADA® 200 mg/50 mg ...kstoff: Levodopa + Benserazid, verschreibungspflichtig. Zus.: Arzneilich wirksamer Bestandteil: 1 Kaps. enth. 50 mg Levodopa und 14,25 mg Bensera... HCl entspr. 12,5 mg Benserazid; 100 mg Levodopa und 28,5 mg Benserazid HCl entspr. 25 mg Benserazid; 200 mg Levodopa und 57 mg Bensera... HCl entspr. 50 mg Benserazid. Sonstige Bestandteile: Gelatine, Lactose-Monohydrat, Magnesiumstearat, Natriumdodecylsulfat, Hochdisperses Silicium... ...xid, Gereinigtes Wasser, Indigocarmin (E 132), Titandioxid (E 171); zusätzlich 50 mg/12,5 mg; 100 mg/25 mg: Eisenoxidhydrat (E 172). Ind: Parkinson-Syndro... Hinweis: Nicht bei medikamentös induziertem Parkinson-Syndrom. Kontraind.: Absolut: Überempfindlichkeit gg. Levodopa od. Benserazid, Pat. unter ...Jahren; relativ: schwere Schilddrüsenüberfunktion, Tachykardien, Phäochromozytom, schwere Herz-, Leber-, Nieren- und Knochenmarkserkrankungen, ...were endogene und exogene Psychosen, Psychoneurosen, Melanom, melanomverdächtige Hautveränderungen, Medikation mit Reserpin oder MAO-A-...mmern. Schwangerschaft und Stillzeit: Nicht in der Schwangerschaft anwenden. Ist eine Behandlung in der Stillzeit erforderlich, muß abgestillt werden. ...enw.: Häufig: Appetitminderung, Übelkeit, Unruhe, Ängstlichkeit, Schlafstörungen, depressive Verstimmungen, unwillkürliche Bewegungen, Halluzina-...en, Wahnideen, zeitl. Desorientierung; gelegentlich: Erbrechen, Diarrhoe, hypotone Kreislaufstörungen, Arrhythmien; selten: Leukopenien und Throm-...ytopenien, Verkürzung der Thromboplastinzeit, Anstieg von Transaminasen und alk. Phosphatase im Serum, allerg. Hautreaktio-...; in Einzelfällen: hämolytische Anämien, vorübergehender Geschmacksverlust bzw. Änderung des Geschmacksempfindens. ...weise: Kontrollen der Leber- und Nierenfunktion sowie des Blutbildes; bei Pat. mit Herzinfarktanamnese, Herzrhythmus-...ungen oder KHK regelmäßige Kreislauf- und EKG-Kontrollen. Pat. mit Magen-Darm-Ulcera und Osteomalazie in der Anam-...e ärztlich überwachen. Bei Glaukom regelmäßige Kontrollen des intraokulären Druckes. Patienten auf psychische Verän-...ungen und Depressionen mit/ohne Suizidtendenzen überwachen. Warnhinweis: Nach langjähriger Behandlung kann ein ...zliches Absetzen des Präparates zu einem malignen Levodopa-Entzugssyndrom oder einer akinetischen Krise führen ...ensbedrohlich!) Stand: Juni 1999

STADA
Super im Preis
Top in der Qualität

ADApharm GmbH · Stadastraße 2-18 · 61118 Bad Vilbel · http://www.stadapharm.de · http://www.stada.de

Tremorform	Frequenz (Hz)	Ruhetremor	Haltetremor	Intentionstremor
Physiologischer Tremor	6 - 12		**(X)**	(X)
Essentieller Tremor	(3)- 5 - 8 - (12)	(X)	XX	(X)
Parkinson-Tremor	4 - 6	XXX	(X)	(X)
Zerebellärer Tremor	2,5 - 4		(X)	XX
Orthostatischer Tremor	12 - 15		X	

Tab. 1.19: Übersicht der Tremorformen.

Differentialdiagnose des Tremors:

- Der **physiologische Tremor** ist ein hochfrequenter Tremor (6-12 Hz), der vor allem unter Haltebedingungen gegen die Schwerkraft deutlich wird. Er wird durch endogene oder exogene Intoxikationen verstärkt, z.B. bei Hyperthyreose. Emotionelle Verstärkung kann den Tremor auch bei Zielbewegungen deutlicher werden lassen

- Der **essentielle Tremor** ist dagegen im mittleren Frequenzbereich angesiedelt (5-10 Hz). Meist sind die Hände betroffen, seltener der Kopf. Eine Beinbeteiligung ist eine Rarität. Wegweisend kann die anamnestische Angabe sein, daß der Tremor unter Alkoholeinfluß sistiert

- Für den **Parkinsontremor** (4-6 Hz) ist charakteristisch, daß bereits Konzentrationsleistungen den Tremor verstärken und daß ihn der Beginn einer Bewegung zum Verschwinden bringt. Er ist niederfrequent und betrifft neben Armen und Beinen auch den Kopf und die Stimme. Er kann Frühsymptom der Erkrankung sein, andererseits aber auch erst zuletzt zu den übrigen Symptomen im späten Erkrankungsstadium hinzutreten

- Der **zerebelläre Tremor** ist eigentlich als Intentionstremor beschrieben, da er durch Zielbewegungen aktiviert wird. Er hat eine niedrige Frequenz von 2,5 - 4 Hz. Nachdem zunächst proximale Muskelgruppen betroffen sind, findet sich in späteren Stadien auch eine Ausprägung distal unter gleichzeitigem Auftreten einer Haltetremorkomponente

- Eine seltene Tremorvariante ist der **orthostatische Tremor**, der ausschließlich die Beine betrifft und im Stehen am deutlichsten ausgeprägt ist. Der Tremor ist hochfrequent mit (12) - 15 Hz und führt zur Standunsicherheit

Die **Gangstabilometrie** dient nicht nur zur Objektivierung der Gangstörung, sondern auch zur Verlaufsbeurteilung der Gangveränderung, und nicht zuletzt zur Therapiekontrolle. Gegenstand dieser durch eine am Fuß befestigten Elektrodenschar durchführbaren Ganganalyse (☞ Abb.1.57) ist die Schrittlänge, die Schrittsymmetrie und die Art, wie der Fuß auf dem Boden aufgesetzt wird.

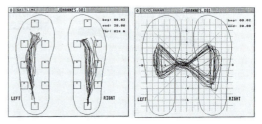

Abb. 1.57: Gangmuster bei M. Parkinson und leichter Hemiparese rechts.

Der **Blinkreflex** (☞ Abb. 1.58) wird elektrisch durch Reizung des ersten sensiblen Trigeminusastes ausgelöst und die Reflexantwort als EMG aus dem M. orbicularis oculi gemessen. Es läßt sich mit einer mittleren Latenz von ~ 10 msec eine erste, homolaterale Reizantwort (R1) ableiten, gefolgt von einem späteren (~ 30 msec) bilateralen Muskelaktionspotential (R2). Für R1 ist die pontine Umschaltung monosynaptisch auf den N. facialis, für R2 ist die Weiterleitung auf pontinem Niveau über die paramediane Formatio reticularis (PPRF) polysynaptisch verantwortlich. Ausfall und/oder Latenzverzögerung von R1 und/oder R2 weisen auf unterschiedlich große Läsionen in der Brücke hin, wie sie z.B. bei einer Enzephalomyelitis disseminata auftreten. Charakteristisch für extrapyramidal-motorische Erkrankungen ist das Ausbleiben des Habituationsverhaltens, wobei auch nur die polysynaptische R2-Antwort habituieren kann.

Halbe

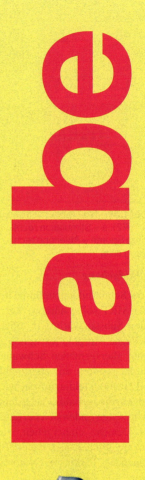

kirim® 5T, Tabletten; Wirkst.: Bromocriptinmesilat **Zus.:** 1 Tabl. enth. 5,74 mg Bromocriptinmesilat, entspr. 5 mg Bromocriptin, Lactose, Povidon, mikrokrist. Cellulose, Talkum, Mg-stearat, Sidioxid, Weinsäure. **Anw.:** Idiopath. und postenzephalit. Parkinson-Krankheit. **Hinw.:** Entweder in Monotherap. o. als Zusatzmedik. zur Levodopa-Behandlung verabreichen, insb. bei Patienten, d. nicht ausreichend auf Levodopa ansprechen. **Gegenanz.:** Überempflk. geg. Wirkst., andere Ergotalkaloide o. sonst. Bestandteile, Schwangersch.- tox., Hyperton., koron. Herzkrank., psych. Stör. nach d. Entbind. bzw. im Wochenbett; bes. Vorsicht ab 10 mg Bromocriptin/Tag bei anamnest. u. manifest. Verwirrtheitszust., Halluzinationen, schwer. hirnorg. Psychosyndr., schwer. Herz-Kreislauf-Erkrankungen (z.B. schwer. symptomat. orthostat. Hypotonie, arterielle Verschlußkrankheit, Herzinfarkt-Anamnese, b. atrialer, nodaler, ventrikul. Restarrhythmie, medikament. behandelter Bluthochdr.), b. Komb. mit antihypert. u. and. blutdruckbeeinfl. Arzneimitt., Magen- u. Zwölffingerdarmgeschw., Blutungen im Magen-Darm-Trakt (auch in der Vorgeschichte), Leber- od. Nierenerkrank., Kinder u. Jugendl., Schwangersch., Stillzeit. **Nebenwirk.:** Häufig leichte Übelk., Erbrech., Mag.-Darm-Beschw., Appetitlosigk., Verstopf., Kopfschm., Schwindel, Müdigk.; gelegentl. psychomotor. Unruhe, Schlaf-, Sehstör., visuelle Halluzinat., Psychosen, Verwirrth., Dyskinesie, Mundtrockenh., Gefühl d. verstopft. Nase, Ödeme, Krämpfe in d. Beinen, Mikt.beschwerd., allerg. Hautreakt.; nach Entbind. bzw. im Wochenbett, selten Bluthochdruck, Herzinfarkt, Krampfanfälle, Schlaganfall oder psych. Stör., selten Blutdr.abfall (ev. mit behandlgsbed. Bradykardie) bei Lagewechsel, bis hin zum Kollaps; in Einzelf. Arrhythmien, Ang.-pect.-Anf.; bei Langzeittherapie gelegentlich durch Kälte ausgelöste, vasospast. beding. Durchblut.stör. der Finger u. Zehen; in einig. Fällen Pleuraergüsse, pleuropulm. Fibrosen, retroperiton. Fibrosen, Hustenreiz, Atemnot; in klin. kontroll. Prüf. zusätzl.: abnorme unwillk. Bewegungen Ohnmachts-, Schwächegefühl, Asthenie, Oberbauchbeschw., Ataxie, Insomnie, depr. Verstimm., Hypoton., Kurzatmigkeit, Anorexie, Angst, Blepharospasm., Dysphagie, Ödeme an Füßen u. Knöcheln, Erythromelalgie, Krampfanf., Hautveränd., trock. verstopft. Nase, Nervosit., Alpträume, Parästhesie, Harnretention- bzw. Inkontinenz, häufiges Harnlassen, verstärkte Symptome des Ergotismus und Morbus Raynaud-Syndroms, Sprechstör., Trugwahrnehmung., Ohrenkling., Schwitzen, Haarausf., Mag.blut., Anstieg von Harnstoff u. Harnsäure, Veränd. d. Leberenzymwerte; nach Absetzen der Therap. gelegentl. Galaktorrhoe, selten Halluzinat.; Verkehrshinweis! **Wechselwirk., Dosierung, Art u. Dauer der Anwend. sowie weitere Hinweise: siehe Fachinfo.** Verschreibungspflichtig. **Darreichungsformen und Preise:** kirim® 5T. 30 Tabletten (N1, PZN 0 12 07 09), DM 69,10; 100 Tabletten (N3, PZN 0 12 07 15), DM 195,45. Stand: Februar 2000, Hormosan-Kwizda GmbH, 60389 Frankfurt/M.

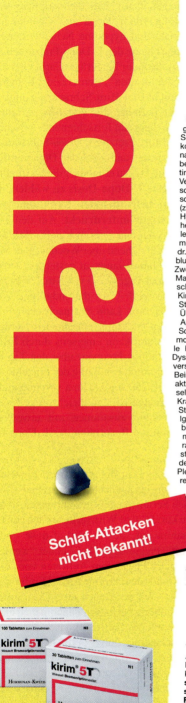

Schlaf-Attacken nicht bekannt!

Die erste teilbare 5 mg Bromocriptin-Tablette.

kirim® 5T

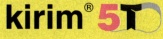

Parkinson *persöulich* nehmen.

HORMOSAN-KWIZDA

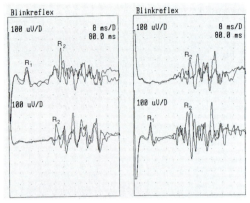

Abb. 1.58: Blinkreflex mit früher (R1) und später Antwort (R2). a = Stimulation rechts, b = Stimulation links. Obere Spuren = Ableitung rechts, untere Spuren = Ableitung links.

▶ *Bildgebung*

Eine Schnittbilddarstellung des Hirns mit CCT oder MRT sollte durchgeführt werden, nicht um einen Substanzverlust in einem der Kerngebiete oder eine Atrophie feststellen zu können, was ohnehin altersgemäßen Schwankungen unterliegen würde, sondern um zugrundeliegende Ursachen und Differentialdiagnosen, wie z.B. den Normaldruckhydrozephalus, ausschließen zu können. Nicht selten finden sich bei den Formen, die mit einer Demenz einhergehen, vaskuläre Läsionen. Letztere können auch für die Einseitigkeit der beginnenden Parkinson-Symptome verantwortlich sein.

 Therapie

Die Therapie des M. Parkinson ist der Erscheinungsform mit überwiegender Minus- oder Plus-Symptomatik anzupassen. An Stoffklassen stehen

- L-Dopa
- Dopamin-Agonisten
- Anticholinergika
- MAO-B-Hemmer
- COMT-Hemmer und
- Amantadin

zur Verfügung.

Basistherapie ist die Zuführung von **L-Dopa**, das von den dopaminergen Neuronen zu Dopamin verstoffwechselt wird. Ca. 10 % der Patienten sprechen nicht auf eine L-Dopa-Gabe an und zeigen auf diese Weise eine Zuordnung zu anderen Systemerkrankungen (s.u.). Um die periphere Verstoffwechselung von L-Dopa zu Dopamin und gastrointestinale und hypotone Nebenwirkungen zu vermeiden ist heute den L-Dopa-Präparaten ein *Decarboxylasehemmer* beigefügt (Carbidopa z.B. in Nacom® oder Striaton®, Benserazid z.B. in Madopar®), der nicht Blut-Hirn-Schranken gängig ist und somit nur peripher die Verstoffwechselung hemmt. Um bei langsam fortschreitendem Neuronenverlust und fortgesetzter L-Dopa-Substitution die Ansprechbarkeit und Zahl der Dopamin-Rezeptoren (D1 und D2) zu erhalten, gilt als Grundregel **die niedrigste L-Dopa-Dosis zu wählen, die gerade die zu behandelnden Symptome wie Akinese und Rigor unterdrückt**. Auf den Tremor hat L-Dopa nur einen geringeren Einfluß. Die Dosis wird einschleichend über Wochen, eher Monate (zeitweise Jahre) langsam gesteigert, wobei mit einer mittleren Tagesdosis von 3 mal 50 mg L-Dopa begonnen wird. Über die endgültige Wirkung einer Dosierung kann erst nach einer Frist von 4-6 Wochen endgültig entschieden werden. Die Dosissteigerung kann einerseits durch Erhöhung der Medikations-Frequenz über den Tag bis zu 5 Dosen oder durch Erhöhung der Einzeldosen bis 3 x 2 Tabl. à 250 mg L-Dopa vorgenommen werden. Zu beachten ist, daß gleichzeitige Medikamenten-Einnahme zusammen mit eiweißreichen Mahlzeiten die Resorption des L-Dopa behindern kann!

Während zu Beginn der Behandlung die Einzeldosen eine Wirkung bis zur nächsten Einzelgabe trotz des fallenden Serumspiegels gewährleisten, treten nach Jahren kurzfristige Wirkverluste nach der Tabletteneinnahme auf, die als "**end-of-dose**"- oder "**wearing-off**"-Phänomene bezeichnet werden. Klinisch ist diese Phase vom Auftreten von "On-Off"-Phasen und dem vermehrten "Einfrieren" (s.o.) begleitet. Während auch eine Dosisaufteilung oder -erhöhung bei diesen Phänomenen nicht hilfreich ist, kann das Auftreten durch eine frühzeitige Dosisersparnis durch optimalere Einstellung über den Tag hinweg mit z.B. Retard-Präparaten wie (z.B. Nacom® retard) oder die zusätzliche Gabe von sog. Dopamin-Agonisten verhindert oder doch zumindest hinausgezögert werden.

Besonders unangenehm, wenn nicht gar schmerzhaft, sind morgendliche end-off-dose-Phänomene,

1.5. Degenerative Erkrankungen

Substanz	Handelsname	Indikation	Tagesdosis	Nebenwirkung
L-Dopa				
L-Dopa/ Carbidopa	Nacom® Isicom® Striaton®	Basistherapie der Akinese und des Rigor	150 - 1500 mg	Dyskinesien, On-Off-Phänomene, Halluzinationen, gastrointestinale NW, dann: Domperidon b.Bedarf bis 3x10 mg
L-Dopa/ Benserazid	Madopar® Levopar®			
Dopamin-Agonisten				
Pergolid	Parkotil®	Akinese, On-Off-Phänomene, Rigor Einsparen von L-Dopa	1 - 5 mg	Übelkeit, Erbrechen, Psychosen, Orthostase, *Kontraindikation*: Herzinfarkt
Lisurid	Dopergin®		0,5 - 5 mg	
Dihydro-α-Ergocryptin	Cripar®		60-120 mg	
Cabergolin	Cabaseril®		0,5 - 5 mg	
Ropinirol	Requip®		3 - 24 mg	
Pramipexol	Sifrol®		0,5 - 4,5 mg	
Bromocriptin	Pravidel® kirim®		2,5 - 30 mg	
COMT-Hemmer				
Entacapone	Comtess®		400 - 1000 mg	
Anticholinergika				
Biperiden	Akineton®	Tremor, Rigor, begleitende Depression	2 - 12 mg	Obstipation, Mundtrockenheit, Miktionsstörungen, Verwirrtheit, Psychosen, *Kontraindikation*: Prostataadenom, Glaukom
Metixen	Tremarit®		2,5 - 30 mg	
Bornaprin	Sormodren®		2 - 12 mg	
Budipin*	Parkinsan®		30 - 60 mg	
Trihexiphenidyl	Artane®		2 - 15 mg	
MAO-B-Hemmer				
Selegilin	Movergan® Antiparkin®	On-Off-Phänomene, End-of-dose Phänomene Einsparen von L-Dopa	5-10 mg	Orthostase, Schwindel, Übelkeit, Schlafstörungen, Dyskinesien
Amantadin				
Amantadin	PK-Merz® tregor®	Akinese, Rigor, Dyskinesien, Akinetische Krise	oral 300 - 600 mg, parenteral 200 - 400 mg	Schlafstörung, Unruhe, Halluzinosen, gastrointestinale NW

* Budipin wirkt antimuskarinerg, noradrenerg, serotonerg und zusätzlich auch als NMDA-Antagonist.

Tab. 1.20: Übersicht der Antiparkinson-Medikamente.

die als morgendliche Dyskinesien oder Dystonien auftreten. Da die Anflutung der übliche L-Dopa Präparate mindestens eine halbe Stunde benötigt, wurden schnell lösliche Tablettenformen (z.B. Madopar LT®) entwickelt.

Dopamin-Agonisten haben nach und neben L-Dopa den stärksten anti-parkinsonoiden Effekt, weil die postsynaptische Membran nicht in dem Maß an Dopa-Rezeptoren verarmt, wie präsynaptisch Neurone degenerieren. Es gibt eine Reihe von Rezeptoren über die bereits seit längerem bekannten D1- und D2-Rezeptoren hinaus. Experimentell wurden weitere Dopa-Rezeptoren (D3 und D4 etc.) nachgewiesen. Seit längerem sind die Ergot-Derivate wie Bromocriptin (Pravidel®, kirim®), Pergolid (Parkotil®) und Lisurid (Dopergin®) in die Therapie eingeführt, neuere sind Pharmaka vom Typ des Dihydro-α-ergocryptins (z.B. Cripar®).

Pergolid (Parkotil®) ist insofern ein besonders interessanter Dopamin-Agonist, da es nicht nur eine D2-stimulierende Wirkung, sondern auch einen relativ starken Effekt auf den D1-Rezeptor besitzt. Es kommt damit der Wirkung von Dopamin besonders nahe, und es ist davon auszugehen, daß diese D1-Stimulation vermutlich eine synergistische Verbesserung des anti-parkinsonoiden Effekt der D2-Simulation bewirkt. Vergleichsstudien mit neueren Dopamin-Agonisten (s.u.) für eine abschließende Beurteilung stehen jedoch noch aus.

Weitere Dopamin-Agonisten sind das Ropinirol (Requip®) oder das Pramipexol (Sifrol®), die als Non-Ergot-Dopamin-Agonisten zwar dem chemischen Grundgerüst der Lysergsäure ähneln, aber in wichtigen Substituenten abweichen. Dadurch kann bei diesen Präparaten mit geringeren kardialen und vaskulären Nebenwirkungen gerechnet werden, was insbesondere bei älteren und multimorbid erkrankten Patienten von besonderer Bedeutung sein kann. Ropinirol gehört mit zu den am besten untersuchten Dopamin-Agonisten. Es kann in der Früh- und Spätphase der Erkrankung eingesetzt werden und hat sich in der Monotherapie und auch als Kombinationspräparat bewährt. Einer 5-Jahres-Studie zufolge ist unter Ropinirol besonders das Risiko für die Inzidenz einer Dyskinesie stark reduziert.

Der Dopamin-Agonist Cabergolin (Cabaseril®) zeichnet sich durch eine Halbwertzeit von mehr als 24 Stunden aus, was ihn besonders zur Therapie bei ausgeprägten und unvorhersehbaren On-Off-Phänomenen und tageszeitlichen Schwankungen prädestiniert. Bei einmaliger Gabe am Abend kann durch das langsame Abklingen dieses Präparates auch ein Phänomen behandelt werden, daß zur Vermeidung nächtlicher Unruhe durch zu späte Verabreichung von L-Dopa das Weglassen derselben zu morgentlichen Startproblemen führt.

Der pharmakologische Vorzug all dieser Präparate wird darin gesehen, daß sie zur Wirkung am Rezeptor keinen weiteren neuronalen Syntheseschritte benötigen. Einerseits werden die Dopamin-Agonisten bereits zu Beginn einer Parkinson-Therapie bei noch gering ausgeprägten Symptomen als Zusatzmedikation zu L-Dopa eingesetzt um die L-Dopa-Dosis von Anfang an so gering wie möglich zu halten, um so die Spätkomplikationen (s.o.) und auch Dopa-bedingten Dyskinesien zu verhindern bzw. hinauszuzögern, andererseits gibt es auch Therapieschemata die zunächst allein Dopamin-Agonisten einsetzen, nicht nur bei solchen Formen wie dem akinetisch-rigiden Typ, sondern auch bei solchen Formen, bei denen ein leichter Tremor am Anfang als isoliertes Symptom im Vordergrund steht. Alle Dopamin-Agonisten müssen zur Vermeidung von Nebenwirkungen langsam Dosis-adapiert, d.h. eingeschlichen bzw. titriert werden.

Bei allen Dopa-Präparaten, auch den Dopamin-Agonisten, sind als wesentliche Nebenwirkung die arterielle Hypotension und Tachyarrhythmien zu beachten! Harmloser, aber subjektiv ebenso unangenehm werden von den Patienten gastrointestinale Störungen wie Übelkeit, Erbrechen und Obstipation empfunden. Vorbeugend kann 20-30 Minuten vor der Dopa-Gabe der periphere Dopamin-Antagonist Domperidon (10 mg Motilium®) gegeben werden.

Eine weitere, nicht zu unterschätzende Nebenwirkung sowohl der L-Dopa-Präparate, aber auch der Dopamin-Agonisten ist das Auftreten von Unruhezuständen, Halluzinationen oder psychotischen Episoden. Da Neuroleptika ihrerseits anti-dopaminerge Wirkung haben, empfiehlt sich zur Behandlung dieser Nebenwirkung die Gabe sogenannter atypischer Neuroleptika wie Clozapin (Leponex®) oder Olanzapin (Zyprexa®). Da diese Pharmaka eine potentiell knochenmarkssuppressorische Wirkung haben können bis hin zur Agranulozytose, muß das Blutbild solcher behandelten Patienten kontinuierlich überwacht werden. Die Verordnung dieser Medikamente kann nur durch dazu autorisierte Ärzte vorgenommen werden.

Eine weitere, im erweiterten Sinne als Dopamin-Agonist zu verstehende, Substanz ist der Katechol-O-Methyltransferase (**COMT**)-hemmer Entacapone (Comtess®), der den bereits in der Darmwand und in der Leber einsetzenden Abbau des L-Dopa, aber auch den im ZNS, reversibel hemmt und da-

Sifrol® 0,088 mg / Sifrol® 0,18 mg / Sifrol® 0,7 mg – **Wirkstoff:** Pramipexoldihydrochlorid 1 H_2O. Verschreibungspflichtig. **Zusammensetzung:** Sifrol 0,088 mg: 1 Tablette enthält 0,125 mg Pramipexoldihydrochlorid 1 H_2O, entsprechend 0,088 mg Pramipexol. Sifrol 0,18 mg: 1 Tablette enthält 0,25 mg Pramipexoldihydrochlorid 1 H_2O, entsprechend 0,18 mg Pramipexol. Sifrol 0,7 mg: 1 Tablette enthält 1,0 mg Pramipexoldihydrochlorid 1 H_2O, entsprechend 0,7 mg Pramipexol. **Hilfsstoffe:** Mannitol, Maisstärke, hochdisperses Siliziumdioxid, Polyvidon, Magnesiumstearat. **Anwendungsgebiete:** Zur symptomatischen Behandlung des idiopathischen Morbus Parkinson im fortgeschrittenen Stadium in Kombination mit Levodopa, d.h. wenn während des Krankheitsverlaufs die Wirkung von Levodopa nachlässt oder unregelmäßig wird und Fluktuationen auftreten (sog. end-of-dose- oder on-off-Phänomene). **Gegenanzeigen:** Überempfindlichkeit gegenüber Pramipexol oder anderen Bestandteilen des Präparates. **Nebenwirkungen:** Übelkeit, Obstipation (Verstopfung), Somnolenz (Schläfrigkeit) und Halluzinationen. In Kombination mit Levodopa wurden Dyskinesien (abnorme unwillkürliche Bewegungen) häufiger beobachtet. Diese Nebenwirkungen nehmen bei fortdauernder Therapie ab. Obstipation, Übelkeit und Dyskinesien können sogar vollständig verschwinden. Im Vergleich zur Placebo-Behandlung gab es unter Sifrol kein vermehrtes Auftreten einer Hypotonie (erniedrigter Blutdruck). Am Behandlungsbeginn kann jedoch in Einzelfällen eine Hypotonie auftreten, besonders dann, wenn Sifrol zu schnell in höheren Dosen verabreicht wird. Selten wurde über plötzliches Einschlafen mit und ohne vorheriges Empfinden von Müdigkeit (Somnolenz) berichtet. **Darreichungsform und Packungsgrößen:** OP mit 30 Tabletten mit 0,125 mg/0,088 mg (N 1); OP mit 30 Tabletten mit 0,25 mg/0,18 mg (N 1); OP mit 100 Tabletten mit 0,25 mg/0,18 mg (N 3); OP mit 100 Tabletten mit 1,0 mg/0,7 mg (N 3). Arzneimittel unzugänglich für Kinder aufbewahren.

Stand März 2000

Boehringer Ingelheim Pharma KG
Ingelheim am Rhein
Internet:
http://www.medworld.de

SIFROL® – DER DOPAMINAGONIST
MIT MEHRFACH-NUTZEN

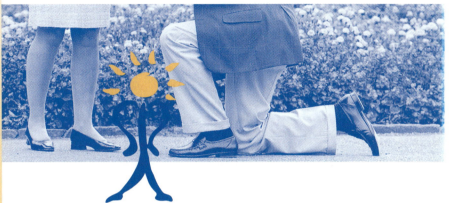

Mit SIFROL® helfen Sie Ihrem Parkinsonpatienten, wieder alten Leidenschaften nachzugehen.

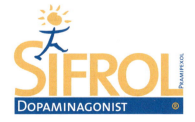

durch bei gleichzeitiger L-Dopa-Zufuhr dessen Konzentration im Plasma erhöht. Die Gabe des COMT-Hemmers ist nur sinnvoll mit der gleichzeitigen Gabe von L-Dopa, da sonst das zu transportierende Pharmakon fehlt. Da nur die Kombinationstherapie sinnvoll ist, muß bei dieser Therapie vor allem mit einer Verstärkung der L-Dopa typischen Nebenwirkungen gerechnet werden, aber vor allem mit einer pharmakologisch noch nicht vollständig verstandenen Durchfall-Komplikation nach 3-4 Wochen, die nicht selten zum Absetzen des COMT-Hemmers führt..

Die **MAO-B-Hemmer**, z.B. Selegilin (Antiparkin®, Movergan®) blockieren den Abbau von Dopamin und hemmen die Wiederaufnahme über die präsynaptische Membran. Auf diese Weise kann ein MAO-B-Hemmer früh als Monotherapie oder später ähnlich wie die Dopamin-Agonisten in Kombination zum Einsparen der Dopa-Dosis eingesetzt werden. In der Diskussion bleibt zur Zeit die Frage, ob die MAO-B-Hemmer die Progredienz des M. Parkinson im Sinne eines protektiven Effekts verlangsamen können.

Die älteste bekannte Stoffklasse in der Parkinson-Behandlung sind die **Anticholinergika** (s.u.). Ihr Wirkspektrum ist vor allem der Tremor, der von den übrigen Anti-Parkinsonmitteln nur ungenügend beeinflußt wird.

Allerdings sind bei der Behandlung mit Anticholinergika die *Kontraindikationen: Glaukom und Prostataadenom* zu beachten. Auch bei begleitenden dementiellen Symptomen sollten sie nicht eingesetzt werden.

Der Klasse der Anticholinergika wird von manchen Autoren auch der neue Wirkstoff Budipin (Parkinsan®) zugerechnet, der heute insbesondere zur Therapie des Parkinson-Tremors eingesetzt wird. Budipin wirkt jedoch nicht nur dopaminerg, sondern auch antimuskarinerg, noradrenerg und serotonerg; es ist zusätzlich auch ein NMDA(N-Methyl-D-Aspartat)-Antagonist. Somit gleicht Budipin wohl mehrere Transmitterstörungen aus. Neben dem Tremor werden unter der Therapie mit Budipin auch die beiden anderen Kardinalsymptome Rigor und Hypokinese verbessert.

Amantadin (z.B. PK-Merz®, tregor®) schließlich ist eine Stoffklasse, die seit Jahren in der Parkinsontherapie eingesetzt wird. Amantadin blockiert nichtkompetitiv den NMDA-Rezeptor (☞ oben) und verringert dadurch das gestörte Gleichgewicht zwischen dopaminerger Hemmung und glutamaterger Stimulation. Es kann sowohl oral als auch parenteral appliziert werden. In der Frühphase der Erkrankung kann Amantadin zur Besserung der Symptome Akinese und Rigor eingesetzt werden. Im fortgeschrittenen Stadium ermöglicht es in Kombination mit L-Dopa bzw. Dopamin-Agonisten eine L-Dopa-Einsparung, wodurch unerwünschte Wirkungen deutlich reduziert werden können.

Bei einer Langzeittherapie mit L-Dopa und/oder Dopaminagonisten manifestieren sich sehr häufig motorische Fluktuationen und L-Dopa-induzierte Dyskinesien (s.o.). Als häufigste Form wird dabei die "Peak-dose"-Dyskinesie, eine Hyperkinesie im klinischen Wirkmaximum jeder L-Dopa-Einzelgabe, gesehen. Sowohl Dauer als auch Schwere dieser Hyperkinesien können durch die adjuvante Therapie mit Amantadin signifikant reduziert werden, ohne daß die Parkinsonsymptomatik verstärkt wird.

Operative Verfahren sind in den vergangenen Jahrzehnten vor allem zur Behandlung des Tremors und des Rigors, weniger der Akinese eingesetzt worden. Früher handelte es sich unter Verwendung konventioneller Röntgenverfahren um eine stereotaktisch gesteuerte Thermokoagulation des Nucleus ventralis posterior des Thalamus oder der Zona incerta bzw. der Radiatio praelemniscalis des Nucleus subthalamicus, um enthemmende Neuronenverbände zur prämotorischen Hirnrinde zu unterbrechen. Die Indikation war und ist ein einseitiger, medikamentös nicht zu beherrschender Tremor oder Rigor. Bei doppelseitigen Eingriffen traten häufig Sprachstörungen und Antriebsminderungen auf. Von dieser Operationstechnik abgeleitet werden heute vor allem zwei neue Verfahren verwendet, bei denen zur Unterbrechung nicht mehr thermokoaguliert, sondern mittels einer implantierten Sonde mit externem Schrittmacher stimuliert wird. Neben den herkömmlichen Lokalisationen im Thalamus und N.subthalamicus wird neuerdings auch der posterolaterale Globus pallidus internus als Ziellokalisation für die Elektrostimulation angesteuert, da dadurch die vermehrte Hemmung der pallido-thalamischen Projektionen vermindert werden kann, was eine Verbesserung der Akinese zur Folge hat. Bei einem Großteil der Patienten kann dadurch die L-Dopa Dosis erheb-

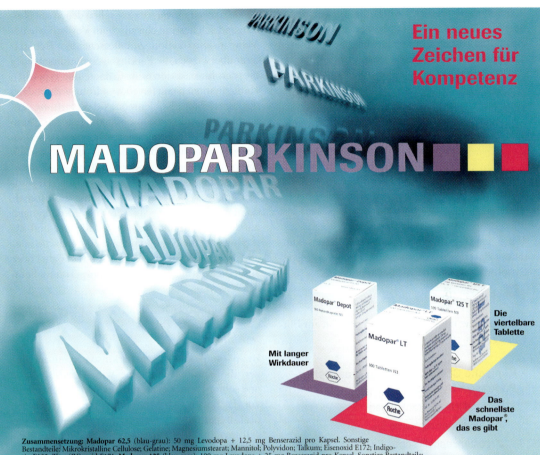

Ein neues Zeichen für Kompetenz

MADOPAR

Mit langer Wirkdauer

Die viertelbare Tablette

Das schnellste Madopar®, das es gibt

Zusammensetzung: Madopar 62,5 (blau-grau): 50 mg Levodopa + 12,5 mg Benserazid pro Kapsel. Sonstige Bestandteile: Mikrokristalline Cellulose; Gelatine; Magnesiumstearat; Mannitol; Polyvidon; Talkum; Eisenoxid E172; Indigotin E132; Titan(IV)-oxid E171. **Madopar 125** (blau-rosa): 100 mg Levodopa + 25 mg Benserazid pro Kapsel. Sonstige Bestandteile: Mikrokristalline Cellulose; Gelatine; Magnesiumstearat; Polyvidon; Talkum; Eisenoxid E172; Indigotin E132; Titan(IV)-oxid E171. **Madopar 125 T** (gelb): 100 mg Levodopa + 25 mg Benserazid pro Tablette. Sonstige Bestandteile: Mannitol; Calciumhydrogenphosphat, wasserfrei; mikrokristalline Cellulose; Maisquellstärke; Polyvidon; Magnesiumstearat, Cellulose, Ethylether; Eisenoxid E172; hochdisperses Siliciumdioxid; Docusat-Natrium. **Madopar 250** (rosa): 200 mg Levodopa + 50 mg Benserazid pro Tablette. Sonstige Bestandteile: Calciumhydrogenphosphat; mikrokristalline Cellulose; Docusat-Natrium; Maisquellstärke; Mannitol; Magnesiumstearat; Poly(O-ethyl)cellulose; Polyvidon, ringöffnend vernetzt; hochdisperses Siliciumdioxid; Eisenoxid E172. **Madopar Depot** (grün-hellblau): 100 mg Levodopa + 25 mg Benserazid pro Retardkapsel. Sonstige Bestandteile: Calciumhydrogenphosphat; Magnesiumstearat; Methylhydroxypropylcellulose (50 cp und 4000 cp); Pflanzenöl, hydriert; Polyvidon; Talkum; Gelatine; Eisenoxidhydrat E172; Indigotin E132; Titandioxid E171, Mannitol. **Madopar LT** (weiß): 100 mg L-Dopa + 25 mg Benserazid pro Tablette. Sonstige Bestandteile: Zitronensäure, Maisstärke, mikrokristalline Cellulose, Magnesiumstearat. **Anwendungsgebiete: Madopar und Madopar LT:** Idiopathisches Parkinson-Syndrom (Parkinson-Krankheit), symptomatisches Parkinson-Syndrom. **Madopar Depot:** Zusatzbehandlung von Morbus Parkinson bei Patienten, die bereits L-Dopa mit einem Decarboxylasehemmer erhalten. Hinweis: Sämtliche Darreichungsformen von Madopar, Madopar LT und Madopar Depot sind nicht indiziert beim medikamentös induzierten Parkinson-Syndrom und bei der Huntingtonschen Erkrankung. **Gegenanzeigen:** Patienten unter 25 Jahren, Überempfindlichkeit gegenüber Levodopa oder Benserazid. Schwere Schilddrüsenüberfunktion, Tachykardie, Phäochromozytom, schwere Leber-, Knochenmark-, Nieren- sowie Herzerkrankungen, schwere psychische Erkrankungen, Engwinkelglaukom, Melanome oder melanomverdächtige Hautveränderungen, Schwangerschaft und Stillzeit. **Wechselwirkungen mit anderen Mitteln:** Gleichzeitige Behandlung mit Opioiden, Sympathomimetika, Neuroleptika mit deutl. Wirkung auf das extrapyramidalmotorische System, MAO-Hemmern vom Typ A, z.B. Tranylcypromin, oder Reserpin enthaltenden Medikamenten. In Analogie mit der Standardformulierung ist anzunehmen, daß Madopar Depot mit den gängigen Antiparkinsonmitteln kombinierbar ist. **Nebenwirkungen:** Vor allem zu Beginn der Behandlung häufig Appetitminderung, Übelkeit; gelegentlich Erbrechen, Diarrhoe; in Einzelfällen vorübergehender Geschmacksverlust, Änderung des Geschmacksempfindens. Diese Erscheinungen sind durch Dosisreduktion, langsame Dosissteigerung und ggfs. durch ein Antiemetikum zu beherrschen. Psychische Störungen und Schlafstörungen, insbesondere bei Hinweisen darauf in der Vorgeschichte, Sinnestäuschungen, Wahnideen und zeitliche Desorientierungen häufiger nach länger dauernder Behandlung in fortgeschrittenen Stadien der Erkrankung. Mit zunehmender Behandlungsdauer öfter Auftreten unwillkürlicher Bewegungen, durch Dosisreduktion teilweise reduzierbar. Gelegentlich hypotone, orthostatische Kreislaufregulationsstörungen und kardiale Arrhythmien. Selten vorübergehende Leukopenien und Thrombozytopenien, Verkürzung der Thromboplastinzeit, Anstieg der Serumtransaminasen und alkalischen Phosphatasen, allergische Hautreaktionen; äußerst selten hämolytische Anämie. Periodische Kontrollen von Blutbild, Leber- und Nierenfunktion sollten durchgeführt werden. **Besondere Hinweise:** Vor Narkosen mit Halothan und anderen Substanzen, die das Herz gegenüber sympathomimetischen Aminen sensibilisieren, Präparat 12-48 Stunden vorher absetzen, außer in Notfällen. Regelmäßige Überwachung von Patienten mit Glaukom, Herzinfarktanamnese, Herzrhythmusstörungen, koronaren Durchblutungsstörungen, Magen-Darm-Geschwüren in der Vorgeschichte oder Osteomalazie. Alle Patienten sorgfältig auf psychische Veränderungen und Depressionen mit und ohne Suizidtendenz überwachen. Regelmäßige Kontrollen der Leber, Niere und des Blutbildes. Madopar nach langjähriger Behandlung nicht abrupt absetzen. Die gleichzeitige Aufnahme einer proteinreichen Mahlzeit beeinträchtigt die Resorption von L-Dopa. **Darreichungsformen, Packungsgrößen, Preise:** Madopar 62,5: 50 Kapseln N2 DM 27,63; 100 Kapseln N3 DM 48,62. Madopar 125: 50 Kapseln N2 DM 45,01; 100 Kapseln N3 DM 82,99. Madopar 125T: 20 Tabletten N1 DM 21,02; 50 Tabletten N2 DM 44,47; 100 Tabletten N3 DM 82,15. Madopar 250: 50 Tabletten N2 DM 90,27; 100 Tabletten N3 DM 165,03. Madopar Depot: 20 Kapseln N1 DM 29,57; 50 Kapseln N2 DM 59,36; 100 Kapseln N3 DM 99,71. Madopar LT: 20 Tabletten N1 DM 29,57; 50 Tabletten N2 DM 59,36; 100 Tabletten N3 DM 99,71. Außerdem Packungen für Krankenhausbedarf. Verschreibungspflichtig. Stand: Dezember 1998. Weitere Informationen siehe Fachinformation oder auf Anfrage.

 Pharma

Hoffmann-La Roche AG
79630 Grenzach-Wyhlen

• • • • • www.roche.de
Benutzerkennung + Passwort „roche"

lich reduziert werden. Auch die Fluktuationen über den Tag hinweg sind besser medikamentös einstellbar. Langzeituntersuchungen zu diesen Therapieverfahren fehlen allerdings noch.

Operative Verfahren, die in die genannten Zielregionen zum Beispiel stereotaktisch fetales menschliches Mittelhirngewebe aus Embryonen oder dopaminerge Zellen aus In-Vitro-Kulturen einbringen, haben bisher nur experimentellen Charakter.

1.5.1.1.2. Symptomatisches Parkinson-Syndrom

Definition

Unter den Begriff *symptomatisches* (oder sekundäres) *Parkinson-Syndrom* fallen alle Parkinson-Syndrome, deren Ursache bekannt ist.

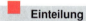
Einteilung

Die zugrunde liegende Pathogenese dient zur Einteilung:

Klinische Checkliste Symptomatisches Parkinson-Syndrom

- ✓ entzündliche Erkrankungen
  - ✓ Meningoenzephalitis
  - ✓ postenzephalitisches Parkinsonsyndrom
- ✓ toxische Ursachen
  - ✓ Mangan-, CO-, MPTP-Vergiftungen
  - ✓ Medikamente
- ✓ metabolische Erkrankungen
  - ✓ Hypoparathyreoidismus
  - ✓ Morbus Wilson

Typische Krankheitszeichen

Von den drei Kardinalsymptomen der Parkinson-Erkrankung stehen bei den sekundären bzw. symptomatischen Parkinson-Syndromen meist die Akinese, weniger der Rigor und nur sehr selten der Tremor im Vordergrund.

Daneben treten die Symptome klinisch in Erscheinung, die für die Grunderkrankung typisch sind. Bei den *entzündlichen Formen* sind es vor allem die hirnorganischen Psychosyndrome, im besonderen beim postenzephalitischen Parkinson die typischen Bewußtseins- und Schlafstörungen. Bei den *toxischen Formen* ist zwischen denen mit akutem und solchen mit chronischem Verlauf, wie der Mangan-Intoxikation, zu unterscheiden. Bei letzterer überwiegen die Parkinson-Symptome häufig die der Intoxikation selbst, dann mit typischen Halluzinationen und Psychosyndrom, während bei der überlebten Kohlenmonoxid-Vergiftung zunächst Bewußtseinseinschränkungen bis zum Koma das Bild bestimmen. Die *metabolischen Formen* weisen die Besonderheit auf, daß es sich wie beim Morbus Fahr oder den Hypoparathyreoidismusfällen oder beim Morbus Wilson (Hepatolentikuläre Degeneration) um autosomal-dominant bzw. -rezessiv vererbte Erkrankungen handelt. Zudem finden sich über Akinese und Rigor hinaus Plus-Symptome, wie choreatische oder athetotische Bewegungsstörungen (M. Fahr) oder zusätzlich ein ausgeprägter Flapping-Tremor beim M. Wilson.

Befunde

▶ *Klinik*

Beim symptomatischen Parkinson-Syndrom liegen die Kardinalsymptome wie Akinese, Rigor und selten Tremor in auffälliger Weise nicht allein vor. Es finden sich Mischbilder dieser hypokinetisch-hypertonen Bewegungsstörung mit anderen extrapyramidalen Symptomen wie Athetose etc.. Nicht selten lassen sich hirnorganische und psychopathologische Veränderungen nachweisen.

Wesentlich ist auch die klinische Überprüfung, ob gleichzeitig Parkinson-auslösende Medikamente eingenommen werden. Klinisch kann das gleichzeitige Auftreten von Dyskinesien im Zungen-Schlund-Bereich und eine Akathisie (eine generelle Bewegungsunruhe) auf eine medikamentöse Ursache hindeuten. Folgende Stoffklassen können eine Parkinson-Symptomatik auslösen:

1.5. Degenerative Erkrankungen

Klinische Checkliste Parkinson-Symptome induzierende Medikamente	
Substanzgruppe	Stoffklasse
Neuroleptika	Phenothiazine
	Butyrophenone
	Tiaprid
Antihypertonika (Reserpin-haltig)	
Kalziumantagonisten	Flunarizin
	Cinnarizin
Lithium	
Metoclopramidhaltige Medikamente	

▶ *Serumchemie*

Die Untersuchung des Serums, aber auch des Urins spielt eine untergeordnete Rolle. Im Fall einer akuten oder chronischen CO-Vergiftung ist der Nachweis von CO-Hämoglobin wegweisend. Ein Hypoparathyreoidismus sollte anhand des Calcium- und Phosphatspiegels und nicht zuletzt durch den Parathormonspiegel ausgeschlossen werden.

▶ *Liquor*

Im Fall einer auslösenden Meningoenzephalitis ist nach einer entsprechenden Zell- und Proteinerhöhung im Liquor zu suchen, sowie nach einer autochthonen IgG-Erhöhung und nach Antikörpern auf eine Masern-, Coxsackie- oder sehr selten Fleckfieberinfektion.

▶ *Bildgebung*

Im Fall der Verursachung durch einen Hypoparathyreoidismus finden sich im CT in typischer Weise symmetrische Verkalkungen im Bereich der Stammganglien, periventrikulär und im Nucleus dentatus. In den übrigen Fällen zeigt das CT einen Normalbefund. Strittig ist nach wie vor, ob bilaterale Signalminderungen im Bereich des Nucleus lentiformis in T_1-gewichteten MRT-Aufnahmen (bei Hochfeldgeräten) auf eine im Rahmen degenerativer Vorgänge erhöhte Eiseneinlagerung hindeuten. Die Signalminderung wird auf die Abschirmung lokaler Magnetfelder durch die unpaaren Eisenatome zurückgeführt.

Therapie

Grundsätzlich entspricht die Therapie der beim idiopathischen Parkinson-Syndrom. Häufig verläuft die Erkrankung aber nicht entsprechend langsam ab, so daß man relativ rasch zur Dosiserhöhung von L-Dopa gezwungen wird. Zeitweise ist das Ansprechen auf L-Dopa-Gabe auch völlig unzureichend. Daneben sollte vor allem die Grunderkrankung behandelt werden. Im Fall einer medikamentös induzierten Symptomatik versteht sich von selbst, daß eine Umstellung auf alternative Präparate notwendig ist.

1.5.1.1.3. Parkinson bei Systemdegeneration

Definition

Akinese, Rigor und Tremor können auch nur Kernsymptome einer darüber hinausgehenden Erkrankung mit weiteren Ausfällen sein, die auf die Degeneration oder Atrophie multipler zerebraler Systeme und Regelkreise zurückzuführen sind. Die hinzutretenden Symptome dienen zur Charakterisierung des Syndrombildes. Obwohl diese Multisystemdegenerationen (MSD) mit parkinsonoiden Symptomen auftreten, ist ihnen in aller Regel gemeinsam, daß sie auf die Therapie mit L-Dopa und Dopamin-Agonisten nicht oder nur kurz bzw. ungenügend ansprechen.

Mit Ausnahme der Olivo-ponto-zerebellären Atrophie (OPCA), die unter den Systematrophien (☞ Kap. 1.5.2.) dargestellt wird, führen folgende Systemdegenerationen zu sogenannten **Parkinson-Plus-Symptombildern**:

Einteilung

Klinische Checkliste Parkinson-Plus-/Multisystemdegenerationen
✓ progressive supranukleäre Paralyse
✓ Shy-Drager-Syndrom
✓ strionigrale Degeneration
✓ progressive Pallidumatrophie
✓ Hallervorden-Spatz-Syndrom

Pathogenese

Die Ursache der Degeneration der Neurone im Bereich der Stammganglien und der Substantia nigra sowie der Columna intermedio-lateralis (Shy-Drager-Syndrom) ist nicht bekannt.

Typische Krankheitszeichen

- Die *progressive supranukleäre Paralyse* (PSP), auch als **Steele-Richardson-Olszewski-Syndrom** bezeichnet, ist durch eine vertikale Blicklähmung gekennzeichnet, die initial allein nach oben, später auch nach unten ausgeprägt ist. Durch die Kombination eines Nackenrigors zusammen mit der fehlenden Möglichkeit, nach oben zu blicken, nehmen die Erkrankten eine angedeutet überstreckte Rumpfhaltung ein, die auch beim Gehen imponiert und durch eine Gangapraxie verstärkt zu häufigen Stürzen nach hinten führen kann. Hinzutreten kann eine supranukleäre Schluckstörung und in späten Stadien ein dementativer Abbau

- Beim **Shy-Drager-Syndrom** finden sich neben parkinsonoiden Symptomen Ausfälle im autonomen Nervensystem. Am hervorstechendsten ist klinisch eine extreme Orthostaseneigung, so daß manche Patienten das Bett nicht mehr ohne Kollapsneigung verlassen können. Daneben werden Blasenstörungen und Impotenz sowie fehlendes Schwitzen als weitere vegetative Störungen beobachtet. Männer werden häufiger als Frauen betroffen. Der Zeitpunkt der Erkrankung liegt in jüngeren Lebensabschnitten als bei Parkinson-Patienten

- An die sehr seltene **strionigrale Degeneration** muß differentialdiagnostisch immer dann gedacht werden, wenn beim Vorliegen klassischer Parkinson-Symptome kein Ansprechen auf L-Dopa oder Dopamin-Agonisten festzustellen ist und relativ früh auch Zeichen eines dementativen Abbaus festzustellen sind, die in einem vergleichbaren Stadium beim idiopathischen Parkinson-Syndrom nicht zum Krankheitsbild gehören. Ferner treten auch weitere klinische Zeichen der Stammganglienerkrankungen, wie choreatische, athetotische oder dystone Bewegungsstörungen, hinzu

- Noch seltener ist die **progressive Pallidumatrophie,** deren Extremform von einem sehr stark ausgeprägten Rigor bestimmt wird, der die Patienten immobilisiert

- Beim Auftreten von parkinsonoiden Symptomen im Säuglings- und Kindesalter muß an ein autosomal- rezessiv vererbtes **Hallervorden-Spatz-Syndrom** gedacht werden

Befunde

▶ *Elektrophysiologie*

Eine Beteiligung des autonomen Nervensystems wird durch Messung des Schellong-Tests (Abfall des systolischen Drucks um mehr als 20 mmHg und des diastolischen Drucks um mehr als 10 mmHg im Stehen), des Herzraten-Variationstests ("30-15-Test") und der sympathischen Skinresponse sowie der kontinuierlichen transkraniellen Dopplersonographie unter Orthostasebedingung (☞ Abb. 1.59) untersucht.

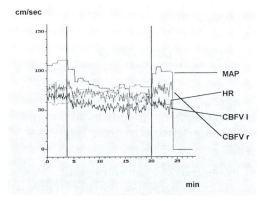

Abb. 1.59: Polygraphische Ableitung von Körperposition (zwischen den beiden Linien Aufstehen aus dem Liegen), mittlerem arteriellen Systemdruck (MAP), Pulsfrequenz (HR) und bds. intrakranieller Strömungsgeschwindigkeit (CBFV) mit Orthostasereaktion.

▶ *Bildgebung*

In CCT und MRT sind morphologische Veränderungen, die für eine der Systemdegenerationen pathognomonisch sind, außer bei dem vererblichen Hallervorden-Spatz-Syndrom nicht zu erkennen. Hier finden sich bei den Kindern in der MRT durch Eisenablagerung bedingte bilaterale Signalminderungen im Putamen mit einer zentralen Signalanhebung, so daß in der angloamerikanischen Literatur von einem "eye of the tiger"-Muster gesprochen wird.

Therapie

Der bereits zur Differentialdiagnose verwendete *fehlende Effekt von L-Dopa und Dopamin-Agonisten* deutet an, daß auch andere in der Parkinson-Therapie eingesetzte Wirkstoffe nur einen begrenzten klinisch-therapeutischen Wert besitzen.

Kurzzeitig wirkt noch Amantadin in der parenteralen Applikation. Beim **Shy-Drager-Syndrom** wird die orthostatische Dysregulation mit Mineralokortikoiden (Astonin H®) und physikalischen Maßnahmen (Stützstrumpfhose, die noch im Liegen angezogen wird) behandelt.

1.5.1.2. Chorea

Definition

Die Chorea ist eine Stammganglienerkrankung mit *hyperkinetisch-hypotoner Bewegungsstörung*. Neben der klinisch häufigsten Erscheinungsform, der rheumatisch bedingten **Chorea minor Sydenham**, wird die klinische Beschreibung im wesentlichen durch die **Chorea Huntington (HC)** geprägt, die *autosomal-dominant vererblich* ist und neben der extrapyramidal-motorischen Störung noch mit einer hirnorganischen Wesensänderung und dementativen Abbau einhergeht. Die Prävalenz der HC liegt von Land zu Land unterschiedlich zwischen 2 und 7 auf 100.000 Einwohner. Der Manifestationsgipfel dieser chronisch progredienten Erkrankung liegt in der Mitte der 4. Lebensdekade mit einer breiten Streuung zwischen dem 3. und 5. Lebensjahrzehnt.

Einteilung

Es gibt eine Fülle von choreatischen Bewegungsstörungen, die als eigenständiges Syndrom oder als klinisches Bild bei einer anderen Ursache imponieren können.

Klinische Checkliste Choreaformen
✓ Chorea Huntington
✓ Chorea gravidarum
✓ Chorea minor Sydenham
✓ infektbedingte Chorea
✓ benigne familiäre Chorea
✓ senile Chorea
✓ Choreoakanthozytose
✓ vaskuläre Hemichorea
✓ Choreoathetose
✓ medikamentös-toxische Chorea

Pathogenese

Pathogenetischer Hintergrund der **Chorea Huntington** ist ein Gendefekt(Lokus 4p16.3) auf dem kurzen Arm des Chromosoms 4, bei dem in pathologischen Fällen eine Vermehrung von CAG-Trinukleotid-Repeats auf 40-100 (normal 11-34) am Huntingtin-Gen gefunden wird. Histopathologisch läßt sich ein Untergang der kleinen und mittleren Interneurone des Striatums (Putamen + Nucleus caudatus) zeigen, deren wesentliche Neurotransmitter GABA und Substanz P sind. In klinisch manifesten Stadien läßt sich eine entsprechende Atrophie von N.caudatus, Putamen und später auch des parieto-occipitalen Kortex (möglicherweise erst Sekundäreffekt?!) nicht nur in pathologischen Untersuchungen, sondern bereits im CT und vor allem im MRT nachweisen. Durch PET-Untersuchungen konnte die verminderte Glukose-Utilisation der Stammganglien und der davon abhängigen kortikalen Projektionen mit 18 FDG (Fluor-Deoxyglukose)- Messungen als Folge dieser neuronalen Funktionsstörung belegt werden.

Die anderen Choreaformen bedingen die gleiche zelluläre Dysfunktion nicht durch den genetisch determinierten degenerativen Defekt, sondern durch entzündliche (z.B. Enzephalitis), infarzielle (z.B. Mikroangiopathie), medikamentöse (z.B. Neuroleptika) oder toxische (z.B.Kohlenmonoxid-Vergiftung) Effekte an der gleichen Zellpopulation. Eine in dieser Hinsicht typische Verlaufsform ist die **Chorea minor** infolge einer Autoimmunreaktion mit Enzephalopathie bei *rheumatischem Fieber* im Kindesalter. Die choreatische Bewegungsstörung tritt zumeist früher als die anderen Folgeerscheinungen einer nicht ausgeheilten Streptokokkeninfektion, wie die Endokarditis, auf.

Als Pathomechanismus der **Schwangerschafts-Chorea** bzw. choreatischer Bewegungsstörungen unter Kontrazeptiva-Einnahme wird eine Erhöhung der zentralen Dopamin-Empfindlichkeit durch die Hormon-Gabe diskutiert. Es handelt sich nicht um ein Gestose-Zeichen!

Typische Krankheitszeichen

Der Beginn der **Chorea Huntington** ist durch eine einschleichende, langsame *hirnorganische Wesensänderung* gekennzeichnet. Psychopathologisch fällt zunächst eine vermehrte Reizbarkeit, eine verminderte Kritikfähigkeit und der Verlust des Verantwortungsbewußtseins auf, bevor neben einer psychosozialen Enthemmung später ein *dementativer Abbau* auch die kognitiven Fähigkeiten einschränkt. Erst im Verlauf von Jahren treten dann die typischen motorischen Entäußerungen mit unwillkürlich *einschießenden Hyperkinesen* bei gleichzeitiger *Muskelhypotonie* auf, die unterschiedlichste Muskelgruppen betreffen. Wichtiges Unterscheidungskriterium gegenüber zum Beispiel ballistischen und athetotischen Bewegungsstörungen oder gar Myoklonien ist die Beobachtung, daß die choreatisch-einschießende Muskelinnervation sowohl im Gesicht wie auch an den Extremitäten einen Bewegungscharakter zur Folge hat, der an andere Willkürbewegungen erinnert. Zu Beginn der Erkrankung versucht der Patient solche Bewegungen noch in Verlegenheitsgesten einzubauen. Mit Fortschreiten stört nicht nur das ständige Grimassieren, sondern die Beteiligung der Zungen- und Schlundmuskulatur behindert zunehmend das Sprechen und das Schlucken. Die zunehmenden Hyperkinesen an Armen und Beinen verhindern in späteren Stadien nicht nur Verrichtungen mit den Händen, sondern führen auch zu Stürzen, so daß der Patient letztlich gefüttert werden muß und schließlich an den Rollstuhl oder ans Bett gebunden ist. Der durchschnittliche Erkrankungsverlauf dauert ca. 15 bis 25 Jahre, selten erreichen die Patienten ein Alter über 60 Jahre. Das klinische Erscheinungsbild und der Erkrankungsbeginn sowie der Verlauf können intrafamiliär von Person zu Person sehr unterschiedlich sein.

Anders verläuft die **Chorea minor**. Hier finden sich während des Prodromalstadiums zwar auch leichte psychomotorische Auffälligkeiten der Kinder mit vermehrter Müdigkeit und Stimmungsschwankungen oder Nervosität andererseits, allerdings stehen die langsam progredient auftretenden Hyperkinesen im Vordergrund. Meist werden diese Symptome von den Eltern zunächst als Zappeligkeit verkannt. Auffällig ist bereits zu diesem Zeitpunkt, daß sich die Hyperkinesen unter emotioneller Belastung zu choreatischen Bewegungsstürmen steigern können. Dies trifft auch für die Chorea Huntington zu.

Diese **familiär** auftretende, autosomal-dominant erbliche **gutartige Chorea** beginnt im späten Kindes- und Jugendalter und schreitet nach der Pubertät bzw. im jungen Erwachsenenalter nicht weiter fort. Vor allem fehlt ein wesentlicher dementativer Abbau.

Eine Einseitigkeit der Erkrankung im Sinne einer Hemichorea läßt sich sowohl bei der **vaskulären Chorea** als auch häufig bei der **Chorea gravidarum** bzw. unter Ovulationshemmer-Einnahme beobachten. Eine paroxysmale, zum Teil dyston erscheinende Verkrampfung einer Körperhälfte kann auch bei der **Choreoathetose** auftreten, die als Folgeerscheinung eines Kernikterus oder als autosomal-dominante und auch rezessive familiäre Erkrankung beobachtet wird. Die Chorea während der Schwangerschaft, meistens im zweiten Trimenon auftretend, folgt ähnlich wie die unter Hormoneinnahme in 30-50 % der Fälle einer Chorea minor bzw. einem nicht ausgeheilten Streptokokkeninfekt.

Eine Basalganglienerkrankung, auf die die choreatische Bewegungsstörung hindeutet, kann Ausdruck verschiedenster Grunderkrankungen sein. Als wesentliche entzündliche Ursache ist hierbei an den systemischen **Lupus erythematodes** zu denken. Hier, wie auch bei den durch **Neuroleptika** oder **Intoxikationen** (CO, Mangan, Quecksilber, Thallium und auch Alkohol) induzierten Choreaformen treten vergesellschaftet auch andere Bewegungsstörungen, wie z.B. Athetosen, Dystonien oder Dyskinesien auf, und weisen dadurch auf die differentialdiagnostisch zu erwägenden Ursachen hin.

In der weiteren Differentialdiagnose der Chorea ist an folgende Erkrankungen zu denken:

1.5. Degenerative Erkrankungen

Zerebrale Speicherkrankheiten (☞ metabolische Störungen, Kap. 1.6.), Morbus Wilson, Hallervorden-Spatz-Syndrom, OPCA und Jakob-Creutzfeldt-Krankheit.

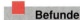
Befunde

▸ *Klinik*

Der klinische Befund ist gekennzeichnet durch die Trias:

Klinische Checkliste Chorea
✓ Hyperkinesen
✓ Muskelhypotonie
✓ Psychosyndrom, Demenz

Die weitere neurologische Untersuchung zeigt allerdings, daß der Muskeltonus in verschiedenen Muskeln oder am gleichen Muskel zu unterschiedlichen Zeiten sehr wechselnd ausgeprägt sein kann (*Spasmus mobilis*). Bei der Prüfung des Patellarsehnenreflexes kann ein sehr langsames Nachlassen der Streckbewegung beobachtet werden (**Gordonsches Kniephänomen**). Beim Schlag mit dem Reflexhammer bzw. kräftiger Hautreizung zwischen den Schulterblättern kann eine ähnlich tonisch nachlassende Reaktion mit Elevation und Retraktion der beiden Schultern (*Duensing-Zeichen*) beobachtet werden. Die Zunge kann nicht für längere Zeit in Ruhe aus dem Mund gestreckt werden. Sie wird unter Wälzbewegungen immer wieder in den Mund zurückgezogen (**Chamäleon-Zunge**). Die Prüfung der Okulomotorik kann eine vertikale Blickparese und eine Störung der schnellen Blicksakkaden aufdecken. Die choreatische Bewegungsstörung sistiert, wie alle extrapyramidal-motorischen Entäußerungen, während des Schlafs.

In Verlauf der Erkrankung kann im Spätstadium eine Veränderung der extrapyramidal-motorischen Bewegungsstörung von Hyperkinesen zu athetotischen oder apraktischen Störungen zusammen mit dem Fortschreiten der Demenz beobachtet werden. Durch die Beteiligung auch der strionigralen dopaminergen Systeme bei globaler Atrophie des Striatums kann es im Spätstadium wie auch bei der juvenilen Variante zu einem akinetisch-rigiden Bild der sogenannten **Westphalschen Variante** der Chorea kommen. Im Fall der juvenilen Verlaufsform muß darüber hinaus nach zerebellär ataktischen Zeichen und nach epileptischen Anfällen gesucht werden. Anfälle gehören anamnestisch auch zum Bild der *Choreoakanthozytose*.

Anamnestisch ist vor allem nach der Einnahme folgender Medikamente zu fragen:

Klinische Checkliste Chorea-Symptome induzierende Medikamente	
Substanzgruppe	Stoffklasse
Neuroleptika	Butyrophenone
	Phenothiazine
Antikonvulsiva	Phenytoin
	Carbamazepin
Antiparkinsonmedikamente	L-Dopa
	Dopamin-Agonisten
	Amantadin
Steroide	Kontrazeptiva
	Anabolika
Opiate	
Lithium	
andere: Antihistaminika reserpinhaltige Antihypertonika Flunarizin Chloroquin Cimetidin	

▸ *Serumchemie*

- Zum Ausschluß einer *Chorea minor Sydenham*: BSG ↑?, Leukozytose?, CRP ↑?, ASL ↑?, Rachenabstrich?

- Zum Ausschluß einer *juvenilen benignen Chorea* mit Anfällen: Kreatinkinase ↑?

▸ *Elektrophysiologie*

- Im *Elektronystagmogramm*: Nachweis der Störung der Willkür-Sakkaden und der vertikalen Augenfolgebewegungen

- Im *Elektromyogramm*: unspezifische Zeichen der Hyperkinesen durch Fehlen einer motorischen "Stille" auch bei "äußerlich" scheinbar nicht aktiven Muskeln

- Die *evozierten Potentiale* zeigen weniger eine Latenzverzögerung als eine Amplitudenminderung (N1/P1 der SEP, P100 der VEP und P300 der fAEP). Die frühen Long-loop-Antworten der MEP sind ausgefallen

▶ *Bildgebung*

Der Nachweis einer Atrophie mit Substanzverlust im Bereich des Striatums, besonders des Nucleus caudatus bzw. des Caudatus-Kopfes, gelingt mit dem CT und dem MRT bei nahezu allen bereits klinisch auffälligen Patienten. Im fortgeschrittenen Stadium findet sich darüberhinaus eine Atrophie mit Vergrößerung des Rindenreliefs über der parieto-okzipitalen Region. Für die familiären Risikoträger besitzt diese Bildgebung nur einen geringen prädiktiven Wert darüber, ob die Erkrankung in der nächsten Zeit symptomatisch werden wird. In dieser Hinsicht ist das 18-FDG-PET sehr viel aussagekräftiger, das allerdings nur bei 22 % der zunächst noch asymptomatischen Familienangehörigen vor Ausbruch der Erkrankung bereits einen erniedrigten Glukosemetabolismus in den Stammganglien zeigt.

▶ *Genetik*

Der exakte Gendefekt ist zwar noch nicht nachweisbar, dennoch können mit indirekten gentechnischen Methoden, sogenannten DNS-Sonden, Patienten mit hohem bzw. niedrigem Erkrankungsrisiko unterschieden werden. Beim Vorliegen der Untersuchungsergebnisse mehrerer Familiengenerationen ist dieser Test auch zur pränatalen Diagnostik geeignet.

Therapie

Eine kausale Therapie der Chorea Huntington ist nicht bekannt. Die Hyperkinesen aller Choreaformen können einschleichend mit Sulpirid (Dogmatil® 200-1200mg/Tag), Tetrabenazin (Nitoman® 25 bis150 mg/Tag), Butyrophenon (Haldol® 0,5-10 mg/Tag), oder Tiaprid (Tiapridex® 200-600 mg/Tag) behandelt werden. Im Fall manisch-depressiver oder psychotischer Störungen sollte ebenfalls mit Sulpirid begonnen werden. Thymoleptika sollten nur in Verbindung mit Neuroleptika verordnet werden. Es ist anzustreben, den Patienten so lange wie möglich trotz der Hyperkinesen im Arbeitsprozeß zu halten, um auch reaktive depressive Veränderungen zu verhindern.

Bei den im Verlauf auftretenden Schluckstörungen ist darauf zu achten, daß der Patient hochkalorisch ernährt wird. Treten Symptome des akinetisch-rigiden Typs hinzu, sollten zusätzlich L-Dopa bzw. Dopamin-Agonisten gegeben werden.

Aufgrund der hohen Penetranz der autosomal-dominanten Erkrankung ist trotz der fortgeschrittenen gentechnischen Analyseverfahren nach wie vor der Kinderwunsch bei Risiko-Personen einer Familie mit Chorea-Huntington-Erkrankung sehr problematisch. Die Diagnostik ist auch heute noch bei ca. 20 % der Familien nicht informativ. Die Irrtumswahrscheinlichkeit bei den verwendeten gentechnischen Untersuchungen liegt noch bei ca. 2 %.

Die Chorea minor Sydenham wird symptomatisch mit Penicillin über 10 Tage (z.B. 3 x 1 Mio. IE./Tag per os), gefolgt von einer 5jährigen Prophylaxe mit z.B. 1,2 Mio. i.E. Penicillin-V/Tag per os behandelt. Die zusätzliche Gabe von Steroiden wird noch diskutiert. Bevor Neuroleptika zur Behandlung der Hyperkinesen einsetzt werden, sollte Valproat versucht werden. Kardiologische Kontrolluntersuchungen sind unerläßlich.

Bei allen anderen, zum Teil symptomatischen Formen steht die Behandlung der Grunderkrankung im Vordergrund.

1.5.1.3. Athetose

Definition

Die Athetose ist eine weitere hyperkinetisch-hypotone Stammganglien-Erkrankung, die, läsionell bedingt, einseitig (**Hemiathetose**) auftreten kann. Beim doppelseitigen Erscheinungsbild spricht man von einer **Athétose double**. Charakterisiert ist die athetotische Bewegungsstörung durch eine unwillkürliche, an den Extremitäten meist distal betont ablaufende langsame, wurmartige Bewegung. Allerdings ist eine alleinige athetotische Bewegungsstörung selten. Meist treten weitere Bewegungsstörungen hinzu, z. B. bei der Choreoathetose.

Pathogenese

Athetoide Bewegungen finden sich bei Läsionen im Putamen, weniger des Nucleus caudatus. Diese können im Erwachsenenalter durch einen Hirninfarkt bedingt sein. Die Athetose tritt dann zusammen mit einer Hemiparese auf, wobei sie meist erst einige Wochen nach dem Infarktereignis feststellbar ist. Histopathologisch finden sich neben Nervenzelluntergängen auch Hypermyelinisationen als Defektheilung. Die meist bilaterale frühkindliche Form ist Folge einer perinatalen Asphyxie oder eines Kernikterus. Als Symptom kann die Athetose bei allen anderen Stammganglienerkrankungen auftreten, auch bei der Jakob-Creutzfeldt-Krankheit, im Kindesalter bei der progressiven Pallidumatrophie und dem Hallervorden-Spatz-Syndrom.

Typische Krankheitszeichen

Charakterisiert wird die athetotische Bewegung durch eine *unwillkürliche, langsame, "wurmartige", ständig ablaufende Bewegung* der distalen Extremitäten, wobei unter gleichzeitiger Anspannung der Agonisten/Antagonisten die Finger meist in den Grundgelenken überstreckt und in den Endgelenken gebeugt werden, während benachbarte Finger die gegenteilige Bewegung ausführen. Die Füße können überstreckt, dabei supiniert und die Zehen dorsalflektiert sein. Im Gesichtsbereich ist ein ständiges Grimassieren mit übersteigerten mimischen Ausdrucksbewegungen zu beobachten. Die Sprache ist guttural dysarthrisch und zeigt eine fehlende Koordination mit der Atmung. Unter intendierten Bewegungen oder emotioneller Anspannung können sich ebenso wie bei der Chorea Bewegungsstürme entwickeln.

Befunde

▶ *Klinik*

Außer den bereits bei der Inspektion feststellbaren Bewegungsstörungen läßt sich klinisch ein herabgesetzter Muskeltonus nachweisen, wobei dieser unter der Reflexprüfung eine wechselnde Vorspannung zeigen kann, so daß die Reflexantwort bei wiederholter Auslösung unterschiedlich ausfallen kann. Bei gleichzeitigen Halbseitensymptomen können neben Paresen auch Reflexsteigerungen und pathologische Reflexe (Pyramidenbahnzeichen) beobachtet werden.

Therapie

Unter dem Aspekt, daß - anders als bei der Chorea - keine fortschreitende Zunahme der Symptome zu erwarten ist, vielmehr der Wechsel von hyperkinetischen Bewegungen zu dystonen Haltungsstörungen mit Wirbelsäulenschäden und Dysphagie für eine Verschlechterung verantwortlich ist, ist vor allem für die kindlichen Verläufe eine bereits frühzeitig einsetzende Krankengymnastik zur Verhinderung von Fehlhaltungen essentiell. Es empfehlen sich Übungsbehandlungen *nach Bobath*, da diese Methode die Enthemmung von Primitivschablonen berücksichtigt.

Medikamentös wird adjuvant mit Tetrabenazin (Nitoman®), Butyrophenon (z. B. Haldol®) oder Tiaprid (Tiapridex®) behandelt.

1.5.1.4. Ballismus

Definition

Der Ballismus ist die seltenste hyperkinetisch-hypotone Bewegungsstörung mit einer charakteristischen Schleuderbewegung der Extremität, meistens einseitig auftretend (**Hemiballismus**).

Pathophysiologie

Ursachen dieser extrapyramidal-motorischen Bewegungsstörung sind eine akute Läsion, ein Tumor oder Granulom des Nucleus subthalamicus (Corpus luysii) und/oder der Verbindungen zum Pallidum, so daß vermutlich die prämotorischen Projektionssysteme enthemmt werden.

Typische Krankheitszeichen

Die ballistische Bewegungsstörung ist durch eine unwillkürliche, ständig ablaufende, ausfahrende Schleuderbewegung der Extremitäten gekennzeichnet, wobei die Bewegung aus der proximalen Muskelgruppe heraus den Arm oder das Bein erfaßt. Fixiert man diese Gliedmaße, dann setzt sich der ballistische Bewegungssturm auf andere Extremitäten fort.

Die Kraftentfaltung ist dabei so ausgeprägt, daß der Erkrankte selbst im Sitzen davon umgerissen werden kann.

Befunde

▶ *Klinik*

Der Hemiballismus wird, bedingt durch den läsionellen Charakter der verursachenden Störung, von einer sensomotorischen Hemiparese begleitet, wobei auffällt, daß Reflexsteigerung oder Pyramidenbahnzeichen meist fehlen. Der Muskeltonus ist ipsilateral herabgesetzt.

Therapie

Abgesehen von den seltenen Tumoren oder Granulomen am Boden des 3. Ventrikels ist die Symptomatik durch die Reparationsvorgänge nach infarzieller Ursache oft passager. Medikamentös ist der Ballismus meist nur gering zu beeinflussen. Es können Neuroleptika oder Reserpin-haltige Medikamente versucht werden; also solche, die eine parkinsonoide bzw. akinetische Nebenwirkung haben.

1.5.1.5. Dystonie

Definition

Die Hyperkinesen bei der Dystonie fallen als unwillkürliche, länger andauernde Kontraktionen der Muskulatur auf, mit fehlerhafter Abstimmung zwischen Agonisten und Antagonisten. Sie wiederholen sich und können zu ungewöhnlichen, ja bizarren Körperhaltungen führen.

Einteilung

Je nachdem, welcher Körperteil oder -region betroffen ist, werden folgende Formen unterschieden:
- **fokale Dystonie**
- **segmentale Dystonie**
- generalisierte Dystonie

Daneben sind noch *idiopathische* von *symptomatischen* Dystonieformen abzugrenzen. Der bei den symptomatischen Formen ebenfalls gebräuchliche Begriff "**Dyskinesie**" umfaßt sowohl Bewegungsanomalien mit langsamen, tonischen als auch solche mit rascheren Bewegungsabfolgen.

Klinische Checkliste Dystonie/Dyskinesie		
	Typ	Ursache
Blepharospasmus	fokal	idiopathisch
Torticollis spasticus	fokal	idiopathisch, Perinatalläsion
Meige-Syndrom (kranio-zervikale Dystonie)	fokal	idiopathisch, Vorläufer des Parkinson-Syndroms?
Schreibkrampf	fokal/segmental	idiopathisch
Torsionsdystonie	segmental/generalisiert	idiopathisch, Perinatalläsion, Z.n. Enzephalitis, M. Wilson
medikamentös induzierte Dyskinesien: Frühdyskinesien Spätdyskinesien	fokal/segmental/generalisiert	Neuroleptika, trizyklische Antidepressiva, Sulpirid, Dopaminergika, L-Dopa
senile orale Dyskinesien	fokal	idiopathisch
Gilles de la Tourette-Syndrom	fokal	autosomal-dominant

Pathogenese

Die Ätiologie ist bei der größeren Zahl der Erkrankungen nicht geklärt. Bei einer Reihe von Patienten lassen sich an unterschiedlichsten zerebralen Lokalisationen Läsionen auch außerhalb der Stammganglien, selbst auf dem Niveau der Medulla oblongata nachweisen, weswegen über perinatale Läsionen, Zustände nach Enzephalitiden, Sinusthrombosen oder Schädel-Hirn-Traumen als Ursache spekuliert wird. Letztlich lassen sich diese Zusammenhänge nicht beweisen. Wie immer bei ungeklärten Kausalzusammenhängen, werden auch psychogene Zusammenhänge diskutiert. Am einfachsten ist die ätiologische Frage bei den symptomatischen Formen zu klären. Bei den medikamentös verursachten Dystonieformen stehen die Neuroleptika an vorderster Stelle.

Typische Krankheitszeichen

- Der **Blepharospasmus** ist der Prototyp einer fokalen Dystonie. Man findet dabei ein meist beidseitiges, zeitweise einseitig überwiegendes, tonisches Zukneifen der Lider, das unter emotionaler Anspannung und bei grellem Licht wesentlich verstärkt wird. Das Erkrankungsalter liegt meist um das 50. Lebensjahr. Bei Jugendlichen kann dieses Symptom auch als Tic und Teil eines Gilles de la Tourette-Syndroms gefunden werden
- Für den **Torticollis spasticus** ist die unwillkürliche tonische Innervation eines M. sternocleidomastoideus und des ipsilateralen M. trapezius typisch, die zu einer charakteristischen Seitwärtsneigung und Drehung des Kopfes führt. Es gibt aber auch andere Varianten mit Retro- oder Anterocollis. Auffällig ist, daß es einer passiv entgegenwirkenden Kraft kaum möglich ist, diese Bewegung auszugleichen, während es dem Betroffenen selbst gelingt, durch eine inadäquat geringe Berührung ("*Hilfsgriff*") an einer korrespondierenden Stelle, z.B. dem Kinn, die Fehlstellung weitgehend zu verhindern. Bei jahrelangem Bestehen einer Kontraktion zum Teil antagonistisch wirksamer Muskeln resultiert eine Muskelhypertrophie und nicht selten ein späterer **Schiefhals**, der durch eine begleitende zervikale Spondylarthrose auch knöchern fixiert werden kann. Ca. 90 % der Erkrankungen treten zwischen dem 30. und 60. Lebensjahr auf. Eine Ausbreitung der dystonen Phänomene auch auf benachbarte Muskelgruppen des Armes und des Gesichts kann bei ca. 30 % der Patienten beobachtet werden
- Das **Meige-Syndrom** besteht in einer Kombination von Blepharospasmus und zum Teil symmetrisch dystonen mimischen Kontraktionen unter Beteiligung der Zungen- und Schlundmuskulatur (führt zur sog. *spasmodischen Dysphonie* oder *Dysphagie*)
- Der **Schreibkrampf** stellt eine fokale Dystonie mit tonischer Verkrampfung der Finger um den Gegenstand dar, die nur bei Aktivität, nicht aber in Ruhe auftritt. Es kann nur eine Hand - beim Wechseln der ausführenden Hand später auch die andere Hand - betroffen sein. Auch das Auftreten anderer dystoner Erkrankungen bei einem Teil dieser Patienten spricht für eine dystone Ursache und gegen eine diskutierte psychogene oder peripher neurologische Genese. Eine solche "Beschäftigungsdystonie (Poeck)" kann auch bei Musikern oder auch bei Verrichtungen wie beim Essen mit Messer und Gabel auftreten
- Die **Torsionsdystonie** ist gekennzeichnet durch ein Zusammenwirken von Muskeln des Körperstamms und der proximalen Extremitäten, des Halses und des Kopfes im Rahmen der dystonen Innervation, so daß durch diese generalisierte Dystonie eine "Drehbewegung" des Körpers induziert wird und der Patient um seine Körperachse verdreht wirkt. In einigen Fällen wechselt die Drehbewegung zwischen oberer und unterer Körperhälfte
- Die **senilen oralen Dyskinesien** betreffen die perioralen Gesichts-, Zungen- und Schlundmuskeln. Die Diagnose ist nur bei Patienten im höheren Alter dann zulässig, wenn klinisch in gleicher Weise imponierende, medikamentös ausgelöste **Früh-** oder **Spätdyskinesien** aufgrund einer eingehenden Anamnese ausgeschlossen sind. Vor allem unter hochdosierter Neuroleptika-Therapie sind solche orofaziale Dyskinesien als Frühsymptom oder auch nach niedrigdosierter Langzeittherapie zu beobachten
- Orofaziale Dyskinesien, zum Teil mit deutlicherem hyperkinetischen Charakter als **Tics** definiert, sind ein Kernsymptom des **Gilles de la Tourette-Syndroms**, das im Jugendalter, dreimal häufiger bei Jungen als bei Mädchen, mit generalisierten raschen Dyskinesien und Vokalisationstics und Koprolalie einhergeht. Es soll Hinweise auf eine autosomal dominante Vererbung geben, allerdings mit unterschiedlicher Penetranz der Merkmale

 Befunde

➤ *Klinik*

Die Diagnose baut im wesentlichen auf die sorgsame klinische Beobachtung und Beschreibung der Ausbreitung der dystonen/dyskinetischen Entäußerungen.

➤ *Elektrophysiologie*

Die Elektromyographie leistet vor allem den Nachweis, daß auch unter Entspannung antagonistisch wirkende Muskeln kontrahiert werden oder bei Wechselbewegungen nicht im typischen

Rhythmus und außerhalb der Phase innerviert sind. Andererseits hat das EMG heute die Aufgabe, solche Muskeln zu identifizieren, die aufgrund ihres Innervationsmusters in therapeutischer Hinsicht zur Injektion mit Botulinumtoxin geeignet sind.

Therapie

Grundsätzlich sind zunächst sämtliche auslösende Faktoren und Medikamente zu eliminieren. Medikamentös wird zunächst das Dopamin freisetzende Tetrabenazin (Nitoman®), das Anticholinergikum Trihexyphenidyl (Artane®) sowie Sulpirid (Dogmatil®) oder Pimozid (Orap®) eingesetzt. Bei Torticollis kann alternativ auf Benzodiazepinabkömmlinge wie Baclofen (Lioresal®), Carbamazepin oder Clonazepam (Rivotril®) ausgewichen werden. Seltener kommen Dopamin-Agonisten zum Einsatz.

Der Blepharospasmus wird heute durch lokale Injektion von Botulinumtoxin (einem Typ A Toxin-Haemagglutinin-Komplex von Clostridium botulinum) behandelt.

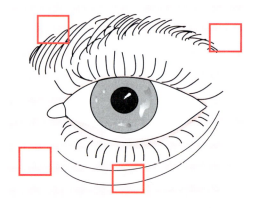

Abb. 1.60: Injektionsorte bei der Behandlung des Blepharospasmus durch lokale Injektion von Botulinumtoxin.

Die in einem speziellen Verdünnungsanweisung (siehe Herstellerangaben) hergestellte Lösung blockiert irreversibel die motorische Endplatte und führt somit zu einem peripheren Lähmungstyp. Da auch eine gleichzeitig beidseitige Behandlung möglich, - zum Teil auch wünschenswert -, ist, muß der Möglichkeit des Auftretens einer Ptose immer besonders Beachtung geschenkt werden. Die Behandlung eines Spasmus hemifacialis wird wie die eines einseitigen Blepharospasmus vorgenommen. Die anderen fokalen oder segmentalen Dystonien können ebenfalls mit Botulinumtoxin (Dysport®, BOTOX®) behandelt werden. Die Injektionen setzen dabei eine genaue klinische Analyse der in die komplexe Bewegunsstörung involvierten Muskeln voraus. Nicht selten empfiehlt sich eine Injektion unter EMG-Kontrolle in die betroffenen Muskeln. Beim Torticollis berichten zwischen 70 und 90 % der Patienten nach der Injektion dieses die cholinerge neuromuskuläre Übertragung irreversibel hemmenden Toxins über eine wesentliche Besserung der Fehlhaltung.

1.5.2. Zerebelläre Systematrophien

Definition

Die Kleinhirnsystemerkrankungen, die mit einer Degeneration und Atrophie einhergehen, wurden bei fehlender Ätiologie und uneinheitlicher Pathogenese bisher meist im Sinne eines Syndroms nach deren Erstbeschreibern benannt. Eine einheitliche und allgemein anerkannte Einteilung fehlt bisher. Daher rührt auch die Unsicherheit in welchem Sinnzusammenhang das jeweilige Syndrom abgehandelt werden soll, wie zum Beispiel die Olico-ponto-zerebralläre-Atrophie (OPCA), die von einer Reihe von Autoren unter den zerebellären Erkrankungen, von anderen in den Kapiteln wie den degenerativen Systemerkrankungen im Sinnzusammenhang mit dem idiopathischen Parkinson-Syndrom abgehandelt wird. Erst seitdem für eine Reihe von spinozerebellären Systemdegenerationen die Genetik aufgeklärt werden konnte, kommt in diese Übersichten Bewegung ohne jedoch zu einer einheitlichen Einteilung zu gelangen. Auch hier kann nur der versuch unternommen werden in die Fülle der Kleinhirnsystemerkrankungen nach den Erstbeschreibenden, nach klinischen, neuropathologischen oder genetischen Gesichtspunkten eine Übersicht zu bekommen. Es kann daher aus didktischen Gesichtspunkten sinnvoll sein, nicht alle syndromhaft beschriebene Krankheitsbilder nur aus Gründen einzelner genetisch geklärter Zusammenhänge auseinander zu reißen. Für die klinische Praxis hat sich als hilfreich erwiesen damit zu beginnen, welche Strukturen in den atrophi-

1.5. Degenerative Erkrankungen

schen Prozess von klinischer Seite mit einbezogen sind. Beim Versuch einer Einteilung sollten zwei Beurteilungsprozesse, die im nachfolgenden beschrieben werden, durchlaufen werden.

Einteilung

Das erste Kriterium zielt auf die Feststellung des klinischen Leitsymptoms **Ataxie** und nach der Suche nach dem ZNS-System, das darüberhinaus betroffen ist. Dabei kann es sich um die Zusammenstellung von Kardinalsymptomen und/oder die Detektion von ZNS-Strukturen, die anhand der Ergebnisse der Schnittbildgebung (CT oder MRT) in den atrophisierenden Prozess, handeln. Klinisch geht es vorwiegend um das Auffinden von Hirnstammzeichen (bestimmte Nystagmusformen oder Hirnnervenbeteiligung) oder um spinale Symptome (Beteiligung langer Bahnsysteme). Daraus ergibt sich zunächst die grobe Einteilung in:

- **zerebelläre Atrophien**
- **olivo-ponto-zerebelläre Atrophien (OPCA)**
- **spinozerebelläre Atrophien (SCA)**

Das zweite Kriterium zielt auf die Feststellung ob über die klinischen Befunde hinaus weitere anamnestische Daten erhoben werden können, die es erlauben anhand von genetischen Gesichtspunkte und Umfeldbefunden weitere Ein- oder Unterteilung vornehmen zu können (☞ Checkliste).

✓ hereditär		
✓ nicht hereditär	✓ idiopathisch	
	✓ symptomatisch	✓ toxisch
		✓ metabolisch
		✓ paraneoplastisch
		✓ entzündlich
		✓ endokrinologisch

Aus beiden Einteilungen folgt unmittelbar, daß es zerebelläre Atrophien z.B. sowohl hereditärer Natur (sogenannte *Heredoataxien*) als auch nichthereditäre symptomatische Formen, z.B. alkoholtoxische, geben kann. In den folgenden Abschnitten werden unter dem Gesichtspunkt Systematrophie im wesentlichen die "Prototypen" der hereditären und idiopathischen Formen dargestellt, während die symptomatischen Formen jeweils unter den den Stichworten zugeordneten Kapiteln (☞ z.B. Alkoholtoxische Erkrankungen, Kap. 1.6.3.1.) der ZNS-Erkrankungen zu finden sind.

Typische Krankheitszeichen

- Das Kardinalsymptom dieser Kleinhirnerkrankungen ist die *Störung der Koordination*, die **Ataxie**. Wie schon unter 1.5. dargestellt, leistet das Kleinhirn als Kontrollinstanz der afferenten und efferenten Bahnsysteme eine Modulation der Bewegungsabläufe (☞ Abb. 1.47 in Kap. 1.5.1.), so daß bei seiner Störung die Flüssigkeit und Präzision eines zielgerichteten Bewegungsablaufs nicht mehr möglich ist. Der Bewegungsablauf wird unsicher, er variiert, zum Teil mit sehr ausfahrenden über das Ziel hinausschießenden Bewegungen (**Dys-** oder **Hypermetrie**), um eine intendierte Linie herum sowohl bei Zielbewegungen mit den Händen (*Finger-Nase-Versuch, Finger-Finger-Versuch*) und den Füßen (*Knie-Ferse-Versuch*) im Sinne der **Extremitäten-Ataxie** als auch beim Sitzen, Stehen und Gehen im Sinne der **Rumpf- oder Stand-Gang-Ataxie**. Die zerebelläre Ataxie unterscheidet sich von einer **spinalen (sensiblen) Ataxie** durch die Tatsache, daß bei der Prüfung des Ganges, insbesondere des Seiltänzerganges, eine Augenkontrolle (offene Augen) keine Verbesserung des Gehens bringt, während sich bei der spinalen Ataxie nach dem Augenöffnen das Gangbild wieder stabilisiert

- Auch die Koordination von schnellen Wechselbewegungen, die ein zeitgerechtes alternatives Innervieren von antagonistisch wirksamen Muskeln (Diadochokinese) erfordert, ist beeinträchtigt. Bei Kleinhirnerkrankungen sind solche Bewegungen wie schnelle Drehbewegungen im Handgelenk (wie beim Eindrehen von Glühbirnen) oder schnelle Wechselbewegungen der Zunge im Sinne der **Dys-** oder **Adiadochokinese** gestört

- Weitere Zeichen der Koordinierungsstörung von Agonist und Antagonist sind das **Rebound-Phänomen**, das ein fehlendes Abbremsen nach plötzlichem Loslassen einer unter Kraftaufwand gehaltenen Extremitätenposition beschreibt, und die **zerebelläre Dysarthrie** als Zeichen der Feinabstimmungsstörung der an der Sprachbildung beteiligten Muskeln. Hier findet sich eine mit der Atmung nicht abgestimmte, dadurch in Lautgebung, Lautstärke und Pausen wechselnde, fehlerhafte **skandierende Sprache**

- Auf eine entsprechende Feinabstimmung sind auch die Augenmuskeln angewiesen, vor allem bei unwillkürlichen Augenfolgebewegungen, die zum Teil mit sehr hoher Geschwindigkeit ablaufen müssen. Bei einer Kleinhirnstörung sind solche schnellen Augenbewegungen von einem Ziel zum nächsten durch "Sprünge" unterbrochen, so daß man von einer **sakkadierten Blickfolge** spricht. Ebenso ist das "automatische Nachziehen" der Augen beim Auf- und Abschwingen durch die Schrittbewegung oder beim Drehen des Kopfes gestört. Eine Störung dieses **vestibulo-okulären Reflexes** (VOR) läßt sich dadurch belegen, daß die Fixierung auf ein sich mit der Kopfdrehung mitbewegendes Objekt nicht möglich ist
- Bei Zielbewegungen läßt sich über die Ataxie hinausgehend auch ein **Intentionstremor** nachweisen, wobei diese niedrigfrequente (~ 3 Hz) Tremorform durch eine steigende und irreguläre Amplitudenzunahme mit Annäherung an das Ziel charakterisiert ist, so daß beim Finger-Nase-Versuch kurz vor Erreichen der Nasenspitze ausfahrende Wischbewegungen erzeugt werden
- Ferner wird vom Kleinhirn der Muskeltonus auf der ipsilateralen Körperseite kontrolliert. Folglich läßt sich bei der klinischen Untersuchung eine **Muskelhypotonie** auf der betroffenen Seite, z.B. durch verlängertes Nachpendeln nach der PSR-Auslösung beobachten

Entsprechend der Entwicklung des Kleinhirns, von der Bereitstellung koordinierter Bewegungsmuster z.B. Augenfolgebewegungen bis zur Ausführung einer feinmechanischen Reparatur mit den Fingern, gibt es zwischen den Kleinhirn-Leistungen bzw. -ausfällen eine topische neuroanatomische Zuordnung, die diagnostisch zu verwerten ist:

Klinische Checkliste Zerebelläre Symptome		
Neocerebellum (Kleinhirnhemisphären)	⇒	ipsilateral: Extremitätenataxie, Hypermetrie, Dysdiadochokinese, Intentionstremor, Hypotonie, (Dysarthrie)
Palaeocerebellum (Oberwurm und Kleinhirnvorderlappen)	⇒	Stand-, Gangataxie, sakkadierte Blickfolge
Archicerebellum (Nodulus und Flocculus)	⇒	Rumpf-, Stand-, Gangataxie (axiale Ataxie), Störung des VOR, sakkadierte Blickfolge, (Dysarthrie)

1.5.2.1. Zerebelläre Heredoataxien

Definition

Bei den zerebellären Heredoataxien handelt es sich um eine Reihe erbliche Ataxien bei denen klinisch eine progrediente Ataxie im Vordergund steht, deren neuropathologisches Korrelat in der Degeneration der Kleinhirnrinde und ihrer afferenten und efferenten besteht. Molekulargenetisch konnten eine Reihe von Gen-Mutationen als Ursache identifiziert werden.

Einteilung

Die erblichen Ataxien werden eingeteilt in:
- **autosomal dominante zerebelläre Ataxien** (ADCA), darunter die
  - progressiven Ataxien oder spinozerebellären Ataxien (SCA)
  - episodischen Ataxien (EA)
- **autosomal rezessive zerebelläre Ataxien**

1.5.2.1.1. Autosomal dominate zerebelläre Ataxien

Definition

Die autosomal dominant vererbten Ataxien werden klinisch entweder durch eine progredient Ataxie (SCA) oder durch ein episodenhaftes Auftreten

(EA) charakterisiert. Zu den SCA gehört auch die als zerebelläre Heredoataxie von Max Nonne und Pierre Marie beschriebene Erkrankung, die durch eine **zerebelläre Ataxie**, eine **Dysarthrie** und einen **autosomal-dominanten Erbgang** gekennzeichnet war. Heute stellen diese drei Symptome den Kern der Gruppe von autosomal-dominanten zerebellären Ataxien (ADCA) dar, die anhand weiter hinzutretender Befunde in insgesamt 7 Untergruppen (SCA 1 - 7) eingeteilt werden.

Diese verwirrende Zusammenstellung zu Syndromen, die sich in den wissenschaftlichen Arbeiten durch ein babylonisches Sprachgewirr widerspiegelt, kann dadurch erklärt werden, daß es sich um ein und die gleiche Erkrankung handelt, deren unterschiedliche klinische Bilder auch innerhalb von Familien allein auf die sehr variable Penetranz der Merkmale begründet sind, oder dadurch, daß es sich genetisch doch um gänzlich verschiedene Erkrankungen handelt.

Einteilung

Eine etwas *ältere Einteilung* versuchte der **ADCA**-Auflistung noch die älteren Syndrom-Bilder gegenüberzustellen:

- **Typ III (früher: Nonne-Marie)**
  rein zerebelläre Ataxie und Dysarthrie und kaum Muskelhypotonie
- **Typ II (früher: Holmes)**
  + Hirnnervenausfälle (z.B. Optikusatrophie, bulbäre Symptome), Blasenstörungen
- **Typ IV (früher: Menzel)**
  + Pyramidenbahnstörungen bis zur Para-/Tetraparese, extrapyramidal-motorische Zeichen (z. B. Parkinson-Symptome) und Hirnnervenausfälle

Allen Formen gemeinsam ist die Entwicklung einer **Demenz**. Weitere Symptome wie Innenohrschwerhörigkeit, Blickparese, Hinterstrangsymptome, Muskelatrophien oder Myoklonien können bei allen Formen auftreten, bedingen aber keine weitere Unterteilung.

Die *neuere Einteilung* in spinozerebelläre Ataxien vom Typ 1 bis 7 (**SCA 1-7**) hält sich nicht an solche deskriptive klinische Bilder, läßt sie sogar weitgehend unbeachtet, sondern geht direkt zur molekulargenetischen Bestimmung des veränderten Genorts über. Für die SCA1 liegt der Genort ATX1 auf dem kurzen Arm des Chromosoms 6 und determiniert das Protein Ataxin. Die meisten Formen der SCA (SCA1, SCA2, SCA3, SCA6 und SCA7) haben vielfache, bzw. expandierte, zum Teil instabile Repeats des CAG-Trinukleotids als Ursache.

Pathogenese

Wie aus den Symptomen zu schließen ist, finden sich bei den SCA pathoanatomisch atrophische Untergänge in Kleinhirnrinde, Hirnstammkerngebieten, den Oliven, der motorischen und prämotorischen Großhirnrinde und den spinalen Bahnsystemen aufgrund der durch die pathologisch verlängert und instabilen CAG-Trinukleotid-Repeats determinierten und verlängerten Polyglutamin-Sequenzen innerhalb der abhängig produzierten Proteine. Es wird vermutet, daß diese Proteine in den Zellkern transportiert werden und dort als Einschlußkörperchen aggregieren.

Die episodischen Ataxien enstehen dagegen durch Mutationen in Genen, die für die Steuerung von Ionen-Kanälen verantwortlich sind. EA-1 beruht auf einer Mutation in einem Kaliumkanal, EA-2 dagegen auf einer Muatation in einer Untereinheit eines neuronalen Kalziumkanals. Hier gibt es andere Mutationen des gleichen Gens die zu familiärer hemiplegischer Migräne oder zur SCA6 zuführen.

Typische Krankheitszeichen

Das klinische Bild ist von der im mittleren Lebensalter langsam progredient auftretenden, zerebellär ataktischen Gangstörung geprägt. Die Stimme verändert sich. Durch die fehlende Koordination mit der Atmung wird die Sprache stoßweise und laut, aufbrausend, dabei tiefer und rauher, so daß manche Beschreiber von einer *"Löwenstimme"* sprechen. Wichtig zur Abgrenzung ist das nahezu regelmäßige Fehlen eines pathologischen Nystagmus. In späten Stadien tritt ein dementativer Abbau hinzu.

Die ebenfalls autosomal-dominant vererbliche **paroxysmale oder episodische zerebelläre Ataxie** (EA) beginnt dagegen allerdings bereits im Kindes- und Jugendalter und führt nur zu anfallsweisen, Stunden anhaltenden Episoden mit zerebellärer Ataxie, Dysarthrie und Nystagmus. Im Intervall ist der Betroffene unauffällig. Im höheren Lebensalter sistiert diese Erkrankung in der Regel.

Befunde

Die Zusatzdiagnostik zeigt keine auffälligen Befunde. Die hohe Gangvariabilität kann mit der Gangstabilometrie (☞ Kap. 1.5.1.) und die Standataxie mit der Posturographie nur dokumentiert werden.

➤ *Bildgebung*

Nur in fortgeschrittenen Stadien lassen sich mit CT und etwas sensitiver vor allem (auf sagittalen Schnittbildern) im MRT die Atrophien der unterschiedlichen Systeme darstellen.

Therapie

Die symptomatische Therapie mit L-5-Hydroxytryptophan (Levothym: 10 mg/kgKG/Tag einschleichend) in Kombination mit dem Decarboxylasehemmer Benserazid (6 mg/kgKG/Tag) oder als Monotherapie mit Isoniazid (INH) kann initial die Ataxie positiv beeinflussen. Begleitende Symptome wie extrapyramidal-motorische Störungen werden ebenfalls symptomatisch behandelt (☞ dortige Therapieempfehlungen).

Eine genetische Beratung der Familien steht hier im Vordergrund. Eine fortlaufende Krankengymnastik kann lange die Gehfähigkeit erhalten.

1.5.2.1.2. Autosomal rezessive Ataxien - Friedreich-Ataxie

Definition

Die häufigste autosomal rezessive Ataxie ist die von Friedreich beschriebene und nach ihm benannte Heredoataxie. Sie unterscheidet sich von den vorgenannten nicht nur durch den **rezessiven Erbgang** und den **Erkrankungsbeginn im Kindes- und Jugendalter** sondern auch vor allem durch die Tatsache, daß die klinisch im Vordergrund stehende Gangstörung zunächst keine zerebelläre Ataxie sondern eine **spinale (sensible) Ataxie** (☞ Kap. 1.5.2.) ist. Zur Diagnosesicherung gehören noch das **Erlöschen der Muskeleigenreflexe** und die Entwicklung einer **Dysarthrie**.

Die Prävalenz der Erkrankung beträgt 2 auf 100.000 Einwohner.

Pathogenese

Der Gendefekt liegt auf Chromsom 9 und zeigt eine erhebliche (200-900 gegenüber normalerweise 7-22) Vermehrung der GAA-Repeats am Intron 1 des X25-Gens). Aufgrund dessen fehlt ein mitochondriales Protein, das Frataxin. Darauss resultiert ein Überladung der Mitochondrien mit Eisen, was den oxidativen Stress der Zellen erhöht. Es kommt bei den Betroffenen zu einer Atrophie der Kleinhirnrinde, einer Atrophie und gliösen Narbenbildung der Hinterstränge und Hinterwurzeln, des Tractus spino-zerebellaris, des Tractus intermedius lateralis und der Pyramidenbahn (Tractus cortico-spinalis lateralis und ventrolateralis).

Typische Krankheitszeichen

Die Erkrankung beginnt bei den Kindern und Jugendlichen mit Sensibilitätsstörungen (Kribbelparästhesien) an den Füßen und **Gangunsicherheit**, die zunächst noch durch die Augenkontrolle kompensiert werden kann, später durch die hinzutretende **zerebelläre Ataxie** aber in eine Gangunfähigkeit mündet. Während zunächst mit zunehmender Beteiligung des sensiblen Neurons und der Hinterstränge die **Muskeleigenreflexe erlöschen** und sich distal betonte **Muskelatrophien** entwickeln, tritt dann zunehmend die Beteiligung der Pyramidenbahnen in den Vordergrund. In diesem Stadium sind trotz erloschener Eigenreflexe die Pyramidenbahnzeichen positiv und das Gangbild wird spastisch-ataktisch. In Verlauf nimmt auch der **Intentionstremor** zu, so daß nicht nur die Extremitäten sondern auch der Rumpf durch zielgerichtete Bewegungen in ein erhebliches Wackeln gerät und der Patient letztlich bettlägerig wird. Begleitet wird diese Entwicklung durch eine **Dysarthrie**. Am Ende steht eine Demenz. Daneben sind Skelettdeformitäten wie eine **Kyphoskoliose** oder ein **Spitz-Hohlfuß** ("Friedreich-Fuß") zu beobachten.

1.5. Degenerative Erkrankungen

Befunde

▶ *Klinik*

Klinische Checkliste Leitbefunde Friedreich'sche Ataxie
✓ Hinterwurzel- und Hinterstrangsensibilitätsstörungen (☞ Kap. 2.6.1.)
✓ erloschene Muskeleigenreflexe
✓ positive Pyramidenbahnzeichen
✓ erst sensibel, später zerebellär, zuletzt spastisch-ataktischer Gang
✓ distale Muskelatrophien
✓ Intentionstremor
✓ Dysarthrie
✓ Demenz

▶ *Elektrophysiologie*

Während elektroneurographisch die motorische Nervenleitgeschwindigkeit lange normal bleibt, läßt sich frühzeitig bereits eine erniedrigte und latenzverzögerte sensible Nervenleitgeschwindigkeit als Zeichen der Beteiligung des peripheren sensiblen Neurons nachweisen. Sind die peripheren Anteile noch relativ intakt und lassen sich noch SSEPs ableiten, zeigt sich auch eine Latenzverzögerung der zentral nachgeschalteten sensiblen Neurone.

▶ *Kardiale Befunde*

Zu beachten ist auch eine kardiale Beteiligung mit hypertropher Kardiomyopathie und Reizleitungsstörungen, die nicht selten Todesursache sind.

▶ *Molekulargenetik*

Untersuchung des Gendekts X25 auf GAA-Repeat-Vermehrung einschließlich Heterozygotentest bei Familienmitgliedern. Auch eine pränatale Diagnostik nach Chorionzottenbiopsie oder nach Amniocentese sind möglich.

Therapie

Außer der symptomatischen Therapie der Begleitsymptome (z.B. Spastik) wurden Therapieversuche mit L-5-Hydroxytryptophan, Amantadin, INH, Cholinergika und Thyreotropin-Releasinghormon unternommen, allerdings ohne wegweisende Erfolge.

1.5.2.2. Olivopontozerebelläre Atrophie (OPCA)

Definition

Die OPCA ist ein Sammelbegriff für mehrere zerebelläre Ataxieformen. Definiert wird diese Form durch das **Hinzutreten von extrapyramidalmotorischen Symptomen** wie Akinese, Rigor und Ruhetremor und **Hirnnervenausfällen** zu den üblichen Kardinalsymptomen wie **zerebelläre Ataxie**, **Intentionstremor** und **Dysarthrie**. Diese Kombination ist sowohl bei den Heredoataxien wie auch bei den sporadischen, idiopathischen Formen (IDCA) zu finden. Aufgrund der zum Teil auch einmal in den Vordergrund tretenden extrapyramidalmotorischen Symptome reihen eine Reihe der Autoren diese Erkrankung nicht ganz zu unrecht auch in die Parkinson-Plus Syndrome oder Multisystemdegenerationen ein.

Zum Krankheitsbild können noch **Inkontinenz** und **Demenz gehören**.

Einteilung

Die OPCA wird in 6 Typen eingeteilt. Kriterien dieser Einteilung sind neben Heredität und Sporadität jeweils weiter hinzutretende Symptome, wie z.B. eine Optikusatrophie.

Während die meisten dieser Varianten klinisch sehr selten in Erscheinung treten, sind zwei Typen häufiger zu beobachten:

- **Typ Fickler-Winkler (Typ II)**
  Eine klinisch gutartig verlaufende, autosomal-rezessiv erbliche Form, die durch erhaltene Muskelkraft und -eigenreflexe charakterisiert ist. Pyramidenbahnzeichen fehlen

- **Typ Déjerine-Thomas**
  Es handelt sich um die häufige sporadische, nicht-hereditäre Verlaufsform, bei der neben den deutlich im Vordergrund stehenden parkinsonoiden Symptomen noch multiple, vorwiegend kaudale Hirnnervenausfälle im Vordergrund stehen

Pathogenese

Die Ursache der Degenerationen ist unbekannt. Gegenüber den anderen zerebellären Systematrophien fällt auf, daß die Brückenkerne, die Brücke unter Aussparung der Pyramidenbahn, der mittlere

Kleinhirn-Brückenfuß und die strionigralen Bahnen in den üblichen atrophischen Prozeß einbezogen sind.

Typische Krankheitszeichen

Klinische Checkliste Olivo-pontozerebelläre Atrophien (OPCA)
- ✓ zerebellär ataktische Gangstörung
- ✓ Extremitätenataxie
- ✓ Dysarthrie
- ✓ Parkinson-Syndrom
- ✓ erhaltene Muskeleigenreflexe
- ✓ Inkontinenz
- ✓ ggf. Hirnnervenausfälle
- ✓ selten Nystagmus

Befunde

➤ *Klinik*

Die Diagnose kann anhand der sorgfältig erhobenen klinischen und anamnestischen Daten ohne wesentliche apparative Zusatzdiagnostik gestellt werden; diese dient allenfalls zur Dokumentation für Verlaufsuntersuchungen.

➤ *Bildgebung*

Die MRT ermöglicht (aufgrund des Wegfalls der im CCT auftretenden Artefakte in der hinteren Schädelgrube) um so besser die Darstellung des Substanzverlustes (☞ Abb. 1.61) im Bereich der Kleinhirnhemisphären, des Hirnstamms und der Brücke.

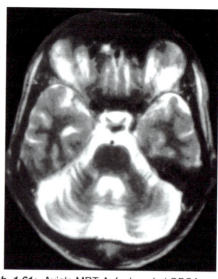
Abb. 1.61: Axiale MRT-Aufnahme bei OPCA.

Therapie

Bei wenig erfolgreicher Beeinflußbarkeit der zerebellären Symptome beschränkt sich die Behandlung auf die der parkinsonoiden Symptome mit L-Dopa, Dopamin-Agonisten und Amantadin.

1.5.2.3. Atrophie cérébelleuse tardive

Definition

Bei der auch unter den Namen der Erstbeschreiber bekannten *Marie-Foix-Alajouanine-Erkrankung* handelt es sich um eine weitere **sporadische, nicht-hereditäre** Form der rein zerebellären Atrophie. Sie tritt jenseits des 55. Lebensjahres auf.

Pathogenese

Der überwiegende Teil der Fälle zeigt eine schwerpunktmäßige Kleinhirnrindenatrophie im Bereich des Kleinhirnvorderlappens. Ein geringerer Teil zeigt eine Verteilung wie bei einer OPCA. Die Pathogenese ist nicht geklärt. Es ist darauf aufmerksam zu machen, daß außer den idiopathischen Formen eine größere Zahl der Erkrankungen zunächst ohne Hinweise auf eine symptomatische Genese verläuft. Erst im späteren Erkrankungsverlauf stellt sich häufig heraus, daß doch eine Alkoholanamnese vorliegt oder daß medikamentöse bzw. toxische Ursachen herausgearbeitet werden können. In einem kleineren Teil der Fälle stellt sich

1.5. Degenerative Erkrankungen

auch ein paraneoplastischer Hintergrund der zerebellären Ataxie heraus.

Typische Krankheitszeichen

Typisch ist eine im höheren Lebensalter langsam **einschleichend beginnende, zerebellär ataktische Gangstörung**. Erst sehr spät tritt eine Arm- und eine Rumpfataxie hinzu. Anders als bei den Heredoataxien entwickelt sich *kein dementativer Abbau*. Die Erkrankung verkürzt die Lebenserwartung dieser älteren Personen nicht.

Befunde

▶ *Bildgebung*

Ähnlich wie bei der alkohol-toxischen Kleinhirnerkrankung findet sich eine relativ isolierte Kleinhirnoberwurmatrophie. Die Atrophie des Kleinhirnvorderlappen fällt allenfalls indirekt durch eine Verbreiterung der präpontinen Zisterne auf.

▶ *Therapie*

Die Therapie mit Amantadin oder L-5-Hydroxytryptophan ist im Vergleich zum nur geringen klinischen Zugewinn eher als zu nebenwirkungsreich zu beurteilen.

1.5.2.4. Frühbeginnende Ataxie mit Myoklonus (Dyssynergia cerebellaris myoclonica)

Definition

Die früher unter dem Begriff *Ramsay-Hunt-Syndrom* beschriebene Erkrankung gehört zu den hereditären Ataxien des Kindes- und Jugendalters. Es gibt fließende Übergänge zu den progressiven Myoklonusepilepsien (☞ Kap. 1.10.5.).

Pathogenese

Der Genlokus ist bisher nicht bekannt.

Typische Krankheitszeichen

Klinische Checkliste Dyssynergia cerebellaris myoclonica
- ✓ Heredität (meist autosomal-rezessiv)
- ✓ Beginn im Kindes-, Jugendalter
- ✓ progrediente Extremitätenataxie mit Dys- und Hypermetrie
- ✓ Aktions- und Reflexmyoklonien (☞ Kap. 1.10.5.)
- ✓ tonisch-klonische epileptische Anfälle

Befunde

▶ *Elektrophysiologie*

Um eine optimale Therapie der Myoklonie erreichen zu können, sollte der physiologische Typ der Myoklonien (☞ auch Kap. 1.10.5.), hier retikuläre (Reflex-) Myoklonien (epileptische Myoklonien), durch Untersuchung mit dem EMG (Burst-Dauer?), dem EEG (Korrelat im Kurvenverlauf?) und SEP (Riesen-SEPs?) eingegrenzt werden.

Therapie

Die Myoklonien können in Mono- oder Kombinationstherapie mit Valproat (600-2.400 mg/Tag) und Clonazepam (1-8 mg/Tag) oder Clobazam (10-40 mg/Tag) behandelt werden. Gleichzeitig besteht damit eine antikonvulsive Einstellung gegen die begleitenden epileptischen Anfälle.

1.5.2.5. Symptomatische Ataxien

Definition

Der Großteil der im Erwachsenenalter auftretenden **ataktischen Gangstörungen**, Extremitätenataxien und zerebellären Tremorformen, gegebenenfalls auch Hirnnervenausfällen und Nystagmen ist symptomatisch, also auf eine zugrundeliegende Ursache zurückzuführen. An Grunderkrankungen sind folgende zu beachten (☞ Einteilung, Tab. 1.21):

Einteilung

Übersicht symptomatischer Ataxien		
Pathomechanismus	Pathogenese	Therapie
• toxisch	Alkohol	Entzug, Vit. B_1
	Phenytoin	Absetzen
	Zytostatika	Absetzen
	Lithium	Absetzen
	Schwermetalle	Chelatbildner
	DDT und Chemikalien	Verhinderung d. Exposition
• metabolisch	Vitaminmangel B_1, B_6, B_{12}, E	Substitution
	Zöliakie (Sprue)	Diät
	M. Wilson	D-Penicillamin
• endokrinologisch	Hypothyreose	Hormonsubstitution
	Hyperparathyreoidismus	ggf. Adenomektomie
• entzündlich	Zerebellitis bei EBV, FSME; Varizellen, Masern	symptomatisch
	Multiple Sklerose	(☞ Kap. 1.1.5.)
• paraneoplastisch	Bronchialkarzinom, Ovarialkarzinom, Mammakarzinom	Bhdlg. der Grundkrankheit
	M. Hodgkin	Bhdlg. der Grundkrankheit

Tab. 1.21: Pathogenese und Therapie symptomatischer Ataxien.

Typische Krankheitszeichen

Die typischen Symptome sind häufig die der Atrophie cérébelleuse tardive. Da die meisten verursachenden Grunderkrankungen, von den kindlichen Kleinhirntumoren abgesehen, solche des späten Erwachsenenalters sind, ist gerade beim Vorliegen einer entsprechenden Symptomkonstellation sorgfältig nach dem Auslöser der Kleinhirnbeteiligung zu suchen.

Befunde

➤ Klinik

Es findet sich eine im Vordergrund stehende zerebellär ataktische Gangstörung mit geringer Arm-Zeige-Ataxie und geringem Intentionstremor. Selten finden sich begleitende Hirnnervenausfälle, Hirnstammzeichen und ein pathologischer Nystagmus.

➤ Serumchemie

Neben den unspezifischen Entzündungszeichen (z.B. BSG, CRP) sind allgemeine Tumormarker, Serumeiweißelektrophorese (Bence-Jones Protein im Urin), sowie das Blutbild (z.B. megaloblastäre Anämie (Vit. B_{12})) und das Differentialblutbild, T3/T4 und TRH sowie Calcium/Phosphat und Parathormon zu bestimmen.

➤ Liquor

Ausschluß einer Meningoenzephalitis mit Zellzahl, Zelltyp und Eiweißbestimmung, sowie Messung der autochthonen IgG-Produktion, die zusammen mit der Bestimmung oligoklonaler IgG-Banden zum Ausschluß einer Multiplen Sklerose dient.

➤ Bildgebung

Neben der kranialen Bildgebung mit CT oder MRT ist die weitere Untersuchung im Sinne einer Tumorsuche mit Röntgen-Thorax, Ultraschalluntersuchung von Abdomen und Becken vorzunehmen.

Therapie

☞ Tab. 1.21.

1.5.3. Demenzen und Hirnatrophien

Definition

Unter einer Demenz wird ein prozeßhaft fortschreitender Abbau mnestischer und kognitiver Leistungen verstanden. Der intellektuelle Abbau bezieht aber mit fortschreitendem Stadium die Orientierung, den Antrieb und den Affekt mit ein.

1.5. Degenerative Erkrankungen

Die Definitionen und klinisch beschriebenen Bilder unterscheiden sich sehr stark; eine allgemein akzeptierte pathoanatomische, biochemische oder neurophysiologische Grundlage wurde bisher nicht gefunden.

Schwierig ist auch die Objektivierung von intellektuellen Leistungseinbußen, wenn bis zu einem gewissen Grad Überschneidungen mit oder Beeinträchtigungen durch neuropsychologische Ausfälle gegeben sind, wie z. B. die räumlichen Orientierungsstörungen bei Läsionen der nicht-dominanten Hemisphäre.

Einteilung

Teilt man die Demenzen nach ihrer Genese ein, so ergeben sich drei übergeordnete Gruppen:
- **Primär degenerative Demenzen**
  - Demenz vom Alzheimer-Typ
  - Demenz bei Pick´scher Atrophie
- **Vaskuläre Demenzen**
  - Multiinfarkt-Demenz
  - Demenz bei subkortikaler arteriosklerotischer Enzephalopathie
- **Demenzen bei Systemerkrankungen**
  - Parkinson-Demenz-Komplex
  - AIDS-Demenz-Komplex

1.5.3.1. Demenz vom Alzheimer-Typ

Definition

Die Demenz vom Alzheimertyp (SDAT) ist die häufigste Demenzform jenseits des 60. Lebensjahres.

Pathogenese

Histopathologisch finden sich Verluste von Ganglienzellen in der Hirnrinde (frontal und temporoparietal betont), in den Stammganglien und besonders in der Hippokampusformation, so daß vermehrt scheinbar leere Zwischenräume, sogenannte Plaques nachzuweisen sind. In den verbliebenen Ganglienzellen lassen sich Einschlüsse erkennen, die als Fibrillen, besonders in Silberfärbungen, hervortreten. In den Plaques und in den Fibrillen läßt sich ein spezielles Protein, das β-Amyloid-Peptid (β-A4-Protein), nachweisen, das ein Polypeptid aus 39-42 Aminosäureresten besteht. Das β-A4-Protein entsteht durch Spaltung aus einem größeren Eiweißmolekül, dem Amyloid-Precursor-Protein (APP), dessen Gen auf dem Chromosom 21 angesiedelt ist (☞ Abb. 1.62).

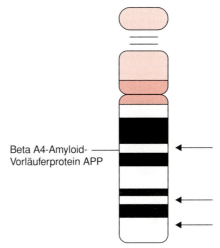

Abb. 1.62: Chromosom 21 mit defektem Gen mit einer Punktmutation am Codon 717, das ein Beta-A4-Amyloid-Precursorprotein synthetisiert.

Der Zusammenhang zwischen der Beobachtung der Anhäufung der amyloiden Plaques und der Demenz ist noch nicht endgültig geklärt. Es gibt Thesen zum Zusammenhang einer Verminderung der Acetylcholinsynthese und des Lipid-(Cholin-)-Stoffwechsels mit dem Auftreten von Allelen des Lipidtransportproteins Apolipoprotein E (ApoE e4) für dessen Apo-E-Gen ein Polymorphismus bekannt ist, zum Zusammenhang mit der selektiven Vulnerabilität von Neurotransmittersystemen mit cholinergen, serotoninergen ggf. auch glutaminergen Synapsen und zum Zusammenhang der Demenz mit der Schädigung der neuralen Zellmembranen durch sogenannten oxidativen Streß bei dem vermehrt frei Radikale anfallen. Damit sind zwar die gängigsten, aber noch nicht alle geäußerten Hypothesen aufgeführt.

Typische Krankheitszeichen

Die ersten Symptome treten zwischen dem 50. und 60. Lebensjahr auf und beginnen mit **Herabsetzung der Merkfähigkeit und des Kurzzeitgedächtnisses**. Diese Ausfälle erschweren Rechnen, Schreiben und Lesen, ohne daß diese Funktionen fokal neuropsycholgisch gestört wären. das gleiche gilt auch für die **Sprachstörung**, die durch eine gewisse Stereotypie verarmt mit **Benennungstörungen**. Zuletzt tritt eine **räumliche Orientierungsstörung** hinzu.

Noch relativ geschickt engen die meisten Patienten ihre Kreise auf alt gewohnte Abläufe ein, da sie neuen Aufgabenstellungen in keiner Weise gewachsen sind. So machen sie lange auf ihre weitere Umgebung noch einen unveränderten Eindruck (*erhaltene Fassade*), obwohl sie kaum mehr in der Lage sind, sich selbst außerhalb eines eintrainierten Schemas zu bewegen.

Nachts nimmt gelegentlich die Orientierungslosigkeit bei gleichzeitiger Schlaflosigkeit zu, so daß die Patienten ängstlich agitiert herumirren.

Befunde

▶ *Klinik*

Klinisch ist zur Diagnose auf die Feststellung der Trias

- **Orientierungs- und Merkfähigkeitsstörung**
- **erhaltene Persönlichkeitsstruktur**
- **Apraxie, ggf. auch Aphasie**

zu achten.

Um ein die Diagnose enger zu fassen sind die folgenden klinischen Beurteilungen vorzunehmen:

Checkliste Demenz vom Alzheimertyp (Diagn. Kriterien nach DSM-III-R, verkürzt)

✓ Entwicklung multipler kognitiver Defizite, die sich zeigen in
✓ einer Gedächtnisbeeinträchtigung und in mindestens einer der folgenden kognitiven Störungen:
  ✓ Aphasie
  ✓ Apraxie
  ✓ Agnosie
  ✓ Störungen der Exekutivfunktion
✓ Beeiträchtigungen in sozialen und beruflichen Funktionsbereichen, Verschlechterung gegenüber früherem Leistungsniveau
✓ Schleichender Beginn und fortgesetzter kognitiver Abbau
✓ Ausschluß anderer Demenzursachen
✓ die Defizite treten nicht ausschließlich im Verlauf eines Delirs auf

---

Wesentlich für die Diagnosestellung ist der Unterpunkt des Ausschlusses anderer Demenzursachen bzw. die Festellung einer Pseudodemenz, die am häufigsten durch das Vorliegen einer Depression gegeben ist und besonders sorgsam, am besten mit dem psychiatrischen Fachkollegen, auszuschließen ist.

Die Liste der Differentialdiagnosen, die insbesondere neurologisch auszuschließen sind, ist lang. Grundsätzlich sollte man damit beginnen dementielle Symptome von hirnorganischen Wesensänderungen abzugrenzen, wie zum Beispiel bei posttraumatischen Psychosyndromen. Es ist nach weiteren neurologischen Symptomen zu fahnden, ob nicht zum Beispiel ein idiopathisches Parkinsonsyndrom vorliegt. Auch internistische Grunderkrankungen sind in die Ursachenforschung mit einzubeziehen, wie kardiovaskuläre Vorerkrankungen, Elektrolyt- oder Hormonstörungen (z.B. Schilddrüsenerkrankung), aber auch Vitaminmangelzustände (B1, B6, Nicotinamid etc.) sind zu berücksichtigen.

▶ *Neuropsychologie*

Um im diagnostischen Procedere sich nicht zu verlieren gibt es zur Testung der mnestischen, kognitiven und intelektuellen Fähigkeiten, aber auch zur Abgrenzung depressiver Vorgänge, standardisierte Testverfahren der Neuropsychologie, die zur Anwendung kommen sollten. Hierbei handelt es sich um:

- **MMST** - Mini Mental State Test
- **SIDAM** - Structured Interview for the Diagnosis of Dementia of Alzheimer Typ, multi-infarct dementia and dementia of other aetiology
- **CDR-SB** - Clinical Dementia Rating Scale (Sum of the-Boxes)
- **ADAS-cog** - Alzheimer Disease Assessment Scale
- **ADL** - Activity of Daily Living

▶ *Chromosomenanalyse*

Nur für die geringe Zahl der autosomal-dominant vererbten Alzheimer-Erkrankungen ist auf Chromosom 21 das Gen identifiziert, das Amyloidprecursor-Protein kodiert. Der Genlokus für das Apolipoprotein E liegt auf Chromosom 19. In der Normalbevölkerung gibt es drei Allele dieses Gens. Liegt eine Homozygotie des Allels ApoE e4 vor, erhöht sich das Erkrankungsrisiko für eine

Akatinol Memantine®
Wirkstoff: Memantinehydrochlorid. Verschreibungspflichtig. **Zusammensetzung:** 1 Filmtablette/1 g Lösung /1 Ampulle enthält: Arzneilich wirksame Bestandteile: Memantinehydrochlorid 10 mg. Sonstige Bestandteile: Filmtablette: Lactose, mikrokristalline Cellulose, hochdisperses Siliciumdioxid, Talkum, Magnesiumstearat, Poly(methyl, methacrylat), Triacetin, Silikon-Antischaumemulsion. Lösung: Kaliumsorbat, Sorbitol, gereinigtes Wasser. Ampulle: Natriumchlorid, Wasser für Injektionszwecke, Natriumhydroxid. **Anwendungsgebiete:** Zur Behandlung bei leichten und mittelschweren Hirnleistungsstörungen mit folgender Leitsymptomatik: Konzentrations- und Gedächtnisstörungen, Interessen- und Antriebsverlust, vorzeitige Ermüdbarkeit, eingeschränkte Selbstversorgung, Störungen der Motorik bei alltäglichen Handlungen und depressiver Stimmungslage (dementielles Syndrom) sowie bei Erkrankungen, bei denen eine Steigerung der Aufmerksamkeit und Wachheit (Vigilanz) erforderlich ist, wie z. B. bei zentralbedingten Bewegungsstörungen, frühkindlichen Hirnschädigungen, Schädel-Hirn-Traumen, Multipler Sklerose, cerebraler Ischämie und parkinsonähnlichen Erkrankungen. Injektionslösung zusätzlich: Zur Überwindung von Bewußtseinsstörungen nach Schädel-Hirn-Verletzungen (Koma). **Gegenanzeigen:** Schwere Verwirrtheitszustände und schwere Nierenfunktionsstörungen sowie Epilepsie. Relative Gegenanzeige ist die gleichzeitige Gabe von Amantadin. Schwangerschaft: Ausreichende Erfahrungen über die Anwendung in der Schwangerschaft liegen nicht vor. Der Tierversuch erbrachte keinen Hinweis auf fruchtschädigende (embryotox./teratogene) Wirkungen. Stillzeit: Es ist wahrscheinlich, daß die Substanz in die Muttermilch übergeht. **Nebenwirkungen:** Dosisabhängig können Schwindel, innere und motorische Unruhe und Übererregung, Müdigkeit, Kopfdruck und Übelkeit auftreten. In Einzelfällen wurde bei Patienten mit erhöhter Anfallsbereitschaft eine Absenkung der Krampfschwelle beobachtet.

Stand: April 2000
Merz + Co. GmbH & Co.
60318 Frankfurt/Main

NMDA-Antagonismus bei Demenz.
Aktuell und international bestätigt.

Erfolg kennt keine Grenzen.

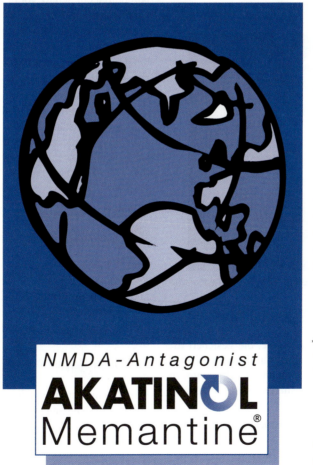

Aus Stockholm* in die Welt

Zwei internationale Studien bestätigen erneut die hohe Wirksamkeit und gute Verträglichkeit des NMDA-Rezeptor-Antagonisten Akatinol Memantine®.

Fordern Sie weitere Informationen an.
Fa. Merz + Co.,
Postfach 11 13 53,
60048 Frankfurt
Stichwort: Stockholm

* Sixth International Stockholm/ Springfield Symposium of Advances in Alzheimer Therapy, 5.–8. April 2000

www.Akatinol.de
www.Merz.de

"late onset DAT" auf 21 %. Auf Chromosom 14 liegt auf Lokus 14q24.3 das AD3 Gen, das das Protein Presenilin 1 kodiert. Hier liegt der Gendefekt, der für die bei 30-60 jährigen beginnenden familiären Form (early onset DAT) verantwortlich ist. Ein weiteres in die DAT-Genese involviertes Gen liegt auf Chromosom 1 (Lokus 1q31-q42), das das Protein Presenilin2 determiniert.

➤ *Elektrophysiologie*

Das EEG und die evozierten Potentiale zeigen nur unspezifische Veränderungen mit Allgemeinveränderungen und Potentialhöhenveränderungen.

➤ *Bildgebung*

Im CT oder im MRT (☞ Abb. 1.63) sind die hirnatrophischen Veränderungen meist erst zu sehen, wenn die Erkrankung klinisch bereits eindeutig diagnostizierter ist. Früher sind bereits im PET die typischen temporoparietalen Veränderungen des Energiemetabolismus zu erkennen. Da sie aber auch nicht pathognomonisch sind, ist diese extrem teure Zusatzdiagnostik auch verzichtbar.

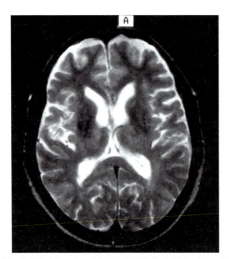

Abb. 1.63: Hirnatrophie im MRT bei Alzheimer-Demenz.

Therapie

Eine medikamentöse Therapie, die gesichert die Progredienz der Erkrankung aufhält oder gar kausal therapiert, ist nicht bekannt. Medikamente zur Behandlung von Hirnleistungsstörungen bezeichnet man als

- **Antidementiva** (bei gesichertem Wirkmechanismus) bzw. als

- **Nootropika** (Wirkstoffe mit unspezifischem Wirkmechanismus)

In der Bundesrepublik sind eine Reihe solcher Substanzen für die Indikation "leichtes bis mittleres Demenzsyndrom" zugelassen:

- Codergocin-mesilat (Hydergin®)
- Ginkgo-biloba-Extrakt (Tebonin® forte)
- Nicergolin (Sermion®)
- Piracetam (Nootrop®, Normabrain®)
- Pyritinol (Encephabol®)
- Nimodipin (Nimotop®)
- Tacrin (Cognex®)

➤ *Nootropika*

Für die erste Gruppe ist aus den präklinischen Studien der Wirkungsmechanismus nicht schlüssig geklärt.

➤ *Antidementiva*

Dagegen ist zum Beispiel als Mechanismus für das Nimodipin ein Schutz vor der Überladung mit intrazellulären Ca^{2+}-Ionen, für das Tacrin die Hemmung der Acetylcholinesterase bekannt und für das Memantine (Akatinol®) der Glutamatantagonismus (NMDA-Antagonist).

Das Hauptaugenmerk der therapeutischen Bemühungen sollte aber auch auf die betreuenden Personen, meist den Ehegatten, gerichtet sein, da er tagtäglich die vollständige Versorgung und Aufsicht Patienten zu leisten hat. Dazu müssen ärztlicherseits die Weichen für die soziale Unterstützung durch zum Beispiel mobile pflegerische Hilfsdienste gestellt werden.

1.5.3.2. Vaskuläre Demenz

Definition

Unter diesen Oberbegriff werden dementative Symptome eingeordnet, wenn als Ursache Marklagerveränderungen und auch, aber nicht unbedingt, kortikale und/oder subkortikale Infarkte nachweisbar sind. Der Begriff der Multiinfarktdemenz sollte daher vermieden werden.

Pathogenese

Das Zustandekommen dementativer Symptome auf dem Boden von Durchblutungsstörungen wird durch einen langsam progredienten Verlust von Neuronen und ihrer Markscheiden im Sinne der

"Ausdünnung" des neuronalen Netzwerkes erklärt. Dahinter stehen zum Beispiel subkortikale, zum Teil lakunäre Infarzierungen oder Marklagerdystrophien bei der **subkortikalen arteriosklerotischen Enzephalopathie** (SAE) oder bei der hypertonen Enzephalopathie.

Typische Krankheitszeichen

Die Patienten unterscheiden sich im Lebensalter von denen mit SDAT kaum. Ein großer Teil weist eine weite Palette an Gefäßrisikofaktoren auf.

Typisch für die vaskuläre Demenz ist, daß neben den dementativen Symptomen vermehrt neurologische und neuropsychologische Herdsymptome - auch bilateraler Zuordnung - vorhanden sind.

Befunde

➤ *Klinik*

Gerade für die SAE gibt es eine typische Befundkonstellation mit:

- Demenz
  - kognitiven und mnestischen Leistungseinbußen
  - affektiven Störungen
- Beinapraxie
- zentraler Blasenstörung

Sonst können alle denkbaren neurologischen und neuropsychologischen fokalen Ausfälle assoziiert sein.

Therapie

Die sogenannten "durchblutungsfördernden Mittel" helfen nicht. Die Gefäßrisikofaktoren müssen minimiert, insbesondere der Blutdruck muß auf hoch-normale Werte eingestellt werden. Den Kalzium-Modulatoren wird ein Hinausschieben der Ischämietoleranz nachgesagt, was einen besseren Funktionsstoffwechsel in Grenzbereichen gewährleisten soll. Der NMDA-Antagonist Memantine blockiert bei erhöhter Freisetzung von Glutamat (so u.a. bei Ischämie) den glutamatgesteuerten Kalziumkanal mit funktionell symptomatischer und neuroprotektiver Wirkung. Antriebsarmut, kognitive und motorische Störungen können so verbessert werden. Auch ein Therapieversuch mit Piracetam, zugelassen zur unterstützenden Therapie nach ischämischem Hirninfarkt, ist gerechtfertigt, da Studien mit der Substanz eine Verbesserung verschiedener kognitiver Defizite bewirkten.

1.5.3.3. Pick'sche Atrophie

Definition

Die Pick'sche Atrophie ist eine seltene Systemerkrankung des Stirn- und Schläfenlappens.

Sie trifft überwiegend Frauen im mittleren Lebensalter.

Pathogenese

Die Pathogenese dieser primär degenerativen Erkrankung ist nicht bekannt. Pathoanatomisch fällt bereits bei der Inspektion des Gehirns die vergröberte Hirnfurchenzeichnung mit Verbreiterung der Sulci und scheinbar ausgeprägterer Windung der Gyri auf, so daß man von "Walnußrelief" spricht.

Typische Krankheitszeichen

Da im wesentlichen der Frontallappen beteiligt ist, stehen klinisch eine frontale Enthemmung mit läppisch-euphorischer Wesensänderung und später eine triebhafte Enthemmung, nicht selten sexueller Färbung, im Vordergrund. Die Patienten sind initiativlos, vernachlässigen ihre berufliche Tätigkeit und auch ihre Familie, zuletzt auch die Körperhygiene.

Relativ früh sind die kognitiven Fähigkeiten bereits so stark eingeschränkt, daß selbst altbekannte, häufig wiederholte Tätigkeiten im Zusammenhang nicht mehr ausgeführt werden können.

Befunde

➤ *Klinik*

Typisch für die Erkrankung ist die frühzeitig auftretende, durch die temporale Beteiligung erklärte amnestische Aphasie. Im fortgeschrittenen Stadium ist die Sprache von sich wiederholenden stereotypen Schlagworten geprägt und hat ihre Variabilität verloren. Dabei sind die non-verbale Intelligenzleistung und die räumliche Orientierung lange erhalten.

Neurologische Herdbefunde fehlen meistens.

➤ *Bildgebung*

Mit CT und MRT läßt sich in fortgeschrittenen Stadien die "walnußartige" Vergröberung des Stirnhirnreliefs gut darstellen. In früheren Stadien kann eine SPECT-Untersuchung hilfreich sein, die die ganz umschriebene bifrontale und gegebenenfalls bitemporale Minderanreicherung des Radionuklids bei erhaltenem Speicherverhalten in den übrigen Hirnabschnitten dokumentiert.

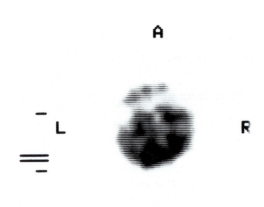

Abb. 1.64: Frontale Hypoperfusion bei Pick'scher Atrophie im SPECT.

Therapie

Eine Therapie ist nicht bekannt. Der chronisch-progrediente Verlauf bis zur Bettlägerigkeit und daraus resultierenden Sekundärkomplikationen erstrecken sich über einen Zeitraum von wenigen Jahren bis zu einem Jahrzehnt.

1.5.3.4. Demenz und extrapyramidalmotorische Erkrankungen

Definition

Auch wenn immer darauf hingewiesen werden muß, daß die Bradyphrenie eines Parkinson-Patienten nicht mit einer Demenz verwechselt werden darf, so tritt doch bei ca. 10-20 % der Patienten im Verlauf der Parkinson-Erkrankung ein dementativer Abbau ein.

Einteilung

Auch bei einer Reihe anderer Erkrankungen des extrapyramidalmotorischen Systems (EPMS) ist im Verlauf eine Demenz zu beobachten oder gehört unmittelbar zum Krankheitsbild, so zum Beispiel bei der Chorea Huntington.

Zu den EPMS-Erkrankungen mit fakultativ auftretender Demenz gehören:
- Parkinson-Syndrome
- Chorea Huntington
- Strionigrale Degeneration
- Steele-Richardson-Olszewski-Syndrom

Typische Krankheitszeichen

Die Abläufe des intellektuellen Abbaus gleichen denen bei der SDAT.

Befunde

Klinisch lassen sich die Symptome der Grundkrankheiten zusammen mit denen des dementiellen (siehe auch bei der SDAT) Abbaus nachweisen.

Therapie

Die Therapie entspricht der der Grunderkrankung.

1.5.3.5. AIDS-Demenz-Komplex

Definition

Eine Demenz wird als häufigstes Symptom einer Beteiligung des Zentralnervensystems bei manifester AIDS-Erkrankung beobachtet.

Pathogenese

Nach wie vor ist unklar, ob die Ganglienzellen primär - im Sinne eines Neurotropismus - vom HIV-Virus befallen werden oder ob es sich um eine sekundäre Ausbreitung handelt, die beim Übergang in ein späteres Stadium der HIV-Infektion bzw. bei Entwicklung eines AIDS-Syndroms auftritt. Vieles spricht allerdings für einen unmittelbaren Befall der Neuronen unmittelbar nach dem Eintritt der HIV-Infektion.

Typische Krankheitszeichen

Zuerst bemerken die Patienten eine unspezifische Leistungseinbuße vor allem bei Aufgaben, die eine kontinuierliche Konzentrationsleistung erfordern. Später treten kognitive Leistungseinbußen hinzu. Die Patienten sind geistig auffallend weniger wendig, haften thematisch, zeigen schließlich auch Verhaltensauffälligkeiten und verflachen zunehmend.

Befunde

► *Klinik*

Darüber hinaus können klinisch Zeichen der Parietalhirnbeteiligung mit Apraxie, Körperschemastörungen und zuletzt auch motorische Einbußen der Feinbeweglichkeit bemerkt werden. Manchmal tritt auch ein feinschlägiger Halte- und Aktionstremor auf.

Andere neurologische Herdsymptome sind dringend verdächtig auf Läsionen durch opportunistische Infektionen.

► *Liquor*

Spätestens mit dem Auftreten der dementativen Symptome werden die Tests auf HIV-spezifische Antikörper, zumindest im Western-blot, im Liquor positiv. Die Immunglobulin-Untersuchung im Vergleich zum Serum belegt eine leichte Schrankenstörung. Erst in Endstadien ist eine intrathekale IgG-Synthese nachweisbar.

► *Elektrophysiologie*

Das EEG zeigt unspezifische leichte bis mittelschwere Allgemeinveränderungen. Gelegentlich sind epilepsietypische Potentiale nachweisbar. Diese oder etwaige Herdbefunde sollten Anlaß weiterer Abklärung auf andere Herdursachen sein.

► *Bildgebung*

Außer zum Nachweis oder Ausschluß begleitender opportunistischer Infektionen oder Abszesse sind bildgebende Verfahren für Verlaufsuntersuchungen indiziert, um die kortikale Vergrößerung bei rasch progredientem dementativem Abbau (innerhalb von Monaten) zu dokumentieren.

Therapie

Eine spezifische Behandlung ist heute noch nicht möglich. Die Patienten sollten regelmäßig Azidothymidin (Retrovir®) einnehmen, wenngleich bisher nicht gesichert werden konnte, daß damit jenseits der opportunistischen Infektionen die dementativen Veränderungen hinausgezögert werden können.

1.5.4. Spongiforme Enzephalopathien

Definition

Bei den spongiformen (schwammartigen) Enzephalopathien handelt es sich um eine Reihe neurodegenerativer Erkrankungen, die teils als sporadische Form, teils als familiär vererbliche (autosomal-dominant) oder als infektiöse Form in Erscheinung treten können. Eine heute ausgemerzte, spongiforme Enzephalopathie war Kuru, eine auf einigen Inseln Neuguineas endemische Form, die durch rituellen Kannibalismus übertragen wurde. Der Verzehr von Gehirnen von Verstorbenen stellte die einzige sicher belegte orale Übertragung beim Menschen dar, bis bei der Creutzfeld-Jakob-Krankheit auch Fälle der Übertragung durch infizierte Transplantate, z.B. Dura oder Hornhaut, bzw. durch Wachstumshormone aus humanen Hypophysenextrakten bekannt wurden, wobei die lange Inkubationszeit bis zu Jahrzehnten der Theorie von einer "slow-virus-Infektion" Vorschub leistete. Warum einerseits Formen vererblich erscheinen und andere einen infektiösen Übertragungsmodus aufweisen liegt in der Natur der Verursachung dieser humanen neurodegenerativen Erkrankungen durch sogenannte "Prion-Proteine" (PrP) (Kurzform von "proteinaceous infectious particle" nach St. Prusiner). Es handelt sich hierbei um ein physiologisches zelluläres Membranprotein (PrP^c), das nicht durch Fremd-DNS, sondern durch ein körpereigenen Gen kodiert wird, um als Membranprotein in Nervenzellen eingebaut zu werden. Entweder durch spontane Mutation, durch enzymatische Reparaturfehler an der DNS im Alter oder durch ein von außen (infektiös) eingeschleustes, in der Primärstruktur baugleiches Protein (PrP^{CJD}) wird eine Konformationsänderung des PrP^c zu PrP^{CJD} induziert, die diese Änderung von PrP^c zu PrP^{CJD} selbst weiter als Kettenreaktion am Laufen hält.

Klinisch finden sich drei Krankheitsbilder:

Einteilung

- **Creutzfeld-Jakob-Krankheit** (CJD)
- **Gerstmann-Sträussler-Scheinker-Syndrom** (GSS)
- **tödliche familiäre Schlaflosigkeit** (fatal familial insomnia)

Pathogenese

Das physiologische PrP^c hat vorwiegend eine α-Helix-Struktur, während das pathologische PrP^{CJD} eine stabile β-Faltblattstruktur hat, die dazu beiträgt, daß das Protein proteaseresistent ist und im Gewebe abgelagert wird. Die Faltblattstruktur des PrP^{CJD} macht das Eiweiß zudem erheblich resistenter gegen übliche Verfahren der Infektionsabwehr, wie Hitze- oder chemische Einwirkung und pH-Wert-Verschiebungen und andererseits soll der These von Prusiner zufolge diese Struktur dafür verantwortlich sein, daß dem physiologischen PrP^c in der Nachbarschaft die gleiche Faltblattstruktur aufgezwungen wird, ohne daß erst neues PrP^{CJD} durch die übliche mRNA-DNA Kodierung exprimiert werden muß. Auf diese Weise lassen sich alle drei Erscheinungsformen der humanen spongiformen Enzephalopathien erklären.

Neuropathologisch finden sich aufgrund der unlöslichen Proteinablagerungen Nervenzelluntergänge mit Zellverlust und Verbreiterung der Zwischenräume zugleich mit Vermehrung der Astrozyten, jedoch ohne entzündliche Infiltrate im Gewebe. Bei der CJD-Erkrankung die Hirnrinde zusammen mit dem unmittelbaren subkortikalen Marklager, den Basalganglien und den Vorderhornzellen des Rückenmarks der Ort der Degeneration bis hin zum Status spongiosus.

Typische Krankheitszeichen

- Die **Creutzfeld-Jakob-Erkrankung** ist die häufigste Prionerkrankung beim Menschen und beginnt im mittleren Lebensalter, ohne eine Geschlecht besonders bevorzugt zu treffen. Geprägt wird die Erkrankung durch eine zunehmende Demenz (siehe auch 1.5.3. ff). Daneben tritt eine Gangstörung mit zentralen Paresen auf, begleitet von extrapyramidalmotorischen Symptomen wie Rigor oder Hyperkinesen. Ferner treten ubiquitär Myoklonien hinzu. Der Verlauf ist rasch progredient mit eindrucksvollem Verfall der Patienten hinsichtlich ihrer kognitiven und motorischen Fähigkeiten, bis sie nach Monaten bis zu einem Jahr in der Dezerebration oder an interkurrenten Infekten versterben
- Das sehr seltene **Gerstmann-Sträussler-Scheinker-Syndrom** ist eine autosomal-dominante Erkrankung, bei der umgekehrt lange zerebelläre Ausfälle im Vordergrund stehen bevor die dementielle Entwicklung einsetzt. Auch hier kommen Gangstörungen, Aphasien und extrapyramidalmotorische Ausfälle hinzu. Das mittlere Erkrankungsalter (~40.LJ) liegt um etwa 10 Jahre niedriger als bei CJD. Der Verlauf ist über Jahre auch viel protrahierter
- Auch die tödlich verlaufende **familiäre Insomnie** ist eine autosomal-dominant vererbte Erkrankung, die nur bei ganz vereinzelten Familien auf der Welt auftritt. Die Patienten kommen über die Schlaflosigkeit über Krisen des autonomen Nervensystems mit Blutdruckkrisen, Hyperthermie etc zu Tode.

Befunde

▶ *Klinisch*

Als typische klinische Befundkonstellation für die CJD bei Patienten im mittleren Lebensalter gilt:

Klinische Checkliste Creutzfeld-Jakob-Krankheit (CJD)
✓ präsenile Demenz
✓ Gangstörung
✓ extraypramidalmotorische Ausfälle
✓ Myoklonien

Daneben können Dysarthrie, Aphasie, aber auch Hirnstammsymptome mit horizontaler oder vertikaler Blickparese und vor allem zerebelläre Symptome auftreten.

Die Fälle von CJD, die in Großbritannien auf einen Übertragungsmodus von der spongiformen Enzephalopathie bei Rindern (BSE) zurückgeführt werden, zeichnen sich dadurch aus, daß deren Erkrankungsalter im Mittel früher liegt und der Verlauf langsamer und durch deutlichere neurologische Ausfälle bei gleichzeitig geringer ausgeprägter Demenz, dafür anderen psychiatrischen Auffälligkeiten, gekennzeichnet sind.

▶ *EEG*

Nach dem Stadium einer Allgemeinveränderung kristallisieren sich mehr und mehr periodisch auftretende triphasische sharp-wave-Komplexe auf (☞ Abb. 1.65).

1.6. Metabolische/Toxische Erkrankungen

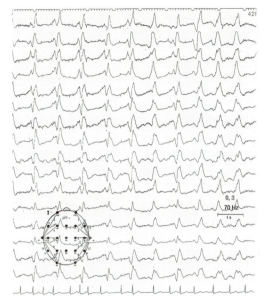

Abb. 1.65: Triphasische sharp-wave-Komplexe im EEG bei Creutzfeld-Jacob-Erkrankung.

▶ *Bildgebung*

Während das CT erst sehr spät atrophisierende Veränderungen zeigt, lassen sich mit der MRT bereits vor Einsetzen der EEG-Veränderungen bereits Signalveränderungen in den Basalganglien nachweisen, die später in den Status spongiosus einmünden. Die Diagnose kann dennoch erst postmortem durch eine Hirngewebsuntersuchung gesichert werden.

Therapie

Außer einer symptomatischen Behandlung der einzelnen klinischen Auffälligkeiten ist zur Zeit keine kausale Therapie in Sicht.

Bei der Behandlung der Jakob-Creutzfeld-Erkrankung sind für Ärzte und Pflegepersonal einige hygienische Vorsichtsregeln zu berücksichtigen. Sollte man mit Blut, Liquor oder Ausscheidungen in Berührung gelangen können, sind Einmalhandschuhe zu verwenden. Bei Instrumenten, insbesondere EMG-Nadeln etc. sollte auf eine Wiederverwendung verzichtet werden, bzw. Einmalmaterial vorgezogen werden.

1.6. Metabolische/Toxische Erkrankungen

1.6.1. Genetisch determinierte Hirnstoffwechselstörungen

Die zerebralen Erkrankungen, die auf einer genetisch determinierten Stoffwechselstörung beruhen, gehören zu den neuropädiatrischen Erkrankungen, da sie sich bereits im frühen Kindesalter, spätestens aber im Jugendalter manifestieren. Sie sollen hier zur Orientierung nur als Übersichten bzw. Tabellen zusammengestellt werden.

Einteilung

- **Lipidstoffwechselstörungen**
- **Kohlenhydratstoffwechselstörungen**
- **Aminosäurenstoffwechselstörungen**
- **Kupferstoffwechselstörung**

Die Mehrzahl der Speicherkrankheiten zeigt nur im Nebenschluß eine zerebrale Beteiligung, vielmehr steht die Affektion des peripheren Nervensystems mit einer Polyneuropathie (☞ Kap. 3.6.) im Vordergrund.

Pathogenese

Die im Erwachsenenalter hauptsächlich vorkommende zerebrale Speicherkrankheit ist die **metachromatische Leukodystrophie**. Aufgrund des Enzymdefektes wird Zerebrosidsulfatid in den Markscheiden der zentralen, aber auch der peripheren Achsenzylinder gespeichert.

Typische Krankheitszeichen/Befunde

Bei der metachromatischen Leukodystrophie sind die Kinder bereits von der frühkindlichen Phase an oder ab dem Jugendalter auffällig **geistig retardiert**. Hinzu treten mit Fortschreiten der Erkrankung **spastische Paresen**, bei denen die Muskeleigenreflexe aufgrund der **begleitenden Polyneuropathie** dennoch erloschen sind. Aufgrund der Beteiligung des Nervus opticus **erblinden die Patienten** allmählich. Am Ende der Entwicklung steht ein weitgehend **dementativer Abbau**.

Fakultativ können weitere zerebrale oder Hirnstamm- bzw. zerebelläre Ausfälle, ja auch epileptische Anfälle hinzutreten.

Erkrankung	Speicherung von	Enzymdefekt	Erbgang
Morbus Niemann-Pick	Sphingomyelin	Sphingomyelinase	autosomal-rezessiv
Morbus Gaucher	Gluko-Zerebrosid	β-Glukosidase	autosomal-rezessiv
Morbus Krabbe	Galakto-Zerebrosid	β-Galaktosidase	autosomal-rezessiv
Morbus Tay-Sachs	Gangliosid	Hexosaminidase A / B	autosomal-rezessiv
Metachromatische Leukodystrophie	Zerebrosid-Sulfatid	Arylsulfatase A	autosomal-rezessiv
Morbus Refsum	Phytansäure	Phytansäure-α-Oxidase	autosomal-rezessiv

Tab. 1.22: Lipidstoffwechselstörungen mit zerebraler Beteiligung.

Erkrankung	Speicherung von	Enzymdefekt	Erbgang
Morbus Pompe (general. Glykogen-Speicherkrankheit)	Glykogen	α-Glukosidase	autosomal-rezessiv
Mucopolysaccharid-Stoffwechselstörung Typ II, III und VI	Mukopolysaccharide	β-Galaktosidase	x-chromosomal- (II) bzw. autosomal- (III, IV) rezessiv

Tab. 1.23: Kohlenhydratstoffwechselstörungen mit zerebraler Beteiligung.

Erkrankung	Speicherung von	Enzymdefekt	Erbgang
Phenylketonurie	Phenylalanin	Phenylalanin-Hydroxylase	autosomal-rezessiv
Ahornsirupkrankheit	Leuzin, Isoleuzin, Valin	Ketoisocapronsäure-Decarboxylase	autosomal-rezessiv
Homozystinurie	Homozystein, Methionin	Zystathionin-Synthetase	autosomal-rezessiv

Tab. 1.24: Aminosäurenstoffwechselstörung mit zerebraler Beteiligung.

Befunde

▶ *Urin*

Im Urin ist die Arylsulfatase A vermindert. Als Referenzmessung wird das Enzym auch in den Leukozyten bestimmt.

▶ *Liquor*

Der Liquor zeigt eine unspezifische Eiweißvermehrung

▶ *Elektrophysiologie*

Das EEG zeigt je nach Stadium leichte bis schwere Allgemeinveränderungen neben wechselnden Herdbefunden und auch gelegentlich epilepsietypische Potentiale.

Die Elektroneurographie weist die erhebliche polyneuropathische Veränderung mit vorwiegender Demyelinisierung durch die extreme Verlangsamung der Nervenleitgeschwindigkeit nach.

▶ *Bildgebung*

Sowohl im CT als auch im MRT ist im Vollstadium die gesamte weiße Substanz betroffen. Dies zeigt sich durch eine Dichteminderung im CT oder im MRT durch ausgeprägte Signalanhebungen im Marklager in den T_2- und protonengewichteten Aufnahmen (☞ Abb. 1.66) bei nur geringer Signalminderung in den T_1-gewichteten Schichten.

1.6. Metabolische/Toxische Erkrankungen

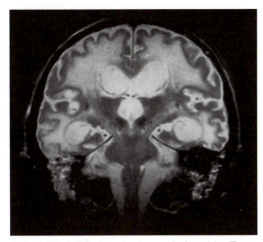

Abb. 1.66: MRT einer Leukenzephalopathie (T_2-gewichtetes Schnittbild).

Therapie

Die Prognose ist infaust. Die Patienten kommen trotz optimaler symptomatischer Therapie innerhalb von Monaten bis hin zu einigen Jahren im zentralen Regulationsversagen zu Tode.

1.6.2. Metabolisch-toxisch induzierte Erkrankungen

Definition

Eine Enzephalopathie bei einer metabolischen Stoffwechselerkrankung entsteht durch den toxischen Effekt der vom Organismus vermehrt gebildeten oder ungenügend verstoffwechselten Substanz, die entweder direkt die Ganglienzelle oder die Markscheide stört oder zerstört. Das klinisch auffälligste Zeichen aller dieser Enzephalopathien ist die Entwicklung eines hirnorganischen Psychosyndroms

Einteilung

Nahezu jede Stoffwechselerkrankung kann, zumindest passager, eine Enzephalopathie erzeugen. Manche haben aufgrund spezieller klinischer Zeichen eine eigene Bezeichnung bekommen, wie die

- Wernicke-Enzephalopathie
- Hepatische Enzephalopathie
- Urämische Enzephalopathie
- Dialyse-Enzephalopathie
- Hyperkalzämische Enzephalopathie
- Hepatolentikuläre Degeneration (M. Wilson)

Pathogenese

Die **Wernicke-Enzephalopathie** beruht auf einem Thiamin- (Vitamin B_1-) Mangel. Dieser kann entweder durch eine Fehlverwertung oder durch Fehlernährung bei chronischen Alkoholikern, aber auch bei chronischen Magenerkrankungen oder schweren Infektionskrankheiten auftreten. Es kommt zu Ganglienzelluntergang, der in einen anatomisch definierten Status spongiosus mündet.

Die **hepatische Enzephalopathie** beruht auf der toxischen Einwirkung des über den portokavalen Shunt vermehrt anflutenden Ammoniaks, der ebenfalls in den Energiestoffwechsel der Ganglienzellen eingreift.

Die **anderen Enzephalopathien** führen zu den gleichen Zelluntergängen durch vermehrtes Anfallen von harnpflichtigen Substanzen und Elektrolytverschiebungen (**Urämische E.**), Ablagerung von Aluminium (**Dialyse-E.**), erhöhtes Serum-Kalzium bei Tumoren mit Knochenbeteiligung (hyperkalzämische E., z. B. beim Plasmozytom) und durch erhöhtes freies Kupfer beim **M. Wilson**.

Der M.Wilson ist eine autosomal rezessive Störung des Kupferstoffwechsels, bei der das aus dem Darm resorbierte Kupfer nicht an Coeruloplasmin gebunden werden kann. Das anfallende freie Kupfer wird im Linsenkern und in der Leber aufgenommen und führt dort zur Degeneration der Ganglienzellen bzw. zur Leberzirrhose.

Typische Krankheitszeichen/Befunde

Die klinischen Bilder der Enzephalopathien können als Syndrome zusammengefaßt werden:

- Wernicke Enzephalopathie:
  - hirnorganisches Psychosyndrom bis hin zur Korsakow-Psychose
  - okulomotorische Störungen mit horizontaler Blickparese mit Blickrichtungsnystagmus
  - ausgeprägte zerebelläre Ataxie (Stand-, Gang-, Rumpf- und Zeigeataxie) mit Tremor
- Hepatische Enzephalopathie:
  - hirnorganisches Psychosyndrom bis hin zum Delir und Koma
  - ausgeprägter grobschlägiger Tremor bis hin zur Asterixis (Flapping tremor)

- extrapyramidale Zeichen mit Rigor und Hyperkinesen
- Urämische Enzephalopathie:
  - Beginn mit mnestischen Störungen, über Delir bis hin zum Koma
  - epileptische Anfälle
  - Myoklonien
  - Flapping-tremor (Asterixis)
  - neurologische Herdsymptome
  - Polyneuropathie, distal-symmetrischer Typ
- Dialyse-Enzephalopathie:
  - ähnlich wie urämische Enzephalopathie, aber weniger psychotische Symptome
  - dysarthrische Sprechveränderung
- Hyperkalzämische Enzephalopathie:
  - hirnorganisches Psychosyndrom, über Delir zum Koma
  - Muskelhypotonie
  - EKG-Veränderungen
  - Polyurie
- Hepatolentikuläre Degeneration (M. Wilson):
  - autosomal-rezessiv vererbte Erkrankung durch Gendefekt auf Chromosom 13 (Lokus 13q14.3-q21.1)
  - Beginn im späten Jugendalter, Männer > Frauen
  - Ikterus vorausgehend
  - hirnorganisches Psychosyndrom
  - extrapyramidalmotorische Störungen meist vom parkinsonoiden Typ
  - Hyperkinesen möglich
  - Flapping-tremor (Asterixis)
  - Dysarthrie
  - Kayser-Fleischer'scher Hornhautring (Kupferablagerung)
  - Kupferablagerung im retikuloendothelialen System der Leber und den Basalganglien (☞ Abb. 1.67)

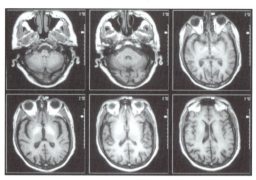

Abb. 1.67: Hyperintense Basalganglien beidseits bei M. Wilson.

Befunde

▶ *Serologie*

Checkliste Serumchemie bei metabolisch-toxischen Enzephalopathien	
Enzephalopathie	Untersuchung
Wernicke Enzephalopathie	Vitamin B_1, B_6 und B_{12} im Serum, Schilling-Test
Hepatische Enzephalopathie	erhöht: Bilirubin, Transaminasen, Ammoniak; Verminderung der Cholinesteraseaktivität, Gerinnungsstörungen
Urämische Enzephalopathie	erhöht: Harnstoff, Kreatinin; Hypokaliämie, Hypernatriämie
Dialyse-Enzephalopathie	Aluminum-Spiegel
Hyperkalzämische Enzephalopathie	rascher Anstieg des Serumkalziums
Hepatolentikuläre Degeneration (M. Wilson)	erniedrigter Kupferspiegel im Serum, erhöhter Kupferspiegel im Urin, erniedrigtes Coeruloplasmin im Serum, Kayser-Fleischer-scher Hornhautring (Kupferablagerung)

▶ *Elektrophysiologie*

Das EEG kann dem klinischen Bild folgen, muß aber nicht. Insbesondere bei den urämischen Formen kann das EEG lange normal bleiben. Eine Faustregel besagt: je rascher die metabolische Entgleisung abläuft, um so eindeutiger reagiert das EEG im Sinne der Ausprägung einer Allgemein-

1.6. Metabolische/Toxische Erkrankungen

veränderung. Aber die Ausnahme ist immer möglich. Genauso ist ein EEG mit langsamen, hochgespannten Wellen noch lange nicht allein typisch für eine hepatische Enzephalopathie. Selbst bei einer Dialyse-Enzephalopathie können triphasische Wellenformationen beobachtet werden.

▶ *Bildgebung*

Außer dem Nachweis von Marklagerveränderungen im Sinne der Demyelinisierung und im Verlauf auch einer Atrophie sind die Ergebnisse der bildgebenden Verfahren nicht besonders hilfreich. Beim Morbus Wilson lassen sich die Kupferablagerungen durch die Signalveränderungen symmetrisch in den Basalganglien nachweisen. Im T_1-gewichteten Bild ist das Signal intens aufgrund der T_1-Verkürzung (☞ Abb. 1.67), im T_2-gewichteten Bild sind die Basalganglien hypointenser aufgrund der T_2 Verlängerung.

Therapie

- Wernicke Enzephalopathie:
  - hohe Dosen (100 mg/Tag i.m.) von Vitamin B_1 über 2-3 Wochen
- Hepatische Enzephalopathie:
  - bei hohem Ammoniak Durchführung einer Hämodialyse
  - gleichzeitige Antibiotikagabe zum Abbau der Darmflora (z. B. Neomycin)
  - L-Ornithin-L-Aspartat (Hepa-Merz®) zur Steigerung der Harnstoff- und Glutaminsynthese → Senkung des Ammoniakspiegels
  - Reduktion der Eiweißzufuhr (z. B. Obst-Reis-Diät)
- Urämische Enzephalopathie:
  - Hämodialyse bei Kreatininwerten über 10-12 mg/dl
  - Antikonvulsiva (z.B. 3 x 100 mg Diphenylhydantoin) bei epileptischen Anfällen
- Dialyse-Enzephalopathie:
  - Verwendung Aluminum-freier Dialysate
- Hyperkalzämische Enzephalopathie:
  - Flüssigkeitszufuhr zwischen 3-8 l/Tag unter Elektrolytkontrolle
  - gleichzeitig Furosemid nach Serumwerten
  - Calcitonin 100 I.E. s.c. alle 12 Stunden
  - akut Injektion von 60 mg/ Tag Prednison

- Hepatolentikuläre Degeneration:
  - D-Penizillaminhydrochlorid (absteigend von 4g auf 1 g/Tag)
  - kupferarme Diät

1.6.3. Toxische Schädigungen

Definition

Toxische Schädigungen der zerebralen Ganglienzellen gehorchen einem Alles-oder-Nichts-Gesetz. Die Zellen können mit ihrem Metabolismus entweder einer toxischen Substanz bis zu einem gewissen Maß standhalten, oder sie sterben ab. Kumulative Mechanismen gibt es, anders als bei Knochen oder Bindegewebe, nicht. Daher kann eine graduelle Abstufung der neurologischen Funktionseinbuße durch eine toxische Schädigung nur durch die Zahl der noch funktionierenden Neurone erfolgen.

Bevor neurologische Herdbefunde auf eine sehr umschriebene, fokale Funktionseinbuße hindeuten, wird durch eine Intoxikation, gleich welcher Art, zunächst das Zusammenspiel der Neurone gestört, was sich sehr empfindlich in Veränderungen der kognitiven und mnestischen Leistungsfähigkeit, der Orientierung, der Regelung des Antriebs und des Affektes und nicht zuletzt des kohärenten Denkens äußert. Folglich sind auch bei den Intoxikationen hirnorganische und psychopathologische Auffälligkeiten die ersten Symptome.

Die Vulnerabilität des neuronalen Netzwerks äußert sich auch noch darin, daß selbst epileptische Anfälle klinisch noch häufiger vor den Herdsymptomen gesehen werden.

Ein Prototyp (und sicher der häufigste) sowohl für die akute als auch für die chronische Intoxikation ist die Alkoholintoxikation.

Einteilung

Neben der **Alkoholintoxikation** können vor allem

- akute Vergiftungen (z.B. Tetrachlorkohlenstoff)
- akute Arzneimittelüberdosierungen (z.B. Anticholinergika, Antikonvulsiva, L-Dopa)
- chronische Vergiftungen (z.B. Schwermetalle)

die gleichen enzephalopathischen Veränderungen und klinischen Symptome hervorrufen.

Pathogenese

Man kann je nach Toxin eine gewisse "Affinität" zu bestimmten Typen von Ganglienzellen erkennen. Bei der chronischen Alkoholschädigung findet sich vor allem eine voranschreitende Atrophie des Kleinhirns, besonders der hemisphärischen Anteile und des Vermis. Wie der histopathologische Befund belegt, gehen bevorzugt die Purkinjezellen unter. Im Verlauf degenerieren dann nicht mehr aktivierte, untergeordnete Zentren auch im Hirnstamm.

Typische Krankheitszeichen

Der klinische Ablauf bei Intoxikationen kann parallel zu denen bei der Alkoholintoxikation gesehen werden. Der zunehmende Schweregrad wird nicht allein durch die Menge an Alkohol oder den Alkoholspiegel bestimmt, sondern auch durch die körperliche Konstitution, den Ernährungszustand und auch die Persönlichkeitsstruktur. Es können verschiedene Stadien angetroffen werden:

- einfacher Rausch (hirnorganisches Psychosyndrom)
- pathologischer Rausch (exogene Psychose)
- Alkoholhalluzinose

Stadium	Hirnorganische und psychopathologische Befunde	Neurologische Befunde
Einfacher Rausch	• Enthemmung • Kontrollverlust • Somnolenz bis Koma	• verwaschene Sprache (Dysarthrie) • zerebellärer Tremor • Stand-, Gangataxie • Nystagmus (subj. Schwindel)
Pathologischer Rausch	• psychomotorische Unruhe oder Dämmerzustand • Desorientiertheit • Verkennungen • optische Halluzinationen • Kontrollverlust bis zu Gewaltanwendung	• inadäquat geringer Alkoholkonsum • weniger zerebelläre Ausfälle
Alkoholhalluzinose	• rein psychopathologische Auffälligkeiten • ängstliche Unruhe • akustische Halluzinationen bedrohlichen Inhalts • Panikreaktionen	• lange Alkoholanamnese • keine neurologischen Ausfälle
Prädelir	• psychomotorische Unruhe • Gereiztheit • beginnende Orientierungsstörung • gelegentlich optische Halluzinationen	• Entzugssituation • feinschlägiger, mittelfrequenter Tremor der Hände • Mundtrockenheit bei gleichzeitigem Schwitzen und Tachykardie
Delir	• Vigilanzstörung bis zum Koma • Desorientiertheit • psychomotorische Unruhe • visuelle Verkennung • optische Halluzinationen	• Tremor • Dysarthrie • Ataxie • vegetative Symptome (Schwitzen, Mydriasis, Tachykardie, Tachypnoe) • Korsakow-Psychose • epileptische Anfälle

Tab. 1.25: Stadien der Alkoholintoxikation.

1.6. Metabolische/Toxische Erkrankungen

- Prädelir
- Delir

Das Alkohol-Entzugsdelir stellt eine akut lebensbedrohliche Erkrankung dar. Besonders gefährdend sind die vegetativen Entgleisungen, die durch einen unbemerkten Kaliumverlust (zelluläre Kaliumverschiebung und Schwitzen!) besonders bei der gleichzeitig bestehenden Tachykardie problematisch sein können.

Beim abklingenden Delir tritt meist die bereits vorbestehende Korsakow-Psychose klinisch deutlicher zutage:

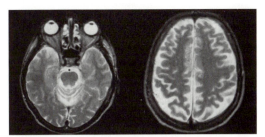

Abb. 1.68: CT einer Kleinhirnatrophie bei chronischer Alkoholintoxikation.

Neurologische Checkliste Klinische Korsakow-Psychose

- ✓ Desorientiertheit bei guter situativer Angepaßtheit
- ✓ Merkfähigkeitsstörung im Frischgedächtnis
- ✓ Konfabulationen
- ✓ Suggestibilität (Patienten greifen nach einem Faden, der ihnen vermeintlich gereicht wird)

▶ Serologie

Zu prüfen sind der Serumalkoholspiegel, oder bei anderen Vergiftungen zum Beispiel Benzodiazepin-Spiegel, Barbiturat-Spiegel im Serum und im Urin.

Im Fall eines Delirs müssen die Elektrolytspiegel kurzfristig kontrolliert werden. Ebenso ist auf die CK zu achten, da selten Rhabdomyolysen beobachtet werden.

▶ Elektrophysiologie

Das EEG hat auf das Management der Intoxikationen unmittelbar wenig Einfluß. Im Gegensatz kann es bei schweren Intoxikationen eine eher zu ausgeprägte Allgemeinveränderung vortäuschen.

Im Delir sollten die Patienten ein kardiales Monitoring bekommen.

▶ Bildgebung

Die Schnittbildgebung mit CT oder MRT zeigt im Fall von chronischen Alkoholintoxikationen eine kortikale Atrophie der Großhirnhemisphären, die aber nach Alkoholkarenz partiell wieder rückbildungsfähig ist. Ferner findet sich das typische Bild der Kleinhirnatrophie (☞ Abb. 1.68).

■ Therapie

▶ *Einfacher und pathologischer Rausch*

In beiden Fällen bedarf es nur der Ausnüchterung, allenfalls zur Ruhigstellung Benzodiazepine oder Butyrophenone.

▶ *Alkoholhalluzinose*

Zur Ruhigstellung akut Butyrophenone (Haloperidol = Haldol® 2 - 10 mg i.v. oder i.m.) und ggf. Einweisung in eine Psychiatrische Klinik.

▶ *Prädelir*

Zur Ruhigstellung akut Butyrophenone (Haloperidol = Haldol® 5 - 10 mg i.v. oder i.m.) allein oder in Kombination mit Benzodiazepinen (Diazepam = Valium® 5 mg) alle 8 oder 6 Stunden. Zusätzlich Vitamin B_1 (100 mg/Tag) i.m.

▶ *Delir*

- *bei kardiopulmonaler Vorerkrankung*:
  allein Diazepam 20 mg/6 Std. unter kardiopulmonaler Überwachung

- *ohne kardiopulmonale Vorerkrankung*:
  initial 2-4 Kps. Clomethiazol (Distraneurin®), dann 2 Kapseln alle 4 bis 6 Stunden, max. alle 2 Stunden.
  Bei parenteraler Gabe von Distraneurin ist eine Titration erforderlich, die so erfolgt, daß der Patient erweckbar bleibt (setzt eine Therapie auf einer Intensivstation voraus)

- ggf. zusätzliche Gabe von Clonidin und Betablockern

- Treten epileptische Anfälle auf, so wird zusätzlich Diphenylhydantoin (Phenhydan®) gegeben: initial 750 mg i.v. über separaten Zugang in 24 Stunden, dann Dosisreduktion auf 200-300 mg/Tag

- Zu beachten ist, daß Delire bei Patienten mit Mischintoxikationen, zum Beispiel zusammen mit Benzodiazepinen, sehr viel schwerer und komplikationsreicher verlaufen

1.7. Paraneoplastische Erkrankungen

Definition

Paraneoplastische Erkrankungen (☞ Tab. 1.26) können im Fachgebiet der Neurologie nicht nur im zentralen, sondern auch im peripheren Nervensystem und sogar bei den Erkrankungen der Muskeln beobachtet werden. Es handelt sich dabei um Symptomenkomplexe oder definierte Syndrome, die nur bei Patienten auftreten, die an einem Tumor erkrankt sind. Bei den neurologischen Ausfällen handelt es sich dann nicht um Befunde, die auf Absiedlungen des Tumors zurückzuführen sind, sondern um eine Mitreaktion bzw. fehlgeleitete Immunreaktion des betroffenen Organs auf den Tumor. Auf diese Weise hat der Tumor eine gewisse Fernwirkung entfacht. Dabei kann zu diesem Zeitpunkt der Tumor so klein sein, daß er bisher gar nicht in Erscheinung getreten ist und die paraneoplastischen Symptome sogar die ersten Symptome überhaupt sind bzw. auf das Tumorleiden aufmerksam machen. So gesehen, können die paraneoplastischen Erkrankungen auch als Frühwarnzeichen gewertet werden.

1.7.1. Paraneoplastische Syndrome des ZNS

Einteilung

Im Bereich des Zentralnervensystems sind folgende Symptomenkomplexe aufzufinden:

Paraneoplastische Syndrome
• subakute Kleinhirndegeneration
• subakute limbische Enzephalitis
• subakute bulbäre Enzephalitis

Tab. 1.26: Paraneoplastische Syndrome des ZNS.

Die anderen Syndrome, wie die paraneoplastische amyotrophe Lateralsklerose oder die multifokale Leukenzephalopathie sowie die Erkrankungen des peripheren Nervensystems oder des Muskels, werden in den jeweiligen Kapiteln besprochen (☞ Kap. 2.7. oder 3.7. bzw. 4.7.).

Pathogenese

Im Fall der häufigsten paraneoplastischen ZNS-Erkrankung, der subakuten Kleinhirndegeneration, ist ein isolierter Purkinjezellverlust bekannt, ohne daß die Körnerzellschicht besonders betroffen wäre. Ob zu irgendeinem Zeitpunkt ein entzündliches Infiltrat gefunden werden kann, ist noch in der Diskussion. Dagegen finden sich bei den Enzephalitis-Varianten deutliche zelluläre Infiltrationen, sowohl perivaskulär als auch in den Meningen.

Typische Krankheitszeichen/Befunde

- Die **subakute Kleinhirndegeneration** tritt nahezu immer im mittleren Lebensalter auf. Zugrunde liegen ganz überwiegend Bronchial- und Mammakarzinome.
  Klinisch fallen die Patienten durch eine **Gangataxie** auf, so daß sie mit ihrem torkelnden Gang oft für betrunken gehalten werden. An den Armen ist die Ataxie nicht so sehr ausgeprägt. Eine **Zeigeataxie** tritt erst in späteren Stadien auf. Daneben finden sich vor allem eine zerebelläre **Dysarthrie** mit verwaschener Sprache und ein pathologischer **Nystagmus** bis hin zum *Opsoklonus* (in Amplitude und Frequenz irregulärer horizontaler Nystagmus)

- Die **limbische Enzephalitis** ist klinisch durch rasch **nachlassende Gedächtnisleistung**, zunehmende **Demenz** mit **Antriebs- und Affektstörung** geprägt. Die Patienten sind wechselnd aggressiv und enthemmt, zum Teil mit sexueller Betonung, dann wieder ängstlich depressiv gestimmt. Zudem treten **epileptische Anfälle** auf, die, fokal eingeleitet, dann sekundär generalisieren

- Die **bulbäre Form** der paraneoplastischen Enzephalitis verläuft unter dem Bild der Bulbärparalyse mit **Sprech-, Kau- und Schluckstörungen**. Über die Beteiligung der kaudalen motorischen Hirnnervenkerne hinaus finden sich auch weitere Hirnstammzeichen mit pathologischen **Nystagmusformen** und **Okulomotorikstörungen**. Die Patienten klagen neben der dysarthrischen Sprechstörung und den Schluckbeschwerden über unsystematischen **Schwankschwindel** und **Doppelbilder**

Befunde

▶ *Serologie*

Bei der Kleinhirndegeneration muß nach spezifischen Antikörpern gegen Purkinjezellen (APCA = anti-purkinje-cell-antibodies) im Serum und auch im Liquor gesucht werden. Hierzu gehört der geläufigste untersuchte anti-Yo-Antikörper. Im Hinblick auf ein möglicherweise zugrundeliegendes Bronchialkarzinom sollten Serum und Liquor auf zirkulierende antinukleäre Antikörper vom Typ anti-HU untersucht werden.

▶ *Liquor*

Abgesehen von der Antikörpersuche ergibt sich im Liquor kein richtungsweisender Befund. Die leichte Pleozytose zeigt allenfalls leicht aktivierte, größere lymphozytäre Zellen.

▶ *Bildgebung*

Die paraneoplastische Kleinhirndegeneration unterscheidet sich in der Bildgebung nicht von anderen primär degenerativen Kleinhirnerkrankungen. Auch bei den Enzephalitisformen lassen sich durch Schnittbilder keine besonderen Merkmale herausarbeiten, schon gar nicht als Beleg der paraneoplastischen Genese.

Therapie

Mit der Feststellung, daß es sich bei den neurologischen Ausfällen um solche auf einer paraneoplastischen Grundlage handelt, ist die Aufgabenstellung der Primärtumorsuche klar umrissen. Dazu gehören neben radiologischen und sonographischen Untersuchungen des Thorax, des Abdomens und Beckens auch gynäkologische und/oder urologische Untersuchungen der Geschlechtsorgane und hämatologische Tests. Nicht zu vergessen sind hautärztliche Untersuchungen.

Die paraneoplastischen Erkrankungen sprechen nur gering auf die Behandlung des Primärtumors oder auf Kortikosteroide bzw. andere Immunsuppressiva an. Von vornherein sollte daher konsequent symptomatisch und intensiv krankengymnastisch/logopädisch behandelt werden.

1.7.2. Progressive multifokale Leukenzephalopathie

Definition

Die progressive multifokale Leukenzephalopathie (**PML**) ist eine Erkrankung, die sich als Entität im wesentlichen auf einen computer- oder kernspintomographischen Befund einer disseminierten Marklagerdystrophie stützt. Klinisch ist das Bild sehr viel bunter und setzt sich aus einer Reihe neurologischer, neuropsychologischer und psychopathologischer Ausfälle bzw. Auffälligkeiten zusammen. Während das klinische Bild einerseits im Rahmen einer Tumorerkrankung von Patienten, also als **paraneoplastisches Bild**, gesehen wird, werden sowohl klinisch als auch histopathologisch gleiche Veränderungen heute begleitend bei HIV- bzw. AIDS-Erkrankungen oder als Leukenzephalitis im Sinne einer opportunistischen Papova-Virus-Infektion beobachtet.

Pathogenese

Histopathologisch stehen disseminiert verteilte, aber "konfluierende" Herde ausgedehnter Demyelinisierung des subkortikalen Marklagers im Vordergrund. Dabei lassen sich auch perivaskulär entzündliche Infiltrate nachweisen. Zum Nachweis einer Papova-Virus-PML ist eine elektronenmikroskopische Untersuchung von Hirngewebe auf Viruspartikel notwendig. Serumuntersuchungen sind mit falsch-negativen oder falsch-positiven Ergebnissen behaftet.

Krankheitszeichen

Eindeutig typische Krankheitszeichen gibt es nicht.

Verdacht auf eine PML besteht dann, wenn neurologische Herdsymptome ohne Nachweis eines zugrundeliegenden Herdes auftreten bei Patienten, bei denen ein Tumor bekannt ist oder - aufgrund von Serumbefunden (BSG, Tumormarker) oder ungewolltem Gewichtsverlust - das **Vorliegen einer Tumorerkrankung** angenommen wird. Verdächtig ist es vor allem, wenn im Verlauf auch neuropsychologische Ausfälle hinzutreten, wie Sprachstörungen oder kognitive oder mnestische Leistungseinbußen im Sinne der dementativen Entwicklung.

Insgesamt ist der Verlauf zwar schleichend, aber dennoch im Laufe weniger Wochen chronisch progredient.

Befunde

➤ *Klinik*

Folgende Symptome können gleichzeitig bzw. in Kombination beobachtet werden:

- neurologisch
  - Hemiparesen
  - inkomplette Tetraparesen
  - bilaterale Sensibilitätsstörungen
  - Gesichtsfelddefekte
  - Koordinationsstörungen (vorwiegend extrapyramidal, aber auch zerebellär)
- neuropsychologisch
  - Aphasien
  - räumliche Orientierungsstörungen
- psychopathologisch
  - Desorientiertheit
  - Verwirrtheit
  - psychomotorische Unruhe
  - Demenz

➤ *Liquor*

Die Liquoruntersuchung ergibt keinen richtungsweisenden Befund.

➤ *Bildgebung*

Die Marklagerherde sind zwar nicht pathognomonisch, aber doch so charakteristisch, daß die PML immer in die differentialdiagnostischen Überlegungen mit einbezogen wird. Es finden sich disseminierte Marklagerherde, die größer sind als die meisten Herde bei der Multiplen Sklerose. Sie sind um das Ventrikelsystem herum haufig konfluierend, liegen aber nicht wie bei der MS "perlschnurartig" aufgereiht in radiärer Ausrichtung, sondern sind auffällig flächenhaft. Bei Verlaufsuntersuchungen kann man eine Ausdehnung der Herde beobachten, so daß sie langsam zu konfluieren scheinen, bis das gesamte Marklager einbezogen ist. Die Herde zeigen - wenn überhaupt - nur eine geringe Blut-Hirn-Schrankenstörung mit flächenhaftem Enhancement auf Kontrastmittelgabe hin. Der einzige Vorteil der MRT (☞ Abb. 1.69) gegenüber dem CT ist die bessere Auflösung kleinerer Herde im Marklager.

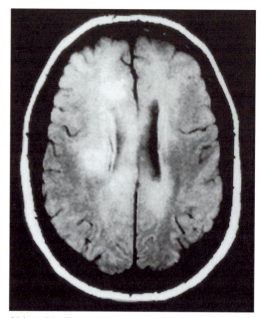

Abb. 1.69: T_2-gewichtete MRT-Aufnahme eines Patienten mit einer PML.

Therapie

Es gibt zur Zeit keine kausale Therapie. Daher richten sich alle Bemühungen auf die Behandlung der Grundkrankheit, die im Fall der paraneoplastischen Genese häufig aus der hämatologischen Reihe, überwiegend den Non-Hodgkin-Lymphomen, stammt. Kortikosteroide helfen nicht. Führt nicht die Grundkrankheit innerhalb von 2 Jahren bereits zum Tode, sterben die Patienten innerhalb von 24-36 Monaten unter den Zeichen des zentralen Regulationsversagens.

1.8. Frühkindliche Erkrankungen

Definition

Unter den sogenannten frühkindlichen Schädigungen des Zentralnervensystems wird eine sehr heterogene Gruppe von Erkrankungen des Gehirns, des Rückenmarks, seiner Hüllen und auch der benachbarten Knochenstrukturen zusammengefaßt, deren Symptome bereits in einer sehr frühen Phase nach der Geburt auffallen können. Der sehr unpräzise Begriff "frühkindlich" ist aber nicht gleichbedeutend mit der Tatsache, daß die Verursachung auch in diesem Zeitraum stattfindet. Vielmehr können bereits weiter zurückliegende Ereignisse in der frühen embryonalen Phase für die Erkrankung verantwortlich sein. Wichtig ist zwischen einer Mißbildung und einer Fehlbildung zu unterscheiden, was auf den ersten Blick scheinbar durchaus das gleiche bedeuten könnte.

Eine **Mißbildung** meint eine irreversible zu einem definierten Zeitpunkt eingetretene Schädigung der Gehirnanlage, was während der embryonalen Entwicklung eine strukturelle Läsion zur Folge hat.

Eine **Fehlbildung** dagegen meint die Induzierung einer unkorrekten oder unvollständigen Ausreifung oder Differenzierung der zunächst ungestörten Organanlage. Folglich kann diese Störung auch über den Geburtszeitpunkt hinaus noch postnatal fortschreiten.

Einteilung

Entsprechend dem Zeitpunkt des Eintritts der Schädigung wird das zentrale Nervensystem als Organ in unterschiedlichen Entwicklungsstadien getroffen. Daraus resultieren verschiedene Muster der Organschädigung. Wir unterscheiden daher eine:

- intrauterine oder pränatale Schädigung
- perinatale Schädigung
- postnatale Schädigung

Pathogenese

Auch wenn intrauterin eine Entzündung oder postnatal ein Sauerstoffmangel für die Schädigung verantwortlich sein kann, überwiegt doch während eines der zeitlichen Abschnitte jeweils eine der Ätiopathogenesen. In den ersten Wochen und Monaten der Embryonalphase dominieren Störungen der Neuralrohrentwicklung, während später Störungen der Sauerstoffversorgung und Infektionskrankheiten überwiegen. Die perinatale Phase ist durch zerebrale Ischämien und Blutungen aufgrund von Zirkulationsstörungen besonders gefährdet. In der weiteren postnatalen Entwicklung treten dann genetisch determinierte metabolische Störungen in den Vordergrund.

Während die beiden letzteren Phasen vor allem zerebrale Erkrankungen zur Folge haben, betreffen die Neuralrohrdefekte und -entwicklungsstörungen sowohl Hirn als auch Rückenmark. Auf die dysrhaphischen Störungen des Rückenmarks wird im Kapitel "Wirbelsäule" (☞ Kap. 2.8. ff.) näher eingegangen.

- Die **pränatalen Schädigungen** des Zentralnervensystems können auf einer genetisch determinierten Anlagestörung beruhen, auf Noxen (z.B. Medikamente, ☞ Kap. 1.10.5.), auf einem Sauerstoffmangel (z.B. im Rahmen eines Grandmal Anfalls) oder auf einer Infektion (z.B. Toxoplasmose). Als Folge können Gewebsdefekte entstehen, so daß sich ein Hirnlappen nicht mehr weiter entwickelt. Dadurch entsteht ein verbreiterter Liquorraum, der als Porus (*Porenzephalie*) bezeichnet wird. Es kann aber im Rahmen der Entwicklung des Neuralrohrs eine Störung des Neuralrohrschlusses an beiden Polen (*Enzephalo-* oder *Myelozele*) oder eine Störung der ventralen Induktion auftreten, woraus sich noch andere dysrhaphische Mißbildungen ergeben: Von den *Dysrhaphien* sind klinisch am häufigsten zu beobachten:

  - Meningo- und Enzephalozelen
  - Dandy-Walker-Syndrom
  - Arnold-Chiari-Mißbildung
  - kranio-zervikale Übergangsstörungen

- In der **perinatalen Phase** überwiegen die Schädigungen durch Zirkulationsstörungen, allerdings häufiger venösen als arteriellen Ursprungs. Meist ist ein protrahierter Geburtsverlauf mit längerem Aufenthalt im Geburtskanal für die Störung des embryonalen Kreislaufs verantwortlich. Während die embryonale kardiale Funktion stark von der Sauerstoffversorgung abhängig ist und somit eine Hypoxie auch sekundär zu arteriellen Durchblutungsstörungen führt, ist der erhöhte intrathorakale Druck für eine Rückstauung in die intrakraniellen Venen und Sinus verantwortlich, sodaß es durch Stagnation zu Thrombosen und stauungsbedingten Hirnblutungen kommt. Gewinnen die Blutungen Anschluß an das Ventrikelsystem oder den übrigen Liquorraum kann es zu Verklebungen in den Drainagewegen des Liquorsystems kommen und infolge ein Hydrocephalus occlusus auftreten. Dabei kann diese Folgeerscheinung die unmittelbar auf die Blutung zurückzuführenden Symptome klinisch deutlich übersteigen.

Eine besondere Erkrankung in dieser Phase stellt der **Kernikterus** dar, bei dem es aufgrund der Rhesusfaktor-Inkompatibilität zwischen

Kind und Mutter, zum Abbau der fetalen Erythrozyten kommt und aufgrund einer Hyperbilirubinämie (Neugeborenen-Ikterus) die Stammganglien und die Hirnstamm*kern*gebiete besonders betroffen sind

- **Postnatal** in der **frühkindlichen Entwicklung** stehen dann klinisch Erkrankungen im Vordergrund, die durch das noch nicht ausgereifte Immunsystem des Neugeborenen bedingt sind. Die dabei auftretenden intrakraniellen Entzündungen werden vornehmlich pädiatrischerseits behandelt. Die zu diesem Zeitpunkt auch ins Auge fallenden Veränderungen aufgrund einer angeborenen Stoffwechselerkrankung (z. B. einer Phenylketonurie) werden im Kapitel über die metabolischen Erkrankungen (Kap. 1.6. ff.) dargestellt

 Typische Krankheitszeichen

Als Folge einer der genannten Schädigungen treten zum Teil bereits in der perinatalen Phase, zum Teil erst während der frühkindlichen Entwicklung oder noch während der Schulzeit sehr variable Muster zentralnervöser Auffälligkeiten zutage. Sie setzen sich sehr unterschiedlich aus folgenden drei Symptomenkomplexen zusammen:

Klinische Checkliste Frühkindliche Hirnschädigung

✓ geistige Behinderung
✓ Intelligenzminderung
✓ Verhaltensauffälligkeiten
✓ neurologische Ausfälle
✓ epileptische Anfälle

 Befunde

▶ *Klinik*

Eine umgangssprachlich als **geistige Behinderung** bezeichnete Störung setzt sich klinisch aus einer Minderung der *Intelligenz und/oder Verhaltensänderung* zusammen. Eine primäre Herabsetzung der geistigen Kapazität, zusammengesetzt aus einer Vielzahl von übergeordneten Hirnleistungen im verbalen und nicht-verbalen Bereich, hier seien nur exemplarisch Gedächtnis, Konzentration oder Abstraktionsvermögen genannt, wird je nach Schweregrad als *Debilität* oder *Imbezillität*

bezeichnet. Wichtig ist die Abgrenzung gegenüber einer Demenz, die eine Minderung der bereits zuvor erreichten geistigen Kapazität beschreibt. Die Verhaltensauffälligkeiten betreffen sowohl den Antrieb als auch den Affekt. So können einerseits eine psychomotorische Unruhe und/oder Aggressivität im Vordergrund stehen oder andererseits ein pathologisches Zurückgezogensein. Bestimmte Frontallappenstörungen zeigen das typische Bild eines *Mutismus*, das durch eine extreme Herabsetzung des Willensantriebs (*Hypo-* oder *Abulie*) zusammen mit einer Minderung des Sprachantriebs und somit einem Fehlen der Kontaktaufnahme mit der Umwelt geprägt ist.

Bei den **neurologischen Ausfällen** ist ein relativ uniformes klinisches Muster anzutreffen. Es handelt sich meist um spastische Syndrombilder oder extrapyramidalmotorische Bewegungsstörungen.

Unter den spastischen Störungen bzw. Läsionsbildern der Pyramidenbahn gibt es zwei typische Bilder, die:

- **spastische Paraparese** (früher: *spastische Spinalparalyse*)

und die

- **spastische infantile Hemiparese**

Bei der *spastischen Paraparese* ist klinisch besonders auffällig, daß anders als bei den traumatisch bedingten Läsionen des Rückenmarks Lähmung und Spastik nicht in gleicher Weise ausgeprägt sind, vielmehr kann eine Parese fast völlig fehlen. Dann steht eine hochgradige Spastik im Vordergrund, die ein charakteristisches Bild mit sogenannter "Scherenspastik" hervorbringt. Dabei sind durch den erhöhten Tonus in den Adduktoren, den Kniestreckern und den Plantarflektoren der Füße, die Beine bereits in Ruhe gekreuzt, überstreckt mit Spitzfußstellung. Der Kranke muß beim Gehen die Beine in typischer Weise in einer halbkreisförmigen Bewegung aneinander vorbeiführen. Je nach Ausprägung der Spitzfußstellung kann das Gehen auch ganz unmöglich werden.

Die *spastische infantile Hemiparese* läßt sich auf einen Blick von später erworbenen Hemisyndromen dadurch unterscheiden, daß durch die Kombination von pyramidalen und extrapyramidalen Ausfällen an der Extremität seit der perinatalen Entwicklung nicht nur eine zentrale Lähmung, sondern auch eine Veränderung des Muskeltonus vorhanden ist, die als Dystonie bezeichnet werden kann und auch mit einer Verschmächtigung und häufig Verkürzung der Extremität einhergeht. Dabei können die Arme, Hände und auch Finger in skurrilen Positionen fixiert sein. Die Finger sind häufig in den Grundgelenken gebeugt und in den Interphalangealgelenken überstreckt (Bajonettstellung). Die am häufigsten assoziierte extrapyramidale Bewegungsstörung ist die Athetose oder Choreoathetose (siehe auch Kap. 1.5.1.4.). Daneben wird häufig eine Dysarthrie (auch Stottern) oder eine psychomotorische Entwicklungsverzögerung beobachtet. Zum klinischen Bild gehören auch epileptische Anfälle gleich welchen Typs.

Epileptische Anfälle werden bei allen Formen der zerebralen Entwicklungsstörungen gefunden. Da sowohl lokalisatorisch als auch von der Hirnreifung her alle Hirnareale und Hirnanteile betroffen sind, gibt es keinen typischen Anfallsbefund. Alle fokalen und generalisierten Anfallstypen können beobachtet werden.

Therapie

Die therapeutischen Maßnahmen sind in fünf verschiedenen Richtungen vorzunehmen:

- krankengymnastische Behandlung der Bewegungsstörungen
- logopädische und ergotherapeutische Behandlung der neuropsychologischen und psychomotorischen Defizite
- Behandlung (operativ?) der Liquorzirkulationsstörung
- Behandlung der epileptischen Anfälle
- symptomatische Behandlung der Spastik mit Botulinumtoxin

1.8.1. Minimal brain disease

Definition

Der angloamerikanische Begriff ist in der Beschreibung zutreffender als die deutsche Übersetzung in "minimale frühkindliche Hirnschädigung", da die Schädigung meist bereits vor der Geburt abgelaufen ist und die geringfügigen Veränderungen erst im späteren Kindesalter auffallen, wenn mit Kindergarten und Schule über die spielerischen Anforderungen hinaus sowohl an Bewegungsabläufe als auch an Konzentration und kognitive Leistungen erhöhte Ansprüche gestellt werden.

Pathogenese

Welche Ursache exakt zu einer solchen minimalen zerebralen Funktionsstörung führen ist nicht bekannt. Nicht selten gehören aber Kinder von Müttern mit Risikogeburten, hier vor allem mit Nikotin- und Alkoholabusus, aber auch mit Diabetes mellitus oder EPH-Gestosen, zu solchen bei denen eine geringfügige zerebrale Läsion auftritt.

Typische Krankheitszeichen

Nicht selten fallen die Kinder als sogenanntes "hypermotorisches" Kind auf. Gemeint ist, daß sie grundsätzlich nicht ruhig sitzen bleiben können und einem Vorgang nicht ohne motorische Entäußerungen ruhig und konzentriert folgen können.

Bei komplexen Bewegungsabläufen während des Sportunterrichts fällt eine leichte Koordinationsstörung auf, und neben Artikulationsstörungen kann auch eine leichte Lese- und Schreibstörung (Legasthenie) bemerkt werden. Dabei ist die Intelligenz in der Regel nicht gestört, das Kind kann seine Möglichkeiten aber nicht ausschöpfen, da es zu keiner längeren und konstanten Leistung fähig ist.

Forscht man in der längeren Vorgeschichte etwas ausführlicher, treten nicht selten doch bereits anamnestische Hinweise für eine solche Störung auf. Darunter kann man Auffälligkeiten subsummieren wie Trinkschwäche des Kindes, leicht hypotoner Muskeltonus (das Kind konnte den Kopf lange Zeit nicht richtig senkrecht halten) etc.. Sind Zeichen einer psychomotorischen Entwicklungsverzögerung, wie verspätetes Sitzen, Stehen und Laufen oder verzögerte Sprachentwicklung, nachweisbar, gehen diese Befunde über ein "minimal brain disease" hinaus.

Befunde

▶ *Klinik*

Die neurologische Untersuchung kann allenfalls die psychomotorische Unruhe bestätigen und bei der Koordinationsprüfung die meist geringfügigen Veränderungen der zerebellären Modulation der Bewegungsabläufe in den Provokationsmanövern (Seiltänzergang) belegen. Treffsicherer ist dagegen eine eingehende neuropsychologische Testuntersuchung, um neben der Festlegung des Intelligenzniveaus auch Veränderungen in Konzentration, Gedächtnis und Perzeption aufdecken zu können. Darüber hinausgehende fokale neurologische Ausfälle gehören nicht zum klinischen Bild.

➤ *Elektrophysiologie*

Zur Definition des Krankheitsbildes gehört es, daß im EEG keine Veränderung nachweisbar ist.

➤ *Bildgebung*

Auch in den bildgebenden Verfahren sollte weder mit CT oder MRT ein umschriebener Hirnsubstanzdefekt oder eine Dysplasie nachweisbar sein.

Therapie

Die eigentliche Therapie der Erkrankung besteht darin, zu erkennen, daß eine entsprechende Störung vorliegt. Ist dies geschehen, kann unter dem Verständnis, daß kein Intelligenzdefizit besteht, auf die veränderte Leistungsfähigkeit eingegangen werden, worunter die Kinder zwar mit Verzögerung, aber dennoch weitgehend den Entwicklungsrückstand aufholen können.

Besser ist es natürlich, den Befund noch früher festzustellen, was heute durch die frühkindlichen Vorsorgeuntersuchungen versucht wird. Hierbei wird durch den Kinderarzt die psychomotorische Entwicklung des Kindes überprüft. Dazu gehört zum Beispiel - neben den üblichen Untersuchungen auf einen herabgesetzten Muskeltonus ("floppy infant") - die Prüfung von Bewegungsabläufen wie Umdrehen von der Bauch- in die Rückenlage oder reflektorische Gehbewegung bei passiver Berührung der Unterlage. Sind diese Defizite erkannt, so können sie krankengymnastisch geschult werden.

1.8.2. Hydrozephalus

Definition

Grundsätzlich ist mit einem Hydrozephalus jede Erweiterung der intrakraniellen Liquorräume gemeint. Gerade im Hinblick auf die kindlichen Hydrozephalusformen wird mit diesem Begriff aber neurologischerseits meist die Erweiterung der inneren Liquorräume, also die Ventrikelerweiterung, beschrieben. Ein kindlicher Hydrozephalus ist mit 4 auf 1000 Geburten keine seltene Erkrankung. Allerdings liegt in bis zur Hälfte der Erkrankungen weder eine Liquorzirkulationsstörung noch eine zerebrale Mißbildung zugrunde, weswegen sich der Verlauf dann klinisch weniger kompliziert darstellt.

Da das Schädelinnere einen mehr oder weniger geschlossenen starren Hohlraum darstellt, ist mit einer Zunahme der nicht komprimierbaren Flüssigkeit entweder eine gleichzeitige Erhöhung des intrakraniellen Drucks oder eine Abnahme des Hirnvolumens verknüpft. Daher gibt es auch zwei Möglichkeiten, sich der klinischen Problematik des Hydrozephalus zu nähern: einerseits eine Betrachtung des pathophysiologischen Hergangs, andererseits der pathomorphologischen Beschreibung. Aufgrund dieser vielschichtigen Betrachtungsweise gibt es auch eine Fülle verwirrender, zeitweise das gleiche beschreibender Begriffe. Um den Überblick nicht zu verlieren, sollte man sich an die beiden Beschreibungsweisen (s.o.) halten. Daraus ergeben sich die folgenden Übersichten:

Einteilung

- Einteilung nach pathophysiologischen Abläufen:
  - **kompensierter Hydrozephalus** (bei gleichbleibendem Druck: arretierter Hydrozephalus)
  - **nicht-kompensierter Hydrozephalus**
  - **intermittierender Hydrozephalus** (Normaldruckhydrozephalus)
- Einteilung nach pathomorphologischen Gesichtspunkten:
  - **kommunizierender Hydrozephalus** (Hydrocephalus e vacuo)
  - **nicht-kommunizierender Hydrozephalus** (Hydrocephalus occlusus)

Pathogenese

Abgesehen vom senilen kommunizierenden Hydrozephalus, der auf einer primären Hirnsubstanzminderung (Atrophie) beruht, bedeutet eine hydrozephale Entwicklung immer ein Ungleichgewicht zwischen Liquorproduktion (durch den Plexus chorioideus beidseits in den Seitenventrikeln) und der Liquorresorption (schwerpunktartig durch die Pacchioni'schen Granulationen, aber auch durch die weichen Hirnhäute und die Nervenscheiden der Hirnnerven, z.B. die Optikusscheide). Nur in Fällen eines Plexustumors ist eine Überproduktion von Liquor denkbar, fast immer handelt es sich aber um eine verminderte Resorption.

Die einfachste zu denkende Variante ist hierbei der Hydrocephalus occlusus. Die Liquorpassage vom Ventrikelsystem zu den äußeren, den Liquor resorbierenden Liquorräumen kann durch Tumoren, Mißbildungen (Arnold-Chiari- oder Dandy-Walker-Mißbildung), fehlende Anlage dieser Liquorwege (kongenitale Aquädukt-Stenose) oder nach Blutungen oder Entzündungen gestört bzw. behindert sein. Ein solcher Hydrozephalus ist fast immer mit einer Hirndrucksteigerung (nichtkompensierter Hydrozephalus) verbunden.

Ist die Passagebehinderung geringer oder die Resorptionsstörung nicht ganz so schwerwiegend, kann sich auf einem erhöhten Druckniveau auch ein Ausgleich einpendeln, wobei der Druck mal zur einen, mal zur anderen Seite ausschlägt; dann spricht man vom kompensierten Hydrozephalus. Der Sonderfall eines arretierten Hydrozephalus liegt vor, wenn das Druckniveau immer gleich bleibt.

Typische Krankheitszeichen

Da bei einem Hydrozephalus durch die Einregulierung des Gleichgewichts zwischen Liquorproduktion und -resorption immer auch eine intrakranielle Druckerhöhung vorliegen müßte, sollten klinisch die Hirndruckzeichen wie Kopfschmerzen, Übelkeit und Erbrechen, Meningismus und Stauungspapille immer vorhanden sein. Dies ist aber nur bei einem akut dekompensierenden Hydrozephalus der Fall. Der senile Hydrocephalus e vacuo steuert durch die Hirnatrophie dem gegen, beim Kind bzw. Säugling liegt die Möglichkeit der Kompensation in dem noch nicht abgeschlossenen Schädelwachstum bzw. den noch nicht geschlossenen Schädelnähten.

Daher wächst der Kopfumfang bis zum 4. Lebensjahr überproportional. Tritt die hydrozephale Entwicklung bei bereits nahezu durchgebauten Schädelnähten auf, kann es sogar zur erneuten Sprengung der Nähte kommen.

Gerade bei dekompensierten Formen sind auch epileptische Anfälle nicht selten.

Befunde

▶ *Klinik*

Der Kopfumfang liegt auch bei Kontrollen immer jenseits der 97. Perzentile. Durch die Hirndrucksteigerung ist die Fontanelle prall gespannt und pulsiert nicht mehr. Die Schädelnähte können durch die Kopfhaut klaffend getastet werden. Die Bulbi weisen eine konjugierte Deviation nach unten auf, so daß die Pupille unter dem Unterlid zu verschwinden beginnt (Zeichen der "untergehenden Sonne").

Im Fall eines kommunizierenden Hydrozephalus mit eingependelten Druckgradienten oder intermittierenden Spitzen, einem sogenannten *Normaldruckhydrozephalus*, wird die Klinik durch ein "Frontalhirnsyndrom" bestimmt. So wird klinisch ein *hirnorganisches Psychosyndrom* mit geistiger Verflachung, Antriebs- und Merkfähigkeitsstörung, eine *Blaseninkontinenz* (durch Störung des Miktions-Zentrum im Gyrus frontalis superior) und eine *frontale Gangstörung* im Sinne einer Abasie (die Füße werden kleinschrittig, unsicher apraktisch parallel zum Boden schlurfend geführt) beobachtet.

▶ *Bildgebung*

Computertomographisch oder auch im MRT läßt sich heute die Aufweitung des Ventrikelsystems nachweisen, noch bevor es zu solchen meist mit zerebralen Komplikationen einhergehenden Entwicklungen mit Schädelaufweitungen kommt. Als indirekte Zeichen der Drucksteigerung können dabei die Abrundung der Ventrikelkanten, die Aufblähung des 3. Ventrikels - insbesondere des suprasellären Infundibulums - gewertet werden. Auch bei nur sehr langsamer intraventrikulärer Drucksteigerung, deutlicher natürlich beim akut dekompensierenden Hydrozephalus, kann man eine gesteigerte Durchlässigkeit des Ependyms für den Liquor (☞ Abb. 1.70) im Sinne eines subependymalen Hirnödems nachweisen.

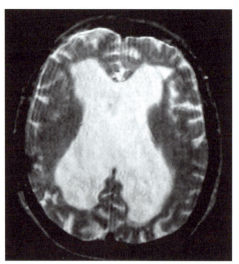

Abb. 1.70: MRT eines dekompensierten Hydrozephalus mit subependymalem Ödem (periventrikuläre Signalanhebung).

Therapie

Durch wiederholtes Liquorablassen mittels mehrfacher Lumbalpunktionen oder durch die Gabe von Schleifendiuretika kann ein dekompensierender Hydrozephalus nur kurzfristig behandelt werden. In solchen Fällen ist nur die operative Anlage eines Shunts, d.h. einer Katheterverbindung zwischen Seitenventrikel und rechtem Herzvorhof oder Bauchhöhle, hilfreich. Dabei reguliert ein Ventil, ab welchem Druckgradienten Liquor abfließt.

Insbesondere aber bei kommunizierenden Hydrozephalusformen ist zuvor eine intrakranielle kontinuierliche, mindestens 24 Stunden dauernde Druckmessung notwendig, um den adäquaten Druck und damit das günstigste Ventil einsetzen zu können. Dies gilt insbesondere für den Normaldruckhydrozephalus, bei dem besonders die tageszeitlichen Schwankungen und Druckspitzen von Bedeutung sind.

Da es sich bei den Kathetermaterialien um Plastikmaterialien handelt, geht von ihnen - wie von jedem Fremdkörper dieser Art - eine Infektionsgefahr aus. Verstopfungen mit Dysfunktion des Ventils sind nicht selten. Eine Dysfunktion kann auch durch Dislokation des Katheters entstehen. Daher erscheinen regelmäßige CT-Kontrollen in größeren Abständen wünschenswert.

1.8.3. Dysrhaphien

Definition

Die kranialen Dysrhaphien sind Folge eines unvollständigen Schlusses des kranialen Porus des Neuralrohrs. Diese Anlagestörung tritt bereits in den ersten drei Monaten der Schwangerschaft ein. Es resultiert eine Vielzahl an Kombinationen morphologischer Veränderungen, die jeweils als ein Syndrombild beschrieben werden.

1.8.3.1. Meningo- und Enzephalozelen

Definition

Durch den fehlenden oder unvollständigen Schluß des kranialen Porus kann es zur Ausbildung von Hohlräumen kommen, die mit dem inneren Liquorsystem kommunizieren. Diese sind meist streng in der Mittellinie gelagert und noch von einem ausgedünnten Saum Hirnrinde umschlossen, der die übliche Hirnrindenkontur verlassen hat und damit sozusagen prolabiert ist. Nimmt er dabei die Bedeckung durch die Hirnhaut mit, spricht man von einer Meningoenzephalozele; ist dieser prolabierte "Hirnhautsack" dagegen leer, handelt es sich nur um eine Meningozele. Diese Mißbildung kann okkult, durch die Kalotte gedeckt sein, aber auch zu einer Spaltbildung an der Schädeldecke führen, so daß man von einem *Cranium bifidum* spricht.

Typische Krankheitszeichen

Da das Hirnparenchym über dem Hohlraum nicht leistungsfähig ist, bestimmt der Sitz der Enzephalo- oder Meningoenzephalozele die klinisch auffallenden Symptome. In ausgeprägten Fällen sind die Kinder mit solchen Mißbildungen nicht lebensfähig.

Neben zentralen neurologischen Ausfällen jeder Art (sensomotorische Ausfälle, kortikale Blindheit etc.) ist aber meist ein schwerer psychomotorischer und geistiger Entwicklungsrückstand zu erwarten.

Befunde

▶ *Bildgebung*

Bereits intrauterin kann eine solche Fehlbildung durch Ultraschallverfahren nachgewiesen werden. Frühe postpartale CT- oder MRT-Untersuchungen können das präzise anatomische Korrelat zur Operations-Planung darstellen.

Therapie

Kleine Enzephalozelen mit noch normaler Deckung der Kalotte müssen nicht unbedingt verschlossen werden. Dagegen bedarf eine große Enzephalozele unbedingt einer postpartalen neurochirurgischen Versorgung, wenn eine Spaltbildung mit Liquorfistel oder gar ein größerer Defekt in der meningealen Bedeckung besteht.

1.8.3.2. Dandy-Walker-Syndrom

Definition

Es handelt sich um eine dysrhaphische Mißbildung der Strukturen der Rautengrube. Dabei sind der Unterwurm und das Foramen Magendi nicht angelegt. Im Verlauf der ersten Lebensmonate entwickelt sich meist durch die noch vorhandene Abdeckung mit weicher Hirnhaut im Bereich des aplastischen Kleinhirnunterwurms ein sich aufblähendes zystisches Gebilde, das durch eine gleichzeitige Verlagerung der Foramina Luschkae die Liquorzirkulationsstörung noch akzeleriert. In Folge wird dann ein sich entwickelnder Hydrocephalus occlusus beobachtet.

Allerdings sind nicht alle beobachtbaren morphologischen Veränderungen Folge dieser Entwicklung. Eine Aufrichtung des Tentorium mit turmschädelartiger Konfiguration, eine Balkendysgenesie oder kraniofaziale Veränderungen sind begleitende bzw. vergesellschaftete Mißbildungen.

Typische Krankheitszeichen

Das klinische Bild wird im wesentlichen durch die Entwicklung des Verschlußhydrozephalus bestimmt. Trotz der Anlagestörung des Kleinhirnunterwurms sind kaum zerebelläre Zeichen festzustellen. Durch die frühe Entwicklung der Zyste bei noch nicht knöchern durchgebautem Schädel entwickelt sich eine asymmetrische Makrozephalie mit Vorbuckelung der Hinterhauptschuppe.

Entwickelt sich der Hydrozephalus foudroyant, treten innerhalb weniger Tage oder Wochen Hirndruckzeichen (s.o.) auf.

Befunde

▶ *Klinik*

Neben Hirndruckzeichen und der Bulbusdeviation nach unten ("Phänomen der untergehenden Sonne") fällt auf, daß die Kinder bezüglich des Muskeltonus schlaff bleiben und dennoch positive Pyramidenbahnzeichen zeigen (wenn diese zu diesem Zeitpunkt des Säuglingsalters nicht sowieso noch vorhanden sind). Auch Hinterstrangsyndrome mit spinaler Ataxie werden beobachtet. Ferner können bereits früh epileptische Anfälle auftreten, deren Anfallsmuster an die entsprechende, bereits eingetretene Hirnreifung gebunden ist.

▶ *Bildgebung*

Die Anlagestörung des Unterwurms und die infratentorielle Zyste können mit dem CT einfach erfaßt werden. Will man aber die darüber hinausgehenden Veränderungen, wie Balkendysgenesie, die Liquorpassageräume, wie z.B. den Aquädukt, im Hinblick auf eine Operation beurteilen, ist eine MRT-Untersuchung mit einer einfacheren Abbildung in allen drei Dimensionen, vor allem der sagittalen Schnittführung (☞ Abb. 1.71), vorzuziehen.

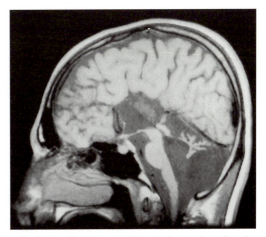

Abb. 1.71: Sagittale MRT-Aufnahme einer Dandy-Walker-Mißbildung.

Therapie

Der sich entwickelnde Verschlußhydrozephalus wird durch Anlage eines Shunts versorgt. Allerdings ist dabei zu beachten, daß kein zu großer Druckgradient zwischen dem entlasteten supratentoriellen Ventrikelsystem und der infratentoriellen Zyste geschaffen werden darf, weil sonst die Gefahr einer paradoxen Herniation besteht, also der Einklemmung von Anteilen der Hirnschenkel oder des Hirnstamm bzw. Kleinhirns im Tentoriumschlitz. Selten wird daher eine Ableitung aus der Zyste als Alternative gewählt.

1.8.3.3. Arnold-Chiari-Mißbildung

Definition

Es handelt sich um eine in der frühen embryonalen Phase ablaufende komplexe dysrhaphische Mehrfach-fehlbildung der Strukturen der Rautengrube und auch der Strukturen des kranio-zervikalen Übergangs sowie auch oraler Hirnstamm- und Mittel- sowie Zwischenhirnstrukturen.

Einteilung

Durch die Kombination verschiedener Fehlbildungsanteile wird zwischen vier verschiedenen Arnold-Chiari-Formen unterschieden, wobei der Eindruck zu vermeiden ist, daß es sich hierbei um eine Stadieneinteilung handelt (☞ Tab. 1.27).

Typische Krankheitszeichen

Klinisch relevant ist eigentlich nur der Typ I, mit Einschränkung auch Typ II. Solange nur ein einfacher Tiefstand der Kleinhirn-Tonsillen vorliegt, ist kaum eine Symptomatik vorhanden. Erst wenn ein "Engpaß-Syndrom" im Foramen magnum auftritt, werden die Patienten durch die Entwicklung eines Hydrozephalus oder direkt durch die Einklemmung der Medulla oblongata oder durch die Kompression der kaudalen Hirnnerven symptomatisch.

Befunde

➤ *Klinik*

In letzterem Fall kann ein Bild entstehen, das an eine hohe zervikale Myelopathie bzw. durch die Einbeziehung der kaudalen Hirnnerven, wie den Nervus hypoglossus, auch an eine Syringobulbie erinnert. Durch die Kombination eines Hydrozephalus und einer medullären Kompression zusammen mit den Kleinhirnveränderungen kann klinisch ein Mischbild einer spastischen Gangstörung mit herabgesetztem Muskeltonus entstehen.

Nicht selten haben die Kinder bzw. die Erwachsenen auch einen kongenitalen Nystagmusbefund (z. B. Pendelnystagmus).

➤ *Bildgebung*

Auch hier ist insbesondere die einfache sagittale Schnittbildgebung der MRT (☞ Abb. 1.72) dem CT überlegen, das aber jederzeit die Diagnose valide stellen kann.

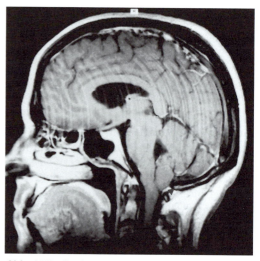

Abb. 1.72: Sagittaler paramedianer MRT-Schnitt bei einer Arnold-Chiari-Fehlbildung Typ I.

Therapie

Bei der akuten schweren kindlichen Form, die eher einem Typ II entspricht, sollte zunächst der Hydrozephalus durch einen Shunt versorgt und - wenn möglich - gleichzeitig die lumbale oder sakrale Myelozele neurochirurgisch behandelt werden.

Erst dann kann, wie auch bei den Erwachsenen, die Dekompression der Strukturen im Foramen magnum angegangen werden. Dabei ist je nach neuroradiologisch dargestelltem Ausmaß nur eine osteoklastische Erweiterung des Foramen oder eine ausgedehnte Operation mit Dekompression auch im Bereich der oberen Halswirbel notwendig, wenn man an eine begleitende Syringomyelie denkt.

1.8. Frühkindliche Erkrankungen

Arnold-Chiari-Mißbildung	Morphologische Merkmale
Typ I	Tiefstand der Kleinhirntonsillen im Formen magnum, ggf. auch Verlagerung der Medulla oblongata nach kaudal. Erst spät im Erwachsenenalter zunehmende Entwicklung eines Hydrozephalus und klinische Symptome. Häufig auch in Kombination mit einer Syringomyelie.
Typ II	Herniation der Kleinhirntonsillen in den zervikalen Spinalkanal, gleichzeitig bereits frühkindliche Entwicklung eines Verschlußhydrozephalus und parallel zusätzliche Mißbildungen in der hinteren Schädelgrube, des Großhirns und des Balkens. Meist ist auch eine lumbale Myelozele vergesellschaftet.
Typ III	Typ II mit Ausbildung einer Zele, die vom Kleinhirn sowohl nach kranial als auch nach kaudal zum Zervikalmark ausgedehnt. (Seltene Fehlbildung, die kaum lebensfähig ist).
Typ IV	Typ I + einfache Kleinhirnhypoplasie

Tab. 1.27: Typen der Arnold-Chiari-Mißbildungen.

1.8.3.4. Kranio-zervikale Übergangsstörungen

Definition

Die Gruppe der kranio-zervikalen Übergangsstörungen bildet ein sehr heterogenes klinisches Bild aus und weist auch eine sehr differente Ätiopathogenese auf.

Im Kern handelt sich um eine Gruppe von Erkrankungen, denen ein knöchern bedingtes "Engpaßsyndrom" im Foramen magnum oder den angrenzenden Abschnitten gemeinsam ist.

Einteilung

Man unterscheidet dabei:
- **basiläre Impression**
- **Atlasassimilation**
- **Klippel-Feil-Syndrom** (☞ Kap. 2.8.3.)

Pathogenese

Bei der basilären Impression handelt es sich um eine Einstülpung der knöchernen Randstrukturen des Foramen magnum in die hintere Schädelgrube. Dabei gerät der Dens axis weit vor die Medulla oblongata. Gleichzeitig wird der Clivus scheinbar im Verhältnis zum Hirnstamm verkürzt, so daß das Dorsum sellae zu hoch steht und das Infundibulum des 3. Ventrikels bedrängt. Daneben können auch andere kraniofaziale Mißbildungen, wie ein Felsenbeinhochstand, vergesellschaftet sein. Ursache solcher komplexen Veränderungen ist einerseits eine genetische Anlagestörung, andererseits kann aber diese knöcherne Veränderung auch auf ossäre Erkrankungen wie eine Rachitis oder einen M. Paget zurückzuführen sein.

Sehr viel eindeutiger ist die anlagebedingte Genese der Atlasassimilation. Die genetisch noch oberhalb des Atlas angelegten drei Halswirbel verschmelzen im Rahmen der fetalen Entwicklung zu den kaudalen Anteilen der Hinterhauptsschuppe, hier auch dem okzipitalen Anteil des Clivus. Geht die Verwachsung so weit, daß der Atlas knöchern mitverwächst und der Axis den ersten freien Wirbel darstellt, sprechen wir von einer Atlasassimilation. Dabei ist es wichtig, darauf hinzuweisen, daß dabei das Foramen magnum meist zu klein und irregulär angelegt ist.

Typische Krankheitszeichen

Durch die knöcherne Enge im Foramen magnum bei gleichzeitigem Denshochstand ist die Klinik zwar vielgestaltig, kann aber im wesentlichen auf die Störung dreier Strukturen zurückgeführt werden:

- der kaudalen Hirnnerven
- der Medulla oblongata
- des bulbären Hirnstammabschnitts

In allen Fällen können aber uncharakteristische, meist therapieresistente Nacken-/ Hinterkopfschmerzen ohne vegetative Begleitsymptome zum Arzt führen.

Befunde

▶ *Klinik*

Durch die Kompression der kaudalen Hirnnerven gehören Heiserkeit, Dysarthrie, später Schluckstörungen zum Bild.

Früher jedoch treten die leichten klinischen Symptome der Affektion der langen Bahnsysteme auf, wobei eine leichte spastische Gangstörung, begleitet von einer sensiblen Ataxie, beobachtet wird. Kribbelparästhesien sind - anders als bei der zervikalen Myelopathie - häufig an den Armen und Händen deutlicher als an den Beinen.

Ist auch der bulbäre Hirnstammabschnitt betroffen, kommen neben der Sprach- und Schluckstörung auch vegetative Ausfälle mit Schweißausbruch, Herzrhythmusstörungen und Dyspnoe hinzu. Klinisch wird zuvor meist über einen uncharakteristischen Schwindel geklagt.

▶ *Bildgebung*

Die knöcherne Einstülpung in die hintere Schädelgrube und die Verschmelzung von Wirbelkörpern ist bereits auf nativen Röntgenübersichtsaufnahmen zu sichern. Dazu gibt es definierte knöcherne Landmarken, die z.B. beim Denshochstand vermessen werden können (z.B. Bimastoid- oder Bigastrische Linie oder "Chamberlainsche Linie"). Will man aber die unmittelbare Nachbarschaftsbeziehung zwischen knöchernen Strukturen und Medulla, Hirnstamm etc. darstellen will, sind MRT-Aufnahmen in den verschiedenen Raumebenen besser geeignet.

Therapie

Sind die Symptome progredient und die Ursache mit Hilfe neuroradiologischer Untersuchungstechniken erhärtet, ist die neurochirurgische Dekompression durch einen osteoklastischen Eingriff am Foramen magnum der einzige therapeutische Weg.

1.8.4. Großhirnentwicklungsstörungen

Definition

Im Bereich des Großhirns kommen sowohl Mißbildungen durch dysrhaphische Störungen als auch Fehlbildungen vor, welche durch Induktion einer Hirnreifungsstörung bedingt sind, die zum Beispiel die Differenzierung der Hirnstruktur oder andererseits die Migration beeinträchtigt.

Einteilung

Prototyp der dysrhaphischen Fehlbildung im Bereich des Großhirns ist in diesem Fall die:
- **Holoprosenzephalie**
  (fehlende Anlage von Großhirnanteilen)

Prototypen der Fehlbildungen sind:
- **Porenzephalien** (s.o.)
  (Störung der Proliferation und Differenzierung)
- **Lissenzephalien**
- **Heterotypien**
- **Pachygyrien**
- **Balkendysplasien**
  (alle 4 jeweils Störung der Migration)

Typische Krankheitszeichen

Die dysrhaphische Anlagestörung kann jeden Schweregrad annehmen. Daher kann es sich einerseits um eine Zufallsdiagnose bei kranialen CT-Untersuchungen handeln, andererseits das Ausmaß eines schweren Defektbildes mit multiplen, schwer behindernden neurologischen Ausfällen und/oder schwerer geistiger Retardierung annehmen.

Die Migrationsstörungen beeinflussen den Aufbau und die Struktur der Gyri. Dabei kommen alle Schweregrade vor, von einer Abflachung der Gyrusstrukturen und Reduktion der Sulci (Pachygyrie), der subkortikalen Abschnürung von Rindenanteilen (Heterotypien) bis hin zum vollständigen Fehlaufbau von Rindenanteilen bestimmter Großhirnlappen (Lissenzephalie). Die Formen bedeuten gleichzeitig, daß auch hier jeder Schweregrad neurologischer Ausfälle oder Hirnleistungsstörungen gefunden werden kann. Am häufigsten hat die Strukturstörung der Hirnrinde aber epileptische Anfälle jeder Form zur Folge.

Befunde

▶ *Bildgebung*

Zur Diagnostik insbesondere geringfügiger Migrationsstörungen eignet sich nur die MRT-Untersuchung aufgrund ihrer höheren Auflösung binnengeweblicher Kontraste. So können heterotope Rindeninseln sehr viel präziser gefunden werden als im CT. Auch die bessere Betrachtung von kortikalen Strukturen läßt eine validere Beurteilung einer Gyrierungsstörung zu.

Therapie

Die therapeutischen Möglichkeiten bestehen in der Behandlung therapieresistenter Epilepsien durch die Identifizierung des gestörten Rindenareals und dessen neurochirurgische Resektion, soweit von der Lage und Ausdehnung möglich.

1.8.5. Arachnoidalzysten

Definition

Es handelt sich bei den Arachnoidalzysten überwiegend um eine leptomeningeale bzw. neuroepitheliale Fehlbildung im Sinne eines mit liquorähnlicher Flüssigkeit gefüllten Hohlraums mit zystischer Wandstruktur, welche aus pialen Strukturen gebildet ist. Seltener geht eine Zyste in dieser Lokalisation auf ein Trauma oder eine Entzündung zurück.

Einteilung

Eine Einteilung, die auch klinisch sinnvoll ist, kann allenfalls nach einem lokalisatorischen Gesichtspunkt vorgenommen werden, nämlich nach dem Sitz:

- supratentoriell (4/5)
- infratentoriell (1/5)

Typische Krankheitszeichen

Diese Einteilung macht daher Sinn, weil der Pathomechanismus, durch den die Arachnoidalzysten klinisch in Erscheinung treten, eine Raumforderung ist. Führt man sich den Sitz der Zysten infratentoriell im Bereich des Kleinhirnbrückenwinkels oder hinter dem Kleinhirnwurm vor Augen, wird schnell deutlich, daß nicht so sehr die lokale Raumforderung mit Kleinhirnsymptomatik im Vordergrund stehen muß, sondern daß die Gefahr in einer Liquorpassagebehinderung besteht. Da nahezu zwei Drittel aller supratentoriellen Arachnoidalzysten im Bereich des Temporallappens - und hier im Polbereich - anzutreffen sind, ist auch hier nicht der neurologische Ausfall das überwiegend zu erwartende Symptom, sondern der epileptische Anfall. Allen voran sind es komplex-partielle (Temporallappen-)Anfälle.

Dabei darf aber nicht verschwiegen werden, daß es sich bei der Diagnose Arachnoidalzyste meist um einen Zufallsbefund bei der Abklärung anderer klinischer Auffälligkeiten handelt.

Befunde

▶ *Bildgebung*

Die wichtigste Unterscheidung, die durch die Bildgebung mit CT oder MRT zu treffen ist, ist die Differenzierung zwischen einem echten zystischen Gebilde und der schlichten Verbreiterung des Subarachnoidalraums durch eine Hypoplasie des darunter gelegenen Hirnanteils. Die früher geübte intrathekale Kontrastmittelgabe, um ein Kommunizieren des zystischen Gebildes mit dem Subarachnoidalraum auszuschließen, ist heute zugunsten einer MRT-Untersuchung verlassen worden. Ein Hinweis auf das Vorliegen eines zystischen Gebildes ist die Tatsache, daß die im Subarachnoidalraum liegenden Gefäße nicht durch dieses Gebilde hindurch-, sondern über es hinwegziehen, während in einem nur verbreiterten Subarachnoidalraum die Gefäße normal weiterverlaufen (☞ Abb. 1.73).

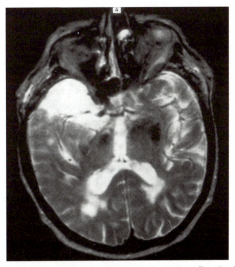

Abb. 1.73: Temporalpolhypoplasie rechts. Da die A. cerebri media durch den Liquorraum hindurchzieht, kein Anhalt auf eine Arachnoidalzyste.

Therapie

Eine Indikation zur neurochirurgischen Entfernung von Arachnoidalzysten oder der Anlage eines Shunts aus der Zyste ist nur anhand klinischer Symptome zu treffen. Nur die Progredienz lokaler, durch die Raumforderung bedingter neurologischer Ausfälle oder die Entwicklung einer Liquorzirkulationsstörung berechtigt zum operativen Eingriff.

1.9. Kopfschmerzen

Kopfschmerzen stellen ein sehr häufiges Beschwerdebild dar - etwa 30 % aller Bundesbürger leiden zumindest unter gelegentlichen Kopfschmerzen, darunter ca. 10 % aller Schulkinder und 5 Millionen Migränepatienten. Die Zahl der Patienten, die aufgrund chronischer Kopfschmerzen einen Analgetikaabusus betreibt, nimmt ständig zu. Alleine der Konsum von Acetylsalicylsäure beläuft sich weltweit auf 13000 Tonnen pro Jahr. Der unkontrollierte Gebrauch von Analgetika hat dazu geführt, daß ca. 10 % aller dialysepflichtigen Patienten Migränepatienten sind, die jahrelang phenacetinhaltige Mischpräparate eingenommen haben. Kaum ein anderes Symptom führt zu einer solch weitverbreiteten Laienbehandlung, die durch eine Vielzahl von rezeptfrei zugänglichen Mischpräparaten unterstützt wird.

Viele Vorgänge im Zusammenhang mit der Schmerzgenese sind noch unbekannt oder spekulativ. Während das Hirnparenchym keine Schmerzfasern enthält, sind die basalen Hirngefäße einschließlich der großen Venen und der venösen Sinus, die basalen Meningen, ein Teil der Hirnnerven (N. trigeminus, N. glossopharyngeus, N. vagus und die dorsalen Wurzeln der oberen Zervikalnerven) und das Periost des knöchernen Schädels schmerzempfindlich. Schmerzauslösend wirken Entzündungen, Kompression oder Zug und maligne Infiltration der Schmerzfasern enthaltenden Strukturen. Die Modulation der Nozizeption erfolgt über Endorphin-gesteuerte Mechanismen.

Einteilung

Eine detaillierte Klassifikation der Kopfschmerzen wurde von der Internationalen Headache Society vorgenommen. Die wesentlichen Kategorien sind:

- **Primäre Kopfschmerzen**
  - **Spannungskopfschmerz**
    - episodisch
    - chronisch
  - **Migräne**
    - ohne Aura
    - mit Aura
  - **Clusterkopfschmerz und chronisch paroxysmale Hemikranie**
  - **Verschiedene Kopfschmerzen ohne strukturelle Läsion**
- **Sekundäre Kopfschmerzen**
  - **Kopfschmerz nach Hirntrauma**
  - **Kopfschmerz bei vaskulären Erkrankungen**
  - **Kopfschmerzen bei nicht-vaskulären intrakraniellen Erkrankungen**
  - **Kopfschmerzen bei Substanzabusus und -entzug**
  - **Kopfschmerzen durch nichtkranielle Infektionen**
  - **Kopfschmerzen bei metabolischen Störungen**
  - **Kopf- und Gesichtsneuralgien, Affektionen von Nervenstämmen und Deafferenzierungsschmerzen**
  - **Kopfschmerzen oder Gesichtsschmerzen bei Erkrankungen des Gesichtsschädels, des Nackens, der Augen, Nase, Ohren, Nebenhöhlen, Zähne und des Mundes**

(Klassifikation nach der "International Headache Society", Cephalgia 1988; 8(7):1-96).

Grundsätzlich ist eine Klassifikation der Kopfschmerzen alleine aufgrund einer sorgfältigen Anamneseerhebung möglich. Tabellarisch lassen sich die Unterscheidungskriterien der wichtigsten Kopfschmerztypen und deren Differentialdiagnosen wie folgt darstellen:

1.9.1. Spannungskopfschmerzen

Definition

Es handelt sich um einen bilateralen, häufig von okzipital nach frontal ziehenden Kopfschmerz von dumpf-drückendem Charakter, der im Laufe des Tages langsam zunimmt. Häufig kommt es zu einer Chronifizierung mit täglichen Beschwerden in

Kopfschmerz	Alter/Geschlecht	Lokalisation	Charakteristik	Begleitsymptome
Spannungs-kopfschmerz	alle Altersstufen, Frauen > Männer	bilateral, frontal und temporo-parietal	drückend, spannend, streß-, wetterabhängig	uncharakteristischer Schwindel
Migräne ohne Aura	nach der Pubertät, junge Erwachsene, Frauen > Männer	halbseitig, meist konstant, selten die Seite wechselnd	pulsierend, stechend	Übelkeit, Erbrechen, Licht- und Lärmempfindlichkeit
Migräne mit Aura	junge Erwachsene, Frauen > Männer	halbseitig, meist konstant, selten die Seite wechselnd	pulsierend, stechend	s.o. zusammen mit Flimmerskotomen, Halbseitensymptome
Cluster-Kopfschmerz	junge Männer	retroorbital	stechend, schneidend, periodisch verlaufend	konjunktivale Rötung, Tränenfluß, Ptosis, Miosis, motorische Unruhe
Postpunktioneller Kopfschmerz	alle Altersklassen, gleiche Geschlechtsverteilung	bilateral, parieto-okzipital	dumpf, drückend	im Liegen fehlend, nach Aufrichten verstärkt
Trigeminus-Neuralgie	höheres Erwachsenenalter, Frauen >> Männer	einseitig, meistens V2 und V3 betreffend	stechend, brennend, blitzartig einschießend	Angst vor Trigger-Auslösung, z.B. Kauen, Folge ist Gewichtsverlust
Atypischer Gesichtsschmerz	alle Altersstufen, Frauen > Männer	unilateral, sehr variabel	dumpf, drückend, Dauerschmerz	

Tab. 1.28: Übersicht der Kopfschmerzformen.

der dritten bis vierten Dekade. Frauen sind etwas häufiger betroffen als Männer. Ein zeitlicher Zusammenhang mit Streß und Wetterwechsel wird berichtet. Im Verlauf besteht eine Tendenz zur Chronifizierung mit täglichen Kopfschmerzen, die über Jahre hinweg bestehen können. Die Prognose bezüglich einer kompletten Remission ist schlecht.

Pathogenese

Wie der Begriff Spannungskopfschmerz verdeutlicht, werden ein erhöhter Muskeltonus unter Streßsituationen und psychische Anspannung in einen ätiologischen Zusammenhang gebracht. Allerdings konnten EMG-Untersuchungen der Nacken- und Skalpmuskulatur dieses Konzept nicht bestätigen. Das gemeinsame Auftreten von Spannungskopfschmerzen und Migräneattacken bei manchen Patienten hat dazu geführt, daß einige Autoren diese beiden Kopfschmerzvarianten für die extremen Ausdrucksformen einer Erkrankung halten. Dies wird durch den Befund erhöhter Serotoninwerte im Plasma beider Patientengruppen und die Vorstellung eines gestörten Zusammenspiels von Vasokonstriktion und -dilatation gestützt (daher auch der Begriff des vaskulären Kopfschmerzes). Eine Störung neuroendokriner Zentren (Hypothalamus - Tractus mamillothalamicus - Hirnstamm) mit Einfluß auf das antinozizeptive System wird diskutiert.

Psychische Faktorsen, wie Angst, Depression und psychosozialer Streß, sind häufige Begleiterscheinungen von Spannungskopfschmerzen, die jedoch nicht vorschnell als Ursache angesehen werden dürfen, sondern oft Folge der chronischen Kopfschmerzen sind.

Typische Krankheitszeichen

Klinische Checkliste Spannungskopfschmerz

✓ quälender, bilateraler Kopfschmerz, nicht selten i. S. eines Druckgefühls hinter den Augen

✓ Schweregefühl des Kopfes mit dem Gefühl, nicht denken zu können ("wie wenn der Kopf in einen Schraubstock eingespannt sei")

✓ Vegetative Begleitsymptome wie Übelkeit und Erbrechen können zum Bild gehören, während visuelle Symptome an eine begleitende Migräne oder einen analgetikabedingten Kopfschmerz denken lassen sollten

 Befunde

➤ *Klinik*

Die neurologische, aber auch die laborchemische und technische Untersuchung (EEG, CT) ist typischerweise unauffällig.

➤ *Serologie*

Eine BSG- und CRP-Bestimmung bei älteren Patienten sollte als Screening im Hinblick auf den Ausschluß einer Arteriitis temporalis erfolgen.

➤ *Elektrophysiologie*

Eine EEG-Untersuchung sollte bei neu aufgetretenen Kopfschmerzen, vor allem im höheren Alter erfolgen.

➤ *Bildgebung*

Im Falle eines auffälligen EEG-Befundes oder bei Zweifel an der Diagnose von Spannungskopfschmerzen muß eine weiterführende Diagnostik (CCT, Röntgenaufnahmen der HWS) zum Ausschluß einer intrakraniellen Erkrankung - insbesondere einer Raumforderung - erfolgen.

 Therapie

- Im Vordergrund steht der Aufbau eines vertrauensvollen Arzt-Patienten-Verhältnisses mit dem Ziel, die Befürchtungen des Patienten zu zerstreuen, an einer schwerwiegenden Erkrankung (z. B. einem Hirntumor) zu leiden
- ab ca. 10 Kopfschmerztagen pro Monat Therapieversuch mit Amitriptylin 50-150 mg/d; nach 6-8 Monaten Ausschleichversuch. Bei fehlender Wirksamkeit alternativ Doxepin oder Imipramin
- Acetylsalicylsäure oder Naproxen 500 mg/d p.o. bei starken Kopfschmerzen
- Verhaltenstherapie/Entspannungstraining nach Jacobson

1.9.2. Migräne

 Definition

Attackenartig auftretender, meist halbseitiger, pulsierender oder stechender, starker Kopfschmerz, der mit vegetativen Begleitsymptomen wie Übelkeit und Erbrechen sowie Licht- und Lärmüberempfindlichkeit einhergeht. Daher ziehen sich die Patienten ins eigene Zimmer zurück, verschließen und verdunkeln das Fenster.

Es besteht eine familiäre Häufung und eine Prädisposition des weiblichen Geschlechts (nur im Kindesalter überwiegt das männliche Geschlecht). Das Manifestationsalter reicht von der Kindheit bis ins Erwachsenenalter mit einem Maximum zwischen Pubertät und dem 3. Lebensjahrzehnt. Die Intensität und Häufigkeit der Attacken nimmt gewöhnlich im Alter ab. Vielfältige Faktoren können im Einzelfall die Migräne triggern: Wetterwechsel, insbesondere Föhn, Periode, Nahrungsmittel (Alkohol, Käse, Schokolade), psychische Belastung und Schlafmangel.

 Einteilung

Es gibt folgende Migräneformen:

- **Migräne ohne Aura (einfache Migräne)**
- **Migräne mit Aura (komplizierte Migräne, Migraine accompagnée)**
- **seltene Migränetypen:**
  - Basilarismigräne
  - ophthalmoplegische Migräne
  - Migräneäquivalent
  - Status migraenosus
  - migränöser Infarkt

 Pathogenese

Trotz vielfältiger Hypothesen muß die Pathogenese noch als weitestgehend ungeklärt bezeichnet werden. Bei einigen Patienten auftretende Verhaltensänderungen (z. B. erhöhte Reizbarkeit), aber auch Ödemneigung vor den Migräneattacken und die zeitliche Bindung an die Menstruationsblutung bei manchen Frauen deuten auf eine Störung in den vegetativen Zentren des Hirnstammes und des Hypothalamus hin.

Eine von okzipital nach frontal voranschreitende regionale zerebrale Minderdurchblutung als Folge einer Vasokonstriktion der intrakraniellen Gefäße ist für die neurologischen Reizerscheinungen verantwortlich. Es ist jedoch ungeklärt, ob primär neuronale Veränderungen zur Minderdurchblutung führen ("primäre neuronale Dysfunktion") oder ob die Minderung der Hirndurchblutung das primäre Ereignis darstellt.

Die weitverbreitete Vorstellung einer Schmerzauslösung *durch* eine initiale Vasokonstriktion und die nachfolgende Vasodilatation ist widerlegt. Die Kopfschmerzen entstehen offensichtlich durch eine Stimulation von Schmerzrezeptoren in den Gefäßwänden der Hirnarterien. Hierbei spielen biogene Amine wie Serotonin, Histamin und Plasmakinin, die zu einer aseptischen Entzündung der Gefäßwände führen, eine tragende Rolle. Die Schmerzafferenzen enden im Hirnstamm im zentralen Trigeminuskern, der im Tierexperiment durch eine Reizung zu einer Veränderung des Gefäßtonus führt. Eine Rolle spielen neben diesen physiologisch-biochemischen Prozessen sicher auch Streßfaktoren und Verhaltensaspekte, so daß auch von einem "Diathese-Streßmodell" gesprochen wird.

Typische Krankheitszeichen

Klinische Checkliste Migräne

✓ Kopfschmerzbeginn häufig am frühen Morgen oder bereits nachts

✓ pochender, bohrender Schmerz zwischen 4 - 72 Std. andauernd und langsam wieder abklingend

✓ vegetative Begleiterscheinungen in Form von Übelkeit, Erbrechen, Licht- und Lärmempfindlichkeit

✓ **Vor** dem Einsetzen der Kopfschmerzen häufig Sehstörungen mit Schleier- und Flimmersehen, seltener auch Flimmerskotome, die langsam über das Gesichtsfeld wandern. Prodromalsymptome mit Kribbelparästhesien, Benommenheit, Schwindel und erhöhter Irritabilität können vorkommen. **Nach** dem Anfall kann eine Polyurie auftreten

✓ erhöhte Reizbarkeit und Irritabilität vor und während der Attacken

✓ Schmerzzunahme unter körperlicher Belastung

✓ Frequenz der Attacken schwankt zwischen mehrfach die Woche bis wenige Male pro Jahr

Die **Migräne ohne Aura** (einfache Migräne) wird als migränetypischer Kopfschmerz mit vegetativen Symptomen, aber ohne neurologische Herdsymptome definiert.

Die **Migräne mit Aura** (komplizierte Migräne, Migraine accompagnée) ist durch das Auftreten transienter neurologischer Herdzeichen charakterisiert. Diese Symptome treten in Form einer "Aura" typischerweise 30 - 60 min. vor den Kopfschmerzen auf. Am häufigsten handelt es sich um *Flimmerskotome*, d. h. weißliche oder bunte, flackernde Lichter, die langsam - innerhalb von Minuten - von der Peripherie des Gesichtsfeldes zum Fixationspunkt verlaufen. Solche positiven Skotome werden gelegentlich von einem negativen Skotom, d. h. einer umschriebenen Zone des Visusverlustes, abgelöst. Obwohl das Skotom Folge einer funktionellen Störung der Calcarina einer Hemisphäre ist und somit in den homonymen Gesichtsfeldern auftreten sollte, werden die Beschwerden von den Patienten oft als Störung nur eines Auges beschrieben. Ist die Zick-Zack-Linie des Flimmerskotoms sehr ausgeprägt, spricht man auch von einem Fortifikationsspektrum (an den Grundriß eines Forts erinnernd).

Die *visuelle Aura* ist außerordentlich vielfältig und reicht über komplexe szenische Abläufe, Nachbilder (Palinopsie), einer homonymen Hemianopsie oder streng monokulären Skotomen bis zum vorübergehenden kompletten Visusverlust (retinale Migräne).

Weitere transiente neurologische Herdzeichen sind sensible und motorische Halbseitensymptome bis hin zur Hemiplegie (hemiplegische Migräne), seltener auch Aphasien und Dysphasien. Typischerweise wandern die sensiblen Störungen vom Ort ihrer Entstehung langsam über einen Zeitraum von 20 min. weiter. Differentialdiagnostisch ist es wichtig, einen fokal sensorischen Anfall oder eine transiente ischämische Attacke auszuschließen, die sich jedoch sehr viel schneller ausbreiten.

Seltene Migränetypen sind:
- *Basilarismigräne* mit Hirnstammfunktionsstörungen (Dysarthrie, Schwindel, Ataxie, Tinnitus, sensomotorische Ausfälle bis hin zur vorübergehenden Bewußtseinstrübung)
- *ophthalmoplegische Migräne* mit einer Parese der Hirnnerven II, IV und VI
- *Migräneäquivalent;* darunter versteht man das Auftreten Aura-typischer neurologischer Fokalsymptome, die nicht von migränetypischen Kopfschmerzen gefolgt sind. Die Diagnose sollte nur mit äußerster Zurückhaltung und bei bekannter Migräneanamnese gestellt werden

Seltene Komplikationen der Migräne:
- *Status migraenosus*: länger als 72 Std. anhaltender, therapierefraktärer Migränekopfschmerz (es muß immer ein Ausschluß anderweitiger Kopfschmerzursachen erfolgen!)
- *migränöser Infarkt*: nach einer Migräneattacke länger als eine Woche sistierende neurologische Ausfälle und/oder Nachweis eines Infarktareals bei der bildgebenden Diagnostik

Befunde

▶ *Klinik*

Eine vollständige neurologische und internistische Untersuchung sollte vor der Erstdiagnose einer Migräne immer erfolgen und ist meist unauffällig. Fokale Auffälligkeiten im Intervall sollten Zweifel an der Diagnose aufkommen lassen.

▶ *Elektrophysiologie*

Im EEG findet man während der Migräneattacke Veränderungen, die von einer fokalen Verlangsamung und Abflachung bis zur Ausbildung eines Deltawellenfokus reichen (☞ Abb. 1.74).

▶ *Bildgebung*

Die Durchführung einer Computertomographie ist im Falle prolongierter, fokalneurologischer Ausfälle, bei Herdbefunden im EEG und beim Zweifel an der Diagnose einer Migräne zum Ausschluß einer zerebralen Raumforderung oder einer arteriovenösen Malformation notwendig. Eine Kernspintomographie ist nur in Ausnahmefällen indiziert.

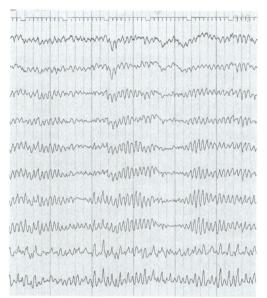

Abb. 1.74: EEG im Migräneanfall, rechts > links okzipital herdförmige Störung mit Zwischenwelleneinlagerung.

Therapie

▶ *Medikamentöse Therapie*

Allgemein sollte vor jeder Migränetherapie eine anderweitige Kopfschmerzursache sorgfältig ausgeschlossen werden und bei langandauernder Anamnese insbesondere ein möglicher Schmerzmittelmißbrauch (Analgetika-induzierter Kopfschmerz) bedacht werden. Bei kausalem Zusammenhang mit der Einnahme von Kontrazeptiva sollte ein Wechsel der Antikonzeption erwogen werden.

Akute Anfallsbehandlung:

- Selbstbehandlung durch den Patienten
  - Leichte Migräneattacke:
    - Antiemetika wie **Metoclopramid** (20 - 30 mg p.o./ 20 mg rektal) oder Domperidon (20 mg p.o.), gefolgt von:
    - **Acetylsalicylsäure** (1000 mg p.o.) oder:
    - **Paracetamol** (500 - 1000 mg p.o. oder rectal) oder:
    - **Ibuprofen** (400 - 600 mg p.o.) oder **Naproxen**
  - Schwere Migräneattacke:
    - **Metoclopramid** (20 - 30 mg p.o.), gefolgt von:
    - **Ergotamintartrat** (1 - 2 mg p.o. oder rektal oder Ergotamin-Medihaler 3 Hübe im Abstand von 5 min., Alternativ auch 0,5 mg Ergotamintartrat s.c. Keine längerdauernde Medikation!
    Nebenwirkung: Kopfschmerz, Übelkeit und Erbrechen, Muskelschmerzen, Kältegefühl),
  alternativ:
    - **Sumatriptan** (Serotonin-Agonist) (25 - 100 mg p.o; subkutane Injektion (Autoinjektor) oder Nasenspray sind Alternativen.
    Nebenwirkungen: Kribbeln, Stenokardien, Hitzegefühl, pektanginöse Beschwerden (Kontraindikation bei koronarer Herzkrankheit, Hypertonie, M. Raynaud, Schwangerschaft)
    - **Zolmitriptan** (Serotonin-Agonist) (2,5 mg p.o) Nebenwirkungen wie bei allen 5-HT-Agonisten, auch kardiovakulär
- Behandlung durch den Arzt
  - **Metoclopramid** (10 mg i.m. oder i.v.) sowie:
  - **Lysinacetylsalicylat** (1000 mg i.v.)
  Nebenwirkung: gastrointestinale Symptome bei Acetylsalicylsäure, extrapyramidale Störungen bei Metoclopramid oder:
  - **Sumatriptan** (6 mg s.c.)

Migräneprophylaxe (Intervalltherapie):

Eine Migräneprophylaxe ist indiziert, wenn die Migräneattacken:

- mehr als 2- bis 3mal pro Monat auftreten
- länger als 48 Std. anhalten

- eine Migräne mit Komplikationen (Status migraenosus, migränöser Infarkt) besteht
  - *Betarezeptorenblocker*:
    Metoprolol (100-200 mg) oder Propranolol (80-240 mg) per os. Nebenwirkung: Müdigkeit, Schlafstörungen, Schwindel, Bradykardie, Bronchospasmus, Hypoglykämien
  - *Kalziumantagonist*:
    (Flunarizin 5-10 mg per os). Nebenwirkung: Müdigkeit, gastrointestinale Störungen. Kontraindikation: Depression, Parkinson-Syndrom, extrapyramidale Störungen
  - *Cyclandelat* (3 - 4 x 400 mg)

➤ *Psychotherapeutische Behandlung*

Da es sich bei vielen Patienten um ein chronisches Beschwerdebild mit teils deutlicher Einschränkung der Lebensqualität handelt und häufig Complianceprobleme auftreten, sollte insbesondere bei Problempatienten, bei denen Trigger in Form von Streß eine Rolle spielen, eine Verhaltenstherapie oder Relaxationsverfahren angeboten werden. Zusätzlich sprechen viele Patienten auch positiv auf Entspannungsübungen an.

1.9.3. Clusterkopfschmerz

Definition

Ähnlich wie die Migräne handelt es sich um einen einseitigen, frontal und retroorbital lokalisierten, heftigen, stechend-schneidenden, periodisch verlaufenden Kopfschmerz, aber mit typischen Begleitsymptomen in Form von ipsilateral zum Kopfschmerz auftretendem Tränenfluß, Nasensekretion und Gesichtsrötung. Synonym werden für ihn Begriffe wie *Bing-Horton-Kopfschmerz*, *Erythroposopalgie* und *Histaminkopfschmerz* benutzt. Der Cluster-Kopfschmerz tritt ganz überwiegend bei Männern mit Beginn in der dritten Lebensdekade auf, ist aber auch sehr selten bei Frauen zu beobachten.

Pathogenese

Die Freisetzung von Histamin und Substanz P sowie eine "Imbalance des autonomen Nervensystems" werden ebenso als pathogenetisch bedeutsam diskutiert wie eine Vasodilatation. Letztlich ist die Genese unklar.

Typische Krankheitszeichen

Klinische Checkliste Clusterkopfschmerz

✓ Streng einseitiger Kopfschmerz, der äußerst schmerzhaft und stereotyp verläuft und zwischen den Perioden die Seite wechseln kann

✓ Neben den bereits erwähnten Begleitsymptomen treten auch eine konjunktivale Injektion, eine Ptose und Miose (partielles Horner-Syndrom) und Migränesymptome auf

✓ Die Attacken dauern 15-180 min. an, können bis zu 10mal pro Tag auftreten und setzen oft nach dem Einschlafen ein

✓ häufig jahreszeitliche Häufung der Episoden im Frühjahr oder Herbst

✓ Alkohol und Nitroglyzerin stellen Triggerfaktoren dar

Der *Verlauf* ist durch episodisch (Frühjahr und/oder Herbst) auftretende tägliche Attacken über Wochen bis zu Monaten und langen attackenfreien Perioden gekennzeichnet.

Die chronische Verlaufsform des Clusterkopfschmerzes ist gekennzeichnet durch mindestens zwei Attacken pro Woche über einen Zeitraum von zwei Jahren.

 Befunde

■ *Klinik*
- unauffälliger neurologischer Untersuchungsbefund
- bei typischem Beschwerdebild sind keine weiteren diagnostischen Maßnahmen erforderlich

 Differentialdiagnose

Die **chronisch-paroxysmale Hemikranie** ist ein seltenes Krankheitsbild (ca. 170 Fälle in der Weltliteratur), das erwähnt werden soll, da sie vergleichbar mit dem Clusterkopfschmerz einseitig auftritt, von schneidend-bohrendem Schmerzcharakter ist und fronto-orbital lokalisiert ist.
Die Attacken gehen aufgrund der extremen Schmerzintensität wie beim Clusterkopfschmerz mit motorischer Unruhe einher. Im Gegensatz zum Clusterkopfschmerz ist die Frequenz der Schmerzattacken höher (bis zu 40/d), während die Attackendauer wesentlich kürzer ist (maximal 30 min.). Betroffen sind vor allem Frauen. Die Diagnose wird durch das Ansprechen auf Indometacin gestützt. Aufgrund der Schmerzlokalisation muß differentialdiagnostisch ein Glaukomanfall ausgeschlossen werden.

 Therapie

➤ *Akuttherapie*
- 5- bis 10-minütige Sauerstoffgabe (7 l/min 100%iger O_2 über eine Gesichtsmaske) ist wirksam in der Frühphase der Schmerzattacke
- Ergotamin (Aerosolspray), 3 Hübe à 0,45 mg

➤ *Prophylaxe*
- Bei mehr als 2 Attacken pro Tag Verapamil 3 - 4 x 80 mg/d oder Prednison-Stoßtherapie 40 mg (über 3 Wochen ausschleichen!)
- Lithiumcarbonat (Dosierung nach Plasmaspiegel zwischen 0,6 - 0,8 mmol/l). NW und Richtlinien beachten!

1.9.4. Kopfschmerzen bei anderen neurologischen Erkrankungen

Eine Reihe vorwiegend vaskulärer Erkrankungen an Kopf und Hals ist für Kopfschmerzen verantwortlich:

 Einteilung

- **Aneurysmen** und **arteriovenöse Malformationen** verursachen in der Regel keine Schmerzen. Aneurysmen können durch plötzliche Ausweitungen umschriebenen Druck auf Hirnnerven (besonders N. trigeminus) ausüben und zu Schmerzen und Hirnnervenausfällen führen

- **Subarachnoidalblutungen** infolge einer Aneurysmaruptur- oder Gefäßmalformationsblutung gehen mit explosionsartig auftretenden, heftigsten Kopfschmerzen einher und führen zu Vernichtungsängsten (Vernichtungskopfschmerz). Häufig folgen Übelkeit, Erbrechen und Bewußtseinstrübung. Bei intraparenchymalen Blutungen kommt es durch Kompression schmerzsensitiver Strukturen (Meningen, Hirnnerven und basale Gefäße) zu Kopfschmerzen. Zerebrale Ischämien können zu Kopfschmerzen führen, ebenso wie Dissektionen und Verschlüsse der A. carotis (Karotidodynie) und der A. vertebralis

1.9. Kopfschmerzen

- **Subdurale Hämatome** sind eine wichtige Ursache von Kopfschmerzen. Besonders bei älteren Patienten ohne Kopfschmerzanamnese sollte an ein chronisch subdurales Hämatom gedacht werden
- Die **Arteriitis temporalis** geht mit heftigen, pulsierenden Schläfenkopfschmerzen und einer Überempfindlichkeit der Schläfenregion einher. Besonders bei älteren Patienten sollte rechtzeitig an diese Diagnose gedacht werden (☞ Kap. 1.1.4.)
- Kopfschmerzen durch **intrakranielle Raumforderungen** und **Entzündungen**:
  Jede Form der intrakraniellen Raumforderung, seien es Tumoren, Entzündungen, Zysten oder Liquorzirkulationsstörungen, kann zu Kopfschmerzen führen. Die Schmerzcharakteristik (Lokalisation, Intensität und Dauer) hängt dabei von verschiedenen Faktoren, wie dem Ausmaß der Raumforderung, der Wachstumsrate und der Lokalisation zu schmerzsensitiven Strukturen ab. Rasch wachsende Läsionen verursachen in der Regel stärkere Kopfschmerzen als langsam voranschreitende. Ist die Liquorzirkulation gestört, kommt es häufig zu generalisierten Kopfschmerzen mit einem Schwerpunkt okzipital und nuchal. Kopfschmerzen bei erhöhtem Hirndruck sind charakterisiert durch Schmerzverstärkung beim Husten und Niesen sowie Übelkeit und Nüchternerbrechen. Die Lokalisation der Kopfschmerzen gibt keine sicheren topologischen Hinweise, jedoch gehen supratentorielle Läsionen häufig mit frontotemporalen Schmerzen (Versorgung der vorderen und mittleren Schädelgrube durch den N. trigeminus) und infratentorielle Raumforderungen mit okzipito-nuchalen Schmerzen einher.

  Akute Meningitiden führen neben heftigen Kopfschmerzen mit Nackensteifigkeit zu Übelkeit, Erbrechen, erhöhter Irritabilität und Lichtscheu. Chronische Entzündungen weisen einen längeren zeitlichen Verlauf mit schwächerer Ausprägung der einzelnen Symptome auf.

  Auf Kopf- und Gesichtsschmerzen i. R. einer Sinusitis, Mastoiditis, Osteomyelitis oder eines epiduralen Abszesses soll lediglich hingewiesen werden.

- Kopfschmerzen nach **Trauma**:
  Posttraumatische Kopfschmerzen nehmen in der neurologisch-neurochirurgischen Begutachtung einen breiten Raum ein. Dies liegt an der Häufigkeit leichter Schädel-Hirn-Traumen, die 80-90 % aller Kopfverletzungen ausmachen. Die Mehrzahl dieser Patienten klagt noch 3 Monate nach dem Trauma über intermittierende oder auch permanente Kopfschmerzen, Schwindel, Verschwommensehen, Schlafstörungen und Unwohlsein mit Übelkeitsgefühl. Leistungstests ergeben selbst nach 3-6 Monaten häufig noch Einschränkungen der Konzentrationsfähigkeit.

  Dies zeigt, daß man mit der Bewertung posttraumatischer Kopfschmerzen als "neurotischer Fehlverarbeitung" zurückhaltend sein sollte, auch wenn sie nach Verkehrs- oder Arbeitsunfällen deutlich häufiger auftreten und somit einen Zusammenhang der Beschwerden mit Entschädigungsansprüchen nahelegt.

  Therapeutisch wichtig ist eine ermunternde, positive und zuversichtliche Einstellung zum Patienten, eine rasche Mobilisation mit physiotherapeutischer Betreuung und nötigenfalls die Verabreichung von Analgetika und/oder trizyklischen Antidepressiva.

- **HWS-bedingte Kopfschmerzen**:
  - Degenerative HWS-Veränderungen finden sich bei der Mehrzahl der Patienten in der zweiten Lebenshälfte. Viele Patienten mit ausgeprägten röntgenologischen Zeichen einer Spondylarthrose sind beschwerdefrei, und umgekehrt weisen Patienten mit starken Schmerzen häufig nur geringgradige Röntgenveränderungen auf. Differentialdiagnostische Erwägungen sind erforderlich, bevor man sich mit der Diagnose eines "HWS-Syndroms" zufrieden gibt
  - Zervikale Bandscheibenvorfälle mit Wurzelkompression gehen meistens mit einer Zervikobrachialgie einher (☞ Kap. 2.2.1.) und sind dadurch von schmerzhaften Syndromen der HWS abgrenzbar. Dahingegen können mediale Bandscheibenvorfälle oder Spondylarthrosen der HWS zu einer zervikalen Myelopathie führen, ohne daß starke Schmerzen auftreten.

  Der Begriff des *zervikogenen Kopfschmerzes*

wurde initial als Syndrom mit streng einseitigen Kopfschmerzen beschrieben, die vom Nacken nach fronto-orbital oder temporal ausstrahlen und durch Druck auf den Austrittspunkt des N. occipitalis major oder der zweiten Zervikalwurzel verstärkt werden. Myogelosen der Nackenmuskulatur und eine Schmerzverstärkung durch Bewegungen der HWS sind typisch. Röntgenaufnahmen zeigen eine Steilstellung der HWS. Häufig wird dieser Begriff unkritisch für jegliche Form der Nacken- und HWS-Beschwerden benutzt. Mögliche Ursache ist eine Irritation der Wurzeln C_2-C_4 oder des N. occipitalis major, so daß ein Therapieversuch mit einer Infiltrationsblockade häufig erfolgreich ist

- **Seltene Ursachen**:
  - Arnold-Chiari-Malformation
  - basiläre Impression
  - atlanto-okzipitale Übergangsstörungen
  - Rheumatoide Arthritis
  - M. Bechterew
  - Tumoren der hinteren Schädelgrube
- **Metabolisch bedingte Kopfschmerzen**:
  Kopfschmerzen sind das Begleitsymptom vieler Erkrankungen, die mit einer chronischen Hyperkapnie oder einer mangelnden Oxygenierung des Blutes einhergehen, wie z. B. chronisch obstruktive Lungenerkrankungen, Schlafapnoe und Anämie. Als Ursache wird eine kompensatorische Vasodilatation angesehen. Auch Hypoglykämien und rasche Blutdruckanstiege, z. B. im Rahmen eines Phäochromozytoms oder der Präeklampsie, gehen mit teils heftigen Kopfschmerzen einher
- **Postpunktionelles Liquorunterdrucksyndrom**:
  Auftreten im Anschluß an diagnostische Lumbalpunktionen bei ca. 20-30 % der Patienten (wenn keine atraumatischen Lumbalpunktionsnadeln verwendet werden, siehe unten)

Pathogenese

Liquorunterdruck durch das Austreten von Liquor aus der defekten Dura.

Typische Krankheitszeichen

- Kopfschmerzen mit Übelkeit, Erbrechen, Tinnitus, Benommenheit und Verschwommensehen
- Strikt lageabhängig (Besserung in Kopfflachlage und erneutes Auftreten beim Aufrichten)
- im Verlauf sehr häufig hartnäckig (50 % Remission nach 4 Tagen, 70 % nach 7 Tagen)

Therapie

- Flachlagerung
- Medikation mit Analgetika (Acetylsalicylsäure, Paracetamol), Antiemetika und Sedativa
- intravenöse Verabreichung halbisotonischer Kochsalzinfusionen bei sehr starken Schmerzen
- Injektion von 5-10 ml Eigenblut in den Epiduralraum in Höhe der Punktion (Kompression des Epiduralraumes und Verhinderung weiteren Liquoraustrittes)

Die Häufigkeit eines postpunktionellen Liquorunterdrucksyndroms kann durch Anwendung atraumatischer Lumbalpunktionsnadeln (nach Sprotte) auf etwa 2 % gesenkt werden.

1.9.5. Trigeminusneuralgie

Definition

Die Trigeminusneuralgie ist zu ein blitzartig mit extremer Intensität einschießender, brennender Gesichtsschmerz im Versorgungsgebiet eines Trigeminusastes. Der Schmerz hält nur wenige Sekunden an und wird durch Reizung von Triggerpunkten ausgelöst. Es kommt zu einer kurzen reaktiven Zuckung in der betroffenen mimischen Muskulatur, die auch als *Tic douloureux* bezeichnet wird. Der Erkrankungsgipfel liegt in der 2. Lebenshälfte, Frauen sind dabei häufiger als Männer betroffen. Typisch ist, daß die Schmerzen episodenhaft mit einem beschwerdefreien Intervall von Jahren auftreten können.

Nervus trigeminus

Der sensible Anteil des N. trigeminus versorgt die Gesichtshaut mit den 3 Ästen:

- N. ophthalmicus
- N. maxillaris
- N. mandibularis

Daneben werden die vorderen zwei Drittel der Zunge (N. lingualis) und die Mundschleimhaut sowie die Hirnhäute sensibel innerviert. Bei einer zentralen Störung oberhalb des Kernniveaus im Hirnstammbereich (hier sind die Trigeminuskerne bilateral langgestreckt umgekehrt zur sensiblen Versorgung angeordnet, d.h. der Stirnast ist am weitesten kaudal repräsentiert) ist die Sensibilität nicht segmental entsprechend den Hautästen ausgefallen, sondern verläuft mit einer zirkulären Störung *zwiebelschalenförmig* um den Mund herum. Zur Objektivierung einer sensiblen Störung im Versorgungsgebiet des N. ophthalmicus, der die Hornhaut der Bulbi innerviert, kann auch der **Cornealreflex** herangezogen werden. Der afferente Schenkel dieses zusammengesetzten Reflexes wird durch den N. trigeminus gebildet. Den efferenten Schenkel bildet der N. facialis, der einen reflektorischem Augenschluß durch den M. orbicularis oculi bedingt. Mittels eines Wattebausches (der zur Verhinderung eines anderen Augenschlußmechanismus von lateral herangeführt wird) wird die Hornhaut gereizt, worauf es zum reflektorischen Schluß beider Augen kommt. Bei einer afferenten Störung erlischt der kontralaterale Augenschluß, während bei einer efferenten Läsion (N. facialis) auf der betroffenen Seite überhaupt kein Augenschluß bei erhaltener kontralateraler Reaktion festzustellen ist.

Zusammen mit dem 3. Trigeminusast wird die Kaumuskulatur (M. masseter, M. temporalis, Mm. pterygoidei lateralis und medialis) durch den N. trigeminus versorgt. Dadurch ergibt sich die Möglichkeit, oberhalb des zervikalen Niveaus einen Muskeleigenreflex zu untersuchen, den **Masseterreflex** (☞ Abb. 1.75). Bei leicht geöffnetem Mund wird mit dem Reflexhammer auf den Unterkiefer des Patienten (der Zeige- oder Mittelfinger des Untersuchers wird als Hypomochlion benutzt) der Reflex ausgelöst, was zum reflektorischen Anheben des Unterkiefers führt. Bei allgemein erhöhtem Reflexniveau (z. B. auch angstneurotischen Syndromen) liegt der Masseterreflex im Niveau, bei hoher Halsmarkläsion sind die Muskeleigenreflexe unterhalb der Läsion an den Extremitäten gegenüber dem Masseterreflex deutlich spastisch erhöht.

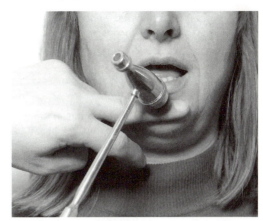

Abb. 1.75: Masseterreflex.

Einteilung

- **idiopathische Trigeminusneuralgie**
- **symptomatische Schmerzen im Trigeminusversorgungsgebiet**

Pathogenese

- *Idiopathische Trigeminusneuralgie*: Zumindest ein Teil der Fälle ist durch ein neuro-vaskuläres Kompressionssyndrom bedingt, d.h. der N. trigeminus wird beim Austritt aus dem Hirnstamm durch Gefäße komprimiert. Durch die pulsierende Kompression soll eine Ephapsenbildung (pathologische Nebenschlüsse entmarkter Axone) bewirkt werden, die eine wesentliche Rolle bei der Schmerzentstehung spielt. Begünstigend wirkt häufig eine Dolichoektasie der vertebrobasilären Gefäße mit einer Kompression durch Äste der A. cerebelli superior und der A. cerebelli anterior inferior
- *Symptomatische Schmerzen im Trigeminusversorgungsgebiet*: Schmerzen im 1. Trigeminusast, alle Trigeminusäste einer Seite betreffende und bilateral auftretende Schmerzen müssen immer als symptomatisch angesehen werden und bedürfen weiterer Abklärung

Typische Krankheitszeichen

Klinische Checkliste Trigeminusneuralgie

✓ blitzartiges Einschießen mit extremer Intensität

✓ Schmerzlokalisation überwiegend im Areal des 2. und 3. Trigeminusastes

✓ tonische oder klonische Kontraktion der mimischen Muskulatur im betroffenen Areal während der Schmerzattacke

✓ Auslösung durch Reizung von Triggerpunkten (Berührung, Luftstrom, Kauen, Sprechen) im Areal des betroffenen Trigeminusastes

✓ Gewichtsverlust und Dehydratation können auftreten, wenn die Attacken durch Nahrungsaufnahme getriggert werden

✓ vegetative Begleiterscheinungen nach dem Schmerzanfall, die denen des Cluster-Kopfschmerzes ähneln (Nasen- und Tränensekretion)

✓ Eine Sensibilitätsstörung im betroffenen Areal liegt initial im Intervall nicht vor, findet sich aber bei einer Chronifizierung

 Befunde

▶ *Klinik*

- *idiopathische Trigeminusneuralgie*:
Nach längerem klinischen Verlauf kann sich eine über eine Allästhesie (Veränderung der Berührungsempfindung) hinausgehende Hypästhesie und eine Hyperpathie im betroffenen sensiblen Trigeminusast einstellen. Auch der Cornealreflex kann dann bei der Affektion des 2. Astes afferent gestört sein.

- *symptomatische Trigeminusschmerzen*:
Werden neurologische Ausfälle im Trigeminusausbreitungsgebiet oder in den benachbarten Hirnnerven gefunden, muß an eine symptomatische Genese gedacht werden, vor allem dann, wenn auch der 1. Ast (Stirnast) beteiligt ist. Differentialdiagnostisch sollte bei beidseitigen Schmerzen vor allem an eine Meningeose (Liquoruntersuchung!), aber auch an eine Multiple Sklerose, einen Morbus Paget und an ausgedehnte, meist destruierende maligne Prozesse gedacht werden.

Weitere Ursachen und differentialdiagnostische Erwägungen sollten bei der Beteiligung des 1. Trigeminusastes in Richtung eines Glaukoms oder entzündlicher Nasennebenhöhlenprozesse erfolgen, letztere sollten auch bei Affektion im 2./3. Trigeminusast ausgeschlossen werden.

▶ *Elektrophysiologie*

Elektrophysiologische Untersuchungen wie Trigeminus-SEP und Blink-Reflex sind bei der idiopathischen Trigeminusneuralgie typischerweise normal und dienen der Abgrenzung gegenüber symptomatischen Formen.

▶ *Bildgebung*

- *idiopathische Trigeminusneuralgie*:
Mit dem CT und MRT gelingt der Nachweis dilatierter Gefäßschlingen (Dolichoektasie) der vertebrobasilären Gefäße. Die nichtinvasive Darstellung der Gefäßerweiterung und des Gefäß-Nerv-Kontaktes erfolgt mittels MRT und MR-Angiographie (☞ Abb. 1.76).

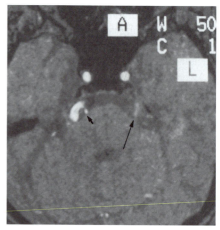

Abb. 1.76: Kontakt der A.cerebelli inferior anterior mit dem N. trigeminus rechts (kurzer Pfeil). N. trigeminus links (langer Pfeil) ohne Gefäßkontakt.

- *symptomatische Trigeminusschmerzen*:
Im Zusammenspiel dienen natives Röntgen der Schädelbasis, CT und MRT zum Ausschluß von Tumoren der Schädelbasis (Epipharynxkarzinom, Metastasen, Kleinhirnbrückenwinkeltumoren) und der Multiplen Sklerose.

1.9. Kopfschmerzen

Therapie

▶ *Medikamentöse Therapie*

- Carbamazepin 800 - 1600 mg/d (Wirkmechanismus: Unterdrückung der Erregungsleitung), eine einschleichende Dosierung ist erforderlich (Nebenwirkung: Müdigkeit, Neutropenie)
- Kombination von Carbamazepin und Amitriptylin
- Neuroleptika (z. B. Pimozid) oder Baclofen

▶ *Neurochirurgische Therapie*

- Bei therapieresistenten Schmerzen, dem Vorliegen einer typischen idiopathischen Trigeminusneuralgie und dem Nachweis ektatischer Gefäßschlingen im MRT ist eine *neurochirurgische Operation mit Dekompression* des druckgeschädigten N. trigeminus angezeigt (Operation nach Janetta). Nach subokzipitaler Trepanation wird die Gefäßschlinge mit einem kleinen Watte- oder Muskelstück unterpolstert. Der Operationserfolg ist oft hervorragend und das Operationsrisiko (in geübter Hand) gering
- Die *perkutane Thermokoagulation* des Ganglion Gasseri (destruierender Eingriff mit der geringsten Mortalitäts- und Morbiditätsrate unter den operativen Methoden) kommt vor allem bei älteren Patienten zur Anwendung. Die Anaesthesia dolorosa, eine schmerzhafte Gefühllosigkeit, ist in etwa 3 % der Fälle Folge des Eingriffs

1.9.6. Glossopharyngeusneuralgie

Definition

Bei der Glossopharyngeusneuralgie treten anfallsartig unilaterale Schmerzen im Rachenraum und/oder Mittelohrbereich auf. Nicht selten können solche Schmerzattacken durch den Genuß von Speiseeis beim Kontakt der kalten Speise mit dem von diesem Nerv sensibel versorgten Gaumen provoziert werden.

Typische Krankheitszeichen

Es treten heftige, kurzandauernde Schmerzen im Bereich der Tonsillen, des Zungengrundes oder des Mittelohres auf, die von Husten und Geschmacksstörungen begleitet sind. Es kann auch eine Auslösung durch Trigger wie Schlucken, Sprechen, Gähnen beobachtet werden.

Befunde

▶ *Klinik*

Eine typische Befundkonstellationen mit neurologisch nachweisbaren Ausfällen im Versorgungsgebiet des N. glossopharyngeus ist nicht nachweisbar.

▶ *Bildgebung*

Durch bildgebende Verfahren muß ein schädelbasisnaher Prozeß (Tumoren der Schädelbasis und des Halses, z. B. Metastasen, Lymphome, Meningeome oder ein Glomustumor) ausgeschlossen werden.

Therapie

Die medikamentöse Dauerbehandlung gleicht der bei Trigeminusneuralgie.

1.9.7. Atypischer Gesichtsschmerz

Definition

Als atypische Gesichtsschmerzen werden alle Schmerzen bezeichnet, die nicht einer der bereits dargestellten Entitäten von Schmerzen zugeordnet werden können, aber deren gemeinsamer Nenner die Lokalisation im Gesichtsbereich ist.

Pathogenese

Sie ist letztlich ungeklärt. Häufig finden sich vorausgegangene operative Eingriffe im Gesichtsbereich oder chronisch-entzündliche Nasennebenhöhlenprozesse, aber auch Depressionen, Neurosen und Persönlichkeitsstörungen in der Anamnese.

Differentialdiagnostisch muß bei Gesichts- und frontalen bzw. retroorbitalen Kopfschmerzen an folgende Grunderkrankungen gedacht werden:

- Augenerkrankungen
  - Glaukom
  - unkorrigierte Refraktionsfehler
- Sinusitis, Mastoiditis, Mukozele, epiduraler Abszeß (i. R. einer Pansinusitis)
- Nasopharynxtumoren

- Temporomandibulargelenk-Syndrom (Costen-Syndrom)
- Zahnerkrankungen

Typische Krankheitszeichen

- Dauerschmerz im Bereich der Wange und des Oberkiefers
- keine Triggerpunkte
- vage, teils bizarr beschriebene Schmerzsymptomatik
- Frauen im mittleren Lebensalter sind bevorzugt betroffen

Der Verlauf gestaltet sich schwierig, da initiale Therapieerfolge häufig von Rezidiven gefolgt sind.

Befunde

▶ *Klinik*

Der neurologische Befund sollte unauffällig sein, da sonst durch die apparative Zusatzdiagnostik unbedingt eine der bereits genannten symptomatischen Gesichtsschmerzformen ausgeschlossen werden muß.

Therapie

- trizyklische Antidepressiva (Amitriptylin, Amitriptylinoxid, Clomipramin)
- Neuroleptika (Thioridazin)
- Carbamazepin oder Phenytoin
- Analgetika und operative Eingriffe sind nicht erfolgversprechend!

Sonderform

Als Sonderform ist hier auf die **postherpetische Neuralgie** hinzuweisen, bei der im Bereich des 1. Trigeminusastes lokalisierte, brennend-bohrende Dauerschmerzen auftreten, die sich im Anschluß an eine Herpes-Zoster-Infektion entwickeln. Die Schmerzen können auch weit über das zuvor mit Bläschen übersäte Hautareal hinaus ausstrahlen. Häufig wird eine Schmerzverstärkung durch Berührung im hypästhetischen Bereich angegeben, die man als "*Anaesthesia dolorosa*" bezeichnet.

Eine solche postherpetische Neuralgie tritt bei ca. 10 % der Patienten mit Herpes zoster ophthalmicus auf, ist aber auch am Körperstamm (Z.n.Gürtelrose) zu beobachten.

▶ *Therapie einer postherpetischen Neuralgie*
- Capsaicin Salbe 4mal/d, ev. in Kombination mit trizyklischen Antidepressiva oder Antikonvulsiva (Carbamazepin, Phenytoin)
- Kortikoide in der akuten Phase sollen die Häufigkeit der postherpetischen Neuralgie mindern
- Amantadin-Infusionen

1.10. Epilepsien

1.10.1. Definition

Der epileptische Anfall ist eine pathologische Reaktion des Gehirns, die mit abnormen, synchronen und sich selbst terminierenden Entladungen von Neuronenverbänden einhergeht. Klinisch gleichen sich alle epileptischen Anfälle insofern, als sie paroxysmal auftretende, transiente neurologische Funktionsstörungen sind, die

- plötzlich beginnen
- spontan sistieren und
- eine Tendenz zur Wiederholung aufweisen

Für das Verständnis ist es wichtig, die Begriffe "epileptischer Anfall" und "Epilepsie" klar voneinander zu trennen:

- Ein *epileptischer Anfall* ist ein zeitlich begrenztes Ereignis, das mit einer reversiblen Hirnfunktionsstörung aufgrund abnormer neuronaler Entladungen einhergeht. Ein einzelner epileptischer Anfall wird *als Gelegenheitsanfall oder akute epileptische Reaktion* bezeichnet. Es handelt sich um ein Symptom, dessen Ursache abgeklärt werden muß. Eine antikonvulsive Therapie ist bei einem Gelegenheitsanfall nicht gerechtfertigt
- Bei den *Epilepsien* handelt es sich um eine chronische Erkrankung unterschiedlichster Ursache, die durch das wiederholte Auftreten von epileptischen Anfällen gekennzeichnet ist und mit einer großen Heterogenität klinischer Erscheinungsformen einhergeht

Von einer *idiopathischen* (genuinen) Epilepsie redet man, wenn keine Ursache erkennbar ist oder eine genetische Störung vermutet wird. In dieser ätiologisch geprägten Einteilung spiegelt sich der jeweilige medizinische Kenntnisstand und die Intensität der Ursachensuche wider.

Epileptische Anfälle werden als *symptomatisch* bezeichnet, wenn eine zugrundeliegende Ursache festgestellt werden kann.

1.10.2. Epidemiologie

Etwa jeder 20. Mensch erleidet im Laufe des Lebens einen Krampfanfall, und jeder 10. besitzt eine erhöhte zerebrale Krampfbereitschaft. Etwa 2-4 % der Bevölkerung leiden an einer Epilepsie. Die Inzidenzrate (Zahl der Neuerkrankungen pro Jahr) beträgt 0,01 - 0,04 % pro Jahr. Der Erkrankungsbeginn weist zwei Altersgipfel auf:

- einen Gipfel innerhalb der ersten zwei Lebensjahre und
- einen weiteren in der Adoleszenz

Insgesamt erleiden 77 % aller Patienten, die im Laufe ihres Lebens eine Epilepsie entwickeln, den ersten Anfall bis zu ihrem 20. Lebensjahr. Die Mortalität von Epilepsiepatienten liegt um den Faktor 2,3 höher als bei der Normalbevölkerung. Die Todesursachen sind:

- Status epilepticus
- Tod im Anfall
- Unfälle
- Suizid und
- SUDEP (sudden unexpected death in epilepsy)

1.10.3. Einteilung

1.10.3.1. Genuine Epilepsien

Genetische Ursachen

Die genetischen Grundlagen der Epilepsien sind heterogen und folgen einem polygenetischen Erbgang. Es besteht Einigkeit darüber, daß Veränderungen an der Zellmembran mit daraus resultierender abnormer Erregbarkeit des Neurons die genetische Grundlage der Epilepsie darstellen.

Die Zwillingsforschung hat in einem hohen Prozentsatz eine Konkordanz für Epilepsien nachgewiesen und in 2,7 % der Epilepsiepatienten findet sich in der nahen Verwandtschaft eine Anfallserkrankung. Bei der genuinen Epilepsie führt die Erkrankung eines Ehepartners in etwa 4 % zur Vererbung auf die Kinder. Die familiäre Prädisposition spiegelt sich in der Häufigkeit von EEG-Veränderungen bei Verwandten von Epilepsiepatienten wider: 50 % der Angehörigen weisen kleinere Abnormitäten im EEG auf (gegenüber 16 % in der nicht erkrankten Bevölkerung).

Genetische Faktoren spielen nicht nur bei den genuinen Epilepsien eine Rolle, sondern tragen auch bei den symptomatischen Formen zu einer Erhöhung der Erkrankungswahrscheinlichkeit bei. Vieles deutet darauf hin, daß bei den symptomatischen Epilepsien neben einem Auslöser (organische Hirnschädigung) auch eine Prädisposition in Form einer genetisch determinierten Anfallsbereitschaft vorliegen muß. Ein Beispiel für die Bedeutung der genetischen Disposition bei symptomatischen epileptischen Anfällen stellen *Fieberkrämpfe* dar: ein externer Stimulus in Form eines fieberhaften Infektes führt in einem bestimmten Lebensalter (6. Lebensmonat bis 5. Lebensjahr) bei 3 % der Kinder zu Grand-mal Anfällen. Bei etwa 25 % dieser Kinder findet sich eine familiäre Disposition, und bei bis zu 4 % der Fälle gehen Fieberkrämpfe in eine Epilepsie über.

1.10.3.2. Symptomatische Epilepsien

Jede Form der zerebralen Funktionsstörung kann zu einem epileptischen Anfall führen. Die Phänomenologie des epileptischen Anfalles ist bei den symptomatischen Anfällen in keiner Weise typisch für eine bestimmte Ätiologie und reicht von paroxysmalen sensorischen, motorischen oder psychischen Erscheinungen bis zum Grand-mal-Anfall. Die Art des epileptischen Anfalls ist von der Lokalisation des abnorm erregten Hirnareals abhängig.

Prä- und perinatale Einflüsse

Infektionen wie Röteln, Toxoplasmose und Zytomegalie können transplazentar von der Mutter auf den Foetus übertragen werden und zu einer fetalen Enzephalitis mit epileptischen Anfällen führen. Darüber hinaus beeinflussen bestimmte Medikamente, Drogenmißbrauch und Röntgenstrahlen (besonders in den ersten Monaten) die pränatale Hirnentwicklung und gehen mit dem Risiko von epileptischen Anfällen einher.

Perinatale Hirnschädigungen i.R. einer Asphyxie, intrazerebralen Blutung, Herpes-simplex-Enzephalitis oder geburtstraumatische Schäden sind ebenfalls häufige Ursachen einer Epilepsie.

Metabolische und toxische Störungen

Elektrolytstörungen (Hypernatriämie, Hypokalziämie, Hypomagnesiämie), Hypoglykämien, Vitamin B_6-Mangel, Porphyrie, Urämie, Eklampsie und chronische metabolische Enzephalopathien gehen mit einer erhöhten neuronalen Irritabilität einher und begünstigen das Auftreten von Anfällen.

Metabolisch-genetische Ursachen sind Aminosäurestoffwechselstörungen (Phenylketonurie, Homozystinurie), Neurolipidosen, Gangliosidosen, progressive Myoklonusepilepsie u.a. Erkrankungen.

Intoxikationen, die mit Anfällen einhergehen, sind: Alkohol, Kohlenmonoxid, Blei, Quecksilber, Arsen und Thallium.

 ### Phakomatosen

Tuberöse Hirnsklerose, Sturge-Weber-Syndrom.

 ### Medikamente und Drogen

Medikamente und Intoxikationen, die in therapeutischen Dosen oder bei Überdosierung zu Anfällen führen können, sind in Tabelle 1.29 aufgelistet. Der abrupte Entzug von Alkohol, Drogen sowie Sedativa nach chronischem Abusus ist eine häufige Anfallsursache.

Anfallsauslösende Medikamente	
Analgetika, Antipyretika	Phenylbutazon, Metamizol, Pethidin u.a. Opioidanalgetika
Antibiotika und Tuberkulostatika	Penicillin (in hohen Dosen), Piperazine, Isoniazid, Gyrasehemmer
Neuroleptika und Thymoleptika	alle Neuroleptika (bes. Sulpirid), trizyklische Antidepressiva, Maprotilin, Lithium, Paroxetin
Hormone	Antikonzeptiva, ACTH und Cortison
verschiedene Medikamente	Theophyllin, Ephedrin, Metoclopramid, Domperidon, Cisaprid, Amantadin, Baclofen, Doxapram
sonstige Auslöser	Alkoholintoxikation und Alkoholentzug, Drogen

Tab. 1.29: Anfallsauslösende Medikamente.

 ### Schädel-Hirn-Trauma

Offene und gedeckte Schädel-Hirn-Traumen sind häufig von Anfällen begleitet. Diese können in unmittelbarer zeitlicher Abfolge vom Trauma in Form von generalisierten tonisch-klonischen Anfällen oder auch fokalen Anfällen auftreten. Über 90 % der Anfälle manifestieren sich innerhalb der ersten zwei Jahre nach dem Trauma. Treten die Anfälle später als eine Woche nach dem Trauma auf, so ist die Wahrscheinlichkeit, eine symptomatische Epilepsie zu entwickeln, recht groß. Die Häufigkeit einer posttraumatischen Epilepsie liegt nach gedeckten Schädel-Hirn-Traumen bei 5 - 10 % und nach offenen Verletzungen bei bis zu 35 %.

 ### Infektionen

Epileptische Anfälle sind eine häufige Erstmanifestation chronischer und akuter Infektionen des zentralen Nervensystems oder stellen sich als Folge einer abgelaufenen Entzündung ein. Oftmals ist das Auftreten von Anfällen ein Indikator für eine schlechte Prognose. Neben akuten bakteriellen Meningitiden und Meningoenzephalitiden soll besonders die Herpes-simplex-Enzephalitis erwähnt werden, die sich häufig durch epileptische Anfälle manifestiert. Weitere Ursachen sind Hirnabszesse, subdurale Abszesse, Protozoen- und Pilzerkrankungen.

Fieberkrämpfe treten bei Säuglingen und Kleinkindern im Rahmen fieberhafter Infekte meistens während des Fieberanstiegs auf. Sie äußern sich in Form generalisierter tonisch-klonischer Anfälle, seltener auch als tonischer Anfall oder Hemi-Grand-mal.

 ### Andere Ursachen

- Hirntumoren und -metastasen, Leukosen
- anoxische oder hypoxische Enzephalopathien (z.B. in Folge eines Herz-Kreislauf-Stillstandes)
- zerebrale Ischämien (15 % aller Patienten mit zerebrovaskulären Erkrankungen); Gefäßmalformationen, Sinus- und Hirnvenenthrombosen
- degenerative und demyelinisierende Erkrankungen (15 % der Patienten mit Multipler Sklerose)

1.10.4. Pathogenese

Jedes Gehirn kann auf eine Noxe mit einem epileptischen Anfall reagieren, und umgekehrt kann jede Form der Störung der normalen Hirnfunktion einen Anfall auslösen. Zentrales neurophysiologisches Phänomen eines jeden epileptischen Anfalles ist die abnorme, exzessive Erregung von Neuronenverbänden mit einer Störung der Erregungshemmung. Die Initiierung der pathologischen Erregung beruht auf einer Störung des Zellstoffwechsels und geht mit einer Depolarisation des Membranpotentials durch den schnellen Einstrom von Natrium- und Kalziumionen einher. Viele Medikamente und toxische Substanzen, die epileptische Anfälle auslösen, verringern die inhibitorische Wirkung des Neurotransmitters Gamma-Aminobuttersäure (GABA) oder verstärken den Effekt exzitatorischer Transmittersysteme wie Acetylcholin, Aspartat und Glutaminsäure.

Eine *gesteigerte Krampfbereitschaft* des Gehirns liegt vor, wenn bereits geringe Reize wie Schlafentzug, Fieber, Menstruation und psychische Belastungen zu einem epileptischen Anfall führen.

Die Auslösung eines epileptischen Anfalles ist an intakte Neurone gebunden, und die Vorstellung einer Anfallsauslösung durch eine Erregungsausbreitung in gliösen Narben ist überholt. Wohl kann jedoch der Einfluß von Narben und Nekrosen auf benachbarte Zellen eine epileptische Aktivität provozieren.

Die *Anfallsphänomenologie* hängt wesentlich von der Hirnreifung ab. Die langsam voranschreitende Myelinisation und Ausbildung der Synapsen im postnatalen Entwicklungsstadium führt dazu, daß die Krampfbereitschaft in den ersten vier Lebensjahren am größten ist und bestimmte Anfallsformen nur im Säuglings- und Kleinkindalter auftreten, z.B. BNS-Krämpfe und myoklonisch-astatische Anfälle.

Für wenige symptomatische Epilepsien, bei denen Krampfanfälle einen Teil der Symptome ausmachen, wurden die Genlokalisationen geklärt; zum Beispiel bei der *Progressiven Myoklonus-Epilepsie vom Typ Unverricht-Lundborg* im Cystatin-B-Gen. Beim mitochondrialen MERRF-Syndrom handelt sich um Mutationen der mitochondrialen DNS.

1.10.5. Befunde
1.10.5.1. Elektrophysiologie

Bedeutung für Diagnosestellung

Das **Elektroenzephalogramm (EEG)** leitet Potentialschwankungen ab, die bei der bioelektrischen Aktivität der Neurone entstehen. Hierzu werden Elektroden auf der Kopfschwarte angebracht, die die Potentiale ableiten und nach Verstärkung aufzeichnen. Anhand der Elektrodenplazierung und verschiedener Schaltschemata können die aufgezeichneten Wellen den jeweiligen Hirnregionen zugeordnet werden, so daß pathologische Befunde grob lokalisiert werden können.

Die Wellenform wird anhand der Frequenz wie folgt eingeteilt:

Normaler EEG-Ablauf

Das EEG wird in liegender, entspannter Position und bei geschlossenen Augen abgeleitet. Es zeigt typischerweise einen okzipital betonten Alpha-Wellen-Grundrhythmus mit Abflachung der Am-

Wellenform	Frequenz	Lokalisation	Bedeutung
Alpha-Wellen	8 - 13/sec.	okzipital betont	physiologischer Grundrhythmus
Beta-Wellen	14 - 30/sec.	frontal betont	vermehrtes Auftreten bei Anspannung und als Medikamenteneffekt (Benzodiazepine)
Theta-Wellen	4 - 7/sec.	keine bevorzugte Lokalisation	Ausdruck einer Allgemeinveränderung bei generalisiertem Auftreten, Bedeutung als Herdbefund (Theta-Fokus) bei lokalisiertem Vorkommen
Delta-Wellen	0,5- 3/sec.	keine bevorzugte Lokalisation	Ausdruck einer schweren Allgemeinveränderung bei generalisiertem Auftreten und als Herdbefund (Delta-Fokus) bei lokalisiertem Vorkommen

Tab. 1.30: Beschreibung der Wellenformen im Elektroenzephalogramm.

plituden nach frontal und temporal. Beim Öffnen der Augen kommt es zu einer Desynchronisation der Alpha-Wellen, d.h. der regelmäßige Grundrhythmus wird unterdrückt (Alpha-Blockade), und es treten unregelmäßige Beta-Wellen auf.

Pathologische EEG-Veränderungen

Schädigungen des Kortex, denn nur dieser wird bei der Ableitung eines EEG erfaßt, äußern sich im wesentlichen in:

- **Herdbefund**

  Unter einem Herdbefund versteht man das lokalisierte Auftreten von Wellenformen aus einem langsameren (selten auch schnelleren) Frequenzbereich als dem Grundrhythmus oder eine umschriebene Abflachung des Alpha-Grundrhythmus. Meistens handelt es sich um Wellen aus dem Theta- und Deltafrequenzbereich bei vorherrschendem Alpha-Grundrhythmus. Herdbefunde zeigen eine umschriebene Störung der bioelektrischen Tätigkeit des Gehirns an und sind ätiologisch unspezifisch

- **Allgemeinveränderungen**

  Allgemeinveränderungen (AV) sind diffuse Verlangsamungen des Grundrhythmus. Sie treten bei hirnorganischen Erkrankungen, Intoxikationen, Schädel-Hirn-Traumen und bei Epilepsie auf

- **epileptischen Potentialen**

  Unter epileptischen Potentialen versteht man das Auftreten pathologischer Wellenformen, die charakteristisch für epileptische Entladungen der Neurone sind. (☞ Abb. 1.77a-d mit steilen Wellen, Spike-wave, Poly-spike-wave, Spike-wave-Variante)

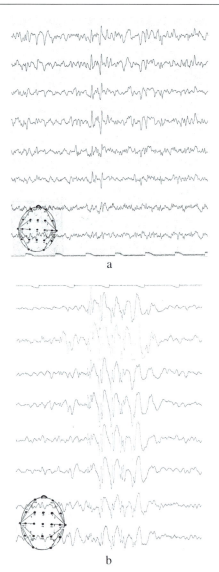

a

b

1.10. Epilepsien

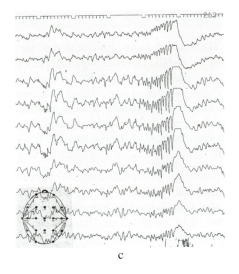

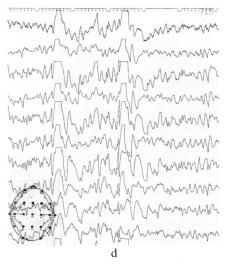

Abb. 1.77a-d: EEG mit epileptischen Entladungen. a) steile Wellen, b) Spike-wave-Komplexe, c) Polyspike-wave-Komplexe, d) Spike-wave-Varianten.

Provokationsmethoden

EEG-Befunde von Epilepsiepatienten sind im anfallsfreien Intervall in ca. 50 - 60 % normal. Da dem Nachweis epileptischer Potentiale bei der Diagnosestellung eine erhebliche Bedeutung zukommt, werden Provokationsmethoden während der EEG-Ableitungen angewandt, die die Sensitivität des EEG durch Auslösung pathologischer Veränderungen erhöhen. Hierzu zählen:

- Hyperventilation (forciertes tiefes Ein- und Ausatmen führt über das "Abrauchen" von CO_2 zu einer Alkalose und somit zu einer Verminderung der Hirndurchblutung)
- Photo-Stimulation (Provokation pathologischer Befunde durch Flackerlicht)
- Schlaf und Schlafentzug

Erweiterte EEG-Diagnostik

- *Video-EEG:* simultane Aufzeichnung des EEG-Befundes und des Patienten zur Korrelation klinischer Anfälle mit den entsprechenden EEG-Veränderungen
- *Langzeit-EEG*: Erfassung des EEG im Schlaf- und Wachzustand
- *Tiefenelektroden*: Anwendung von Ableiteelektroden, die als Sphenoidalelektrode oder Foramen-ovale-Elektrode an der Schädelbasis oder im Subarachnoidalraum plaziert werden.

Diese invasiven EsEG-Ableitetechniken werden nur in speziellen Zentren angewandt und dienen ebenso wie intrazerebrale Elektroden und mittels Kraniotomie eingebrachte subdurale Gitterelektroden der prächirurgischen Epilepsieabklärung.

Abschließend soll darauf hingewiesen werden, daß EEG-Befunde immer im Zusammenhang mit der Anfallsphänomenologie gesehen werden müssen.

> Epileptische Potentiale kommen auch bei Patienten vor, die keine Anfälle haben und somit nicht an einer Epilepsie leiden!
> Umgekehrt schließt ein normales EEG eine Epilepsie nicht aus!

Das EEG dient immer nur als Hilfsmittel, um die klinische Diagnose einer Epilepsie zu erhärten und eine korrekte Klassifikation zu ermöglichen. Diese ist unabdingbar für die Wahl des Antikonvulsivums und die Einschätzung der Prognose.

1.10.6. Klassifikation

Die Vielfalt der Phänomenologie der Epilepsien und deren Ursachen bedingen die Schwierigkeiten einer zufriedenstellenden Klassifikation. Der Klassifikationsvorschlag der Internationalen Liga gegen Epilepsie von 1989 (Epilepsieblätter 3 (1990) 70 - 79) hat sich für die Beantwortung wissenschaftlicher Fragestellungen weitestgehend durchgesetzt. Bei der nachfolgenden Beschreibung der epileptischen Anfallsformen und Epilepsien halten wir uns an die Einteilung in fokale (partielle) und generalisierte Epilepsien, ohne auf seltene Unterklassifikationen einzugehen.

1.10.6.1. Generalisierte Anfälle

Definition

Generalisierte Anfälle sind durch die pathologische Entladung von großen Neuronenverbänden in beiden Hemisphären gekennzeichnet. Primär generalisierte Anfälle ohne eine vorausgehende fokale Einleitung werden von sekundär generalisierten Anfällen mit der Einleitung durch einen fokalen Anfall unterschieden.

Des weiteren unterscheidet man zwischen generalisierten Anfällen mit (Grand-mal Anfall, Absencen) und ohne Bewußtseinsstörung (myoklonisch-astatische und myoklonisch-impulsive Anfälle).

Pathogenese

Generalisierte Anfälle können symptomatischer Genese sein oder eine genetische Ursache aufweisen. Die Mehrzahl der generalisierten *Epilepsien* beginnt in der Kindheit und während der Adoleszenz und ist idiopathischer Natur (kein struktureller Defekt nachweisbar, genetische Ursache).

1.10.6.2. Generalisierte tonisch-klonische Anfälle (Grand-mal Anfall)

Definition

Stereotyp verlaufende Anfälle, die durch einen phasenhaften Verlauf gekennzeichnet sind und mit einer maximalen Entladung der Neurone *beider Hemisphären einhergehen*. Gelegentlich kündigt sich ein Anfall bereits Tage vorher durch Prodromalerscheinungen wie erhöhte Irritabilität, depressive Verstimmung und vegetative Beschwerden (Übelkeit und Aufstoßen) an. Fokale Anfälle gehen bei etwa 15 % der Patienten dem Grand-mal Anfall voraus.

Nach diesen Vorzeichen verläuft der typische Grand-mal Anfall nach einem uniformen Muster. In engem zeitlichen Zusammenhang folgen eine *tonische* (Dauer 10 - 20 sec.), eine *klonische* (Dauer 30 - 60 sec.) und eine *postkonvulsive Phase* (Dauer 10 - 15 min.).

Pathogenese

Die Häufigkeit *primär* generalisierter tonisch-klonischer Anfälle ist in der Vergangenheit überschätzt worden, und insbesondere die Einführung des Video-EEG hat gezeigt, daß es sich meistens um *sekundär* generalisierte Anfälle handelt oder daß andere generalisierte Anfallsformen, wie z. B. Absencen, dem tonisch-klonischen Anfall vorausgehen.

Der generalisierte tonisch-klonische Anfall stellt die maximale Ausprägung des epileptischen Anfalls dar, während andere generalisierte Anfallsformen nicht in gleichem Umfang beide Hemisphären mit einbeziehen.

Da die Auswahl des Antikonvulsivums von der präzisen Unterscheidung zwischen primär und sekundär generalisierten tonisch-klonischen Anfällen abhängt, ist eine genaue Anfallsbeobachtung mit EEG-Registrierung, am besten im Video-EEG, entscheidend.

Typische Krankheitszeichen

- Die tonische Phase beginnt mit einer abrupt einsetzenden Muskelkontraktur. Durch die tonische Verkrampfung der Muskulatur stürzt der Patient zu Boden, gelegentlich unter Ausstoßen eines Stöhnlautes oder Schreies (Initialschrei)
- Nach kurzer Beugestellung der Arme setzt eine Streckhaltung der Extremitäten mit geballten Fäusten und einer Opisthotonusstellung von Rumpf und Nacken ein
- Das Gesicht ist verzerrt, die Bulbi sind nach oben oder zur Seite verdreht, und die Pupillen sind weit und lichtstarr
- Auftreten einer Bewußtlosigkeit
- Aufgrund einer zentralen Apnoe tritt eine Zyanose ein
- Das Nachlassen des Muskeltonus führt zu einem kurzen tremorähnlichen Beben mit einer Frequenz zwischen 4-8 Hz und dem Übergang zur klonischen Phase
- Die klonische Phase ist durch langsam zunehmende Myoklonien charakterisiert, die sich zu rhythmischen Muskelzuckungen steigern, so daß der gesamte Körper bebt (epilambanein: griech. - packen, jemand heftig ergreifen)

- Nach 30 - 60 sec. endet die klonische Phase. Die Phasen der Muskelrelaxation nehmen rasch zu und werden von stoßenden, schnappenden Atemexkursionen begleitet
- In der postkonvulsiven Phase kommt es zu einem kurzdauernden komatösen Zustand mit erloschenen Eigen- und Fremdreflexen und oft positivem Babinski-Reflex. Im weiteren Verlauf besteht ein unterschiedlich langer postiktaler Dämmerzustand mit langsamer Reorientierung
- Vegetative Symptome: Tachykardie, hypertone Blutdruckwerte, erhöhter Harnblasentonus mit Enuresis, reduzierter Sphinktertonus mit Enkopresis, vermehrte Salivation und Bronchialsekretion

Neben der Beobachtung des Anfalls ist eine genaue anamnestische Erhebung (Eigen- und Fremdanamnese) mit Angaben über Prodromalsymptome, eine eventuelle Einleitung durch einen fokalen Anfall und die Dauer der einzelnen Anfallsphasen wichtig.

Von besonderer Bedeutung ist es, nach einer tageszeitlichen Bindung des Auftretens der Anfälle zu fragen. *Aufwach-Grand-mal* ereignen sich nach dem Erwachen, werden durch Schlafmangel und Alkoholkonsum provoziert und sind häufig genetisch bedingt. Ein *Schlaf-Grand-mal* hingegen tritt aus dem Schlaf heraus auf und korreliert mit hirnorganischen Veränderungen.

Komplikationen

Bißwunde der Zunge (☞ Abb. 1.78) und Mundschleimhaut sowie Schürf- und Platzwunden sind eine nicht seltene Komplikation des Grand-mal-Anfalls. Schädelverletzungen mit sub- und epiduralen Hämatomen können ebenfalls vorkommen. Bei Rückenschmerzen nach dem Anfall sollte man immer die Möglichkeit von Wirbelkörperfrakturen erwägen.

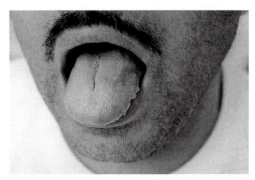

Abb. 1.78: Typischer links-lateraler Zungenbiß.

Befunde

> *Klinik*

Eine *postiktale* neurologische Untersuchung ist erforderlich, um fokale neurologische Ausfälle (z. B. eine *Todd'sche Parese*) festzustellen.

> *Elektrophysiologie*

EEG: Das iktale EEG (☞ Abb. 1.79) ist meistens artefaktgestört und liefert keine wesentliche über die klinische Beobachtung hinausreichende Zusatzinformation. Das interiktale EEG kann normal sein, einen Herdbefund oder generalisierte, subklinische Spike-wave-Komplexe aufweisen. Herdbefunde sprechen für eine fokale Läsion und eine sekundäre Generalisierung.

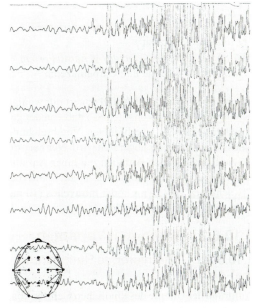

Abb. 1.79: EEG mit Beginn eines Grand-mal, tonische Phase.

Der *Schlaf-Grand-mal* zeigt häufig nur in der Schlafableitung pathologische Befunde, während der *Aufwach-Grand-mal* besonders nach Provokation generalisierte, hypersynchrone Potentiale aufweist.

Jeder *erste epileptische Anfall* erfordert eine gründliche Ursachenabklärung mit ganzkörperlicher Untersuchung, EEG-Diagnostik und einer Basis-Labordiagnostik.

Weiterführende apparative Untersuchungen sind CCT mit und ohne Kontrastmittel, MRT und evtl. funktionelle Untersuchungen wie SPECT.

Therapie

Die zunächst wichtigste Maßnahme besteht darin, den Patienten vor Verletzungen zu schützen. Scharfe und kantige Gegenstände sollten außer Reichweite des Patienten gebracht und der Kopf unterpolstert werden. Die Anwendung eines Gummikeils zur Verhinderung von Zungenverletzungen hat sich in der Praxis als nicht nützlich erwiesen, da dieser meist nicht rechtzeitig positioniert werden kann und Verletzungen nicht ausreichend sicher vermieden werden können.

Eine Indikation für eine medikamentöse Behandlung besteht beim Auftreten von zwei tonisch-klonischen Anfällen innerhalb von sechs Monaten.

> *Mittel der Wahl bei primär generalisiertem Grand-mal:* Valproat
> *Mittel der Wahl bei sekundär generalisiertem Grand-mal:* Valproat und Carbamazepin

Der typische Grand-mal Anfall dauert nur wenige Minuten und sistiert von allein, so daß von der generellen, leider weit verbreiteten Verabreichung eines Benzodiazepins abgeraten wird. Nur bei prolongiert verlaufenden Anfällen mit einer Anfallsdauer länger als 2 min sollte Diazepam rektal (bei Erwachsenen 20 - 30 mg) oder intravenös (10 mg in 10 min) verabreicht werden.

1.10.6.3. Grand-mal Varianten

1.10.6.3.1. Alternierende Hemi-Grand-mal-Anfälle

Aufgrund der Unreife des kindlichen Gehirns können im Säuglings- und Kleinkindesalter streng einseitige tonisch-klonische Anfälle auftreten, die innerhalb einer Anfallsserie zur kontralateralen Seite wechseln können.

1.10.6.3.2. Tonische Anfälle, klonische Anfälle und abortiv-Grand-mal

Grand-mal Anfälle können auch überwiegend tonisch *oder* klonisch verlaufen. Diese Anfallsformen werden vor allem im Kindesalter beobachtet. Sind die einzelnen Phasen des Grand-mal Anfalls unvollständig und fragmentarisch bezüglich der Abfolge, so spricht man von einem *abortiv-Grand-mal*.

1.10.6.4. Primär generalisierte epileptische Anfälle im Kindesalter

Definition

Aufgrund der unvollständigen kindlichen Hirnreifung gibt es verschiedene generalisierte Anfallsformen, die *altersgebunden* sind, d.h. daß sie nur in einem begrenzten Lebensalter auftreten, eine typische Anfallsphänomenologie und einen charakteristischen EEG-Befund aufweisen.

1.10.6.4.1. Blitz-Nick-Salaam-Anfälle (BNS-Anfälle, West-Syndrom)

Definition

BNS-Anfälle treten im ersten Lebensjahr (Krankheitsbeginn 3. - 8. Lebensmonat) auf und äußern sich durch generalisierte myoklonische Zuckungen. Man bezeichnet den Anfall als *Blitzkrampf*, wenn es zu einer Kopf-Rumpfbeugung mit Streckung der Arme und einer Beugung der Beine kommt. Bei einem *Nickanfall* fehlt die myoklonische Zuckung der Extremitäten, so daß sich der Anfall nur durch das Nicken des Kopfes äußert. Als *Salaam-Anfälle* werden langsame, tonische Beugebewegungen des Kopfes bezeichnet, die mit einem Überkreuzen der Arme vor der Brust einhergehen. Die Bezeichnung "Salaam-Anfall" geht auf die Ähnlichkeit mit dem orientalischen Gruß zurück.

Der Verlauf ist ungünstig, und es kommt häufig zu einem Übergang in andere Epilepsietypen.

Pathogenese

Es handelt sich um eine symptomatische Epilepsie, der in der Mehrzahl organische Hirnschäden zugrundeliegen (prä- oder perinatale Schädigungen, tuberöse Hirnsklerose, Gefäßmißbildungen, Migrationsstörungen oder Stoffwechselerkrankungen).

Typische Krankheitszeichen

- blitzartige Myoklonien oder langsame Beugekrämpfe mit Bewußtseinsstörung
- Auftreten in Serien von 10 und mehr Anfällen
- Manifestationsalter während des ersten Lebensjahres
- charakteristischer EEG-Befund (Hypsarrhythmie)
- auffallender neurologischer Befund (zerebrale Bewegungsstörung, psychomotorische Retardierung)

Befunde

▶ *Elektrophysiologie*

EEG: Interiktal besteht der typische Befund der Hypsarrhythmie mit multifokalen oder generalisierten polymorphen, hypersynchronen Potentialen und langsamen Wellen (☞ Abb. 1.80).

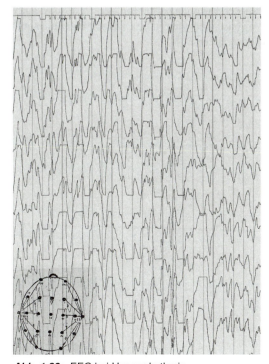

Abb. 1.80: EEG bei Hypsarrhythmie.

▶ *Bildgebung*

Neuroradiologisch lassen sich in einem hohen Prozentsatz strukturelle Veränderungen nachweisen.

Therapie

① Clonazepam (oder Nitrazepam) in Kombination mit Valproat.

② ACTH-Kuren (Synacthen) und Glukokortikoide.

1.10.6.4.2. Myoklonisch-astatische Anfälle

Definition

Durch einen blitzartigen Tonusverlust gekennzeichnete Anfallsform, die zu heftigen Stürzen ohne Bewußtseinsverlust führt. Den Stürzen gehen meistens myoklonische Zuckungen der Arme voraus. Bei leichten Erscheinungsformen können sich die Anfälle auch als Lidmyoklonien, sogenannte Blinzelanfälle, äußern.

Sind kindliche myoklonisch-astatische Anfälle mit tonischen Anfällen kombiniert, so spricht man vom *Lennox-Gastaut-Syndrom*.

Pathogenese

Strukturelle Hirnveränderungen wie bei den BNS-Anfällen sind häufig.

Typische Krankheitszeichen

- myoklonische Zuckung mit plötzlichem Tonusverlust und heftigem Sturz
- Manifestationsalter 2. - 6. Lebensjahr
- Auftreten nach dem Erwachen
- häufig Übergang in einen Status myoklonisch-astatischer Anfälle in Form eines Dämmerzustandes
- typisches Spike-wave-Variantmuster im EEG

Elektrophysiologische Befunde

Das iktale EEG zeigt den typischen Befund des Spike-wave-Variantmusters.

Therapie

Myoklonisch-astatische Anfälle, besonders das Lennox-Gastaut-Syndrom, sind überaus therapieresistent.

① Valproat oder Ethosuximid

② Topiramat oder Lamotrigin

③ ACTH und Kortikosteroide

④ Ketogene Diät (führt zu einer azidotischen Stoffwechsellage, die bei therapierefraktären Epilepsien des Kindesalters oft eine Besserung bringt)

1.10.6.5. Absencen (Petit-mal)

Definition

Die Absence besteht in einer unvermittelt einsetzenden, etwa 5 - 10 Sekunden anhaltenden Bewußtseinsstörung. Der Blick ist starr ins Leere gerichtet, und begonnene Tätigkeiten werden unterbrochen.

Einfache Absencen ohne Beeinträchtigung der Körperhaltung werden von *ausgestalteten Absencen* mit motorischen oder autonomen Begleitsymptomen unterschieden. Zu den motorischen Anfallsphänomenen zählen mild ausgeprägte Myoklonien der Augenlider, Mundwinkel und Extremitäten. Auch atonische Symptome mit leichter Beeinträchtigung der Körperhaltung kommen vor, so daß die Patienten gelegentlich Gegenstände aus der Hand fallen lassen oder leicht einknicken. Retropulsive Bewegungen des Kopfes und nach oben gerichtete Bulbi treten auf (Hans-guck-in-die-Luft), Stürze zählen jedoch nicht zum phänomenologischen Bild der Absencen.

Automatismen wie das Fortsetzen der Tätigkeit, der der Patient bei Anfallsbeginn nachging (Perseverationen) oder Kauen, Grunzen, Schmatzen und Nesteln werden bei 75 % der Patienten beobachtet.

Absencen können im Verlauf der meisten anderen Epilepsien auftreten, z.B. nach myoklonisch-astatischen Anfällen oder BNS-Anfällen.

Von einer **Pyknolepsie** (Friedmann-Syndrom) spricht man, wenn der Krankheitsbeginn zwischen dem 5. - 10. Lebensjahr liegt und die Absencen gehäuft auftreten. Bis zu hundert Anfälle pro Tag mit bevorzugtem Auftreten in den Morgenstunden kommen vor. Das weibliche Geschlecht ist bevorzugt betroffen. Die Kombination mit Aufwach-Grand-mal ist häufig.

Pathogenese

In den meisten Fällen wird eine genetische Disposition vermutet.

Typische Krankheitszeichen

- ohne Vorankündigung einsetzende Bewußtseinsstörung mit kurzem Innehalten und fehlender Ansprechbarkeit (seelische Pause)
- Tätigkeiten werden kurz unterbrochen, der Blick ist ins Leere gerichtet, es erfolgt keine Reaktion auf Ansprache
- plötzliches Ende des Anfalls, ohne daß die Patienten sich des abgelaufenen Anfalles bewußt sind
- typischer EEG-Befund mit bilateral synchronen, generalisierten Spike-wave-Komplexen um 3/s

Befunde

▶ *Klinik*

Der neurologische und psychomotorische Befund ist meistens unauffällig.

▶ *Elektrophysiologie*

Im iktalen EEG findet sich bei Absencen im Rahmen einer Pyknolepsie der charakteristische Befund von generalisierten 3/s-Spike-wave-Komplexen (☞ Abb. 1.81). Provokationsmethoden (Hyperventilation, Photostimulation) führen bei der Pyknolepsie häufig zur Auslösung einer Absence. Das interiktale EEG zeigt oft einen normalen Befund.

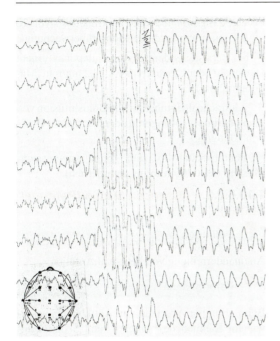

Abb. 1.81: EEG mit Beginn einer Absence mit 3/sec-Spike-wave-Komplexen.

Therapie

Bei Absencen im Rahmen einer Pyknolepsie: Ethosuximid oder Valproat führen in 80 - 90 % der Patienten zur Anfallsfreiheit.

Absencen im Rahmen anderer Epilepsieformen werden entsprechend den Therapierichtlinien dieser Entitäten behandelt.

1.10.6.6. Myoklonisch-impulsive Anfälle (Impulsiv-Petit-mal)

Definition

Myoklonisch-impulsive Anfälle sind durch bilateral synchrone, vereinzelte oder salvenartige, myoklonische Zuckungen insbesondere der oberen Extremität bei erhaltenem Bewußtsein charakterisiert. Die Myoklonien gehen mit schleudernden, ruckartigen Armbewegungen einher, so daß in der Hand befindliche Gegenstände unwillkürlich auf den Boden fallen oder weggeschleudert werden. Es besteht eine tageszeitliche Häufung der Anfälle in den Morgen- und Vormittagsstunden. Die Kombination mit Aufwach-Grand-mal ist typisch. Der Erkrankungsgipfel liegt zwischen dem 14. und 20. Lebensjahr.

Hinweise auf das Vorliegen myoklonisch-impulsiver Anfälle sind die Angabe von "schreckhaften Zuckungen" oder "elektrischen Schlägen".

Pathogenese

Es handelt sich um eine genuine Epilepsieform.

Typische Krankheitszeichen

- bilateral synchrone, myoklonische Zuckungen der oberen Extremitäten bei erhaltenem Bewußtsein
- salvenartiges Auftreten
- Anfallshäufung in den Morgenstunden
- Anfallsprovokation durch Schlafentzug und Alkoholgenuß

Elektrophysiologische Befunde

Charakteristisches iktales EEG mit Polyspike-wave Muster.

Therapie

① Valproat
② Ethosuximid oder Topiramat

1.10.6.7. Status epilepticus

Definition

Der Status epilepticus ist durch eine ununterbrochene Anfallsaktivität oder intermittierende Anfallsaktivität ohne zwischenzeitliches Erlangen des Bewußtseins über einen Zeitraum von mehr als 30 min. definiert.

Beim Auftreten von 6 hintereinander folgenden und voneinander abgrenzbaren Grand-mal Anfällen innerhalb von 24 Std. spricht man von einer Grand-mal Serie.

1.10.6.7.1. Grand-mal-Status

Pathogenese

Häufigste Ursachen eines Grand-mal Status sind der Alkoholentzug und das abrupte Absetzen der antikonvulsiven Medikation. Des weiteren kommen zerebrovaskuläre Erkrankungen, Infektionen des ZNS, metabolische Störungen, Intoxikationen, Tumoren, Traumen und Hypoxien (bes. nach kardialem Arrest) in Frage.

Der Grand-mal Status ist ein medizinischer Notfall und erfordert umgehend die Einleitung einer adäquaten Therapie. Die Mortalität schwankt in Abhängigkeit von der Grundkrankheit zwischen 8 - 20 %.

Typische Krankheitszeichen

- ununterbrochene Anfallsaktivität oder intermittierende Anfallsaktivität ohne zwischenzeitliches Erlangen des Bewußtseins über einen Zeitraum von mehr als 30 Minuten
- meistens Entwicklung aus einem sekundär generalisiertem fokalen Anfall

Klinische Befunde

Stellt der Grand-mal Status die erste epileptische Manifestation dar, so liegt zumeist eine organische Hirnerkrankung zugrunde:
- Hirntumor
- zerebrovaskuläre Erkrankung
- Enzephalitis
- Alkoholkrankheit
- medikamentöse Entzugssyndrome
  - Benzodiazepine
  - Barbiturate
  - Absetzen von Antikonvulsiva

Dementsprechend ist nach der Einleitung der medikamentösen Therapie eine Ursachenabklärung erforderlich. Hierzu gehören
- eine ausführliche Fremdanamnese (Medikamenten- und gegebenenfalls Anfallsanamnese)
- CCT mit KM zum Ausschluß eines Hirntumors oder einer zerebrovaskulären Erkrankung
- eine Lumbalpunktion zum Ausschluß einer (Meningo-) Enzephalitis

Allgemeine Maßnahmen und Therapie

① Atemwege freihalten, Sauerstoffgabe, venöser Zugang, Labor (Elektrolyte, Glukose, Antikonvulsivaspiegel, Toxikologiescreening, Leberwerte, Harnstoff, Kreatinin, CK, Blutgasanalyse), Messung der Vitalparameter (EKG, Blutdruckmonitoring, Temperaturmessung, Sauerstoffsättigung)

② 2 mg/min. Diazepam langsam i.v., bis die Anfälle sistieren

③ anschließend 250 mg Phenytoin i.v. über 10 min., danach Phenytoin-Dauertropfinfusion mit bis zu 50 mg/min und einer Maximaldosis von 20 mg/kg (nur unter cardialer Moniorüberwachung!)

④ bei persistierendem Status epilepticus erneut Diazepam oder Clonazepam i.v. (0,2 mg/min, Maximum 2 mg)

⑤ endotracheale Intubation und Bolusinfusion von Phenobarbital (100 mg/min oder bis zu einer Dosis von 20 mg/kg)

⑥ Pentobarbital bis zum "burst suppression-Muster" (EEG-Monitoring erforderlich)

1.10.6.7.2. Absencen Status (Petit-mal Status)

Definition

Aneinanderreihung von Petit-mal Anfällen.

Pathogenese

Beim abrupten Absetzen von Antikonvulsiva sowie im Rahmen des Alkohol- und Sedativaentzugs.

Typische Krankheitszeichen

- Patienten verharren regungslos, wirken ratlos und starren in die Ferne
- auf Ansprache erfolgt keine Reaktion
- gering ausgeprägte klonische Zuckungen
- EEG mit Nachweis des typischen 3/s Spike-wave Musters

Befunde

Häufig wird der Absencen Status mit einem Verwirrtheitszustand anderer Genese verwechselt.

Therapie

Clonazepam i.v.

1.10.6.7.3. Seltene Formen des Status epilepticus

Status komplex-partieller Anfälle

Der Status komplex-partieller Anfälle macht etwa 3 % aller Status epileptici aus. Die komplex partiellen Anfälle reihen sich aneinander, ohne daß der Patient während der einzelnen Anfälle das Bewußtsein komplett wiedererlangt. Die differentialdiagnostische Abgrenzung vom Petit-mal-Status ist klinisch oft nicht möglich, gelingt jedoch durch den Nachweis des charakteristischen generalisierten 3/s-Spike-wave-Musters im EEG beim Petit-mal-Status.

Therapie: Clonazepam i.v.

Status einfach-partieller Anfälle

Kontinuierliche motorische, sensorische oder autonome Phänomene aufgrund einer anhaltenden fokalen epileptischen Aktivität ohne sekundäre Generalisierung. Handelt es sich um motorische Entäußerungen in Form klonischer Zuckungen, so spricht man von einer Epilepsia partialis continua (auch *Kozevnikow-Epilepsie* genannt). Die Zuckungen sind meist auf eine Körperregion beschränkt und können tagelang bestehen. Häufig findet sich eine strukturelle Läsion oder eine Elektrolytstörung.

Therapie: Clonazepam.

1.10.6.8. Fokale (partielle) Anfälle

Definition

Fokale Anfälle sind durch umschriebene, auf begrenzte Hirnareale beschränkte oder langsam voranschreitende pathologische Nervenzellentladungen charakterisiert. Die Art der klinischen Phänomenologie hängt von dem betroffenen Hirnareal ab und kann einfacher oder komplexer Natur sein.

1.10.6.8.1. Einfach-fokale Anfälle

Definition

Einfach-fokale Anfälle sind auf ein umschriebenes Hirnareal innerhalb einer Hemisphäre begrenzt. Die resultierenden Symptome entsprechen den betroffenen Arealen und äußern sich als motorische, sensorische, autonome oder psychische Phänomene. Eine Bewußtlosigkeit tritt nicht auf.

Motorische Anfallsphänomene beginnen entsprechend der großen kortikalen Repräsentation bevorzugt an den Fingern oder perioral. Das Voranschreiten der motorischen Phänomene entspricht der Ausbreitung der pathologischen Erregung über den motorischen Kortex und wurde von Hughlings Jackson als "march of convulsion" bezeichnet und nach ihm auch als **Jackson-Anfall** benannt. Selten können die Anfälle auch auf die Gegenseite übergreifen. Sprachstörungen treten bei Beteiligung des prärolandischen Kortex in Form eines sog.

"Speech arrest" - einem Sistieren der sprachlichen Äußerungsmöglichkeit - auf. Vorübergehende Bewußtseinsveränderungen und psychische Alterationen können ebenfalls Manifestationen einfachfokaler Anfälle sein und werden häufig verkannt. Hierzu zählen die sogenannten "déjà vu"-Erlebnisse mit dem Gefühl des Bekannten, schon einmal Erlebten. In seltenen Fällen kommen auch psychiatrische Symptome wie Gedankendrängen oder Angstattacken vor.

Pathogenese

Es handelt sich um eine symptomatische Anfallsform mit vielfältigen Ursachen. In bis zu 90 % der Fälle findet sich bereits im CCT eine strukturelle Läsion. Nicht selten handelt es sich um Gliome oder sonstige Hirntumoren, Metastasen, arteriovenöse Malformationen oder kortikale Ischämien.

Typische Krankheitszeichen

- motorische Anfallsphänomene: unwillkürliche Bewegungen der Gliedmaßen, häufig an den Fingern beginnend und nach proximal voranschreitend
- Sprachstörungen in Form eines sog. "Speech arrest"
- sensorische Anfallsphänomene: Taubheitsgefühle und Kribbelgefühle, die häufig an den distalen Extremitäten auftreten
- autonome Anfallsphänomene: unbestimmte Gefühle im Bereich des Abdomens, Übelkeit, Blässe oder Gesichtsrötung, Geruchs- und Geschmackssensationen
- psychische Anfallsphänomene: vorübergehende Bewußtseinsveränderungen und psychische Alterationen, "déjà vu"-Erlebnisse

Befunde

▶ *Klinik*

Eine umfassende ganzkörperliche Untersuchung, Labordiagnostik, EEG und neuroradiologische Bildgebung sind zur Abklärung der Ursache erforderlich.

Nach fokal-motorischen Anfällen kann man häufiger eine vorübergehende Lähmung des vom Anfall betroffenen Körperteils feststellen. Bei dieser postparoxysmalen Parese - auch Todd'sche Parese genannt - könnte es sich um eine "Erschöpfung" und Erholungsbedürftigkeit der involvierten Neurone handeln. Es wird aber auch eine aktive Inhibition diskutiert. Die *Todd'sche Parese* sollte sich innerhalb einer Stunde zurückgebildet haben. Andernfalls müssen zerebrovaskuläre Ereignisse oder andere Läsionen in Erwägung gezogen werden.

▶ *Elektrophysiologie*

Im interiktalen EEG werden bei 40 - 80 % der Patienten mit einfach-fokalen Anfällen Spikes oder steile Wellen gefunden. Wendet man Provokationsmethoden an, so erhöht sich die Zahl der positiven Befunde auf 80 - 90 %. Bei allen Patienten mit einfach-fokalen Anfällen ist die Registrierung eines Schlaf- und Schlafentzugs-EEG erforderlich, da sich EEG-Veränderungen im Temporallappen häufig erst dann zeigen.

Fokale Kurvenverlangsamungen sind häufig zu beobachten und sind Ausdruck kortikaler struktureller Läsionen.

Therapie

① Carbamazepin oder Valproat

② Topiramat, Lamotrigin, Gabapentin als Kombinationspräparate

③ Phenytoin

④ Vigabatrin, Tiagabin

1.10.6.9. Benigne kindliche Epilepsie mit zentrotemporalen Spikes (Rolandische Epilepsie)

Definition

Häufigste Form der kindlichen fokalen Epilepsie mit Altersgipfel zwischen dem 7. und 10. Lebensjahr. Die Anfälle äußern sich durch sensomotorische Reizerscheinungen im Bereich des Mundes, der Zunge, des Gesichts und seltener auch des Pharynx und Larynx.

Aufgrund tonischer Verkrampfungen der Kaumuskulatur und einer Gesichtshälfte tritt eine Sprechstörung auf, die typischerweise über den Anfall hinaus für wenige Minuten andauert. Die Ausbreitung der Anfälle auf die laryngeale und pharyngeale Muskulatur führt zur Atembeklemmung und wird von den Kindern als äußerst unangenehm erlebt. Eine Generalisation mit Halbseitenanfällen und Grand-mal Anfällen kommt häufig vor. Die Prognose ist günstig.

Pathogenese

Auffallend ist das gehäufte Vorkommen von Fieberkrämpfen. Es liegt eine genetische Disposition vor, und bei 20 - 30 % der Geschwister findet man Spike-wave-Komplexe.

Typische Krankheitszeichen

- Auftreten nach dem Einschlafen oder im morgendlichen Leichtschlaf
- einseitige Mißempfindungen im Gesichts- und Mundbereich mit nachfolgenden tonischen Verkrampfungen und Zuckungen der Gesichtshälfte

Befunde

▶ *Klinik*

Der neurologische und psychiatrische Befund ist ebenso wie die neuroradiologische Diagnostik unauffällig.

▶ *Elektrophysiologie*

Das EEG zeigt fokale Spike-wave-Komplexe im Temporallappen.

Therapie

① Sultiam

② Sultiam in Kombination mit Carbamazepin

1.10.6.10. Adversivanfälle (versive Anfälle)

Definition

Fokale Anfallsform, bei der es zu tonischen und klonischen Blickkrämpfen mit Seitwärtsdrehung des Kopfes zur herdabgewandten Seite kommt. Meistens treten begleitend auch tonisch-klonische Zuckungen des abduzierten, gebeugten Armes auf, so daß der Eindruck entsteht, der Patient schaue den krampfenden Arm an. Das Bewußtsein bleibt i.d.R. erhalten, jedoch kommen auch sekundäre Generalisierungen vor. Oft liegt eine Läsion in der frontolateralen supplementär-motorischen Region vor.

Ergenyl: Das Valproat, über das man viel und gerne spricht.

Es gibt Leute, die sagen Ergenyl sei eine große Tablette.

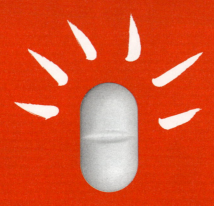

Dem können wir uns uneingeschränkt anschließen.

Die Größe eines Präparates zeigt sich nun wirklich nicht in der Form.
Gute Wirksamkeit – Zufriedenheit der Patienten und Verordner – die Tatsache, nach vielen Jahren noch im Gespräch zu sein: Das ist Ergenyl. In der Epilepsie immer noch eine feste Größe – und das nicht ohne Grund:

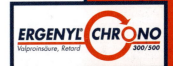

- Breite Wirkung bei allen Anfallsarten durch duales Wirkprinzip
- Wirksam bei Kindern und Erwachsenen
- Gute Verträglichkeit
- Flexible Dosierung: teilbare Tabletten und verschiedene Dosisstärken
- Hohe Sicherheit durch mehr als 30 Jahre Erfahrung in der Anwendung

Ergenyl: Ein Klassiker mit Zukunft. Eben eine große Tablette.

sanofi~synthelabo

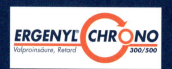

Ergenyl® Chrono 300/500
Wirkstoff: Natriumvalproat. **Zusammensetzung:** Ergenyl® Chrono 300: 1 Retardtabl. enth.: 200 mg Natriumvalproat u. 87 mg Valproinsäure (entspr. insg. 300 mg Natriumvalproat). Ergenyl® Chrono 500: 1 Retardtabl. enth.: 333 mg Natriumvalproat u. 145 mg Valproinsäure (entspr. insg. 500 mg Natriumvalproat). Ergenyl® Chrono 300/500: **Sonstige Bestandteile:** Eudragit, Glycerol, Macrogol, Talkum, Ethylcellulose, Methylhydroxypropylcellulose, Siliciumdioxidhydrat.
Anwendungsgebiete: Zur Behandlung von generalisierten Anfällen in Form von Absencen, myoklonischen und tonisch-klonischen Anfällen, fokalen und sekundär generalisierten Anfällen. Zur Kombinationsbehandlung bei anderen Anfallsformen, z. B. fokalen Anfällen mit einfacher und komplexer Symptomatik sowie fokalen Anfällen mit sekundärer Generalisation, wenn diese Anfallsformen auf die übliche antiepileptische Behandlung nicht ansprechen. Hinweis: Bei Kleinkindern ist Natriumvalproat nur in Ausnahmefällen Mittel erster Wahl; es sollte nur unter besonderer Vorsicht, nach strenger Nutzen-Risiko-Abwägung und möglichst als Monotherapie angewendet werden. **Gegenanzeigen:** Überempfindlichkeit gegen Valproinsäure; familiäre Lebererkrankungen, besonders wenn sie auf Arzneimittel zurückzuführen sind; Lebererkrankungen in der Anamnese und/oder manifeste schwerwiegende Leber- und Pankreasfunktionsstörungen; Geschwistertod unter Valproinsäuretherapie. Anwendung bei Kleinkindern, bei denen die gleichzeitige Behandlung mit mehreren Antiepileptika erforderlich ist. Das Risiko der Entwicklung einer Meningomyelozele (Inzidenz 12 % der Exponierten) ist während der Frühschwangerschaft erhöht. Daneben kommen, wie bei allen Antiepileptika, andere Fehlbildungen und ein fetales Antiepileptika-Syndrom vor, deren Entstehungsrisiko sich bei gleichzeitiger Einnahme von anderen Antiepileptika erhöht. Bei Frauen im gebärfähigen Alter sollte vor Beginn der Behandlung auf die Notwendigkeit von Planung und Überwachung einer evtl. Schwangerschaft hingewiesen werden. Bei Kinderwunsch und bei eingetretener Schwangerschaft, vor allem zwischen dem 20. und 40. Tag nach der Befruchtung, sollte Valproinsäure in der niedrigsten anfallskontrollierenden Dosis angewendet werden. Die Einnahme soll dabei so erfolgen, dass hohe Spitzenkonzentrationen im Blut vermieden werden und die Valproinsäurekonzentration im Blut einen möglichst gleichmäßigen Tagesverlauf zeigt. Zur Früherkennung von Schädigungen der Frucht werden diagnostische Maßnahmen wie Ultraschall und Alpha-Fetoprotein-Bestimmung empfohlen. Die Valproinsäurebehandlung sollte während der Schwangerschaft ohne ärztliche Zustimmung nicht unterbrochen werden, da ein plötzlicher Therapieabbruch oder eine unkontrollierte Dosisreduktion zu epileptischen Anfällen führen kann, die der Schwangeren und/oder dem Embryo Schaden zufügen können. Valproinsäure tritt in die Muttermilch über, jedoch in so kleinen Mengen, dass sie in therapeutischen Dosen im allgemeinen für das Kind kein Risiko bedeutet; Abstillen ist in der Regel nicht nötig. **Nebenwirkungen:** Gelegentlich werden möglicherweise dosisabhängig Gewichtszunahme oder -abnahme, erhöhter Appetit, Schläfrigkeit, vorübergehender Haarausfall, Tremor oder Parästhesien beobachtet. Selten werden Hypersalivationen, Diarrhö, periphere Ödeme, Leukopenie, Thrombozytopenie, Blutungen, Kopfschmerzen, Spastizität, Ataxie oder Verwirrtheit beobachtet. Valproinsäure kann zu einer erniedrigten Konzentration von Fibrinogen und/oder Faktor VIII führen sowie die sekundäre Phase der Plättchenaggregation hemmen und dadurch eine verlängerte Blutungszeit bedingen. Selten kommen dosisunabhängige tödliche Lebererkrankungen vor; am häufigsten betroffen sind Säuglinge und Kleinkinder unter 3 Jahren, die an schweren epileptischen Anfällen leiden, besonders wenn zusätzlich eine Hirnschädigung, psychische Retardierung und/oder eine angeborene Stoffwechselerkrankung vorliegen. Bei dieser Patientengruppe sollte Valproinsäure mit besonderer Vorsicht und als Monotherapie erfolgen. Die Erfahrung hat gezeigt, dass jenseits des 10. Lebensjahres die Häufigkeit der Lebererkrankungen deutlich abnimmt. In der Mehrzahl der Fälle wurden Leberschäden innerhalb der ersten 6 Monate der Therapie beobachtet, insbesondere zwischen der 2. und 12. Woche, und zumeist bei gleichzeitiger Anwendung anderer Antiepileptika. Besondere Aufmerksamkeit muss auf folgende Anzeichen einer Leberschädigung gerichtet werden: Verringerung der antiepileptischen Wirkung, die durch Wiederauftreten oder Zunahme epileptischer Anfälle gekennzeichnet ist, länger andauernde Krankheitszeichen wie Schwäche, Teilnahmslosigkeit, Müdigkeit, Appetitlosigkeit, Übelkeit und Erbrechen oder unklare Oberbauchbeschwerden, Bewusstseinsstörungen mit Verwirrtheit, Unruhe und Bewegungsstörungen. Hinsichtlich dieser Anzeichen sollten Säuglinge und Kleinkinder engmaschig überwacht werden. In seltenen Fällen wurden auch Erkrankungen der Bauchspeicheldrüse mit ähnlichen Beschwerden beobachtet. Zur labordiagnostischen Überwachung sollte eine Überprüfung der Leberfunktion (Transaminasen, Bilirubin, Gesamteiweiß), der Blutgerinnung (Thromboplastinzeit, Fibrinogen, Faktor VIII) und der Amylase im Urin durchgeführt werden. Die Laborwerte sind in jedem Fall vor Beginn der Therapie, dann zunächst in kurzen (nach 1, 3, 5, 7, 9 Wochen) und später in vierwöchigen Abständen bis zum Ende der ersten 6 Behandlungsmonate sowie bei akuten Anzeichen einer Leberfunktionsstörung oder einer Schädigung der Bauchspeicheldrüse zu überprüfen. Bei Jugendlichen und Erwachsenen sind in jedem Fall vor Therapiebeginn sowie im ersten Halbjahr monatliche Kontrollen des klinischen Befundes und der Laborwerte anzuraten. Der behandelnde Arzt sollte sich jedoch nicht ausschließlich auf die blutchemischen Parameter verlassen, da diese nicht in allen Fällen einer Leberfunktionsstörung abnorm sein müssen. Anamnese und klinisches Bild sind für die Beurteilung von entscheidender Bedeutung. Bei der Beurteilung der Laborwerte ist zu berücksichtigen, dass in Einzelfällen Werte der Leberenzyme auch unabhängig von einer Leberfunktionsstörung, insbesondere zu Beginn der Behandlung, vorübergehend erhöht sein können. Besondere Vorsicht ist geboten, wenn eine eindeutig verlängerte Thromboplastinzeit (erniedrigter Quick-Wert) von sonstigen veränderten Laborparametern begleitet ist, wie Erniedrigung von Fibrinogen und Gerinnungsfaktoren oder Anstieg von Bilirubin oder Leberenzymen. Bei der Beobachtung nicht dosisabhängiger Nebenwirkungen ist das Absetzen des Medikamentes angezeigt. Besteht der Verdacht, dass eine schwere Leberfunktionsstörung oder eine Schädigung der Bauchspeicheldrüse vorliegt, so muss die Valproinsäuretherapie sofort abgesetzt werden. Als eine vorbeugende Maßnahme ist auch das Absetzen anderer Substanzen anzuraten, die aufgrund des gleichen Metabolismus zu ähnlichen Nebenwirkungen führen können. In Einzelfällen kann das klinische Bild trotzdem fortschreiten. Die Einnahme von Valproinsäure führt nur sehr selten zu Abwehrreaktionen gegenüber körperfremden Stoffen. Trotzdem sollte bei Patienten, die Anzeichen einer Störung des Immunsystems (z.B. Lupus erythematodes) zeigen, der Einsatz nur unter sorgfältiger Abwägung von Nutzen und Risiko erfolgen. Vor chirurgischen oder zahnärztlichen Eingriffen, z. B. Ziehen eines Zahnes, ist der behandelnde Arzt zu informieren, die Blutgerinnung ist zu überprüfen. Patienten mit vorausgegangener Knochenmarkschädigung müssen streng überwacht werden. Bei Patienten mit Niereninsuffizienz muss der Anstieg an freier Valproinsäure im Serum in Betracht gezogen und die Dosis entsprechend reduziert werden. Dieses Arzneimittel kann auch bei bestimmungsgemäßem Gebrauch besonders zu Beginn der Therapie das Reaktionsvermögen so weit verändern, dass die Fähigkeit zur aktiven Teilnahme am Straßenverkehr oder zum Bedienen von Maschinen beeinträchtigt wird. Dies gilt in verstärktem Maße im Zusammenwirken mit Alkohol. **Wechselwirkungen mit anderen Mitteln:** Wirkungsverstärkung mit anderen Antiepileptika, Schlafmitteln, Neuroleptika und Antidepressiva. Von Bedeutung ist die Erhöhung der Phenobarbitalkonzentration durch Valproinsäure. Phenobarbital, Phenytoin und Carbamazepin können die Valproinsäurekonzentration vermindern. Eine mögliche Verstärkung der Blutgerinnungshemmung, insbesondere bei Säuglingen und Kleinkindern, ist bei gleichzeitiger Einnahme von gerinnungshemmenden Mitteln oder Acetylsalicylsäure zubeachten. Regelmäßige Kontrollen der Blutungszeit und/oder der Blutplättchenzahl werden empfohlen. Falsch-positive Reaktionen des Tests auf Ketonkörper im Urin möglich. Die Wirkung von empfängnisverhütenden Hormonpräparaten (Pille) wird nicht vermindert. **Dosierung und Art der Anwendung:** Soweit nicht anders verordnet, beträgt die Dosierung durchschnittlich für Kinder 20-30 mg pro kg Körpergewicht, für Erwachsene 20 mg pro kg Körpergewicht. Die Tagesdosis kann auf 1-2 Einzelgaben verteilt werden. Die Umstellung von konventionellen valproinsäurehaltigen Arzneimitteln auf Ergenyl® Chrono, teilbare Retardtabletten, ist vom behandelnden Arzt individuell vorzunehmen. Entscheidend hierfür ist das klinische Bild (Abnahme der Anfallsfrequenz) und der Plasmaspiegel der Valproinsäure. Ausführliche Dosierungsangaben enthält die Fachinformation. **Handelsformen:** Ergenyl® Chrono 300: 50 Stck. (N1), 100 Stck. (N2), 200 Stck. (N3), KP. Ergenyl® Chrono 500: 50 Stck. (N1), 100 Stck. (N2), 200 Stck. (N3), KP.

Verschreibungspflichtig. Stand: 3/00. Sanofi-Synthelabo GmbH, Potsdamer Straße 8, 10785 Berlin

sanofi~synthelabo

1.10.6.11. Komplex-fokale Anfälle

Definition

Komplex-fokale Anfälle sind durch eine Bewußtseinsstörung charakterisiert, die sich in Form fehlender Reaktion auf Umweltreize oder einer veränderten Wahrnehmung der Umwelt äußert. Diese Bewußtseinsstörung kann von Automatismen begleitet sein. Elektrophysiologisch sind komplex-fokale Anfälle durch einen fokalen Erregungsbeginn mit rascher Ausbreitung auf die kontralaterale Hemisphäre gekennzeichnet.

Komplex-fokale Anfälle können primär mit einer Bewußtseinsveränderung beginnen oder sich durch einfach-fokale Anfälle (60 % der Patienten) ankündigen.

Die einleitenden einfach-fokalen Anfälle (oder Auren) äußern sich oft in psychischen Symptomen, weswegen früher auch von *psychomotorischen Anfällen* gesprochen wurde ("motorisch" wegen der begleitenden Automatismen). Hierbei kann es sich um eine veränderte Wahrnehmung der Umwelt mit traumähnlichen Zuständen ("dreamy state"), Verkennung von Ort, Zeit und Handlung sowie Depersonalisation handeln. Dieser Zustand imponiert oft als Verwirrtheitszustand und muß von anderen Ursachen eines akuten Verwirrtheitszustandes abgegrenzt werden. Eine Affektänderung äußert sich meist als Angstgefühl und Unwohlsein, aber auch Wutäußerungen bis hin zu Glücksgefühlen sowie erotische Gedankeninhalte und Gesten werden beschrieben. Zu den Verkennungen und Halluzinationen zählen eine Vielzahl von optischen, akustischen, gustatorischen, olfaktorischen und somatosensorischen Phänomenen:

- *optische Phänomene:* Makropsien, Mikropsien, szenische visuelle Abläufe, monokuläre Diplopie
- *gustatorische und olfaktorische Phänomene:* seltsame Geschmacks- und Geruchswahrnehmungen

Nach dem einleitenden fokalen Anfall folgt eine kurzzeitige Bewußtseinsstörung, während derer der Patient umdämmert wirkt und oft Automatismen (komplexe unwillkürliche Verhaltensabläufe) zeigt, an die sich der Patient nicht erinnert. Die Automatismen können zu jedem Zeitpunkt des komplex-fokalen Anfalls auftreten und äußern sich in limbischen Symptomen wie Schmatzen, Kauen und Grunzen, Nesteln mit den Fingern und Händen, Scharren mit den Füßen sowie jeglicher Art des motorischen Handlungsablaufs (daher auch der Begriff des "Temporallappenanfalls" und des "limbischen Anfalls"). Auch eine stereotype Fortführung von Handlungen, die vor dem Einsetzen des Anfalls durchgeführt wurden, kommt vor, so daß die Patienten z.B. gestikulieren, wenn sie zuvor in ein Gespräch verwickelt waren.

Die klinische Unterscheidung der komplex-fokalen Anfälle entsprechend dem Ursprungsort der pathologischen Erregung in *Temporallappen- und Frontallappenanfälle* ist häufig schwierig. Als Anhaltspunkte dienen die höhere Anfallfrequenz bei der Frontallappenepilepsie, die kürzere Anfalldauer (< 30 sec.) und die komplexeren Automatismen mit bizarren, häufig sexuell getönten Bewegungen.

Pathogenese

Wie für die einfach-fokalen Anfälle, so gilt auch für die komplex-fokalen Anfälle, daß häufig strukturelle Hirnparenchymveränderungen zugrunde liegen und eine umfassende diagnostische Abklärung durchgeführt werden muß. Nach dem Temporallappen, der mit etwa 80 % der komplex-fokalen Anfälle den häufigsten Ursprungsort darstellt, folgt der Frontallappen.

Emotionen spielen bei der Auslösung der komplex-fokalen Anfälle eine größere Rolle als bei anderen Anfallstypen.

Typische Krankheitszeichen

- veränderte Wahrnehmung mit traumähnlichen Zuständen oder verändertem Zeiterleben
- veränderter Affekt mit Angstgefühl, Unwohlsein, aus dem Magen aufsteigendes Wärme- und Beklemmungsgefühl ("epigastrische Aura"), Wutäußerungen, seltener Glücksgefühle, erotische Gedankeninhalte und Gesten
- Verkennungen und Halluzinationen mit optischen, akustischen, gustatorischen, olfaktorischen und somatosensorischen Phänomenen
- Bewußtseinsstörung in Form fehlender Reaktion auf Umweltreize (bis zu 2 min. anhaltend)
- Automatismen mit komplexen unwillkürlichen Verhaltensabläufen

Automatismen bei komplex-fokalen Anfällen	
Kauen, Schlucken, Bewegungen der Lippen	70 % der Patienten
Grimassieren und Schreien	40 % der Patienten
Nesteln, ungezieltes Herumlaufen	30 % der Patienten
tonisch adversive Kopfdrehungen	10 % der Patienten

Tab. 1.32: Automatismen bei komplex-fokalen Anfällen.

Elektrophysiologische Befunde

Im iktalen EEG finden sich fokale, uni- oder bilaterale Spikes und Spike-wave Muster. Das postiktale EEG weist häufig eine generalisierte oder fokale Delta-Aktivität auf. Das interiktale EEG ist in 50 % der Patienten normal. Das Auffinden pathologischer EEG-Befunde kann durch Provokationsmethoden (Hyperventilation, Flackerlicht, Schlaf- und Schlafentzugsableitungen) und zusätzliche Ableiteelektroden auf 90 % gesteigert werden.

Zur exakten Lokalisation kommen Tiefenelektroden-Ableitungen zur Anwendung, die, als Sphenoidal- oder Foramen-ovale-Elektroden an der Schädelbasis plaziert, besonders die Sensitivität für temporomediale Herdbefunde erhöhen. Diese invasiven EEG-Ableitetechniken werden nur in speziellen Zentren angewandt und dienen - ebenso wie intrazerebrale Elektroden und mittels Kraniotomie eingebrachte subdurale Gitterelektroden - der prächirurgischen Epilepsieabklärung.

Differentialdiagnose

Aufgrund der Vielfalt der Symptomatologie und der Überschneidung mit psychiatrischen Krankheitsbildern ist die Liste der differentialdiagnostisch zu erwägenden Erkrankungen umfangreich.

- Synkopen
- transiente ischämische Attacken
- Absencen
- affektive Psychosen
- Migräne

Therapie

① Carbamazepin, Valproat

② Topiramat, Lamotrigin, Gabapentin als Kombinationspräparate

③ Phenytoin

1.10.7. Besondere Anfallsformen und -verläufe

1.10.7.1. Reflexepilepsie

Definition

Bei den Reflexepilepsien handelt es sich um reproduzierbar auslösbare epileptische Anfälle durch sensorische oder sensible Reize.

- Lichtreize, z. B. beim Fahren in einer Baumallee oder durch Stroboskoplichtanlagen in einer Diskothek (photogene Epilepsien)
- taktile oder thermische Reize (haptogenen Epilepsie)
- akustische Reize wie laute Geräusche (audiogene Epilepsie)
- Schreckreize ("Startle"-Epilepsie)

Phänomenologisch handelt es sich meistens um Absencen, myoklonische Anfälle und primär generalisierte Grand-mal-Anfälle. Kinder in der Pubertät sind am häufigsten betroffen.

1.10.7.2. Psychosen

Etwa 1 % aller Epilepsiepatienten entwickelt nach langer Krankheitsdauer eine Psychose, die sich durch Wahnvorstellungen, Halluzinationen, illusionäre Verkennungen und manisch-depressive Phasen äußert. Die epileptischen Anfälle sistieren beim Auftreten der Psychose, so daß man auch von einer "Alternativpsychose" spricht. War das EEG epilepsietypisch verändert, so stellt sich im Rahmen der Psychose eine Normalisierung ein (sog. forcierte Normalisierung). Durch eine Reduktion der antikonvulsiven Therapie läßt sich gelegentlich eine psychotische Episode unterbrechen.

1.10.7.3. Psychogene Anfälle

Psychogene Anfälle treten häufig im Wechsel mit epileptischen Anfällen auf und sind dann schwer voneinander zu unterscheiden. Psychogene Anfälle sind durch den dramatischen Anfallscharakter, die mögliche Unterbrechung durch äußere Reize, die variable Anfallssymptomatik und die situative Bindung charakterisiert.

1.10.7.4. Therapeutische Richtlinien

 Pharmakotherapie (☞ Tab. 1.31)

Die Indikation zu einer medikamentösen Langzeittherapie ist i. d. R. gegeben, wenn der Patient zwei oder mehr Anfälle innerhalb eines halben Jahres erlitten hat. Das Therapieziel ist die Anfallsfreiheit ohne eine Beeinträchtigung des körperlichen Wohlbefindens und der geistigen Leistungsfähigkeit. Nur bei etwa 50 % der Patienten kann dieser Anspruch realisiert werden. Bei weiteren 30-40 % der Epilepsiepatienten kann nur eine partielle Reduktion der Anfälle erreicht werden, und in 10-20 % besteht eine Therapieresistenz.

Bei der medikamentösen Einstellung ist auf eine langsame, stufenweise Dosissteigerung mit 4-7tägigem Abstand zu achten, da die meisten Antiepileptika initial zu Müdigkeit führen. Ein langsamer Dosisaufbau geht mit geringeren Nebenwirkungen einher und trägt so wesentlich zur Compliance des Patienten bei.

Prinzipiell ist bei der Epilepsiebehandlung eine Monotherapie anzustreben. Im Falle der Wirkungslosigkeit einer Substanz wird das Medikament langsam abgesetzt und durch ein Präparat einer anderen Wirkgruppe ersetzt. Die Medikamenteneinnahme wird nach befriedigender antiepileptischer Einstellung regelmäßig fortgeführt. Zur Beurteilung des Therapieerfolgs ist es erforderlich, daß der Patient einen Anfallskalender führt.

Epilepsiepatienten sind chronisch erkrankt und bedürfen einer engen, vertraulichen Arzt-Patienten-Bindung. Nur dadurch kann der Arzt in der erforderlichen Weise auf die Lebensführung des Patienten Einfluß nehmen, die für eine erfolgreiche Therapie unabdinglich ist.

Zur geregelten Lebensführung gehören:
- regelmäßiger Tag-/Nachtrhythmus
- Vermeidung starker emotionaler Reize und Streßsituationen
- Vermeidung von Alkohol
- Vermeidung gefährlicher Sportarten

Die medikamentöse Therapie kann langsam ausgeschlichen werden, wenn der Patient drei Jahre anfallsfrei ist und sich im EEG keine epileptischen Potentiale finden.

Die Bestimmung des Plasmamedikamentenspiegels ist sinnvoll, wenn trotz ausreichender Dosierung eine Therapieresistenz besteht, und sie gibt gleichzeitig Aufschluß über eine regelmäßige Medikamenteneinnahme. Eine routinemäßige Plasmaspiegelkontrolle ist nicht indiziert.

Ein spezielles Problem stellt die Betreuung von Epilepsiepatientinnen in der Schwangerschaft dar. Bei etwa 50 % nimmt die Schwangerschaft keinen Einfluß auf die Anfallsfrequenz, während bei 25 % entweder eine Zunahme oder eine Abnahme eintritt. Das Risiko eines fehlgebildeten Kindes liegt bei antiepileptischer Behandlung etwa 3 mal höher als in der Normalbevölkerung. Der erhöhten Fehlbildungsrate liegen sowohl teratogene Einflüsse der Antiepileptika als auch genetische Faktoren zugrunde (auch die Kinder männlicher Epilepsiepatienten haben eine höhere Fehlbildungsrate). Mit dem Begriff des fetalen Antiepileptikasyndroms wird eine Reihe von Fehlbildungen bei antiepileptisch behandelten Müttern beschrieben. Es handelt sich vor allem um akrofaziale Dysplasien, Mikrozephalien und Fehlbildungen der Fingerendglieder.

Das Fehlbildungsrisiko ist insgesamt nicht so groß, daß prinzipiell von einer Schwangerschaft abgeraten werden muß. Auch das Stillen ist - trotz geringer Konzentrationen von Antikonvulsiva in der Muttermilch - möglich. Es ist jedoch eine sorgfältige Kontrolle der antiepileptischen Therapie mit möglichst geringen Wirkspiegeln während der Schwangerschaft und der Stillperiode erforderlich. Aufgrund des erhöhten Vorkommens von Neuralrohrdefekten unter Valproat-Therapie im ersten Trimenon sollten eine sorgfältige sonographische Kontrolle und die Bestimmung des alpha-Fetoproteins im Fruchtwasser durchgeführt werden.

 Neurochirurgische Epilepsietherapie

Die neurochirurgische Therapie von Epilepsien bleibt spezialisierten Zentren vorbehalten und bedarf einer umfangreichen, technisch aufwendigen prächirurgischen Diagnostik, die eine hohe Kooperationsbereitschaft seitens des Patienten voraussetzt. Die prächirurgische Diagnostik hat die Lokalisation des Ursprungsorts zum Ziel. Hier

Medikamente	Anwendung	Nebenwirkungen	Dosierung	Plasmaspiegel
\multicolumn{5}{c}{Antiepileptika der 1. Wahl}				
Carbamazepin Carbagamma® Finlepsin® Fokalepsin® Sirtal® Tegretal® Timonil®	Sekundär generalisierte Anfälle, fokale Anfälle	Müdigkeit, Enzyminduktion in der Leber, allergisches Exanthem, Lyell-Syndrom Überdos.: Schwindel, Benommenheit, Übelkeit, Nystagmus	mit 2-3x100 mg/d beginnen, langsam bis auf 900 - 1200 mg/d steigern, max. 20 mg/kg KG	5 - 7 µg/ml
Valproat Convulex® Ergenyl® Leptilan® Orfiril® Myltroin®	primär gen. Grand-mal Anfälle, bes. Schlaf-Grand-maux, Absencen, myoklonisch-astat. Anfälle	Haarausfall, Gewichtszunahme, Gerinnungsstörungen, tox. Leberparenchymnekrose, Teratogenität (Neuralrohrdefekt), Überdos.: Übelkeit, Erbrechen, Benommenheit	wöchentlich um 300 mg bis auf 1200 mg/d steigern, max. 20 mg/kg KG	100 µg/ml
\multicolumn{5}{c}{Antiepileptika der 2. Wahl}				
Phenytoin Phenhydan® Zentropil® Epanutin®	primär gen. Grand-mal Anfälle	Gingivahyperplasie, Hypertrichose, Chloasma, Osteopathie, Kleinhirnatrophie, sensible Polyneuropathie, Überdos.: Schwindel, Übelkeit, Erbrechen, Nystagmus, Tremor, Ataxie	wöchentlich um 100 mg auf 3-5 x 100 mg/d, max. 6 mg/kg KG	14 - 23 µg/ml
Ethosuximid Petnidan® Pyknolepsinum® Suxilep®	Pyknolepsie, (myokln.-astat., myokln.-impulsive Anfälle)	Übelkeit, Erbrechen, Singultus, Kopfschmerzen	langsam bis auf 1200 mg/d steigern (alle 2 Wochen um 1/2 bis 1 Tab.), max. 20 mg/kg KG	40 - 80 µg/ml
Phenobarbital Luminal® Lepinal® Phenaemal® (Maliasin®)	Grand-mal-Epilepsie, bes. Aufwach-Grand-mal	initial Müdigkeit, Leistungsabfall, Obstipation, nach Jahren Polyfibromatose, Enzyminduktion in der Leber, cave: nicht abrupt absetzen ("Entzugssyndrom"!)	langsam bis auf 200 mg/d steigern (alle 2 Wochen um 1/2 bis 1 Tab.), max. 3 mg/kg KG	18 - 38 µg/ml
Primidon Mylepsinum® Liskantin® Resimatil®	Grand-mal-Epilepsie, fokale Anfälle	siehe Phenobarbital (Primidon wird in der Leber zu 25 % in Phenobarbital umgewandelt)	mit 1/4 Tbl. beginnend sehr langsam bis auf 1000 mg/d steigern (jede Woche um 1/4 Tab.), max. 15 mg/ kg KG	5 - 20 (Primidon) µg/ml 20 - 30 (Phenobarbital) µg/ml

Medikamente	Anwendung	Nebenwirkungen	Dosierung	Plasmaspiegel
add-on Antiepileptika				
Gabapentin Neurontin®	als Monotherapie: sekundär general. tonisch-klonische Anfälle, add-on: fokale Anfälle ab dem 12.LJ	Sedierung, Schwindel, Ataxie, Kopfschmerzen, Tremor	1200 mg/d bis 1,8 - 2,4 g/d	>2 mg/l
Lamotrigin Lamictal®	als Monotherapie: primär generalisierte Anfälle add-on: refraktäre fokale Anfälle, refraktäre atypische Absencen, generalisierte myoklonische Anfälle	Schläfrigkeit, Exantheme, Übelkeit, Erbrechen, Kopfschmerzen	je nach Kombination mit enzyminduzierenden Medikamenten Beginn mit 25 mg/d, nur sehr langsam steigernd (siehe Dosierungstabelle).	2 - 8 mg/l
Topiramat Topamax®	als Zusatztherapie bei Erwachsenen und Kindern ab 2 Jahren, wenn bei Standardbehandlung nicht anfallsfrei: fokale epileptische Anfälle mit oder ohne sekundärer Generalisierung, primär generalisierte tonisch-klonische Anfälle, epileptische Anfälle beim Lennox-Gastaut-Syndrom	Sedierung, Schwindel, Ataxie, Tremor, Ängstlichkeit, Verwirrtheit, Depression, Nystagmus, Psychosen	in der erste Woche von 25 bis 175 mg/d steigern, dann zwischen 200 - 400 mg/d, max bis 1000 mg/d	2 - 5 mg/l
Tiagabin Gabitril®	add-on: therapierefraktäre fokale Anfälle ab dem 12. LJ	Schwindel, Asthenie, Somnolenz	anfangs 7,5 - 15 mg/d in drei Dosen, Erhaltungsdosis: 15 - 30 mg/d, max. bis 70 mg/d	./.
Vigabatrin Sabril®	eingeschränkte Zulassung: nur für therapierefraktäres West-Syndrom	Sedierung, Schwindel, depressive Verstimmung, Schlafstörung, Kopfschmerzen Kontraind.: Schwangerschaft, Stillzeit, Niereninsuffizienz, depressive Psychosen	initial 0,5 g/d, Steigerung bis zu 4 g/d	50 - 100 mg/l
Felbamat Taloxa®	eingeschränkte Zulassung für therapierefraktäres Lennox-Gastaut-Syndrom	Thrombo-Leukopenie oder Panzytopenie, Übelkeit, Anorexie, Schwindel, Erbrechen	anfangs: 600 -1200 mg/d in 2-3 Dosen, dann bis max. 3600 mg/d erhöhen bzw. anpassen	32 - 82 µg/l

Tab. 1.31: Antikonvulsiva - Indikation, Nebenwirkungen, Dosierung (nur für Erwachsene) und Plasmaspiegel.

kommen EEG-Ableitungen mit Tiefenelektroden sowie neuroradiologische Methoden (Magnetresonanztomographie, Magnetresonanzspektroskopie, SPECT und PET) zur Anwendung. Bei symptomatischen Epilepsien mit einer nachweisbaren fokalen Läsion hat der neurochirurgische Eingriff die Resektion des epileptogenen Fokus zum Ziel. Bei fokalen Epilepsien ohne nachweisbare morphologische Veränderungen wird häufig eine selektive Amygdalohippokampektomie zur Ausschaltung des epileptogenen Fokus durchgeführt.

Psychische Veränderungen

Insgesamt finden sich bei etwa 50 % der Epilepsiepatienten psychopathologische Auffälligkeiten. Da die Epilepsie bei vielen Erkrankten Ausdruck einer statischen oder progredienten hirnorganischen Veränderung ist, verwundert dies nicht. Verallgemeinernden Beschreibungen, wie der einer "typischen epileptischen Wesensänderung", sollte allerdings mit großer Zurückhaltung begegnet werden. Das psychopathologische Bild, das der Patient bietet, ist vielmehr die Summe verschiedener Faktoren:

- *Hirnorganische Grundkrankheit*: Kognitive Leistungseinschränkungen bis zum Schweregrad einer Demenz oder Imbezillität treten vor allem bei metabolisch-degenerativen und genetischen Erkrankungen sowie bei schweren prä- und perinatalen Defektsyndromen und chromosomalen Aberrationen auf
- *Anfallsbedingte (iktogene) Hirnschäden*: Eine hohe Anfallsfrequenz prolongierter Grand-mal Anfälle verursacht Hirnschäden vor allem im Temporallappen in Form kortikaler Atrophien und Ammonshornsklerosen
- *Pharmakogenen Faktoren*: Phenobarbital, Primidon, Ethosuximid und Phenytoin können negativ-psychotrope Auswirkungen haben, die sich in Form einer Antriebshemmung und verminderter geistiger Leistungsfähigkeit äußern
- *Psychoreaktive Faktoren*: Auch heute noch bedeutet die Erkrankung an einer Epilepsie eine Stigmatisierung und führt häufig zu einer Ausgrenzung aus der Gesellschaft. Die Persönlichkeit des Patienten ist somit maßgeblich von der Reaktion der Umwelt auf seine chronische Erkrankung geprägt und resultiert oft in Selbstunterschätzung, mangelndem Selbstvertrauen und Unselbständigkeit

Soziale Aspekte

Aufgrund der Gefahr epileptischer Anfälle trotz adäquater antiepileptischer Therapie ergeben sich Maßregeln mit dem Ziel der Unfallverhütung vor allem im Beruf und im Straßenverkehr.

Die Form der Berufsausbildung hängt von den individuellen Gegebenheiten ab. Grundsätzlich gilt jedoch, daß Epilepsiepatienten keiner beruflichen Tätigkeit mit Schichtarbeit, Betätigung an offenen Maschinen und Arbeit auf Gerüsten nachgehen sollten.

➤ *Kraftfahrzeugtauglichkeit*

Auch wenn statistisch gesehen die Unfallhäufigkeit von Epilepsiepatienten nicht höher als in der Normalbevölkerung liegt und durch "Alkohol am Steuer" verursachte Unfälle etwa 300mal häufiger sind als durch epileptische Anfälle ausgelöste Verkehrsunfälle, gelten dennoch Richtlinien, die die Fahrerlaubnis einschränken:

1. Epilepsiepatienten mit manifesten Anfällen sind fahruntauglich.

2. Ausnahmen bestehen bei: einfach fokalen Anfällen ohne Bewußtseinsstörungen und ohne motorische, sensorische oder kognitive Behinderung für das Führen eines Fahrzeugs und bei denen nach mindestens 1jähriger Beobachtung keine relevante Ausdehnung der Anfallssymptomatik und kein Übergang zu komplex-fokalen oder generalisierten Anfällen erkennbar wurde; oder bei ausschließlich an den Schlaf gebundenen Anfällen nach mindestens 3jähriger Beobachtungszeit.

3. Fahrtauglichkeit (Führerscheinklasse 1,3,4 und 5) besteht:

a) nach einem einmaligen Anfall nach einer Beobachtungszeit von 3 -6 Monaten

b) wenn der Anfall an bestimmte Bedingungen geknüpft war (Gelegenheitsanfall bei z.B. Schlafentzug, Fieber etc.) und der Nachweis besteht, daß diese Bedingung nicht fortbesteht

c) wenn die neurologische Abklärung weder Hinweise auf eine ursächliche morphologische Läsion noch auf eine beginnende idiopathische Epilepsie ergeben hat

d) wenn nach Behandlung zwei Jahre Anfallsfreiheit besteht und kein erkennbares Risiko

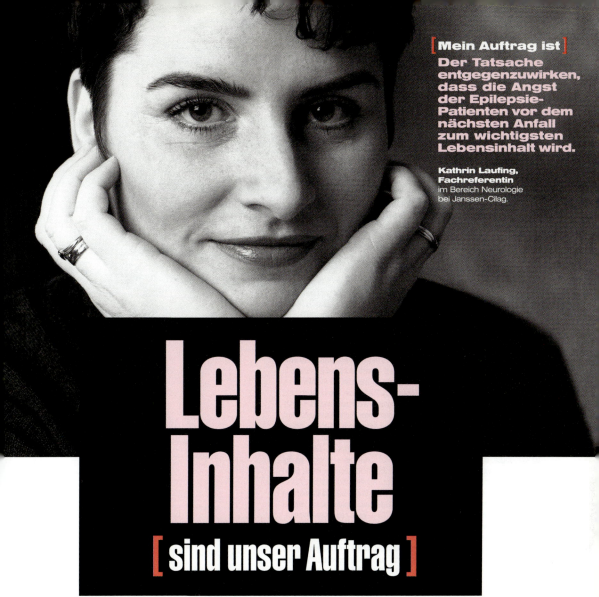

[**Mein Auftrag ist**]
Der Tatsache entgegenzuwirken, dass die Angst der Epilepsie-Patienten vor dem nächsten Anfall zum wichtigsten Lebensinhalt wird.

Kathrin Laufing, Fachreferentin im Bereich Neurologie bei Janssen-Cilag.

Lebens-Inhalte
[sind unser Auftrag]

Epilepsie-Patienten leben in der ständigen Angst vor dem nächsten Anfall. Zuhause. Am Arbeitsplatz. In der Freizeit. Ständig befürchten sie Verletzungen oder sind kompromitierenden Situationen ausgesetzt.

Topamax®, das moderne Antiepileptikum, kann Patienten die Angst vor dem nächsten Anfall nehmen. Topamax® ist hochwirksam und besitzt ein breites Wirkungsspektrum, unabhängig von der Anfallsfrequenz und der Begleitmedikation.

Dabei ist Topamax® gut verträglich*. Nicht nur für Erwachsene sondern **auch für Kinder ab 2 Jahren.**

Die Forderungen an eine zeitgemäße Epilepsie-Therapie: frühzeitige und vollständige Anfallsunterdrückung. Für ein Leben ohne Angst vor dem nächsten Anfall.

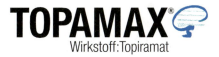

Ihr Kontakt zu uns: www.janssen-cilag.de

Topamax, 25 mg/- 50 mg/- 100 mg/- 200 mg Filmtabletten, Topamax, 25 mg Kapseln. Wirkstoff: Topiramat. **Zusammensetzung:** Arzneilich wirksame Bestandteile: 1 Filmtbl. Topamax 25 mg/- 50 mg/- 100 mg/- 200 mg enth. 25 mg, 50 mg, 100 mg bzw. 200 mg Topiramat. 1 Kapsel Topamax 25 mg enth. 25 mg Topiramat. Sonstige Bestandteile: Topamax Filmtabl.: Lactose-Monohydrat, Maisquellstärke, mikrokristalline Cellulose; Poly-(O-carboxymethyl)stärke, Natriumsalz, Magnesiumstearat, Carnaubawachs, Farbstoffzubereitungen. Diese enthalten Poly(O-2-hydroxypropyl, O-methyl)cellulose, Macrogol 400 u. Polysorbat 80 sowie abh. von d. Farbe, Titandioxid (E 171) u. Eisenoxide (E 172), Topamax 25 mg Filmtbl. enth. nur Titandioxid (E 171). Topamax Kapseln: Gelatine, Saccharose, Maisstärke, Povidon, Celluloseacetat, hochdisperses Siliciumdioxid, Natriumdodecylsulfat, Titandioxid (E 171), Farbstoffzubereitung. Diese enth.: Eisenoxid schwarz (E 172), ger. Wasser, Schellack, SDA 3A Alkohol, N-Butylalkohol, Poly(O-2-hydroxypropyl, O-methyl)cellulose, Propylenglycol, Ammoniumhydroxid, Dimeticon-Siliciumdioxid. **Anwendungsgebiete:** Zusatztherapie b. Erw. u. Kdrn. ab 2 Jahren mit fokalen epilept. Anfällen mit od. ohne sek. Generalisierung, primär general. tonisch-klon. Anfällen u. epilept. Anfällen b. Lennox-Gastaut-Syndrom, wenn sie b. Standardbhdlg. best. aus einem od. mehreren Antiepileptika nicht anfallsfrei waren. **Gegenanzeigen:** Bei bek. Überempf. gg. Wirkstoff od. sonst. Bestandteilen, Kdr. unter 2 Jahren, da keine ausr. Erfahr.. Schwangerschaft u. Stillzeit: Nach Einnahme i. d. Schwangersch., z. T. in Komb. mit and Arzneim., in mehreren Fällen Hypospadie; ein kausaler Zus.hang mit Topiramat ist bisher nicht gesichert. Anw. nur, wenn keine Therapiealternative zur Verfügung u. mögl. Nutzen das mögl. Risiko überwiegt. Wenn Anw. währ. d. Stillzeit notw., sollte nicht gestillt werden. Hinw.: Insbes. b. prädisp. Pat. kann Risiko für Nephrolithiasis erhöht sein. Um Risiko zu verringern, auf ausreich. Flüssigkeitszufuhr achten. **Nebenwirkungen:** Da klin. Erf. nur aus Studien stammen, in denen Topiramat zus. mit and. Antiepileptika gegeben wurde, ist es schwierig, die Nebenw. einem best. Arzneimittel zuzuordnen. Nebenw. traten vor allem zu Therapiebeginn in der Phase d. Dosisfindung auf u. betrafen in erster Linie das ZNS. Ereign. in einer Häufigkeit von mehr als 10 %: Müdigkeit, Schwindel, Ataxie, Sprach-/Sprechstörg., Nystagmus, Parästhesie, Tremor, Ängstlichk., Übelk., Gewichtsverlust, Benommenheit, psychomot. Verlangsamung, Nervosität, Gedächtnisstörg., Verwirrtheit, Depression, Konzentrations-/Aufmerksamkeitsstörg., Doppelbilder u. and. Sehstörungen, Appetitlosigkeit. Über die o.g. Nebenw. hinaus wurden in klin. Studien b. Kdrn. ab 2 J. zusätzl. folg. unerw. Ereign. beobachtet: Hyperkinesien, Halluzinationen. Gelegentl. traten auf: Agitation, Stimmungsschwankungen, aggress. Verhalten, emot. Labilität, Leukopenie. Weniger häufig: Psychose, psychot. Sympt., Geschmacksveränd., Erregung, kognitive Probl., Stimmungsschwankung, Koordinationstörg., Gangstörg., Apathie, abd. Beschw., Asthenie, Stimmungsprobl.. In Einzelf. thromboembolische Ereignisse. Kausalzus.hang mit Topiramat konnte nicht hergestellt werden. Gelegentl. Nephrolithiasis. Hinweis für Verkehrsteilnehmer: Topiramat wirkt auf d. ZNS u. kann bes. in der Anfangsphase d. Therapie Schwindel, Schläfrigkeit u. ähnl. Sympt. verursachen. Die Fähigkeit zur Teilnahme am Straßenverk. od. zum Bedienen v. Maschinen kann dadurch beeinträchtigt werden. Dies gilt in verstärkt. Maße im Zusammenw. mit Alkohol. **Wechselwirkungen:** Einfluss v. Topiramat auf and. Antiepileptika: Während klin. Studien keine klin. relev. Interakt. v. Topiramat mit Carbamazepin, Phenobarbital, Primidon u. Valproinsäure. B. gleichz. Therap. mit Phenytoin gelegtl. Anstieg d. Phenytoinkonzentr., daher b. jedem mit Phenytoin behand. Pat. mit Anz. einer Überdos. Kontrolle d. Phenytoin-Spiegel. Einfluss and. Antiepileptika auf Topiramat: Plasmakonzentr. v. Topiramat durch Phenytoin u. Carbamazepin vermindert. Wenn diese Arzneim. an- od. abgesetzt werden, kann Anpassung d. Topiramat-Dosis erforderl. sein. Keine Beeinfl. durch Valproinsäure. Obwohl pharmakokinet. Interakt. mit and. Arzneim. keine große Bedeutung zukommen dürfte, sind pharmakodynam. Interakt., z.B. mit zentral dämpfenden Wirkst., nicht auszuschließen. Digoxin: In klin. Studie nach Einmalgabe v. Topiramat Absinken d. Serumdigoxinspiegel um 12 %. Klin. Bedeutung nicht beurteilbar. Wenn Topiramat neu in d. Therapie aufgenommen od. abgesetzt wird, Kontrolle d. Digoxin-Plasmaspiegel. Orale Kontrazeptiva: In klin. Studie mit oralem Kontrazept. (Komb. v. Ethinylestradiol u. Norethisteron) unter Topiramat signifik. Abnahme d. Östrogenkomponente i. Blutspiegel; dadurch vermind. Wirksamk. v. Kontrazeptiva mit sehr niedr. Östrogendosis. Einnahme e. oralen Kontrazept. mit Östrogengehalt von nicht weniger als 35 µg/Tablette empf.. Ggf. zusätzl. and., nicht hormonelles Verhütungsmittel benutzen. And. Arzneimittel: Erhöhtes Nierensteinrisiko b. Kombin. mit and. Mitteln, die zu einer Nephrolithiasis prädisponieren. Gleichz. Einnahme solcher Mittel, insbes. v. Acetazolamid, Triamteren, Zonisamid u. Vit. C in Mengen > 2 g/d, vermeiden. **Stand der Information:** 02/2000. Verschreibungspflichtig. JANSSEN-CILAG GmbH, 41457 Neuss.

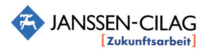

weiterer Anfälle besteht. Das EEG muß dabei nicht frei von für Epilepsie typischen Wellenformen sein, darf aber keine Zunahme von generalisierten Spike-wave-Komplexen und fokalen Sharp-waves oder eine persistierend verlangsamte Grundaktivität zeigen

e) bei operativ behandelten Epilepsiekranken nach einem anfallsfreien Jahr

f) nach Anfällen, die nur kurze Zeit nach Hirnoperationen oder Hirnverletzungen aufgetreten sind, nach einem anfallsfreien Intervall von einem halben Jahr.

4. Epilepsiepatienten sind für den gewerblichen Betrieb eines Kraftfahrzeugs (Führerscheinklasse 2) ungeeignet; Ausnahme ist eine nachgewiesene 5 jährige Anfallsfreiheit ohne antiepileptische Behandlung.

5. Der behandelnde Arzt muß den Patienten und dessen Angehörige über die Kraftfahrzeuguntauglichkeit unterrichten.

6. Uneinsichtige Patienten können der Zulassungsbehörde gemeldet werden, ohne daß eine Verletzung der Schweigepflicht vorliegt, da es darum geht, ein höheres Rechtsgut, die allgemeine Sicherheit, zu wahren.

7. Eine Kraftfahrzeugtauglichkeit ist gegeben, wenn der Patient unabhängig von der Therapie zwei Jahre anfallsfrei ist, im EEG keine epilepsietypischen Potentiale bestehen und keine schweren psychischen Störungen vorliegen.

1.11. Nicht-epileptische Anfallsformen

Definition

Aufgrund der phänomenologischen Vielfalt von epileptischen Anfällen ist es nicht selten problematisch, epileptische von nicht-epileptischen Anfallsformen zu unterscheiden. Unter "nicht-epileptischen Anfällen" versteht man motorische, sensorische und/oder psychische Symptome, die aufgrund ihrer Symptomatologie zunächst nicht ohne weiteres von epileptischen Anfällen zu unterscheiden sind. Immer ist eine exakte Anfallsbeschreibung, eine EEG-Aufzeichnung (möglichst ein iktales EEG mit Video-EEG und Provokationsmethoden) und eine gründliche Ganzkörperuntersuchung zur differentialdiagnostischen Abklärung erforderlich. Die besondere Bedeutung des iktalen EEG zur differentialdiagnostischen Abklärung ergibt sich aus der Tatsache, daß ein epileptischer Anfall fast immer mit EEG-Veränderungen einhergeht und somit die Unterscheidung von nicht-epileptischen Anfällen ermöglicht.

Einteilung

Zu den häufigsten nicht-epileptischen Anfallsformen gehören:

- *Psychogene Anfälle*:
  (☞ "Besondere Anfallsformen und -verläufe")
- *Tics*:
  wiederholte Bewegungsmuster ohne erkennbare Funktion, mit einem starken inneren Drang, die Bewegung ausführen zu müssen. Ticstörungen beginnen meistens im Gesichtsbereich und können sich auf die Nacken-, Schulter- und Rumpfmuskulatur und die oberen Extremitäten fortsetzen (z. B. Blinzeln, Räuspern, Schmatzen, Schulterzucken, Kratzen) oder äußern sich als Vokalisationstics. Neben genetisch bedingten Tics kommt es auch zu symptomatischen Erkrankungen nach Enzephalitis, Schädel-Hirn-Traumen und anderen ZNS-Läsionen
- *Gilles-de-la-Tourette-Syndrom*:
  extrapyramidale Bewegungsstörung mit repetitiven Bewegungsabläufen, die mit Räuspern, Schmatzen, Grimassieren und mit unwillkürlichen Lautäußerungen wie Echolalie (Wiederholung von Worten, die dem Patienten gegenüber geäußert wurden), Palilalie (zwanghafte Wiederholungen von Wort- und Satzteilen, häufig mit ansteigender Geschwindigkeit und Decrescendo) und Koprolalie (Ausstoßen obszöner Äußerungen) einhergeht. Begleitende Verhaltensstörungen sind häufig. Kindliche Tics und das Gilles-de-la-Tourette-Syndrom sind autosomal dominante Erkrankungen
- *Psychogene Aufmerksamkeitsstörungen*:
  treten besonders bei Schulkindern mit Konzentrationsstörungen auf und werden leicht mit Absencen verwechselt

1.11.1. Synkopen

Definition

Unter Synkopen versteht man episodische Störungen der Bewußtseinslage auf dem Boden einer zerebralen Zirkulationsstörung. Sie kündigen sich meist durch Schwindel- und Schwächegefühl an. Die Patienten sinken zu Boden, Puls und Blutdruck sind kaum meßbar. Nach wenigen Sekunden bis Minuten erlangen die Patienten wieder das Bewußtsein. Urininkontinenz und Zungenbiß sind selten, während einige myoklonische Zuckungen auftreten können.

Pathogenese

Die gemeinsame pathophysiologische Grundlage jeder Synkope ist die zerebrale Hypoperfusion, die durch nachfolgende Pathogenesen ausgelöst wird:

➤ *Kardiale Ursachen*
- *Arrhythmien*: Adams-Stokes-Anfall bei Brady-, Tachyarrhythmie, AV-Block, SA-Block, Sinusknotensyndrom
- *verminderte kardiale Auswurfleistung*: Kardiomyopathie, Herzvitien, nach Myokardinfarkt

➤ *Vaskuläre Ursachen*
- *vasovagale Synkope*: häufigste Form der Synkope, bedingt durch einen erhöhten Vagotonus mit peripherer Vasodilatation, venösem Pooling, Bradykardie und Abfall der kardialen Auswurfleistung. Auslöser sind langes Stillstehen, besonders bei Hitze und in überfüllten Räumen, unangenehme Eindrücke (ekelerregende Gerüche oder Anblicke), starke emotionale Anspannung oder starke Schmerzen
- *orthostatische Dysregulation* mit fehlender autonomer Gegenregulation nach dem Aufstehen: häufig bedingt durch Medikamente (Diuretika, Antihypertensiva, Nitrate, Vasodilatatoren, Kalziumkanalblocker, Phenothiazine, Levodopa, trizyklische Antidepressiva), lange Bettlägerigkeit, autonome Neuropathie (z. B. bei Diabetes mellitus, Amyloidose, alkoholische Neuropathie), Parkinson-Syndrom, Shy-Drager-Syndrom
- *Hypovolämie*, z. B. bei gastrointestinaler Blutung, Exsikkose
- *pressorische Synkope*: Hustensynkope: bei heftigen Hustenattacken kann es durch den erhöhten intrathorakalen Druck zu einer verminderten kardialen Auswurfleistung mit zerebraler Hypoperfusion kommen. Tritt besonders bei Adipösen, starken Rauchern und Patienten mit chronischer Bronchitis auf

➤ *Zerebrale Ursachen*
- *TIA* - jede Minderung der zerebralen Durchblutung im vorderen oder hinteren Hirnkreislauf kann zu einer Synkope führen. Häufig gehen flüchtige neurologische Ausfallserscheinungen voraus, wie z. B. Gesichtsfeldausfälle, Doppelbilder, Sensibilitätsstörungen. Unter einer "drop attack" versteht man Synkopen im Rahmen von vertebrobasilären Durchblutungsstörungen
- *Basilarismigräne*: (bes. bei jungen Frauen und Kindern; häufig begleitende Hirnstammsymptome und Verwirrtheitszustand)

➤ *Seltene Ursachen*
- *Miktionssynkopen*: bei Männern während der Miktion im Stehen (besonders nachts) auftretender Bewußtseinsverlust durch venöses Pooling in den Beinvenen
- *Schlucksynkopen*: meistens im Rahmen einer Glossopharyngeusneuralgie
- *Vena-cava-Syndrom* (supines Syndrom der Schwangeren) - in Rückenlage kann der Druck des Foeten auf die Vena cava inferior zu einer Kompression mit Minderung des venösen Rückstroms führen

Differentialdiagnose

- Epilepsie - im Gegensatz zu epileptischen Anfällen dauern myoklonische Zuckungen nur wenige Sekunden an; der Blutdruck ist kaum meßbar, und die Pupillen sind aufgrund des erhöhten Vagotonus miotisch
- Narkolepsie
- psychogene Bewußtseinsstörungen
- Hyperventilationstetanie
- Hypoglykämien
- postprandiale Synkopen (Dumping-Syndrom)

Typische Krankheitszeichen

- Schwindel- und Schwächegefühl, Schweißausbruch, Übelkeit, Verschwommensehen, "Schwarz-werden-vor-den-Augen" und Tinnitus

- kurz andauernde Bewußtlosigkeit mit kaum meßbarem Puls und Blutdruck
- bei einer vasovagalen Synkope führt der erhöhte Vagotonus zu einer aschfahlen Hautfarbe, Kaltschweißigkeit und Miosis

Befunde

▶ *Klinik*

Die Diagnose ergibt sich meistens aus einer ausführlichen Eigen- und Fremdanamnese. Bei über 60jährigen sind Synkopen in 34 % der Fälle kardial bedingt, in 37 % nicht-kardial ausgelöst, bei den restlichen Patienten kann die Ursache nicht geklärt werden. Als diagnostische Maßnahme ist ein Schellongtest hilfreich.

▶ *Elektrophysiologie*

EKG, Langzeit-EKG, Valsalva-Manöver und Schlag-zu-Schlag-Variation im EKG bei tiefer Inspiration (Überprüfung der autonomen Regulation), Kipptisch-Untersuchung mit Registrierung von Puls, Blutdruck und transkraniellem dopplersonographischen Monitoring, Dopplersonographie der extra- und intrakraniellen Halsgefäße, EEG (bei Verdacht auf Epilepsie).

Therapie

① Vasovagale Synkopen: Flachlagerung mit Hochlagern der Beine bis 90° führt zu einer raschen Normalisierung des venösen Rückstroms und der zerebralen Blutversorgung. Körperliches Training stabilisiert die Vasomotorenfunktion. Zusätzlich sollten die auslösenden Faktoren gemieden werden.

② Orthostatische Dysregulation: Es gelten die gleichen Regeln wie für die vasovagalen Synkopen. Zusätzlich sollte eine evtl. Medikation kritisch überprüft und mögliche Störungen des autonomen Nervensystems bedacht werden. Langsames Aufrichten aus dem Liegen und Sitzen sowie physikalische Maßnahmen wie Wechselbäder, Bürstenmassagen und Sport sind hilfreich. Nur ausnahmsweise und vorübergehend ist eine medikamentöse Behandlung mit Vasokonstriktoren sinnvoll (Etilefrin, Mineralokortikoid, Dihydroergotamin).

1.11.2. Hypersomnien

Definition

Unter Hypersomnien versteht man eine abnorme Verlängerung des Nachtschlafes und/oder das unwiderstehliche Schlafbedürfnis außerhalb der normalen Schlafphasen. Symptomatische Hypersomnien im Rahmen internistischer und neurologischer Erkrankungen können von idiopathischen Hypersomnien unterschieden werden.

Einteilung

Klinische Checkliste Hypersomnien		
symptomatisch	neurologische Ursachen	postenzephalitisch
		posttraumatisch
	internistische Ursachen	M. Addison
		chronische Elektrolytstörungen
		Hypothyreose
		Anämie
	medikamentös	Sedativa
		Antikonvulsiva
	Stimulantienentzug	
	Narkolepsie	
	Schlafapnoe-Syndrom	
	Kleine-Levin-Syndrom	
idiopathisch		
neurotisch oder psychogen		

1.11.3. Narkolepsie

Definition

Die Narkolepsie ist durch ein plötzlich auftretendes, imperatives Schlafbedürfnis charakterisiert, das mit Schlafattacken von wenigen Sekunden bis zu Stunden Dauer einhergeht und mehrfach am Tag auftreten kann. Die Patienten leiden unter einer chronischen Tagesmüdigkeit und Leistungsschwäche. Der Nachtschlaf ist durch häufiges Aufwachen und oberflächlichen Schlaf gekennzeichnet. Die Schlafattacken werden durch Wärme, Monotonie, kohlenhydratreiche Mahlzeiten, Lesen und Entspannung gefördert, aber auch starke emotionale Anspannung kann die Attacken auslösen.

Während der Schlafattacken sind die Patienten durch heftige Schmerzreize erweckbar.

Bei fast 50 % der Patienten mit narkoleptischen Schlafattacken treten kataplektische Anfälle, seltener auch Schlaflähmungen und hypnagoge Halluzinationen auf. *Kataplektische Anfälle* sind durch ein plötzliches Erschlaffen der Gesichts-, Nacken-, und Rumpfmuskulatur gekennzeichnet. Sie werden oft durch eine Gefühlsregung wie Lachen, Angst, Freude etc. getriggert, so daß man auch von einem *affektiven Tonusverlust oder "Lachschlag"* spricht. Gelegentlich sind auch die Extremitäten mitbeteiligt, so daß die Patienten hinstürzen, das Bewußtsein bleibt jedoch immer erhalten. Bei Kindern kann die differentialdiagnostische Abgrenzung zu myoklonischen oder astatischen Anfällen schwierig sein. *Schlaflähmungen* äußern sich als kurz dauernde Lähmungen beim Einschlafen oder Aufwachen (dissoziiertes Erwachen), die die Patienten in große Angst versetzen.

Hypnagoge Halluzinationen, traumartige, meistens angstbesetzte Erlebnisse während des Halbschlafs, sind Folge der Störung der normalen Schlafperiodik.

Der Erkrankungsgipfel der Narkolepsie liegt zwischen dem 18. und 25. Lebensjahr, und die Prävalenz beträgt 0,02-0,06 %. Die Erkrankung besteht lebenslang, jedoch nur wenige Patienten zeigen das klinische Vollbild mit Schlafattacken, Kataplexie, Schlaflähmungen und hypnagogen Halluzinationen. Monosymptomatische Verläufe mit alleinigen Schlafattacken sind sehr viel häufiger als polysymptomatische Formen.

Pathogenese

Man vermutet, daß genetische Faktoren zu einer Störung der schlafregulierenden Hirnstammzentren führen. Die meisten Patienten sind HLA-DR2-positiv. Charakteristischerweise besteht eine Störung des REM (rapid eye movement)-Schlafes mit REM-Aktivität beim Einschlafen (Sleep-onset-REM).

Typische Krankheitszeichen

Klinische Checkliste Narkolepsie

✓ chronische, imperative Tagesschläfrigkeit mit Schlafattacken

✓ Frequenz der Attacken 6-8/Tag, Dauer Sekunden (microsleeps) bis 30 Minuten

✓ zusätzlich in 50 % der Patienten kataplektische Lähmungen, seltener Schlaflähmungen und hypnagoge Halluzinationen

✓ Sleep-onset-REM

✓ Assoziation mit HLA-DR2

Befunde

▶ *Klinik und Elektrophysiologie*

Die Diagnosestellung erfolgt anhand der typischen Anamnese und wird erhärtet durch:

① normales EEG

② typische Polysomnographie mit REM-Phasen zu Beginn des Einschlafens (normalerweise treten REM Phasen 90 min. nach dem Einschlafen auf). Zur sicheren Abklärung können der MSLT (Multiple Sleep Latency test) und/oder der MWT (Maintenance of Wakefullness Test) hinzugezogen werden

③ HLA-DR2

Differentialdiagnose:

① symptomatische Hypersomnien

② paroxysmale hypo- und hyperkaliämische Lähmung (☞ Kap. 4.5.1.2.)

③ epileptische Anfälle (psychomotorische Anfälle, Absencen, myoklonisch-astatische Anfälle beim Kind und Jugendlichen)

④ psychogene Anfälle

⑤ Kleine-Levin-Syndrom

⑥ Schlafapnoe-Syndrom

Therapie

① Bei Anpassung des Tagesablaufs und der Berufstätigkeit mit kurzem Mittagsschlaf und leichter Kost kann in leichten Fällen auf eine Medikation verzichtet werden.

② Zur Therapie der Schlafattacken:
- Therapie der ersten Wahl: Modafinil (Vigil®) in 1-2 Einzeldosen, bei Nichtansprechen
- orale Verabreichung eines zentral wirksamen Stimulans, z. B. Amphetamin (10-40 mg/d in 2-3 Einzeldosen).

③ Bei Kataplexie: Therapieversuch mit Clomipramin oder Imipramin (regelmäßige Therapiepause erforderlich, da ein Wirkungsverlust nach Langzeittherapie eintritt).

1.11.4. Kleine-Levin-Syndrom

Definition

Seltene, tagelang andauernde Hypersomnie mit Eßattacken bei jungen Männern. Die EEG-Veränderungen ähneln denen bei Narkolepsie (sleep-onset REM).

1.11.5. Schlafapnoe-Syndrom

Definition

Das Schlafapnoe-Syndrom ist durch vermehrte Apnoephasen während des Schlafes charakterisiert, die von unregelmäßigen, schnarchenden Atemzügen abgelöst werden. Definitionsgemäß werden mehr als 30 Apnoephasen pro Nacht von mehr als 10 Sekunden Dauer als pathologisch angesehen. Häufig weisen die Patienten Hunderte von Apnoephasen während einer Nacht auf. Hierdurch kommt es zu einer gravierenden Fragmentation des Nachtschlafs mit Wachphasen, Tagesmüdigkeit mit kurzen Schlafepisoden und unspezifischen Symptomen wie Kopfschmerzen, nachlassender Leistungsfähigkeit, depressiver Verstimmung und Persönlichkeitsveränderung.

Gravierende Folgeerscheinungen der Apnoephasen sind eine alveoläre Minderbelüftung mit Hypoxie und Hyperkapnie, eine pulmonale Hypertonie mit Cor pulmonale, eine kompensatorische Polyglobulie und eine Enzephalopathie. Vom Schlafapnoe-Syndrom sind typischerweise adipöse Männer betroffen (Männer:Frauen = 10:1).

Pathogenese

Es handelt sich um eine Kombination aus einer Störung der Atemregulation und des Schlaf-Wach-Rhythmus. Eine mechanische Obstruktion der oberen Luftwege spielt bei den meisten Patienten eine Rolle. Viele Patienten weisen eine erhebliche Adipositas auf, und es bestehen häufig Fettpolster im Nacken mit konsekutiver Verengung des Oropharynx.

Schlafapnoe-Syndrom	
obstruktive Schlafapnoe	• Obstruktionen der oberen Luftwege durch: - angeborene Abnormalitäten - Akromegalie - Achondroplasie - Adipositas - neuromuskuläre Erkrankungen (bes. dystrophische Myotonie)
zentrale Schlafapnoe	• Hirnstammläsionen - vaskuläre Läsion - Tumor - Entzündung • Syringomyelie

Tab. 1.33: Ursachen des Schlafapnoe-Syndroms.

Typische Krankheitszeichen

- Dem Lebenspartner fallen häufige, nächtliche Apnoephasen mit vertiefter, schnarchender Atmung (bis 80 dB) und frustranen Atemexkursionen auf
- Chronische Hypoxie und Hyperkapnie führen zu einer Polyzythämie, einer pulmonalen Hypertonie, zu einem Cor pulmonale und zu einer Enzephalopathie, die sich in einer Störung der intellektuellen Leistungsfähigkeit und Tagesmüdigkeit äußert. Daneben sind regelmäßig eine Adipositas und arterielle Hypertonie zu finden

Befunde

▶ *Elektrophysiologie*

Eine polygraphische Schlafableitung ist die wichtigste diagnostische Untersuchungsmethode zur Evaluierung der Schlafapnoe. Je nach Anzahl der verfügbaren Aufzeichnungskanäle werden folgende Parameter aufgezeichnet:

① Sauerstoffsättigung des Blutes: Absinken bis zu 50 % mit sägezahnartig konfigurierter Sauerstoffsättigungskurve, progressiver Hypoxie und rascher Erholungsphase

Wirbelsäule

2. Wirbelsäule

Das Kapitel "Wirbelsäule" befaßt sich systematisch mit den Erkrankungen des Rückenmarks. Die Überschrift sowohl des vorangegangenen Kapitels "Kopf" als auch die Zusammenfassung der folgenden Erkrankungen unter dem Leitwort "Wirbelsäule" soll der Tatsache Rechnung tragen, daß ein wesentlicher Teil der pathologischen Prozesse des Gehirns und des Rückenmarks nicht von den zentralnervösen Strukturen selbst, sondern von den umgebenden Hirnhäuten bzw. den benachbarten Weichteil-, Knochen- und Bandscheibenstrukturen oder den Gefäßen ausgeht.

Das Rückenmark stellt mit seinen absteigenden motorischen und sympathischen Fasersystemen und den aufsteigenden sensiblen Bahnen ein gebündeltes Leitungssystem dar. Die strenge Gliederung und Anordnung dieser Faserstränge im Rückenmarksquerschnitt (☞ Abb. 2.1) bedingt, daß durch Prozesse, die von vorn, hinten oder von lateral raumfordernd einwirken oder den gesamten Querschnitt erfassen bzw. zentral im Myelon auftreten, typische klinische Bilder erzeugt werden, deren Kombinationen aus motorischen, sensiblen und/oder vegetativen Ausfällen zu Syndromen (siehe unter "Einteilung") zusammengefaßt werden.

Eine weitere Einteilung kommt durch die segmentale Gliederung nach der Austrittshöhe der jeweiligen motorischen und sensiblen Wurzeln zustande. Während bei der sensiblen Innervation eine Zuordnung eines Hautareals zu einem Segment im Verhältnis 1:1 besteht (☞ Abb. 2.2), werden die Muskeln weitgehend durch mehrere Segmente gleichzeitig versorgt (☞ Abb. 3.1, Kapitel peripheres Nervensystem). Das hat zur Folge, daß ein Ausfall nur eines Segments bzw. einer Wurzel nie eine vollständige Lähmung des Muskels bedingt.

Weiter ist zu beachten, daß das Myelon während des Wachstums nicht die gleiche Längenausdehnung wie die Wirbelsäule mitmacht. Dadurch steigt der kaudale Abschnitt des Rückenmarks, der Conus medullaris, gegenüber den lumbalen Wirbelkörpern bis in die Höhe des 1. Lendenwirbels scheinbar an (Aszensus des Rückenmarks). Die lumbalen und sakralen Wurzeln nehmen daher einen langen intraspinalen Verlauf (Cauda equina), bis sie das jeweilige Foramen erreichen und den Spinalkanal verlassen. Folglich sind bei lumbalen Prozessen unterhalb von LWK_1 keine zentralen Ausfälle mehr zu erwarten, sondern nur noch periphere Wurzelausfälle (☞ Kap. 3.1.1. ff.).

Gleichzeitig bedeutet diese inkongruente Längenausdehnung, daß im thorakalen Bereich die Rückenmarkssegmente nicht mit den Wirbelkörperhöhen identisch sind (☞ Abb. 3.7), wie das noch im zervikalen Abschnitt der Fall ist.

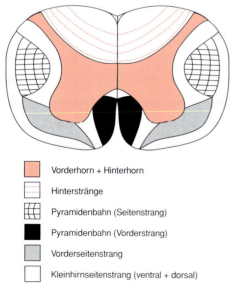

Vorderhorn + Hinterhorn
Hinterstränge
Pyramidenbahn (Seitenstrang)
Pyramidenbahn (Vorderstrang)
Vorderseitenstrang
Kleinhirnseitenstrang (ventral + dorsal)

Abb. 2.1: Rückenmarksquerschnitt im zervikalen Segment.

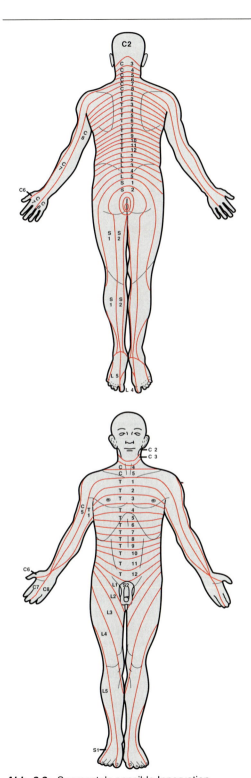

Abb. 2.2: Segmentale sensible Innervation.

Einteilung

Aus der somatotopischen Gliederung (☞ Abb. 2.1) des Rückenmarks und der jeweiligen Höhenzuordnung - ob zervikal, thorakal oder lumbal - ergeben sich die folgenden vier typischen Rückenmarkssyndrome:

- **Hinterstrangsyndrom**
- **zentrales Rückenmarkssyndrom**
- **spinales Halbseitensyndrom (Brown-Séquard-Syndrom)**
- **Querschnittssyndrom**

Das **Hinterstrangsyndrom** (Gollscher und Burdachscher Strang) ist durch eine Herabsetzung der Berührungsempfindung (Hypästhesie) und des Vibrationsempfindens (Pallhypästhesie) gekennzeichnet (Abb. 2.3). Die einfachste Form dieser Störung ist die Aufhebung der Fähigkeit, eine Berührung zu lokalisieren (Allästhesie), die der Patient als eine unspezifische Andersartigkeit der Berührungsqualität empfindet. Durch die Herabsetzung des Berührungsempfindens kann der Patient auf die Haut geschriebene Zahlen nicht erkennen. Auch die Differenzierung zweier gleichzeitig nebeneinander gesetzter Reize oder zweier am gleichen Ort sukzessiv applizierter Reize kann nicht mehr geleistet werden.

Bei einer Reizung des Hinterstrangsystems resultieren im zugehörigen Hautareal (Dermatom) unangenehme sensible Reizerscheinungen (Parästhesien).

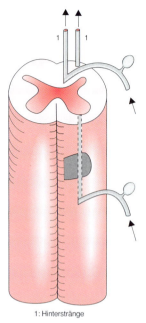

1: Hinterstränge
Abb. 2.3: Läsion der Hinterstränge.

Im Gegensatz zu den Ausfällen bei einer Störung der Hinterwurzeln ist beim Hinterstrangsyndrom der Reflexbogen nicht unterbrochen. Daher sind die Muskeleigenreflexe in den zu den betroffenen sensiblen Dermatomen gehörenden Segmenten nicht erloschen oder herabgesetzt und der Muskeltonus normal.

Zum **zentralen Rückenmarkssyndrom** (Abb. 2.4) gehören die gleichzeitige **zentrale spastische Lähmung** und eine **dissoziierte Sensibilitätsstörung**. Diese Sensibilitätsstörung wird durch die Läsion der Vorderseitenstränge (Schmerz- und Temperaturempfinden) bedingt. Die Verteilung der Sensibilitätsstörung wird als "dissoziiert" bezeichnet, weil sie sich auf der gegenüberliegenden Körperseite der Berührungsempfindungsstörung nachweisen läßt. Hintergrund ist die Tatsache, daß die Hinterstrangfasern erst auf Hirnstammniveau im Lemniscus medialis zur Gegenseite kreuzen, während die Vorderseitenstrangfasern noch auf Eintrittsniveau im Bereich der vorderen Kommissur der Rückenmarks diese Kreuzung vollziehen. Durch die erhebliche Einsenkung des Sulcus ventralis geschieht diese Kreuzung in der räumlichen Nähe der zentralen Myelonanteile, weswegen die dissoziierte Sensibilitätsstörung auch beider Körperhälften unterhalb einer zentralen Rückenmarksläsion zum Syndrom dazugehört. Aus der gleichen räumlichen Anordnung sind die um den Sulcus centralis angeordneten vorderen Pyramidenbahnanteile betroffen, was zu den spastischen Lähmungen in den kaudal gelegenen Körperpartien führt.

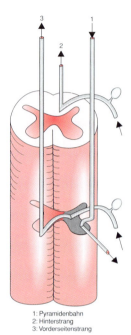

1: Pyramidenbahn
2: Hinterstrang
3: Vorderseitenstrang
Abb. 2.4: Läsion der zentralen Rückenmarkanteile.

Das **Brown-Séquard-Syndrom** ist auf eine Läsion jeweils einer Rückenmarkshälfte (spinales Halbseitensyndrom) zurückzuführen. Durch die Läsion der Pyramidenbahn und des Hinterstrangs, die erst auf Hirnstammniveau kreuzen, kommt es auf der gleichen Seite unterhalb der Läsion zu einer spastischen Lähmung und Störung der Hinterstrangqualitäten, wie Berührung, aber auch Vibrations- und Lagesinn (Tiefensensibilität). Durch die Beteiligung auch des Vorderseitenstrangs, dessen Fasern auf den darunterliegenden Niveaus bereits gekreuzt haben, ist auf der gegenüberliegenden Körperseite eine dissoziierte Sensibilitätsstörung vorhanden (Abb. 2.5). Zusätzlich können auf dem Niveau der Läsion durch die unmittelbare Beteiligung der Vorderhornzellen in diesem Segment schlaffe Lähmungen nachweisbar sein, außerdem Irritationen der Hinterwurzel im Sinne von Parästhesien im betroffenen Dermatom.

2.1. Entzündungen

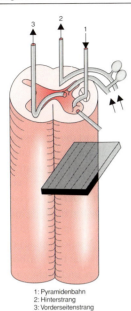

Abb. 2.5: Läsion beim Brown-Séquard-Syndrom.

Das klinisch häufigste Syndrom einer Rückenmarksläsion ist das einer **Querschnittslähmung**. In einem solchen Fall sind alle auf- und absteigenden Fasersysteme unterbrochen (Abb. 2.6). Die Konsequenz ist eine beidseitige zentrale Lähmung unterhalb der Läsion, begleitet von einer Aufhebung sowohl der Oberflächen- als auch der Tiefensensibilität. Da auch die zentralen vegetativen Bahnen betroffen sind, ist die Blasen- und Mastdarmsteuerung ausgefallen. Es tritt ein Harn- und Stuhlverhalt auf. Die Blase und der Mastdarm sind auf ihre eigene autonome Steuerung angewiesen. Dies bedeutet, daß nur noch Entleerungen bei Überdehnung der Wandspannung (z. B. Überlaufblase, atone Blase) möglich sind. Unterhalb der Rückenmarksläsion sind auch das thermoregulatorische Schwitzen und die Piloarrektion aufgrund der gleichen Faserbeteiligung ausgefallen. Erst später entwickelt sich eine spastische Blasenentleerungsstörung (Reflexblase), die durch die rein reflektorische Steuerung der Blasenfunktion auf spinalem Reflexbogenniveau bedingt ist. Klinisch äußert sich diese Störung durch einen imperativen Harndrang, begleitet von nur geringen geförderten Harnmengen und nur geringer Blasenfüllung.

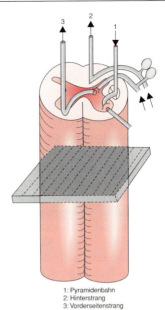

Abb. 2.6: Läsion bei Querschnittslähmung.

2.1. Entzündungen

Im Bereich des Spinalkanals werden die entzündlichen Erkrankungen durch die Dura mater auf zwei verschiedene Kompartimente begrenzt. Zu unterscheiden sind die Entzündungen des Intraduralraums und die des Extra- bzw. des Epiduralraums. Zu **intraduralen Entzündungen** kommt es ganz überwiegend über einen hämatogen metastatischen Infektionsweg, oder die Infektion breitet sich entlang des Liquorraums auf das Rückenmark oder dessen Häute aus. Die **Entzündungen des Extraduralraums** sind meist auf eine fortgeleitete Infektion aus den benachbarten Strukturen der Wirbelsäule oder paravertebralen Weichteilen zurückzuführen. Das Erregerspektrum ist entsprechend sehr unterschiedlich.

Pathogenese

Der überwiegende Teil der intraduralen Entzündungen ist durch neurotrope Viren hervorgerufen, erst an zweiter Stelle rangieren die bakteriellen Entzündungen. Selten handelt es sich um postinfektiöse, allergisch vermittelte Entzündungen. Die Reihenfolge ist bei den Infektionen des Extra- bzw. Epiduralraums umgekehrt. Vor allem wenn eine Abszeßbildung nachgewiesen werden kann, muß auch an seltene Erreger wie Spirochäten oder Parasiten gedacht werden.

Befunde

▶ *Klinik*

Die Lokalisation der Entzündung ist entscheidend für die neurologische Symptomatik. Die entzündliche Affektion des Myelons hat zentrale bzw. querschnittsartige Ausfälle zur Folge, während entzündliche Veränderungen an den Nervenwurzeln oder am peripheren Nerven zu radikulären oder segmentalen Ausfällen führen (☞ Kap. 3.1.2.). Die isolierte Entzündung der Meningen im spinalen Abschnitt tritt fast ausschließlich im Rahmen einer globalen Meningitis auf (☞ Kap. 1.1.1.). Deswegen findet sich auch das gleiche klinische Bild mit Fieber, Kopf- und Nackenschmerzen und dem Befund eines Meningismus mit positiven Dehnungszeichen.

▶ *Liquor*

Bei einer bakteriellen Entzündung ist die Zellzahl drastisch auf über 1000 bis 3.000 Zellen/µl erhöht, wobei das Zellbild von Granulozyten beherrscht wird. Virale Entzündungen zeigen eine geringere Pleozytose mit Zellzahlen von 15 bis 1000 Zellen/µl, vorwiegend lympho-monozytäre Zellelemente. Die Erhöhung des Gesamteiweiß im Liquor ist bei der bakteriellen Meningitis ebenfalls höher (~ 1 g/l) als bei der viralen Form (☞ auch Liquordiagnostik, Kap. 1.1.1.).

▶ *Bildgebung*

Die Bildgebung zur Darstellung extraduraler Herde im Bereich der Wirbel oder der benachbarten Weichteile bestand bisher aus der nativen Röntgendiagnostik mit Übersichts- oder Schichtaufnahmen. Damit ist aber nur der lokale Befund selbst zu erfassen. Will man die benachbarten Strukturen wie paravertebrale Muskulatur, Wirbelkörper, Foramina, Dura und Myelon in ihrer Lagebeziehung zum pathologischen Prozeß gleichzeitig, noch dazu in allen drei Raumachsen erfassen, ist heute dem CT oder der MRT der Vorzug zu geben. Es ist aber dennoch darauf hinzuweisen, daß gerade in der Notfalldiagnostik der Querschnittssyndrome die auf- oder absteigende Myelographie eine bewährte und verläßliche Methode ist, um die Höhenlokalisation und Ausdehnung des spinalen Prozesses festzustellen. Dies gilt in besonderem Maße, wenn die Patienten in ihrer Kooperationsfähigkeit, zum Beispiel durch Schmerzen, eingeschränkt sind und im CT oder MRT nicht entsprechend lange ruhig liegen können.

2.1.1. Leptomeningitis/Arachnoiditis

Definition

Im spinalen Bereich ist die *Leptomeningitis*, abgesehen von einer Begleiterkrankung bei intrakraniellem Entzündungsschwerpunkt, meist Folgeerkrankung bei Durchwanderung von epiduralen Entzündungsherden oder Abszessen oder eine aseptisch ablaufende Entzündung als Reaktion auf folgende Ursachen: subarachnoidale Blutungen, diagnostische (z.B. Myelographie) oder therapeutische neurochirurgische bzw. orthopädische Eingriffe, nach Traumen und nicht zu vergessen als Folge in den Subarachnoidalraum eingebrachter Pharmaka (z.B. Chemotherapeutika oder Kortikoide).

Die *Arachnoiditis* ist Folge einer chronischen Proliferation des arachnoidalen Bindegewebes bei fortgesetzter Reizung. Zugrunde liegen ein überschießender granulomatöser Reparaturvorgang bei bakterieller Entzündung oder lokale Mechanismen bei Blutungen oder bei operativen Eingriffen. Die Bindegewebsproliferation führt mit Schwerpunkt im thorakalen und lumbalen Bereich zu einer Vergröberung der arachnoidalen Trabekelstruktur mit entsprechenden Verwachsungen und Verklebungen vorwiegend der weichen Rückenmarkshäute, aber auch der Dura. Die Verwachsungen lassen intrathekal liquorgefüllte Pseudozysten und Blindsäcke entstehen, die Liquorzirkulationsstörungen bedingen können. Wenn an den Pseudozysten durch Septenbildung Ventilmechanismen auftreten, können diese Gebilde auch eine raumfordernde Wirkung auf die Wurzeln oder das Rückenmark ausüben.

Typische Krankheitszeichen

Die akute Leptomeningitis ist von den Krankheitszeichen wie Fieber, Kopf- und Nackenschmerzen mit der Meningitis im kranialen Bereich gleichzusetzen (☞ Kap. 1.1.1.).

Die Arachnoiditis macht sich klinisch durch lokale Rückenschmerzen bemerkbar, die durch Lage- und Positionswechsel ausgelöst werden können. Meist strahlt der Schmerz radikulär aus, wobei auffällt, daß gleichzeitig mehrere Wurzeln auch beider Seiten betroffen sind. Entzündliche Zeichen wie Fieber, lokale Überwärmung oder Rötung der Haut über dem betroffenen spinalen Abschnitt fehlen meist.

Befunde

▶ *Klinik*

Die akute Leptomeningitis wird klinisch anhand eines Meningismus und der positiven Dehnungszeichen bzw. Pyramidenbahnzeichen diagnostiziert. Neurologische Ausfälle gehören nicht zum Bild.

Bei der Arachnoiditis fällt eine lokale Klopfschmerzhaftigkeit des Wirbelsäulenabschnitts auf, der zudem bei der Rumpfbeugung durch eine funktionelle Verblockung mit reaktiver und fixierter Steilstellung mehrerer Wirbelsegmente ins Auge fällt. Häufig ist das betroffene spinale Segment mit dem operierten identisch. Es lassen sich in den durch die Schmerzen markierten radikulären Segmenten auch Sensibilitätsstörungen und in den Kennmuskeln der lädierten motorischen Wurzel Paresen nachweisen. Auch sekundäre vaskuläre Probleme (Claudicatio spinalis) können durch die Verwachsungen auftreten.

▶ *Serologie*

Nur in den viralen oder bakteriellen entzündlichen Fällen finden sich unspezifische Entzündungszeichen, wie BSG-, CRP-Erhöhung, Leukozytose und Linksverschiebung im Differentialblutbild.

▶ *Liquor*

Im Fall einer entzündlichen Leptomeningitis ist der Liquorbefund mit Pleozytose und Eiweißerhöhung mit dem bei den übrigen Meningitiden (☞ Kap. 1.1.1.) identisch.

Bei Arachnoiditis gestaltet sich die Liquorpunktion aufgrund der Verwachsungen häufig schwierig; der Liquor fließt nur sehr langsam oder muß abgezogen werden. Der Liquor ist, vor allem wenn eine Pseudozyste punktiert wird, milchig trüb, bedingt durch einen hohen Proteingehalt (> 1,5 g/l).

▶ *Bildgebung*

Die Leptomeningitis läßt sich neuroradiologisch selten als eine schwache hyperdense Zeichnung der Meningen in T_2-gewichteten MRT-Aufnahmen darstellen. Häufiger ist dagegen nach Kontrastmittel-Gabe eine unspezifische leptomeningeale Anfärbung als Zeichen einer erhöhten Kapillarpermeabilität nachzuweisen, die allerdings ohne klinische Relevanz bis zu zehn Tagen nach diagnostischen oder therapeutischen Lumbalpunktionen vorkommen kann.

Therapie

Beim Nachweis einer Arachnoiditis ist allein eine operative Entfernung der Briden und Septen erfolgversprechend. Lassen sich raumfordernde Pseudozysten oder Granulome belegen, liegt eine absolute Op-Indikation vor. In den übrigen Fällen, die durch hartnäckige radikulär verteilte Schmerzen auffallen, ist diese Indikation sehr kritisch zu sehen, weil auch durch die erneute Operation eine Narbenbildung zu erwarten ist, die ihrerseits Beschwerden verursachen kann.

2.1.2. Akute Querschnittsmyelitis

Definition

Die Myelitis transversa ist eine lokalisierte Entzündung des Rückenmarks, die meist viral, seltener bakteriell oder parasitär verursacht wird. Als entzündliche Reaktion ist von einer lokalisierten Ödembildung bis zur Abszedierung jedes Stadium anzutreffen.

Einteilung

- viral
- **bakteriell / HIV**
- **para-/postinfektiös**

Pathogenese

Bei den meisten Querschnittsmyelitiden läßt sich trotz genauer Beobachtungen der Titerbewegungen der neurotopen Viren oder der mikrobiellen Untersuchung kein Erregernachweis führen. Vielmehr handelt es sich um eine gegen die Ganglien- oder neuronalen oder Myelinstrukturen gerichtete Immunreaktion, die durch einen zuvor abgelaufenen Infekt oder eine Impfung ausgelöst wurden. Hier sind Infektionen mit Viren (Masern, Mumps, Röteln, Windpocken) oder Impfungen gegen Typhus, Cholera oder Pocken besonders prädisponierend.

In gleicher Weise sind Myelitiden bei HIV-Infizierten zu deuten, bei denen sich aus dem entzündlich veränderten Gewebe ebenfalls kein Erreger isolieren ließ. Allerdings finden sich bei den HIV-Patienten auch vermehrt bakterielle Myelitiden, die auf seltene Erreger wie Leptospiren, Mykoplasmen und in letzter Zeit auch wieder vermehrt Treponema pallidum (Lues spinalis) zurückzuführen sind.

Bei den viral ausgelösten Myelitiden lassen sich in der Gruppe der Viren meist Coxsackie-Viren, die Erreger der lymphozytären Choriomeningitis oder der Frühsommer-Meningoenzephalitis als Verursacher nachweisen. Das Erregerspektrum bakterieller Querschnittsmyelitiden gleicht dem der Erreger, die auch den als Ursache der Myelitis im Hintergrund vorhandenen spinalen Abszeß hervorgerufen haben: Staphylokokken, gramnegative Keime, Tuberkelbakterien oder Pilze.

 Typische Krankheitszeichen

Die Querschnittsmyelitis entwickelt sich meist subakut. Sie beginnt in aller Regel mit Schmerzen, die durch eine gürtelförmige Ausstrahlung das Segment markiert, in dem die Entzündung abläuft. Liegt diese im unteren thorakalen Niveau, so ist die Querschnittsmyelitis in diesem frühen Stadium eine ernstzunehmende klinische Differentialdiagnose gegenüber der Pankreatitis.

Anamnestisch kann häufig ein zuvor abgelaufener oder noch aktiver fieberhafter Infekt vor allem der oberen Luftwege eruiert werden. Der weitere Verlauf mit der Entwicklung der Querschnittssymptomatik (s.u.) dehnt sich über Stunden bis wenige Tage aus.

 Befunde

▶ *Klinik*

Es entwickelt sich innerhalb von Stunden das Vollbild einer Querschnittslähmung, die initial noch mit schlaffen Lähmungen einhergeht, die erst später in eine spastische Tonussteigerung übergehen.

Höhenlokalisation	Klinischer Befund
Zervikaler Querschnitt	• spastische Tetraparese • segmental begrenzte Sensibilitätsstörung vom betroffenen Segment abwärts für alle Extremitäten • Stuhl- und Harnverhalt • *höher als C4*: Atemlähmung durch Paresen von Zwerchfell- und Interkostalmuskulatur
Thorakaler Querschnitt	• spastische Paraparese der Beine • segmental begrenzte Sensibilitätsstörung vom betroffenen Segment abwärts für den Rumpf und beide Beine • (oberes Brustmark:) Beteiligung der sympathischen Fasern zum N. splanchnicus mit der Gefahr des paralytischen Ileus
Lumbaler Querschnitt	• Wird noch in Höhe von LWK$_1$ der Konus getroffen, resultiert eine spastische Paraparese der Beine • Sensibilitätsstörungen im Reithosenareal (perianal und an den Innenrückseiten der Oberschenkel) • schlaffe Blasen- und Mastdarmlähmung, erektile Dysfunktion, Cremaster- und Analreflex fehlen
Cauda equina-Syndrom	(☞ Kap. 3.2.4.)

▶ *Liquor*

Bei dem eindrucksvollen klinischen Bild überrascht der relativ blande Liquorbefund mit häufig keiner oder nur geringer Zellzahlerhöhung mit bis zu 300 Zellen/ml, vorwiegend lymphomonozytären Zellen. Auch das Gesamteiweiß ist nur leicht erhöht, aber der Nachweis intrathekal gebildeten IgGs gelingt durch einen erhöhten IgG-Index (☞ Kap. 1.1.5.).

2.1. Entzündungen

▶ *Elektrophysiologie*

Für den spinalen Bereich mit vorwiegender Leitungsfunktion der Bahnsysteme stehen die evozierten Potentiale zur Verfügung.

Bei den *somatosensibel-evozierten Potentialen (SSEP)* wird ein elektrischer Reiz (Rechteckimpuls) über die Haut oder in der Nähe der Nervenstämme des N. tibialis (für die Leitung von den Beinen aus) oder des N. medianus (korrespondierend für die Arme) repetitiv appliziert und über dem sensiblen postzentralen Kortex aus 64-128 Durchläufen ein Summen-Antwortpotential herausgemittelt (☞ Abb. 2.7), das gegen eine hochfrontale Referenzelektrode (Fz) gemessen wird. Weitere Elektroden zur Registrierung von Reizantworten werden am Hinterkopf (Inion) über der Vertebra prominens (HWK$_7$) und über dem Erb'schen Punkt zur Registrierung angelegt. Die jeweiligen Potentiale dienen einer Höhenlokalisation, da man die ermittelte Reizantwort (negatives [N] oder positives [P] Potential) einem Neuron oder Ganglien der mehrfach umgeschalteten sensiblen Bahn vom peripheren Nerv über den Hinterstrang zum Lemniscus medialis und darüber hinaus zum Thalamus und zum sensiblen Kortex zuordnen kann (☞ Abb. 2.7).

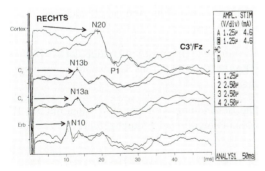

Abb. 2.7: Somatosensibel evozierte Potentiale bei Stimulation am Nervus medianus.

Die Potentialausprägung ist - ähnlich wie bei der Elektroneurographie - ein Maß für den Generator des Potentials selbst, also für die Funktionstüchtigkeit der Neurone. Die Latenz, mit der die Potentiale ableitbar sind, ist auch hier als Kriterium der Leitfähigkeit, also als eine Funktion der Myelinscheide der markreichen Fasern, anzusehen. Die Beurteilung erfolgt an Richtwerten vergleichbar großer Normalpersonen, insbesondere aber im Seitenvergleich. Für Querschnittsbilder ist aber der Etagenunterschied zwischen Ableitung von den Armen und Beinen von entscheidender Bedeutung. Voraussetzung ist immer eine intakte periphere Leitung, die zuvor elektroneurographisch bewiesen werden muß. Ist diese intakt, so weist ein ausbleibendes SSEP vom Bein bei gleichzeitig erhaltener Antwort vom Arm auf eine spinale Läsion auf thorakalem Niveau hin. Durch die Ableitung über Erb und an den spinalen Referenzen am Nacken können auch zervikale Läsionen untersucht werden.

Neben den sensiblen spinalen Bahnen können auch die motorischen Fasersysteme untersucht werden, durch die *motorisch evozierten Potentiale (MEP)*. Der Vorgang ist im Umkehrschluß zu den SSEP zu denken, wobei die präzentrale motorische Rinde durch eine Magnetspule über das Phänomen der elektromagnetischen Kopplung elektrisch gereizt wird und über den spinalen Segmenten und am Effektororgan, dem Muskel, das Potential abgegriffen wird. Auch hier läßt sich durch die Potentialzuordnung zu einem Generator, zentral oder spinal, eine Höhendiagnostik bewerkstelligen.

▶ *Bildgebung*

Durch die Myelographie oder die Kombination mit dem Myelo-CT ist die Myelitis transversa erst in einem Stadium nachweisbar, wenn die entzündlichen Veränderungen - nicht zuletzt wegen des Begleitödems - durch eine spindelförmige Auftreibung des Rückenmarks als intramedulläre Raumforderung imponieren. Anders als die intraspinalen Tumoren ist diese Raumforderung umschriebener, auf wenige Segmente begrenzt. Intramedulläre Gliome hingegen bedingen eine solche Raumforderung, die bis zu einem Kontrastmittelstopp führen kann, erst dann, wenn sie im Verhältnis ihres Querdurchmessers eine vielfache Längsausdehnung über mehrere Wirbelkörperhöhen haben.

Die MRT erlaubt aufgrund des hohen Gewebebinnenkontrasts mit hoher räumlicher Auflösung vor allem in den T_2- und Protonen-gewichteten Aufnahmen die Lokalisation der Entzündung, die durch zelluläre Infiltrate und Ödembildung ein hyperintenses Signals bedingt (☞ Abb. 2.8). Mittels T_1-gewichteter Aufnahmen lassen sich hämorrhagische Anteile nachweisen, die hier ebenfalls ein hyperintenses Signal bedingen und z.B. auf eine Herpes simplex-Infektion hindeuten können.

Nach Kontrastmittelgabe färben diese Bereiche aufgrund einer Blut-Hirn-Schrankenstörung an (☞ Abb. 2.8).

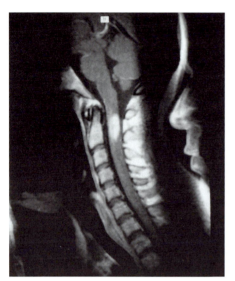

Abb. 2.8: MRT einer Myelitis transversa (T_2w, Pdw, T_1w und T_1w+Kontrastmittel, sagittale Aufnahmen).

Therapie

Viral ausgelöste Querschnittsmyelitiden werden genauso wie die immunologisch vermittelten mit Kortikosteroiden (3 Tage lang 500 mg Methylprednisolon/Tag i.v.) als Stoßtherapie behandelt. Die frühzeitig einsetzende Krankengymnastik ist nicht nur zur Verhinderung der Sekundärkomplikationen (Pneumonie, Lungenembolie bei tiefer Beinvenenthrombose) wichtig, sondern auch zum Funktionserhalt. Die Prognose ist bei rasch einsetzender Spastik gut, bei lang anhaltenden schlaffen Paresen in der Peripherie schlecht.

Da bakterielle Myelitiden meist eine Begleiterkrankung bakterieller Infektionen der Wirbelsäule oder der paravertebralen Weichteile (selten im Rahmen einer Sepsis) sind, sollte zunächst die Keimbestimmung der Grunderkrankung angestrebt werden, um dann nach Antibiogramm behandeln zu können.

Als seltene Myelitis soll an dieser Stelle noch die **Tabes dorsalis**, die spinale Manifestation der Syphilis, erwähnt werden. Bei den vermehrt unter den HIV-positiven Patienten wieder beobachteten Luesinfektionen ist bei fehlender Behandlung (durch Übersehen dieser Begleitinfektion) mit einem Anstieg dieser seltenen, sich im metaluetischen Stadium manifestierenden Luesform zu rechnen, auch wenn sie erst Jahre nach dem Primäraffekt auftritt.

Klinisch werden durch die entzündliche Veränderung der Hinterstränge und der vegetativen Fasern vorwiegend Schmerzen hervorgerufen, die als sehr heftig einschießende, *lanzierende Schmerzen* in die Beine und in die abdominellen Organe (*Organkrisen*) imponieren. Der Ausfall der Hinterstränge stört die Tiefensensibilität so stark, daß eine *"spinale" Stand- und Gangataxie* resultiert. Die Muskeleigenreflexe sind aufgehoben, während die Fremdreflexe, wie die Bauchhautreflexe, enthemmt sind. Aufgrund der Tiefensensibilitätsstörung kommt es auch zu falschen Gelenkbelastungen, die zusammen mit den vegetativ bedingten trophischen Störungen zur sogenannten tabischen Arthropathie führen.

Daneben ist der Befund der *reflektorischen Pupillenstarre* (nach Argyll-Robertson) wegweisend. Dabei kann weder durch direkte noch durch kontralaterale Beleuchtung an beiden Augen eine Pupillenreaktion ausgelöst werden, die Konvergenzreaktion ist jedoch erhalten. (Die Ursache liegt in der Unterbrechung der Optikuseingänge zum unpaaren, medialen Westphal-Edinger-Kern des N. oculomotorius). Zum Bild gehört auch eine beidseitige Miosis.

Die klinische Diagnose wird mittels der TPHA und FTA (☞ Kap. 1.1.2.) aus Serum und Liquor untermauert.

Die Behandlung wird über 3 Wochen mit 3 x 10 Mega Penicillin G i.v. durchgeführt.

2.1.3. Poliomyelitis acuta anterior

Definition

Die Poliomyelitis acuta anterior, im Volksmund auch "Kinderlähmung" genannt, ist eine durch die orale Schutzimpfung selten gewordene virale Entzündung der Vorderhornganglienzellen des Rückenmarks. Heute werden eher sporadische Infektionen, vor allem auch bei Erwachsenen mit unvollständigem Impfschutz gesehen.

Pathogenese

Die Virusinfektion wird durch eine Schmutz- und Schmierinfektion über Nasen-Rachen-Sekrete oder Stuhl übertragen. Nach lokaler Vermehrung in den Rachenschleimhäuten kommt es nach 7 bis 21 Tagen zur Virämie. Ein spezieller Neurotropismus zusammen mit einer Abwehrschwäche des Patienten ist für den speziellen Befall der Vorderhornabschnitte des Myelons verantwortlich. Bis heute sind mehrere Virusstämme bekannt, weswegen gegen die drei Hauptstämme geimpft wird.

Typische Krankheitszeichen

Wie bei der überwiegenden Zahl der Virusinfektionen wird die Erkrankung durch ein unspezifisches Prodromalstadium in der ersten Woche nach der Infektion eingeleitet. Dieses Prodromalstadium ähnelt einem unspezifischen fieberhaften Infekt mit Kopf- und Gliederschmerzen. In einem Großteil der Fälle tritt die Erkrankung nicht in das paralytische Stadium über, sondern verläuft weiter klinisch inapparent, wobei sie dennoch eine Immunität für diese Infektion hinterläßt (stille Feiung).

Ein Teil der Patienten macht noch eine meningitisches Stadium durch, das neben den klinischen Zeichen einer Meningitis mit Nackensteifigkeit und positiven Dehnungszeichen auch eindeutige Liquorveränderungen (s.u.) aufweist. Danach entfiebern die meisten Patienten.

Nur bei wenigen Patienten (~ 10%) folgt dann das zweite Stadium, das wiederum von leichtem Fieber eingeleitet wird und in dem dann die schlaffen Lähmungen auftreten.

Befunde

▶ *Klinik*

Bei der Mehrzahl der Patienten sind die Lähmungen während des paralytischen Stadiums asymmetrisch verteilt, proximal betont und die Muskeln des Beckengürtels und der Beine (M. quadriceps femoris) bevorzugt betroffen. Die Paresen sind segmental angeordnet, der Tonus ist schlaff, die Muskeleigenreflexe im betroffenen Segment erloschen. Die paretischen Muskeln werden rasch atrophisch. Sind Muskeln am Rumpf mitbetroffen, besteht durch die Gefahr der Beteiligung der Atemhilfsmuskeln eine intubationspflichtige Ateminsuffizienz.

Selten sind auch die motorischen Hirnnerven beteiligt. Auch eine enzephalitische Form mit hirnorganischen Ausfällen und psychotischen Symptomen wurde beschrieben, ist aber extrem selten.

Wenige der Patienten zeigen auch leichte sensible Ausfälle in Form segmental verteilter Hypästhesien.

Nach ca. 4-6 Wochen bilden sich die klinischen Ausfälle wieder zurück, und unter zunehmenden Training der Muskulatur sind auch die Atrophien wieder rückläufig. Nur in einem Drittel der Fälle bleiben die Ausfälle als Defektsyndrom zurück, wobei im Falle der Erkrankung im Kindesalter durch die fehlende Trophik in den Muskeln eine Wachstumsstörung der betroffenen Gliedmaße neben der Verschmächtigung auch zu einer Beinverkürzung führen kann.

Selten bildet sich ein sogenanntes Post-Poliosyndrom heraus, bei dem im Abstand von Jahren bis zu Jahrzehnten in der seinerzeit betroffenen Muskulatur eine progrediente Lähmung und wiederum eine ausgeprägte, dann nicht mehr rückläufige, Atrophie auftritt. Der pathogenetische Hintergrund ist nicht abschließend geklärt. Es spricht einiges dafür, daß eine unabhängig ablaufende immunologische Reaktion hier nur den "locus minoris resistentiae" besonders trifft.

▶ *Liquor*

Während der meningitischen Phase und noch eine Zeit lang, während die Paresen noch fortschreiten, läßt sich eine Liquorpleozytose mit lymphozytären Zellen bis zu 500 Zellen/µl nachweisen bei nur geringfügig erhöhtem Eiweiß, aber pathologischem IgG-Index nach Reiber.

▶ *Elektrophysiologie*

Die elektromyographisch nachweisbaren Veränderungen in den Muskeln mit Denervierungszeichen und Potentialverlust kommen nach 14 Tagen bis zu 4 Wochen für die Diagnose zu spät.

▶ *Bildgebung*

Die vakuolige Degeneration der Vorderhornzellen kann auch mit dem MRT nicht sichtbar gemacht werden. Es gibt wenige Beschreibungen einer segmentalen "Myelonatrophie" nach Poliomyelitis-Infektion. Die Bildgebung spielt bei dieser Diagnose keine wesentliche Rolle.

Therapie

Es gibt keine kausale Therapie der Poliomyelitis. Auch Versuche mit Immunglobulingabe sichern keinen therapeutischen Effekt.

Man muß allein auf die Impfprophylaxe durch orale Schluckimpfung (abgeschwächte Lebendvakzine nach Sabin, Virus Typ I, II und III) setzen, die allerdings im Abstand von 10 Jahren aufgefrischt werden muß.

2.1.4. Intra- und peridurale Abszesse

 Definition

Die epiduralen Abszesse oder Empyem (entzündliche Einschmelzung in einem anatomisch vorgegebenen Raum) sind die häufigsten entzündlichen Erkrankungen des Spinalkanals. Die Abszesse liegen meist dorsal des Duraschlauches und üben von dort eine Kompression auf das Myelon aus. Die meisten Abszesse sind in der thorakalen Wirbelsäule anzufinden. Selten treten sie im Bereich des zervikalen Abschnitts auf.

Sehr selten sind intradurale und mehr noch intramedulläre Abszesse, die noch unmittelbarer zu neurologischen Ausfällen und zu einem insgesamt schweren allgemeinen Krankheitsbild führen.

 Pathogenese

Die Abszesse entstehen entweder durch eine hämatogene, metastatische Streuung, die zunächst zu einer Entzündung des Wirbels führt und von dort auf den Spinalkanal übergreift, oder, wie auch im Fall eines Empyems, durch das Übergreifen einer sich im Operationsgebiet ausbreitenden und in den Epiduralraum fortgeleiteten Entzündung.

Entsprechend unterschiedlich ist das Erregerspektrum. Während die hämatogen metastatischen Abszesse meist durch Staphylokokken, Streptokokken oder gramnegative Keime hervorgerufen werden, sind es bei den postoperativen alle kritischen Hospitalkeime, z.B. Pseudomonas aeruginosa u.ä.. Daneben finden sich selten spezifische Prozesse mit Abszedierung, zum Beispiel bei Tuberkulose.

Die seltenen intraduralen bzw. intramedullären Abszesse sind im Rahmen von Septikämien oder bei Einschmelzung, zum Beispiel granulomatöser Prozesse, zu sehen.

 Typische Krankheitszeichen

Obwohl sonst im klinischen Alltag die Vorstellung vorherrscht, daß bei Entwicklung von Abszessen ein schweres Krankheitsbild mit hochfieberhafter Verschlechterung des Allgemeinzustandes vorliegen sollte, gilt dies bei den spinalen Abszesse nur für die intradurale/intramedulläre Variante. Allerdings ist dabei zwischen verursachender Grunderkrankung (Sepsis) und Folgeerscheinung kaum zu trennen.

Die epiduralen Abszesse sind häufig, vor allem wenn sie von einer Wirbelosteomyelitis ausgehen, klinisch überraschend blande.

Es bestehen neben Allgemeinsymptomen wie Abgeschlagenheit, subfebrilen Temperaturen (mit Fieberspitzen) vor allem Rückenschmerzen und eine lokale Druck- und Klopfempfindlichkeit der betroffenen Wirbelsäulenabschnitte. Die Schmerzen können, vor allem bei thorakalem Sitz des Abszesses, auch gürtelförmig ausstrahlen.

 Befunde

▶ *Klinik*

Durch den vorwiegend dorsal des Duraschlauches anzutreffenden Sitz der Abszesse findet sich je nach Kompressionseffekt neurologisch das gesamte Spektrum der medullären "Querschnittsbilder", beginnend von sensiblen Reizerscheinungen und sensiblen Querschnitten (durch Druck auf die Hinterstränge) über begleitende Pyramidenbahnstörungen (bei fortgesetztem Druck von dorsal wird das Myelon ventral gegen den Wirbelkörper angepreßt) mit spastischen Paresen bis zu sich rasch entwickelnden vollständigen Querschnittssyndromen (s.o).

▶ *Serologie*

Die BSG ist drastisch erhöht, im Verlauf steigt auch das CRP an. Im Blutbild liegt eine ausgeprägte Leukozytose mit Linksverschiebung vor. In der Elektrophorese können die α- und β-Fraktion erhöht sein. Bei septischen Bildern kann die Erregeridentifikation durch Blutkulturen gesichert werden.

▶ *Liquor*

Definitionsgemäß stellt ein Abszeß ein abgekapseltes Gebilde dar, so daß insbesondere auch beim epiduralen Abszeß im Liquor keine eitrigen Zell-

2.2. Zirkulationsstörungen

befunde nachweisbar sind. Eitriger Liquor kann beim epiduralen Empyem allenfalls als Befund bei Durchwanderungsmeningitis gefunden werden. Die Zellzahl ist mehr im Sinne der Reizpleozytose mit einem gemischten Zellbild gering bis mäßiggradig erhöht. Je stärker der kompressive Effekt auf den Duraschlauch ausgeprägt ist, desto mehr wird der kaudale Subarachnoidalraum aus der Liquorzirkulation ausgeschaltet, und es tritt eine ausgeprägte Liquoreiweißerhöhung (> 1 g/l) im Sinne des Stoppliquors zu Tage. Diese Eiweißerhöhung kann so ausgeprägt sein, daß der Liquor im Röhrchen gelatiniert.

Die Durchgängigkeit des spinalen Liquorraums kann durch den Versuch nach Queckenstedt und bei Bauchpresse (☞ Kap. 1.1.1.) überprüft werden.

▶ Bildgebung

Die Diagnose eines spinalen extra- oder intraduralen Abszesses stellt in aller Regel eine Notfalldiagnose dar. Hierfür steht vielerorts noch kein MRT zur Verfügung, so daß auch heute noch diese Diagnose mit Röntgen-Nativ-Aufnahmen, insbesondere aber Myelographie und Myelo-CT durchgeführt werden muß.

In den Nativ-Aufnahmen ist neben der Wirbelosteomyelitis mit verwaschenen Wirbelkonturen und Verdichtung der Wirbelbinnenstruktur häufig die paravertebrale Ausdehnung als eine spindelförmig um die Wirbelsäule auszumachende Weichteilverdichtung zu erkennen. Gerade diese paravertebrale Ausdehnung kann durch die axiale Schnittbildgebung im Myelo-CT besonders deutlich gesehen werden, was die Abgrenzung zum gesunden Gewebe und vor allem die Planung des operativen Zugangs erleichtert. Die intraspinale Ausdehnung wird zuvor mit der Myelographie dargestellt, die bei epiduralem Sitz das typische Bild einer extraduralen Raumforderung mit spitzem Auslaufen der Kontrastmittelsäule um den zentralen Myelonschatten und gleichzeitiger Verbreiterung des Epiduralraums zeigt (☞ Abb. 2.9).

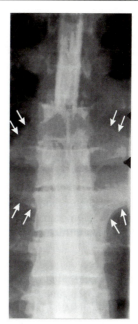

Abb. 2.9: Myelographie bei epiduralem Abszeß. Die Pfeile markieren paravertebralen Weichteilschatten.

Therapie

Der Nachweis eines epiduralen Abszesses, mehr noch eines Empyems, stellt eine sofortige neurochirurgische Operationsindikation dar.

Auch sogenannte Senkungsabszesse aus den paravertebralen Weichteilen müssen, sobald sie zu einer Kompression des Duraschlauches führen, operativ entlastet werden unter gleichzeitiger antibiotischer Therapie. Das gleiche gilt für die spezifischen Abszesse im Rahmen einer Tuberkulose. Hier kann ein Zusammenwirken zwischen Neuro- und Thoraxchirurgen notwendig sein.

2.2. Zirkulationsstörungen

Zum Verständnis spinaler Ischämien sind anatomische Kenntnisse der Blutversorgung des Myelons zwingend notwendig. Ähnlich dem intrakraniellen arteriellen Verteilerkranz, dem Circulus Willisii, ist auch das Myelon durch eine Vielzahl anastomosierender Gefäße abgesichert.

Das Grundgerüst stellen die unpaare vordere (A. spinalis anterior) und die beiden hinteren Spinalarterien (Aa. spinales posteriores) dar (Abb. 2.10). Allerdings darf man sich diese Gefäße nicht als durchgehende, das gesamte Myelon begleitende Gefäße vorstellen. Diese Gefäße werden in verschiedenen Wirbelsegmenthöhen versorgt durch die aus den hinteren Interkostalarterien abgehenden Wurzelarterien (Aa. radiculares für den thorakalen Abschnitt), den Truncus costocervicalis aus der Aorta (für den zervikothorakalen Übergang), den Truncus thyreocervicalis (für den unteren zervikalen Abschnitt), die beiden Vertebralarterien (für den oberen zervikalen Abschnitt bis C_4), die lumbalen Wurzelarterien und die A. iliaca interna (für den lumbalen Abschnitt). Aufgrund dieser Tatsache wechseln die intraspinalen Gefäße je nach zuführendem Gefäß die Flußrichtung, so daß innerhalb der gleichen Spinalarterie die Strömungsrichtung wechseln kann. Die vordere Spinalarterie hat ihre Hauptzuflüsse im Zervikalbereich bis C_4 über die Vertebralarterien, darunter über den Truncus thyreocervicalis, im oberen Thorakalbereich (sehr variierend) über eine Radikulararterie zwischen Th_4 und Th_6 und dann den Hauptzufluß über die sogenannte Arteria radicularis magna (Adamkiewicz) zwischen Th_{10} und L_1. Die Arteria spinalis anterior verläuft vor dem Sulcus spinalis anterior und gibt jeweils von Segment zu Segment seitenwechselnd eine vordere Sulcocommissuralarterie ab (wie die Blätter an einem Blumenstiel). Die vorderen und hinteren Spinalarterien stehen ihrerseits noch einmal untereinander strickleiterartig, Segment für Segment, durch koronar um das Myelon verlaufende Gefäße in Verbindung, so daß ein ausgeprägtes Netzwerk arterieller Zuflüsse entsteht, deren Kaliber und Zuflußrichtung sehr variabel ist.

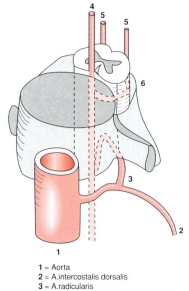

1 = Aorta
2 = A.intercostalis dorsalis
3 = A.radicularis
4 = A.spinalis anterior
5 = Aa.spinales posteriores
6 = zirkuläre Verbindungsgefäße

Abb. 2.10: Gefäßversorgung des Rückenmarks.

Pathogenese

Aufgrund dieses Netzwerks tritt ein arteriosklerotischer Verschluß an einem der kleineren Gefäße oder an nur einem Ostium einer Radikulararterie klinisch nicht Erscheinung. Auch Embolien treffen immer nur einen kleinen Anteil abgangsnaher Gefäßabschnitte, so daß das Kollateralen-Netzwerk diesen Verschluß kompensieren kann.

Anders ist die Situation bei globalem Druckabfall (z.B. hypovolämischer Schock, Herzinfarkt mit Vorwärtsversagen) der alle Anteile des Netzwerks gleich trifft. Hier sind vor allem Myelonabschnitte betroffen, bei denen die Gefäßstrecke am weitesten von der nächsten einmündenden Radikulararterie entfernt sind ("letzte Wiese"). Eine solche Prädilektionsstelle ist das obere Thorakalmark über Th_4, wo auch die vordere Spinalarterie kaum noch als ein großes kaliberstarkes Gefäß zu erkennen ist.

Ein anderer pathophysiologischer Mechanismus läuft über einen Steal-Effekt durch das Anzapfen spinaler Arterien durch arteriovenöse Malformationen (s.u.).

2.2. Zirkulationsstörungen

2.2.1. Claudicatio spinalis

Definition

Im Gegensatz zur Claudicatio intermittens bei arteriosklerotischen Gefäßprozessen in der Becken-Bein-Etage, die mit Schmerzen und Krämpfen in den Waden einhergehen, ist die Claudicatio bei spinalen oder radikulären Ischämien nicht von der zurückgelegten Wegstrecke, sondern sehr viel mehr von der Körperhaltung abhängig.

Einteilung

Anhand der klinisch auftretenden Symptomatik sind zwei Formen zu unterscheiden:
- **Claudicatio spinalis**
  und
- **neurogene Claudicatio**

Pathogenese

Beide Formen sind auf eine lokale Ischämie zurückzuführen. Der Pathomechanismus ist bei beiden Formen durch eine Kompression der spinalen Gefäße, zeitweise auch unter Einschluß der venösen Abflüssen, zu erklären. Diese unmittelbare Druckwirkung auf die Gefäße vor Ort erklärt auch, warum hier das Kollateralnetzwerk nicht greift.

Die Druckeinwirkung wird grundsätzlich durch einen engen Spinalkanal begünstigt, der durch eine Anlagestörung der Wirbelbögen (habituell enger Spinalkanal), ausgeprägte degenerative Veränderungen an den Wirbelkanten und der Gelenkportion (Spondylarthrosis deformans) oder durch ein Wirbelgleiten (Spondylolisthesis) bedingt sein kann. Die klinischen Beschwerden treten dann auf, wenn entweder durch eine skoliotische Fehlhaltung (Lendenwirbelsäule) oder durch zusätzliche Bandscheibenvorfälle oder lokale Raumforderung (auch Tumoren) die Enge in einem Segment besonders akzentuiert wird. Dieser Mechanismus erklärt auch die Haltungsabhängigkeit.

Bei der eigentlichen Claudicatio spinalis trifft, wie das Wort schon sagt, die Ischämie einen Abschnitt des Myelons vorwiegend thorakal mit zentralen Reizerscheinungen oder Ausfällen. Mit der neurogenen Claudicatio sind ischämische Wurzelläsionen gemeint, also Ischämien, die die Wurzelgefäße auf ihrer langen intraspinalen Strecke im Verlauf des lumbalen Spinalkanals treffen.

Typische Krankheitszeichen

Ähnlich wie bei der Claudicatio intermittens auf arteriosklerotischer Basis, kann bei der spinalen Claudicatio zwischen verschiedenen Stadien unterschieden werden:

Stadium I	intermittierende, radikulär verteilte Schmerzen oder Dysästhesien
Stadium II	intermittierende Paresen
Stadium III	manifeste zentrale oder radikulär verteilte Paresen

Die Patienten klagen unter körperlicher Belastung, also nicht nur beim Gehen sondern auch beim Tragen z.B. von Einkaufstaschen, über segmental verteilte beidseitig ausstrahlende unangenehme Dysästhesien und auch dumpfe Schmerzen, die bei Entlastung der Wirbelsäule oder nach Änderung der Körperhaltung sistieren. Insbesondere bei der neurogene Claudicatio, die sich durch rein radikuläre Reizerscheinungen zeigt, ist die Haltungsabhängigkeit besonders auffällig, weil die Enge durch eine Hyperlordose betont wird. Die Patienten können auf Nachfrage angeben, daß durch eine kniende vornübergebeugte Haltung die Beschwerden zu bessern sind.

Die spinale Claudicatio ist klinisch von den lumbal ausgelösten Beschwerden bereits dadurch zu differenzieren, daß zentrale Begleiterscheinungen hinzutreten können, wie Blasen- und Mastdarmstörungen oder Beschwerden, die den ventral (A. spinalis anterior) im Myelon liegenden Vorderseitenstrang, also Schmerz- und Temperaturempfinden, betreffen. Da auch der Hinterstrang von dorsal (Aa. spinales posteriores) mit einbezogen ist, fällt bei der Tiefensensibilitätsstörung ein unsicherer breitbeiniger Gang (Dysbasie) auf.

Befunde

▶ *Klinik*

Die neurogene Claudicatio zeigt immer, die Claudicatio spinalis nur am Anfang radikulär oder segmental verteilte schlaffe Paresen. Bei letzterer wandeln sich im Stadium II und III später die Paresen in spastische Lähmungen um. Je nach Stadium sind zwischen flüchtigen segmentalen Schmerzen und dem Vollbild eines Querschnittssyndroms mit spastischer sensomotorischer Paraparese und Blasen-/Mastdarmlähmung alle spinalen Querschnittsbilder (s.o.) möglich.

➤ *Elektrophysiologie*

Mittels der somatosensibel und motorisch evozierten Potentialen kann es gelingen, die belastungs- und haltungsabhängigen zentralen Latenzverzögerungen nachzuweisen.

➤ *Bildgebung*

Eine angiographische Sicherung der Erkrankung, die ja belastungsabhängig ist, gelingt in der ruhenden und liegenden Position nicht. Daher kann vor dem Hintergrund der wegweisenden Klinik und der elektrophysiologischen Befunde nur die zugrundeliegende spinale Engpaßsituation auf dem Boden der Spinalkanalstenose, der Spondylolisthesis und der begleitenden Bandscheibenproblematik durch native Röntgenaufnahmen in Funktionsstellung und durch CT-Darstellung der knöchernen Enge in axialer Schnittrichtung im betroffenen Segment nachgewiesen werden. Im MRT können gegebenenfalls durch wiederholte Ischämien ausgelöste intramedullären Signalveränderungen belegt werden.

Therapie

Ist durch die Zusatzdiagnostik der Mechanismus der Claudicatio nachweisbar, besteht in der operativen Beseitigung der spinalen Enge, zum Beispiel durch Entfernung des Wirbelbogens mit Ligamenta flava (Laminektomie), die einzige therapeutische Möglichkeit.

2.2.2. Spinale Ischämie

Definition

Wie bereits dargestellt, sind zur Auslösung einer Ischämie des Myelons bestimmte pathogenetische Voraussetzungen notwendig. Da isolierte arteriosklerotische Mechanismen als alleinige Ursache nicht vorkommen, wird auch schnell einsichtig, daß die Patienten allen Altersgruppen angehören und insbesondere auch jüngere Patienten betroffen sein können. Auch emboligene Ereignisse entfallen; daher treten spinale Ischämien anders als die zerebralen ohne Vorboten (TIA) auf.

Da an der Blutversorgung des Myelons mehrere Gefäße beteiligt sind, kann anhand der topographischen Zuordnung der Gefäßterritorien auch eine Einteilung der klinischen Syndrome anhand des betroffenen Gefäßes erfolgen.

Einteilung

Abgesehen von einer ausgedehnten oder globalen spinalen Ischämie bei hypovolämischem Schock oder unter Reanimation sind folgende speziellen spinalen Ischämie-Syndrome zu differenzieren:

- **Spinalis-anterior-Syndrom:** Ischämie der vorderen 2/3 des Myelons
- **Sulcocommissural-Syndrom:** Ischämie einer Halbseite des Myelons (vordere 2/3)
- **Spinalis-posterior-Syndrom:** Ischämie im Bereich der Hinterhörner und -stränge

Pathogenese

Beim sogenannten Spinalis-anterior-Syndrom ist meist eine spinale Ischämie in dem Abschnitt gemeint, der aszendierend durch die A. radicularis magna versorgt wird, oder im Bereich des oberen Thorakalmarks (als "letzter Wiese"). Intraspinal kann die A. spinalis anterior durch eine habituelle Spinalstenose oder durch einen von ventral kommenden raumfordernden Prozeß (z.B. Bandscheiben-Massenvorfall, Wirbeltumoren) komprimiert werden. Das gleiche gilt für die anderen Spinalarterien. Extraspinal läuft der Pathomechanismus meist über die Verlegung der Ostien der Interkostalarterien, die die Radikularterien speisen. Hier muß ein beidseitiger Verschluß vorliegen, da die Radikularterien über eine entlang des Wirbelbogens querverlaufende Anastomose in Verbindung stehen. Daher können nur globale Aortenprozesse zu einer spinalen Ischämie führen. Im Bereich der suprarenalen und thorakalen Aorta sind es meist dissezierende Aneurysmen, die die dorsalen Interkostalarterien aus der Blutversorgung ausschalten, oder Gefäßklemmen bei Operationen mit Herz-Lungenmaschine oder im Rahmen der Operation renaler oder suprarenaler Bauchaortenaneurysmen. Im kaudalen Aortenabschnitt überwiegt der Verschlußmechanismus über einen atherothrombotischen Verschluß (Leriche-Syndrom). Auf die globale Zirkulationsstörung bei Hypovolämie oder Herzinsuffizienz wurde bereits zu Anfang eingegangen. Als letzten pathogenetischen Faktor muß noch an die Verschlechterung der Mikrozirkulation durch Exsikkose, Polyzythämie oder Sichelzellanämie gedacht werden.

Typische Krankheitszeichen

Die neurologischen Ausfälle lassen sich durch die Begrenzung auf die untere Körperhälfte (bei vorwiegend thorakaler Ischämie) bei gleichzeitig zentraler Verteilung relativ rasch auf das Thorakalmark zurückführen. Sie treten nicht zuletzt wegen des auch lokal vorliegenden Kompressionseffektes unter akuten Schmerzen ein, die sich segmental an den betroffenen Abschnitt des Rückenmarks halten.

Befunde

▶ *Klinik*

Durch die Ischämie in den vorderen zwei Dritteln des Myelons tritt beim Spinalis-anterior-Syndrom eine akute Paraplegie der Beine auf, die initial schlaff ist mit positiven Pyramidenbahnzeichen. Die Einbeziehung der Vorderseitenstränge bedingt eine dissoziierte Sensibilitätsstörung beider Seiten. Ferner wird ein Harn- und Stuhlverhalt beobachtet. Durch die Ausbreitung des begleitenden Ödems können auch die Hinterstränge in Mitleidenschaft gezogen werden, was ein vollständiges Querschnittssyndrom zur Folge hat.

Beim Sulcocommissuralsyndrom tritt, ischämisch verursacht, ein Brown-Séquard-Syndrom auf, das die Hinterstränge ausspart, da nur die vorderen zwei Drittel des Myelons von dieser Arterie versorgt werden.

Das seltene Spinalis-posterior-Syndrom betrifft nur die Hinterhörner und die Hinterstränge, weswegen durch den Verlust der Tiefensensibilität eine spinale Ataxie auftritt mit einer Hypästhesie der unteren Körperhälfte.

▶ *Serologie*

Die internistische Diagnostik sollte die hämatologische Abklärung (Polyzythämie, Sichelzellanämie) und den Hämatokrit beachten.

▶ *Elektrophysiologie*

Bei der meist auf thorakalem Niveau liegenden Ischämie sind die evozierten Potentiale von und zu den Armen erhalten, während sie zu den Beinen erloschen sind. In seltenen Fällen gelingt auf der Ebene der Läsion elektromyographisch der Nachweis von Denervierungszeichen in der autochthonen Rückenmuskulatur, dem M. multifidus.

▶ *Bildgebung*

Nach dem röntgenologischen und computertomographischen Ausschluß eines umschriebenen stenosierenden Prozesses im Spinalkanal gehört die Angiographie der Aorta zum diagnostischen Programm.

Therapie

Bei global ausgelösten Ischämien ist das Hauptaugenmerk auf die Normalisierung bzw. die Stabilisierung des Systemdrucks zu legen. Das gleiche gilt auch für das Vorwärtsversagen beim ausgedehnten Herzinfarkt.

Sonst bleibt nur die Behandlung mit Hämodilution und rheologisch wirksamen Präparaten (Hydroxyäthylstärke oder Dextranen). Anders als bei zerebralen Infarkten zeigt die Gabe von Kortikoiden (Dexamethason) einen Effekt, insbesondere bei solchen Infarkten, die durch eine spinale Enge hervorgerufen wurden, da es sich nicht allein um ein zytotoxisches Ödem, sondern auch um ein vasogenes Ödem handelt.

Die möglicherweise zugrundeliegenden Aortenprozesse bedürfen einer gefäßchirurgischen Intervention.

2.2.3. Durafistel

Definition

Bei einer Durafistel handelt es sich um einen pathologischen arteriovenösen Kurzschluß zwischen einer Radikulararterie und den intraduralen oberflächlichen perimedullären Venen.

Die Durafisteln sind die mit Abstand häufigsten Gefäßmißbildungen des Spinalkanals.

Pathogenese

Zu spinalen ischämischen Veränderungen kommt es durch die Arterialisierung der aus dem Myelon austretenden Venen. Diese Erhöhung des Systemdrucks auf der venösen Seite der Myelonabflüsse bedingt zunächst ein Ödem, später eine venöse Ischämie (venöse Kongestion), die früher in Unkenntnis der Pathogenese als angiodysgenetische Myelopathie (*Foix-Alajouanine*) bezeichnet wurde.

Da der sich ausbildende venöse Varixknoten und die erweiterten venösen Abflüsse auch weit entfernt von der eigentlichen Fistel (bis in die hintere Schädelgrube mit Abfluß über die Sinus), am Durchtritt durch die Dura, für die Symptomatik verantwortlich sein können, ist die Ebene der ischämischen Veränderung (meist thorakal) nicht mit der Fistelhöhe identisch.

Typische Krankheitszeichen

Die Krankheitszeichen ähneln in vielen Fällen denen bei einer spinalen Claudicatio, d.h. sie treten belastungs- und haltungsabhängig auf. Meist werden umschriebene Rückenschmerzen und radikulär ausstrahlende Parästhesien geklagt.

Befunde

> *Klinik*

Je nach überwiegendem Sitz der erweiterten Venen - vor oder hinter dem Myelon - bestimmen Pyramidenbahnausfälle oder Hinterstrangsyndrome das klinische Bild. Nicht selten werden die symmetrischen beinbetonten Sensibilitätsausfälle initial als Polyneuropathie fehlgedeutet.

> *Bildgebung*

Meistens, aber nicht immer, können die erweiterten, arterialisierten perimedullären Venen bereits in sagittalen oder axialen MRT-Aufnahmen des thorakalen und/oder lumbalen Spinalkanals durch ihre Signalauslöschung dargestellt werden (☞ Abb. 2.11).

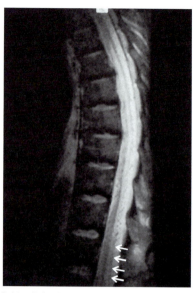

Abb. 2.11: Spinales MRT einer Durafistel (erweiterte Venen hinter dem Myelon!).

Zum diagnostischen Ausschluß und zur Operationsvorbereitung gehört aber immer die selektive Angiographie sämtlicher dorsaler Interkostalabgänge aus der Aorta sowie der lumbalen Aortenabgänge unter Einschluß der A. iliaca interna und der Aa. vertebrales neben Truncus costocervicalis und thyreocervicalis.

Aufgrund der vielfachen Kollateralwege zu der Fistel-führenden Radikulararterie wird deren Embolisation mehr und mehr verlassen, da häufig Rezidive zu beobachten waren und der operative Eingriff von dorsal relativ einfach ist.

Therapie

Die Therapie der Wahl ist die operative Entfernung der Fistel am Durchtritt durch die Dura, wobei das Fistelgefäß durch intraoperative Utraschallkontrolle aufgesucht wird.

2.2.4. Sub-/Epiduralblutung

Blutungen im Spinalkanal zeigen aufgrund des geringeren Raums, in dem sie sich ausbreiten können, keine so unterschiedliche Klinik und Verlaufsform je nach epi- oder subduralen Ausbreitung, sondern führen beide rasch zu einer Kompression des Rückenmarks und zu drastischen neurologischen Ausfällen.

Pathogenese

Im Spinalkanal ist eine strenge Unterteilung nach epidural = arterielle Blutung, subdural = venöse Blutung im Gegensatz zu den zerebralen Blutungen nicht gegeben, da auch epidural ausgedehnte Venenplexus vorhanden sind. Ähnlich wie bei den intrakraniellen epiduralen Blutungen lassen sich die spinalen epiduralen Blutungen überwiegend auf Traumen zurückführen. Dabei sind besonders solche Traumen zu beachten, die mit einer Wirbelfraktur bzw. Wirbelluxation oder einer anderen Gefügestörung mit Wirbelgleiten einhergehen.

Auch die subduralen spinalen Blutungen sind in der Mehrzahl Folge einer stumpfen Gewalteinwirkung. Dieser Blutungstyp tritt aber auch häufiger spontan auf, insbesondere bei älteren Patienten mit Gerinnungsstörungen (Lebererkrankungen) oder bei Antikoagulation (Cumarine) aufgrund einer kardialen Erkrankung.

Typische Krankheitszeichen

Sofern nicht das Trauma selbst die Klinik bestimmt, geht die spinale Blutung mit heftigen, in den Thorax, den Bauch oder in die Beine ausstrahlenden Schmerzen einher, die verstärkt werden beim Versuch, die Lagerung zu ändern. Aufgrund dieser Schmerzen sind die Patienten auch kaum fähig, in der Untersuchung zu kooperieren, was insbesondere bildgebende Verfahren durch Bewegungsartefakte in ihrer Beurteilung stark einschränkt.

Befunde

▶ Klinik

Das klinische Bild ist geprägt durch ein sich rasch entwickelndes komplettes Querschnittssyndrom (s.o.) unter Einschluß eines akuten Harn- und Stuhlverhalts. Die Höhenlokalisation bestimmt, ob sich eine sensomotorische Para- oder Tetraparese entwickelt, wobei der Tonus initial trotz positiver Pyramidenbahnzeichen immer schlaff ist.

> **Cave!** Die Höhe des sensiblen Querschnitts ist initial nicht mit der Höhenlokalisation der Blutung identisch. Innerhalb von Stunden kann diese sensible Grenze noch ansteigen bis auf das untere Niveau der Blutung.

▶ Serologie

Insbesondere auf die Gerinnungsparameter ist zu achten. Bei einer Marcumar-bedingten Blutung ist nach Gabe von Vitamin K zur raschen Herstellung der Op-Fähigkeit Frischplasma zu infundieren. Bei Gerinnungsfaktorenmangel sollten diese substituiert werden oder mit PPSB-Lösung intravenös behandelt werden.

▶ Liquor

Bei traumatisch bedingten sub- und epiduralen spinalen Blutungen kann der aus dem Subarachnoidalraum gewonnene Liquor auch leicht blutig tingiert sein, ohne daß eine Verbindung zum Subduralraum bestehen muß. Bei spontanen Blutungen ist dies nicht der Fall.

▶ Bildgebung

Durch aufwendige, zudem zu lange dauernde und dadurch Artefakt-anfällige Untersuchungen sollte die notwendige Therapie nicht verzögert werden. Da die Myelographie nur unspezifisch eine den Subarachnoidalraum von außen kommende Raumforderung erkennen läßt, ist sie zur Artdiagnose der Raumforderung nicht geeignet, sondern nur zur Höhenlokalisation. Durch eine anschließende Myelo-CT-Untersuchung kann aber aufgrund der Hyperdensität ohne Knochenarrosion die Blutung festgestellt werden, vor allem aber ihre kraniale Begrenzung erkannt werden, die bei dem Kontrastmittelstopp an der unteren Begrenzung in der Myelographie nicht feststellbar ist.

Therapie

Bei der akuten Myelonkompression mit Querschnittssyndrom ist eine unmittelbare neurochirurgische Entlastung anzustreben.

Postoperativ sollte aber in der Versorgung des Patienten die krankengymnastische Behandlung zur Verhinderung von Kontrakturen und zum Wiederauftrainieren der paretischen Muskeln nicht vergessen werden, ebenso wie ein Blasen- und Mastdarmtraining.

Bei Bettlägerigkeit ist trotz der Blutungsneigung auf eine Thromboseprophylaxe mit niedrig dosiertem Heparin nicht zu verzichten.

2.3. Tumoren

Definition

Es gibt eine ganze Reihe von Möglichkeiten, die vielfältigen gutartigen, semibenignen und malignen Tumoren am oder im Spinalkanal zu klassifizieren. Dabei kann der Sitz in Relation zum Myelon, die Höhenlokalisation im Spinalkanal, die Tumorart (z.B. ob primärer ZNS-Tumor oder metastatischer Tumor), Altershäufigkeit und vieles mehr zur Kategorisierung herangezogen werden. Im folgenden werden die Tumoren anhand ihres Sitzes bzw. der Nachbarschaftsbeziehung zum Rückenmark besprochen, da für die Klinik und die neurologischen Ausfälle ganz entscheidend ist, ob der Tumor im oder am Myelon auftritt oder von weiter außen einwirkt. Auf die Altersverteilung und die vorwiegende Höhenlokalisation wird dann speziell bei der Besprechung der jeweiligen Tumorart eingegangen.

2.3.1. Intramedulläre Tumoren

Bei der Frage, welcher Art ein intramedullär nachgewiesener Tumor sein wird, ist besonders auf das Alter des Patienten zu achten. Während nahezu 80% der intramedullären Tumoren im Kindes- und Jugendalter primäre ZNS-Tumore aus der Gliom- und Paragliomreihe sind, werden bei Erwachsenen und insbesondere älteren Erwachsenen Metastasen immer häufiger. Bei über 60jährigen Patienten ist sogar eher an eine Metastase als an einen Tumor der Gliomreihe zu denken.

Einteilung

Abgesehen von sehr seltenen Tumoren, insbesondere solchen, die als teratogene Tumoren aufgefaßt werden, und Lymphomen, werden intramedullär die nachfolgenden Tumoren gesehen:
- Astrozytome
- Ependymome
- Metastasen

Pathogenese

Hinsichtlich ihres histologischen Aufbaus gleichen die spinalen **Astrozytome** denen des Gehirns (☞ Kap. 1.3. ff.). Sie wachsen vorwiegend im zervikalen und thorakalen Bereich, dringen dabei infiltrativ in das Rückenmarksgewebe ein. Allerdings läßt sich intraoperativ das Tumorgewebe gut gegenüber dem übrigen Rückenmark abgrenzen. Ca. die Hälfte der Astrozytome zeigt, heute mit der MRT auch präoperativ darstellbar, kleine zystische Tumoranteile. Eine Variante der Astrozytome wächst zentral mit einer Längenausdehnung über mehrere Wirbelhöhen, die als "Stiftgliom" bezeichnet wird. Es handelt sich dabei um pilozytische Astrozytome, früher als Spongioblastome bezeichnet. Die Astrozytome sind in der Malignität ganz überwiegend in den WHO-Grad II-(III) einzuordnen. Höhergradige Glioblastome (WHO IV°) sind im Rückenmark selten.

Die **Ependymome** werden auch als Paragliome bezeichnet und ebenfalls in den Malignitätsgrad II nach der WHO-Klassifikation und damit als "semibenigne" Tumoren eingestuft. Sie sind die häufigsten Tumoren des Rückenmarks. Das Wachstum des Tumors ist weniger infiltrativ und bildet gegen das gesunde Gewebe eine Pseudokapsel. Das Ependymom ist stark vaskularisiert, zeigt im Zentrum des Tumors häufig nekrotische Anteile und kann auch Verkalkungen aufweisen. Der vorwiegende Sitz ist tief thorakal und im Conus medullaris bis in das Filum terminale hinein. Seltener werden die Ependymome zervikal gefunden. In fortgeschrittenen Stadien kann der Tumor auch über die Grenzen des Myelons hinaus wachsen.

Den im höheren Alter im Verhältnis zu den gliösen Tumoren häufiger anzutreffenden intramedullären **Metastasen** liegt als Primärtumor meist ein kleinzelliges Bronchialkarzinom, ein Mamma-Karzinom, ein Prostata-Karzinom, seltener ein Nieren-Karzinom oder ein Schilddrüsen-Karzinom zugrunde. Seltener finden sich im Rückenmark selbst Absiedlungen von Non-Hodgkin-Lymphomen. Diese lassen sich eher an den Radizes oder als Infiltrate in den Wurzeltaschen nachweisen.

Typische Krankheitszeichen

Da die intramedullären Tumoren aus dem Zentrum des Rückenmarks wachsen, treten Schmerzen gar nicht oder erst spät auf, wenn der Tumor die Wurzeln gegen die knöcherne Begrenzung anstemmt. Die neurologischen Ausfälle nehmen meist einen langsam progredienten Verlauf.

Befunde

▶ *Klinik*

Der typische neurologische Befund, abgesehen von der Höhenlokalisation, ist das zentrale Rückenmarkssyndrom mit querschnittsartiger dissoziierter Sensibilitätsstörung und langsam progredienter spastischer Para- oder Tetraparese.

Da das Ependymom bevorzugt im Konusbereich am Übergang zum Filum terminale anzutreffen ist, resultiert in diesem Fall ein Konus- oder auch Kauda-Syndrom (s.o.). Die niedrigmalignen Astrozytome (pilozytisches Astrozytom) sind bevorzugt im Bereich der Hinterstränge um den Sulcus dorsalis anzutreffen, weswegen eher ein Hinterstrangsyndrom mit spinaler Ataxie nachzuweisen ist.

▶ *Liquor*

Der Liquor zeigt keine richtungsweisenden Auffälligkeiten, allenfalls eine unspezifische Reizpleozytose. Ein Stoppliquor ist selten anzutreffen.

▶ *Elektrophysiologie*

Die evozierten Potentiale zeigen durch die Unterbrechung der Bahnsysteme eine Leitungsverzögerung und einen Potentialverlust, da nicht gleich alle Fasern gleichzeitig unterbrochen sind. In Höhe des Tumors selbst kann die Affektion der Vorderhornzellen eine schlaffe Lähmung zur Folge haben, die an der Thorax- oder Bauchwand selten bemerkt wird. Durch die schlaffe Lähmung der zu diesem Segment gehörenden Anteile des M. multifidus der autochthonen Rückenmuskulatur kann die Ableitung der Denervierung in diesem Segment mit Nadelelektroden aus der paravertebralen Muskulatur gelingen.

▶ *Bildgebung*

Aufgrund eben dieser die Rückenmuskulatur betreffenden schlaffen Lähmung weniger Segmente kann es zu ganz umschriebenen Gefügestörungen der Wirbelsäule mit kurzbogigen Skoliosen kommen, die früher als indirekte Tumorzeichen dienten. Heute werden intramedulläre Tumoren am einfachsten mit der spinalen MRT nachgewiesen. Sitz, Höhenlokalisation und Signalverhalten vor und nach intravenöser Kontrastmittelgabe dienen zur artdiagnostischen Einschätzung.

Therapie

Die Therapie der Wahl ist die neurochirurgische Exstirpation von dorsal durch den Sulcus dorsalis. Ist der Tumor aufgrund des Querdurchmessers und vor allem auch der Längenausdehnung nicht mehr in toto zu entfernen oder ist er infiltrativ weit nach ventral vorgedrungen, so wird die Dura über dem Tumor nicht einfach verschlossen, sondern eine Entlastungslaminektomie mit Duraerweiterung vorgenommen. Bei den Ependymomen kann, bei den Gliomen sollte der Tumor nachbestrahlt werden. Die intramedullären Metastasen werden primär nur bestrahlt.

2.3.2. Extramedulläre intradurale Tumoren

Definition

Abgesehen von den Metastasen, die meist in bzw. an der Dura angesiedelt sind, handelt es sich bei den extramedullären, aber noch intraduralen Tumoren um fast ausschließlich gutartige Tumoren (WHO I°). Die Tumoren gehen von den Strukturen der Vorder- oder Hinterwurzeln oder den verschiedenen Blättern der Hirnhäute, meist der Dura mater, aus.

Einteilung

Mit extramedullärem Sitz lassen sich noch intradural die folgenden Tumoren intraspinal am häufigsten nachweisen:

- **Meningeome, Neurinome**
- **Angiome**
- **Metastasen**

Pathogenese

Auf die **Neurinome** und **Neurofibrome** wird näher im Kapitel "peripheres Nervensystem" eingegangen, da die Tumoren von den Nervenwurzeln, bzw. von den intraforaminalen Anteilen des Spinalnerven und des Hüllen ausgehen. Da sie durch das langsame expansive Wachstum zu einer Aufweitung des Foramen intervertebrale führen, werden diese Tumoren auch als "Sanduhrneurinome" bezeichnet. Es handelt sich dabei um den häufigsten extramedullären, "intraduralen" Tumor im zervikalen Wirbelsäulenabschnitt.

Insgesamt zahlenmäßig viel häufiger (ca. 50 % der Tumoren mit dieser extramedullären Lokalisation) ist das **Meningeom**, das im spinalen Bereich histologisch den gleichen Aufbau wie intrakraniell zeigt. Dieser Tumor wird überwiegend im Thorakalabschnitt gefunden. Im Gegensatz zum Neurinom führt das Meningeom nicht oder erst spät zu Druckarrosionen an den Wirbeln bzw. Wirbelbögen.

Beide Tumorarten können auch die Dura durchbrechen und extradural eine größere Ausdehnung als intradural erreichen.

Nur ca. 10 % der intradural/extramedullären Tumoren sind **Angiome**. Diese Tumorart hat außer dem noch extramedullär liegenden Angiomzufluß und dem an der Grenze zum Rückenmark liegenden Nidus auch intramedulläre Anteile. Von der Durafistel ist das Angiom dadurch zu unterscheiden, daß nicht einfach nur arteriovenöse Shunts vorhanden sind, sondern diese Kurzschlüsse in ein Gewebe eingebettet sind, von dem diese pathologische Gefäßstruktur gebildet wurde. Eine Wachstumstendenz haben diese Tumoren nicht, ihre Gefahr liegt in der Blutungsneigung.

Das Spektrum der Primärtumoren, auf die die **Metastasen** mit extramedullärem Sitz zurückzuführen sind, unterscheidet sich nicht von dem der intramedullären (s.o.).

Typische Krankheitszeichen

Die Klinik der Tumoren mit extramedullärem Sitz ist durch zwei Stadien gekennzeichnet.

Bevor die Tumoren durch ihr raumforderndes Wachstum einen Kompressionseffekt auf das Myelon ausüben und zentrale Ausfälle bewirken, üben sie zunächst eine verdrängende Wirkung auf die extramedullär liegenden spinalen Wurzeln aus, die ihrerseits durch die Aufhängung beim Duradurchtritt nicht ausweichen können.

So treten initial radikulär ausstrahlende Schmerzen auf, die nicht lagerungs- oder haltungsabhängig sind. Diesen Reizerscheinungen an den Wurzeln folgen radikuläre Ausfälle, bevor die zentralen neurologischen Ausfälle folgen.

Befunde

▶ Klinik

Zunächst lassen sich der Verteilung der radikulären Schmerzen folgende, meist auf ein oder zwei benachbarte Segmente einer Seite zu beziehende Sensibilitätsstörungen nachweisen. Monoradikuläre motorische Ausfälle treten klinisch als Parese kaum zu Tage (☞ Kap. 3.1.1.). Mit zunehmendem Druck auf das Myelon, meist von dorsal oder dorsolateral, ist die spinale Gangataxie im Sinne des Hinterstrangsyndroms der erste als zentral zu wertende neurologisch nachweisbare Befund. Wird dieser dysbasischen Gangstörung bei älteren Patienten aus verschiedenen Gründen keine Beachtung geschenkt, kann die Raumforderung fortschreiten, bis ein vollständiges Querschnittssyndrom erreicht wird.

Die spinalen Angiome werden nicht durch ihr Wachstum klinisch auffällig, sondern entweder durch Ischämien aufgrund des Steal-Effekts der Angiomgefäße oder häufiger durch Blutungen nach intramedullär (mit einem akuten Querschnittsbild) oder mit einer Subarachnoidalblutung

▶ Liquor

Typisch für die Neurinome ist eine isolierte massive Eiweißerhöhung (> 1g/l). Dieser Befund darf nicht mit einem Stoppliquor verwechselt werden, der auch bei anderen hochgradigen spinalen Raumforderungen vorkommen kann. Daher ist die Prüfung auf Durchgängigkeit des spinalen Liquorraums nach Queckenstedt besonders wichtig.

▶ Elektrophysiologie

Die Wurzelaffektion wird elektroneurographisch durch F-Wellenverlust nachgewiesen. Die beginnende Kompression der Hinterstränge im thorakalen Bereich (bei Meningeomen) ist durch die Ableitung der somatosensibel evozierten Potentiale von den Beinen im Vergleich zu denen vom Arm zu belegen.

▶ Bildgebung

Die Aufweitung des Foramen intervertebrale durch ein Sanduhrneurinom ist bereits in seitlichen nativen Röntgenaufnahmen der Halswirbelsäule nachzuweisen. Die gesamte Ausdehnung entlang des Spinalkanals und in die paravertebralen Weichteile läßt sich aber sehr viel besser mit dem

CT und vor allem dem MRT in allen drei Raumebenen darstellen. Eine Unterscheidung zwischen kleinen Neurinomen und Meningeomen ist durch das Kontrastverhalten und den Sitz möglich. Die Neurinome liegen eher lateral oder dorsolateral des Myelons und nehmen nur geringfügig Kontrastmittel auf, während die Meningeome bevorzugt dorsal anzutreffen und durch eine kräftige Kontrastmittelaufnahme charakterisiert sind (☞ Abb. 2.12).

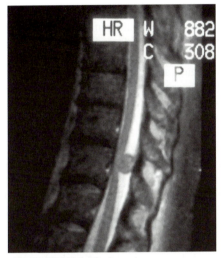

Abb. 2.12: Spinales Meningeom.

Die spinalen Angiome können wegen der Signalauslöschung durch den hohen Fluß in der MRT gefunden werden. Ihre Gefäßarchitektur kann nur durch eine selektive Angiographie der Aortenabgänge dargestellt werden.

Therapie

Die benignen extramedullären/intraduralen Tumoren werden operativ entfernt. Eine Bestrahlung erfolgt beim Nachweis einer duralen Metastase. Als Alternative zur Operation steht bei den Angiomen eine neuroradiologische Intervention mit Embolisation zur Verfügung.

2.3.3. Extradurale Tumoren

Extradurale Tumoren verdrängen im Spinalkanal den Duralsack mit seinem Inhalt im Ganzen. Dabei üben sie nicht nur Druck auf die Dura aus, sondern führen durch die gleichzeitige Druckentwicklung zur anderen Seite auch zu Druckarrosionen oder, da es sich überwiegend um Karzinom-Metastasen handelt, zu Destruktionen an den Wirbeln.

Einteilung

In absteigender Reihenfolge sind folgende Primärtumoren für extradurale Metastasen verantwortlich:

- Bronchialkarzinom (überwiegend kleinzelliges BC)
- Mammakarzinom
- Prostatakarzinom
- Uteruskarzinom
- Magenkarzinom
- Nierenkarzinom

oder es handelt sich um Sarkome der Dura. Selten kann auch ein Pancoast-Tumor in die thorakale Wirbelsäule einbrechen.

Typische Krankheitszeichen

Das **Leitsymptom** ist der **lokalisierte Rückenschmerz** im Bereich der Wirbelsäule, der gelegentlich gürtelförmig ausstrahlt und auf konventionlle Analgetika nicht anspricht.

Befunde

▶ *Klinik*

Da es sich häufiger um hämatogene Metastasen der Wirbelkörper als der Wirbelbögen handelt, dringt der Tumor in den Spinalkanal meist von ventral her ein. Das erklärt, daß die Klinik zu Beginn durch eine spastische Paraparese (bei überwiegendem thorakalem Sitz) gekennzeichnet ist, zumal die vorlaufenden schlaffen Paresen der Bauch- oder Thoraxwand, die durch den initialen Ausfall der Vorderwurzeln in Segmenthöhe bedingt sind, meist unentdeckt bleiben. Erst wenn durch die Verlagerung von ventral der Duralsack auch dorsal gegen den Wirbelbogen angepreßt wird, entwickelt sich das vollständige Querschnittssyndrom auch mit sensiblen Ausfällen und Blasen- und Mastdarmstörungen.

▶ *Serologie*

Die klinisch-chemische Untersuchung des Serum muß neben der BSG und dem CRP die Suche nach Tumormarkern mit einschließen und wegen der häufigen Prostatakarzinom-Metastasen neben alkalischer und saurer Phosphatase auch die Bestimmung der Prostataphosphatase beinhalten.

▶ *Liquor*

Durch den extraduralen Sitz sind zytologisch im Liquor keine Tumorzellen nachzuweisen. Erst relativ spät mit Auftreten der Querschnittssymptomatik tritt ein "Stopp-Liquor" mit Schrankenstörung und Eiweißvermehrung auf.

▶ *Bildgebung*

Um sowohl die Beteiligung der Wirbelkörper als auch die Ausdehnung der destruierenden Tumoranteile in die paravertebralen Weichteile, den Spinalkanal und die sekundäre Beteiligung des Durasacks und des Myelons gleichzeitig zeigen zu können, empfiehlt sich eine kernspintomographische Darstellung (☞ Abb. 2.13.). Zur Notfalldiagnostik reicht auch die Anfertigung einer aszendierenden Myelographie zusammen mit einer Myelo-CT-Aufnahme in Prozeßhöhe, die zusammen auch die oben genannten Aspekte darstellen können.

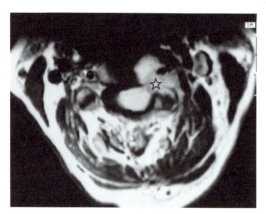

Abb. 2.13: Extradurale spinale Raumforderung mit Wirbeldestruktion (Stern).

Therapie

Eine operative Entfernung einer spinalen extraduralen Metastase ist deswegen kritisch, weil vielfach danach eine Instabilität der Wirbelsäule erwartet werden muß, die auf thorakalem Niveau nur durch ausgedehnte thoraxchirurgische Eingriffe verhindert werden könnte. Daher wird meistens strahlentherapeutisch behandelt, was den angenehmen Nebeneffekt aufweist, daß sich nicht nur die Metastase verkleinert und die neurologischen Ausfälle rückläufig sind, sondern auch der profuse Knochenschmerz gelindert wird.

Die Verringerung der Raumforderung kann neben der Strahlentherapie initial auch unterstützend durch gleichzeitige Gabe von Kortikoiden (z.B. 40 mg Dexamethason i.v.) herbeigeführt werden.

Parallel gehört die Therapie des Primärtumors, zum Beispiel mit Chemotherapie oder Hormonbehandlung, zum Therapieprogramm.

2.3.4. Wirbeltumoren

Definition

Es handelt sich bei zwei Dritteln der von den Wirbeln ausgehenden Tumoren um gutartige (WHO I^0) Prozesse. Der geringere Teil wird von generalisiert auftretenden - und somit allenfalls auch in der Wirbelsäule anzutreffenden - bösartigen (WHO IV^0) Tumoren gestellt. Die Dignität des Prozesses hat unter anderem einen Einfluß auf den Pathomechanismus, der den Prozeß klinisch auffällig werden läßt. Während die gutartigen Tumoren zunächst allein den Wirbelkörper destruieren und konsekutiv zu Wirbeleinbrüchen mit Höhenminderung führen, ist es bei den den bösartigen die gleichzeitige Ausdehnung der Tumormasse über den Wirbelkörper hinaus mit Einengung des Spinalkanals, die zu für die Symptomatik verantwortlich ist.

Das Verhältnis von primären Knochentumoren der Wirbelsäule zu den spinalen Tumoren, die vom Rückenmark und assoziierten Geweben ausgehen, ist 1: 20.

Einteilung

- Gutartige Wirbeltumoren
  - Hämangiom
  - Osteoidosteom
  - Osteoblastom
  - Osteochondrom
  - aneurysmatische Knochenzyste
  - Riesenzelltumor
- Bösartige Wirbeltumoren
  Primär:
  - Osteosarkom
  - Chondrosarkom
  - Ewing-Sarkom
  - Fibrosarkom
  Generalisiert:
  - Lymphom

- Plasmozytom
- Metastasen

Typische Krankheitszeichen

Die überwiegende Zahl der gutartigen Knochentumoren ist symptomarm oder **symptomfrei**. Insbesondere die Wirbelhämangiome werden meist als Zufallsbefund entdeckt. Im Fall der bösartigen Tumoren oder bei gutartigen Tumoren, die zu einer Kompressionsfraktur der Wirbelkörper führen, findet sich die gleiche Symptomatik wie bei den intraspinalen, extraduralen Tumoren mit chronischen, therapieresistenten Rückenschmerzen. Erst spät treten dann Querschnittssymptome auf.

Befunde

➤ *Bildgebung*

Zur Einordnung des den Wirbel destruierenden Prozesses ist trotz der besseren Weichteildarstellung und gleichzeitigen räumlichen Orientierung entlang der drei Raumachsen in der Kernspintomographie nach wie vor die native Röntgenübersichts- oder Schichtaufnahme notwendig. Ergänzend kann die CT-Untersuchung mit Knochenalgorithmus vor allem den Sitz des Knochentumors im Zentrum des Wirbelkörpers (Metastasen, Plasmozytom, Lymphom), in der Kortikalis (Osteom, Hämangiom) oder zum Beispiel den Pedunkeln (Osteoidosteom, aneurysmatische Knochenzyste) lokalisieren, was im Hinblick auf die Prädilektionsstellen als Hinweis auf die Tumorart gewertet werden kann.

Therapie

Fast die Hälfte aller benignen Wirbeltumoren sind Wirbelhämangiome. Sie bedürfen überhaupt nur dann einer Therapie, wenn sie, was selten der Fall ist, durch eine epidurale Ausdehnung Symptome hervorrufen. Dann kann auch eine präoperative arterielle Embolisation vorgeschaltet werden. Die anderen aufgeführten benignen Wirbeltumoren werden zur Erhaltung der Wirbelsäulenstabilität operativ reseziert.

Vor der Behandlung der bösartigen Wirbeltumoren sollte durch die Bildgebung, hämatologische Untersuchungen oder auch Stanzbiopsien geklärt werden, ob es sich um strahlensensible Tumoren handelt, wie z.B. Ewing-Sarkom, Plasmozytom oder Angiosarkom.

Im anderen Fall wird eine operative Resektion angestrebt bzw. bei inoperablen Tumoren als minimale Variante zur Verbesserung oder Hinauszögerung einer Querschnittssymptomatik eine Entlastungslaminektomie durchgeführt. Parallel werden Kortikoide gegeben.

2.4. Traumen

Definition

Traumatische Schädigungen des Rückenmarks haben, wenn man sich zum Beispiel ein Querschnittsbild vor Augen führt, eine wesentliche Veränderung der Lebensqualität zur Folge. Daher ist es besonders wichtig, daß, vor allem bei Polytraumen, eine solche Verletzung neben den im Vordergrund stehenden äußeren Verletzungszeichen nicht übersehen wird. Bereits das frühzeitige Erkennen einer solchen Rückenmarkschädigung kann zumindest verhindern, daß im Verlauf der Behandlung weiterer Traumen, zum Beispiel durch Lagerung gesetzt werden. Während Schädigungen des Halsmarks überwiegend durch Beschleunigungstraumen erzeugt werden, die auch zu Gefügestörungen der Halswirbelsäule bis hin zu Luxationsfrakturen führen können, sind es bei Läsionen des Brust- und Lendenmarks oder der Cauda equina meist axiale Gewalteinwirkungen durch Stürze, bei denen auch an einen zusätzlichen Kompressionsmechanismus des betroffenen Wirbelsäulenabschnitts zu denken ist.

2.4.1. Commotio/Contusio spinalis

Definition

Im Fall eines geschlossenen Wirbelsäulentraumas ist eine Commotio spinalis dann gegeben, wenn nur flüchtige, längstens 24 Stunden anhaltende Sensibilitätsstörungen, höchstens aber Reflexauffälligkeiten ohne Paresen nachweisbar sind. Sind solche vorhanden, oder bereits deutlichere Ausfälle im Sinne komplexer Rückenmarkssyndrome, wie zum Beispiel ein Brown-Séquard-Syndrom oder ein Querschnittsbild offenkundig, liegt mit Sicherheit bereits eine Contusio spinalis vor.

Pathogenese

Durch die Gewalteinwirkung können die Bahnsysteme und die Marksubstanz durch Quetschung oder Zerreißung direkt oder durch die Zerreißung von zu- oder abführenden Gefäßen sekundär vaskulär geschädigt werden. Im Fall der Contusio spinalis tritt neben diesem unmittelbar traumaabhängigen Mechanismus dann durch ein nachfolgendes, gemischt vasogenes und zytotoxisches Ödem im Spinalkanal eine "innere Strangulation" ein.

 Typische Krankheitszeichen

Bei der Commotio spinalis sind die leichten sensiblen und Reflex-Auffälligkeiten innerhalb des ersten Tages, meist schon nach Stunden, wieder verschwunden.

Bei der Contusio spinalis ist das Anfangsstadium durch einen "**spinalen Schock**" gekennzeichnet, bei dem kaudal der Läsion alle Rückenmarkfunktionen erlöschen. Das Querschnittsbild ist vollständig, der Tonus schlaff, die Reflexe erloschen. Die Blasen- und Mastdarmfunktion kann nicht mehr kontrolliert werden.

Erst im Verlauf von Tagen bis Wochen kehrt der Tonus in den Muskel zurück, um dann überschießend in eine Spastik umzuschlagen.

 Befunde

➤ *Klinik*

Die schwerste Form einer Contusio spinalis ist ein bleibendes Querschnittssyndrom (☞ Kap. 2.) auf hohem zerikalem Niveau, zu dem neben der Tetraparese auch noch eine Lähmung der Atemhilfsmuskulatur gehört.

Nicht immer bleiben - trotz anfänglich schwerer Defizite - die neurologischen Ausfälle in vollem Umfang bestehen. Die Rückbildungstendenz ist abhängig von der unterschiedlichen Regenerierungsfähigkeit von Bahnsystemen und Kerngebieten. Die Schädigung der Kerngebiete zeigt kaum eine Rückbildung. Diese Tatsache erklärt auch, warum das traumatische Kaudasyndrom durchaus gute Chancen auf eine Besserung beinhaltet.

Meist bleiben aber unterhalb der medullären Schädigung spastische Paresen mit Kontrakturneigung, spastische Blasen- und Mastdarmentleerungsstörungen unter gleichzeitigem Kontrollverlust zurück. Die Gefühlsstörungen können entsprechend der Anordnung der geschädigten Bahnsysteme eine Rückbildung von kaudal oder proximal zeigen.

➤ *Elektrophysiologie*

Die Untersuchung der evozierten Potentiale (SSEP und MEP) kann bei klinisch hochgradigen Ausfällen zeigen, ob die Antwortpotentiale fehlen oder ob eine elektrophysiologisch bessere Leitungsfunktion eine bessere Prognose bezüglich der funktionellen Restitution erlaubt.

➤ *Bildgebung*

Eine im akuten Stadium sehr aufwendige MRT-Aufnahme könnte die intramedulläre Läsion bzw. das Ödem nachweisen. In dieser Phase kann nur die MRT-Untersuchung mit der nötigen räumlichen Auflösung und genügendem Gewebekontrast den Nachweis einer **Hämatomyelie**, also einer traumatischen Einblutung, erbringen. Vielfach muß sich bei den intensivmedizinisch sehr aufwendigen Patienten die Diagnostik mehr auf den Ausschluß komplizierender Verletzungen (z.B. Wirbelfrakturen, intraspinale Blutungen) beschränken. Dazu steht vor allem die Computertomographie zur Verfügung, die sowohl den knöchernen Aspekt als auch den intraspinalen Befund dokumentieren kann, zumal eine axiale Schnittführung die Beurteilung einer raumfordernden Wirkung auf das Myelon erlaubt.

Erst nach 4-6 Wochen läßt sich dann in der postakuten Phase durch die MRT-Untersuchung eine gliöse Narbenentwicklung oder pseudozystische Einschmelzung des medullären Gewebes im Sinne der **Myelomalazie** nachweisen. Werden intraspinale traumatische, d. h. durch Gefäßzerreißungen entstandene, Blutungen resorbiert, und es entstehen flüssigkeits- bzw. liquorgefüllte Hohlräume, die - anders als bei der Syringomyelie - meist extraaxial liegen, so spricht man von einer **Hydromyelie**.

 Therapie

➤ *Akuttherapie*

Intraspinale Blutungen und dislozierte Frakturen müssen operativ revidiert werden. Instabile Frakturen müssen entweder operativ oder konservativ durch Extension ruhiggestellt werden.

2.4. Traumen

Das Ödem spricht beim spinalen Trauma - anders als beim Schädel-Hirn-Trauma - gut auf Kortikosteroide an. Es werden in der ersten Woche 500-1000 mg/Tag Methylprednisolon intravenös verabreicht.

▶ Langzeitbehandlung

Komplette, aber auch unvollständige Querschnittssyndrome sollten Anlaß sein, den Patienten einer intensiven Rehabilitationsbehandlung zuzuführen.

Medikamentöse Therapie der Spastik und physiotherapeutische Behandlung müssen so aufeinander abgestimmt werden, daß der Patient allein zuhause diese Behandlung fortsetzen kann. Neben dem Training mit dem individuell zugeschnittenen Rollstuhl müssen Hilfen zur Beherrschung der Blasen- und Mastdarmfunktion erlernt werden. Diese Therapie kann der Patient in einem Akutkrankenhaus nicht erhalten, weswegen dieser stationäre Aufenthalt auch so kurz wie möglich gehalten werden sollte.

2.4.2. Schleudertraumen

Definition

Ein umgangssprachlich als "Schleudertrauma" bezeichnetes Rückenmarkstrauma wird durch die Einwirkung einer Beschleunigung oder eines Abbremsvorgangs auf die Wirbelsäule hervorgerufen. Es wäre daher besser, von einem "**Beschleunigungstrauma**" zu sprechen.

Pathogenese

Dabei bleibt der Wirbelsäuleninhalt, dem Trägheitsgesetz folgend, hinter der Beschleunigungsbewegung bzw. dem Abbremsvorgang der knöchernen Anteile zurück.

Sind die Wirbelsäulenanteile beim Auftreffen fixiert, zum Beispiel im Thoraxbereich, wird die kinetische Energie vom Wirbelsäuleninhalt aufgefangen. Als Folge finden sich Markquetschungen und Gefäßzerreißungen.

Die häufigste Verletzung ist aber die der Halswirbelsäule, insbesondere im Rahmen von Auffahrunfällen. Hierbei wird die Energie im wesentlichen von der beweglichen und ausweichenden Wirbelsäule aufgefangen. Bei diesem Vorgang ist sie aufgrund der transversal angreifenden Kräfte erheblichen Scherwirkungen ausgesetzt, die hauptsächlich an den Bandscheiben und den Bändern angreifen. Folglich sind die Weichteilverletzungen mit Gefügelockerung meist ausgeprägter als die knöchernen Folgeerscheinungen.

Je nachdem, ob die Kraft von hinten oder von vorne angreift, entsteht die Halswirbelsäulenverletzung durch eine Hyperflexion oder Hyperextension.

Typische Krankheitszeichen

Abgesehen von solchen Fällen mit schweren Zerreißung und sofortigen querschnittsartigen Bildern, bemerkt der Patient in den ersten Stunden nach dem Trauma keine Beschwerden. Erst mit deutlicher Latenz, die sich auch über wenige Tage erstrecken kann, treten dann zum Teil heftige Hinterkopf- und Nacken-Schulterschmerzen auf, die mit radikulärer Verteilung auch in die Arme ausstrahlen können.

Meist klagen die Patienten auch über unsystematischen Schwindel, ohne daß eine differentialdiagnostisch mit zu erwägende traumatische Dissektion der Vertebralarterien oder der Karotiden zu einer zerebralen Durchblutungsstörung geführt hätte.

Im Verlauf entwickelt sich ein reaktiver Hartspann der Nackenmuskulatur.

Befunde

▶ Klinik

In der überwiegenden Zahl der Fälle lassen sich trotz der typisch entlang eines Dermatoms ausgeprägten unangenehmen sensiblen Reizerscheinungen keine radikulären neurologischen Ausfälle nachweisen. Selbst Reflexdifferenzen fehlen meist. Lassen sich Lähmungen in Kennmuskeln der zervikalen Segmente und sensible Ausfälle nachweisen, so muß an einen traumatischen Wurzelausriß gedacht werden.

Der Tastbefund ergibt deutliche Myogelosen im Bereich der Nacken- und Schultermuskulatur.

▶ Elektrophysiologie

Die elektromyographische Untersuchung im Akutstadium kann nur Hinweise auf einen Wurzelausriß geben. Erst im Verlauf der nächsten Wochen läßt sich durch die typischen, sich aber erst entwickelnden Befunde (☞ Kap. 3.) eine radikuläre Läsion elektrophysiologisch beweisen. Eine frühere Diagnostik bedarf der Bildgebung.

➤ *Bildgebung*

Die Diagnostik sollte mit **nativen Röntgenübersichtsaufnahmen** der Halswirbelsäule beginnen. Sieht man hier schon deutliche Gefügestörungen mit gegebenenfalls Subluxationsstellung der Wirbelkörper, so muß auf Funktionsaufnahmen in Beugung oder Überstreckung verzichtet werden, die sonst erst die Gefügestörung nachweisen. Erste Hinweise auf eine Gefügestörung bieten diskrete kyphotische Knickbildungen im seitlichen Strahlengang.

Die **CT-Untersuchung**, auch unter intrathekaler Kontrastanhebung des Durasacks, zeigt die Bandscheibenschädigung und das Ausmaß des Vorfalls.

Erst mit Monaten Latenz lassen sich auf Schrägaufnahmen der Halswirbelsäule die reaktiven Exophyten an den kleinen Wirbelgelenken nachweisen. Auch erst zu diesem Zeitpunkt ist computertomographisch eine reaktive Verdickung der Bänder (z.B. des hinteren Längsbandes) zu erkennen.

 Therapie

Neurologische Ausfälle deuten darauf hin, daß eine operative Entfernung der traumatisch geschädigten Bandscheibe angestrebt werden sollte. Sind querschnittsartige Symptome vorhanden, muß die Halswirbelsäule entweder operativ oder konservativ mit einer Extension stabilisiert werden.

In der überwiegenden Zahl der Fälle mit alleinigen Schmerzsyndromen oder sensiblen Reizerscheinungen wird die Halswirbelsäule nur ruhiggestellt. Dazu kann ein stützender Verband (Camp-Kragen oder Schanzsche Krawatte) angelegt werden, der wegen der unwillkürlichen Bewegungen der Halswirbelsäule auch nachts getragen werden sollte. Je nach Schwere des Traumas kann auch in den ersten Tagen Bettruhe verordnet und wegen der sich einstellenden Hypertonie der Nackenmuskulatur medikamentös mit muskelrelaxierenden Medikamenten (z. B. Chlormexanon 3 x 200 mg/Tag p.o.) behandelt werden.

Allerdings sollte eine frühzeitige krankengymnastische und ergotherapeutische Behandlung hinzukommen, um nicht zuletzt dem Gefühl einer Invalidisierung vorzubauen und eine schmerzfreie Beweglichkeit wiederzuerlangen.

2.5. Degenerative Erkrankungen

2.5.1. Zervikale Myelopathie

 Definition

Das Krankheitsbild der zervikalen Myelopathie faßt eine Reihe von Erkrankungen der zervikalen Wirbelsäule zusammen, die alle in den gleichen Pathomechanismus **einer Stenose des zervikalen Spinalkanals** münden. Durch die Enge kommt es zur Kompression des Myelons oder durch die gleichzeitige Kompression der ventral oder dorsal liegenden Gefäße zu begleitenden oder sekundären vaskulären Läsionen des Rückenmarks. Da gleichzeitig auch die austretenden ventralen und dorsalen Wurzeln erfaßt werden, finden sich **klinisch Mischbilder aus Rückenmarks- und Wurzelsyndromen**.

 Pathogenese

Die Spinalkanalstenose im zervikalen Abschnitt kann bereits konstitutionell angelegt sein durch zu enge Wirbelbögen. In diesen Fällen spricht man von einem *habituell engen Spinalkanal*. Die übrigen *vielfältigen Ursachen* können entweder von den *Bandscheiben*, den *Wirbelkörpern* oder den *Ligamenten* ausgehen. Die überwiegende Zahl der Fälle zeigt, daß eine Kombination aller genannten Strukturen ausschlaggebend ist. Verdeutlichen kann man sich dies auch am Beispiel, daß ein Bandscheibenvorfall auch eine knöcherne Abstützreaktion provozieren wird. Die Ursachen der Veränderungen an Bandscheiben und Wirbelkörpern sind überwiegend degenerativer oder auch traumatischer Art.

Während die medialen oder mediolateralen Bandscheibenvorfälle und die spondylarthrotischen Veränderungen mit dorsalen Kantenausziehungen an Boden- und Deckplatten der Wirbelkörper (dorsale Spondylophyten) die medulläre Kompression bewirken, sind es mehr die begleitenden Arthrosen der Wirbelgelenke und der Unkovertebralgelenke, die für die begleitenden radikulären Reizerscheinungen oder Ausfälle verantwortlich sind. Laterale Bandscheibenvorfälle bewirken allein eine Symptomatik nur einer zervikalen Wurzel, aber keine Myelopathie.

2.5. Degenerative Erkrankungen

Typische Krankheitszeichen

Akzentuiert nicht eine akute Bandscheibenprotrusion oder ein Vorfall die ohnehin vorhandene Engpaßsituation durch eine plötzlich einsetzende Symptomatik, die sich dann meist auf ein zervikales Segment beschränkt, dann ist ein **schleichender, langsam progredienter Verlauf** typisch.

Häufig ist eine spastisch-ataktische Gangstörung, die der Patient schlicht als "Gehverschlechterung" bemerkt, das erste Symptom. Nach und nach können immer mehr Symptome der Pyramidenbahnen und übrigen langen Bahnen (☞ Strangsyndrome Kap. 2.) hinzutreten, selbst Querschnittsbilder können vorkommen. Die einseitig radikulär oder beidseits segmental ausstrahlenden Schmerzen in die Schulter oder die Arme markieren die obere Begrenzung.

Befunde

➤ *Klinik*

Auf der Ebene der ausgeprägtesten Enge, zusammen mit den unkovertebralen Anbauten, finden sich die typischen radikulären schmerzhaften Reizerscheinungen sowie sensiblen und motorischen Ausfälle entlang der Dermatome (☞ Kap. 3. ff.) bzw. Kennmuskeln. Gleichzeitig liegen also an den Armen und besonders den Händen schlaffe Lähmungen mit Atrophien und darunter eine spastische Paraparese der Beine mit gesteigerten Muskeleigenreflexen und Pyramidenbahnzeichen vor. Durch die sensible Deafferenzierung wird die Symptomatik von einer spinalen Ataxie begleitet. Die Oberflächenqualitäten sind meist mit strumpf- oder strumpfhosenartiger Verteilung gestört.

➤ *Liquor*

Bei ausgeprägten Spinalkanalstenosen können die Liquorveränderungen, die sonst nur die Zeichen einer unspezifischen lymphomonozytären Reaktion und Schrankenstörung aufweisen, auch einen Stopliquor zeigen.

➤ *Elektrophysiologie*

Mittels der Elektromyographie läßt sich aus den zervikalen Kennmuskeln das betroffene Segment identifizieren. Die SSEP oder MEP dienen zum Nachweis einer bereits vorliegenden Leitungsverzögerung der langen sensiblen oder motorischen Bahnen, selbst wenn klinisch noch keine oder nur minimale Symptome vorhanden sind.

➤ *Bildgebung*

Röntgen-Nativaufnahmen zeigen die knöcherne Enge, wobei der Sagittaldurchmesser des knöchernen Spinalkanals im mittleren und unteren Halswirbelsäulenabschnitt 10 mm nicht unterschreiten darf. Schrägaufnahmen stellen die Einengung der Foramina intervertebralia durch unkovertebralarthrotische Umbauten dar. Zum Nachweis von Gefügestörungen mit Wirbelgleiten (Spondylolisthesis) werden Funktionsaufnahmen in Vor- und Rückwärtsneigung angefertigt. An die Stelle der Myelographie zum Nachweis einer medullären Kompression ist heute die MRT (☞ Abb. 2.14) getreten, da sie gleichzeitig auch intramedulläre Veränderungen im Sinne eines Ödems, einer reaktiven Gliose oder nach vaskulären Komplikationen zeigt.

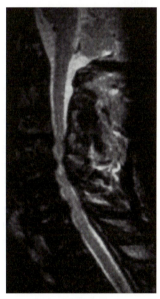

Abb. 2.14: Sagittale MRT-Aufnahme einer ausgeprägten zervikalen Myelopathie.

Therapie

Beim Nachweis einer zervikalen Myelopathie ist eine operative Entlastung notwendig. Dabei ist ein Eingriff von ventral mit Ausräumung des Bandscheibenfachs und nachfolgender Fusionsoperation der benachbarten Wirbelsegmente nach Cloward notwendig. Manchmal kann eine Kombination mit einer dorsalen Entlastungslaminektomie sinnvoll sein, die bei sehr wenig Narkosebelastungsfähigen Patienten auch als Minimaleingriff allein eingesetzt werden kann.

Besonders wichtig ist aber präoperativ die Abstimmung des gewünschten Operationsergebnisses zwischen Patienten, Operateur und Neurologen, da das Mißverständnis, daß in solchen Fällen eine wiederherstellende Operation durchgeführt wird, vermieden werden muß. Meist ist das Aufhalten des Prozesses bereits das eigentliche Operationsergebnis.

2.5.2. Systemdegenerationen des Rückenmarks (Motorneuron-disease)

2.5.2.1. Amyotrophische Lateralsklerose

Definition

Die amyotrophische Lateralsklerose (ALS) ist eine **kombinierte Systemdegeneration** des 1. (zentralen) und 2. (peripheren) Motoneutrons. Nur in wenigen der familiären Formen findet sich auch eine leichte Beteiligung der Hinterstränge, sonst gehören *Sensibilitätsstörungen nicht zum Bild*. Diese Erkrankung, die mit progredienten Paresen und Muskelatrophien einhergeht, ist die häufigste neurologische Systemerkrankung mit einer Inzidenz von 1,2 auf 100.000 Einwohner/Jahr. Die Erkrankung beginnt jenseits des mittleren Lebensalters, ab dem 40., häufiger erst nach dem 50. Lebensjahr und betrifft Männer häufiger als Frauen. Der Erkrankungsverlauf ist relativ rasch, so daß die Patienten innerhalb von im Mittel 3 Jahren versterben. Allerdings werden, wenn die bulbäre Muskulatur erst spät betroffen wird, auch wesentlich längere Verläufe beobachtet.

Einteilung

Eine Sonderform der ALS ist die der Bulbärparalyse, bei der die Patienten frühzeitig und ziemlich isoliert Paresen und Atrophien der kaudalen motorischen Hirnnerven ausbilden und so Sprech-, Kau- und Schluckstörungen bekommen. Nur der Nachweis begleitender Pyramidenbahnzeichen, also der Beteiligung auch des zenralen motorischen Neurons, erlaubt dabei eine Abgrenzung zur progressiven Bulbärparalyse als Form der spinalen Muskelatrophien. Hier sind allerdings fließende Übergänge anzunehmen.

Pathogenese

In familiär gehäuft auftretenden Fällen ist die Krankheit dem SOD1-Gen auf Chromosom 21 assoziiert. Das Gen determiniert die cytosolische Cu/Zn bindende Superoxid-Dismutase, die den Umbau des zelltoxiscchen Superoxids zu Hydrogenperoxid und Sauerstoff katalysiert und somit die Bildung freier Radikale verhindert. Andere Autoren fanden einen Defekt der Glutamatspeicherung im ZNS mit gleichzeitiger Erhöhung des Plasma-Glutamatspiegels. Aber auch die Autoimmunhypothese ist noch nicht ganz verlassen.

Die Degeneration im ZNS betrifft die Pyramidenzellen des Neocortex und die Vorderhornzellen des Rückenmarks. Damit gehen auch die Achsenzylinder der Pyramidenbahn und der peripheren motorischen Neurone zugrunde, wobei gleichzeitig ein Markscheidenabbau einsetzt.

Typische Krankheitszeichen

Die meisten Patienten bemerken am Anfang eine Ungeschicklichkeit der Hände, bedingt durch die beginnende **Lähmung der kleinen Handmuskeln**, die dann auch rasch atrophisch werden. Danach setzt die zweite Phase der Erkrankung mit einer **spastischen Gangstörung** bis hin zur Paraparese ein. Allerdings überholt dann der Vorderhornprozeß die Pyramidenbahnläsion, so daß die **Lähmungen zunehmend schlaff** werden und der Patient rasch beim Nachlassen des Tonus der Beinmuskulatur nicht mehr laufen kann, obwohl seine Parese nicht wesentlich zunimmt. Zuletzt treten die **bulbären Symptome** hinzu. Die Sprache verändert sich durch den fehlenden Gaumensegelabschluß zu einer näselnd dysarthrischen Form. Dann führen Kau- und Schluckstörungen dazu, daß der Patient Nahrungssonden (Duodenal-Nasensonden oder Ernährungsfisteln, z.B. PEG) benötigt, um nicht weiter abzumagern, was über die Paresen hinaus zu einem zunehmenden Kraftverlust führt. **Atemmuskulaturbeteiligung** mit Atemlähmungen, Aspirationspneumonien oder typische interkurrente Infekte bei Bettlägerigen führen dann zum Tode.

Zeit zum Leben.
Für ALS-Patienten.

Rilutek®. Wirkstoff: Riluzol. Verschreibungspflichtig. **Zusammensetzung:** 1 Filmtablette enthält 50 mg Riluzol. **Sonstige Bestandteile:** Calciumhydrogenphosphat, mikrokristalline Cellulose, hochdisperses Siliciumdioxid, Magnesiumstearat, Crosscarmellose-Natrium, Methylhydroxypropylcellulose, Macrogol 6000, Titandioxid (E 171). **Anwendungsgebiete:** Amyotrophe Lateralsklerose. Zur Verlängerung der Lebenserwartung oder zur Hinauszögerung der Zeit bis zum Einsatz der mechanischen Beatmung. **Gegenanzeigen:** Überempfindlichkeit gegenüber Riluzol oder einem der weiteren Inhaltsstoffe. Leberfunktionstörungen oder anormal erhöhte Serum-Transaminasen/Bilirubinspiegel. Schwangerschaft und Stillzeit. **Nebenwirkungen:** Sehr selten: Anaphylaktische Reaktionen, angioneurotisches Ödem (Quinke-Ödem) und Pankreatitis. Am häufigsten: Asthenie, Nausea und erhöhte Werte in Leberfunktionstests (selten mit Gelebsucht). Daneben: Kopf- und Bauchschmerzen, andere Schmerzen, Erbrechen, Benommenheit, Tachykardie, Schläfrigkeit, periorale Parästhesien. (Ausgeprägte) Neutropenien. **Pharmazeutischer Unternehmer:** Rhône-Poulenc Rorer S.A., 92165 Antony Cedex, Frankreich; Stand: Februar 2000. ZV 607 00 073. Angaben gekürzt – weitere Einzelheiten siehe Fach- bzw. Gebrauchsinformation, die wir auf Wunsch gern zur Verfügung stellen. Aventis Pharma Deutschland GmbH, 65926 Frankfurt (Main).

RILUTEK®
riluzol
Der erste therapeutische Fortschritt

Spezifisch wirksam in der Therapie der amyotrophischen Lateralsklerose

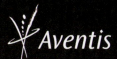 Aventis

Ca. ein Viertel beginnt primär mit den zuletzt genannten bulbären Symptomen.

Befunde

▶ *Klinik*

Die klinische Diagnose wird durch den Nachweis gleichzeitig vorhandener Zeichen von **Pyramidenbahnsymptomen** und **peripheren Lähmungen** geführt. Je nach Stadium können die Ausfälle einmal mehr durch die Affektion des 1. Motoneurons, mal durch die des 2. Motoneutrons geprägt sein.

Grundsätzlich findet man also gleichzeitig **Muskelatrophien** mit **Faszikulieren** auch noch nicht betroffener Muskeln neben Zeichen der **spastischen Paresen** mit gesteigerten Muskeleigenreflexen (anfangs) und **positiven Pyramidenbahnzeichen**. Später sind die Lähmungen schlaff und die Muskeleigenreflexe gemindert bis erloschen. Die Paresen und Atrophien beginnen an den Extremitäten meist einseitig und bleiben auch lange einseitig betont. Arme und Beine können dabei gekreuzt unterschiedlich stark betroffen sein.

Im Bereich der kaudalen Hirnnerven ist besonders die **Zungenatrophie** mit starkem Faszikulieren der Zungenmuskeln auffällig. Durch Lähmung des Gaumensegels (auch der Würgereflex ist aufgehoben) ist auch die Sprache näselnd dysarthrisch verändert.

▶ *Liquor*

Der Liquor ist meist unauffällig.

▶ *Elektrophysiologie*

Die Diagnose beruht weitgehend auf der Elektromyographie, die bei dem Vorderhornprozeß auch in klinisch nicht betroffenen Muskeln bereits die Denervierung mit positiven scharfen Wellen und Fibrillationen im Sinne pathologischer Spontanaktivität nachweisen kann. Auch bei Willkürinnervation sind pathologische Muster mit Riesenpotentialen, polyphasisch aufgesplitterten Potentialen und Potentialverbreiterung zu finden.

▶ *Bildgebung*

Mit dem MRT, insbesondere den T$_2$- oder den protonengewichteten Aufnahmen, läßt sich manchmal die Pyramidenbahndegeneration auf koronaren Schichten dokumentieren.

Therapie

Eine kausale Therapie ist nach wie vor nicht bekannt. Zur Verlängerung der Lebenserwartung oder zur Hinauszögerung der Zeit bis zum Einsatz der mechanischen Beatmung kann mit Riluzol (Rilutek®) behandelt werden, das in die glutaminerge Neurotransmission eingreift. Die anzustrebende Dosierung beträgt 2 x 50 mg/Tag. Dabei ist auf eine mögliche - aber beim Absetzen der Medikation selbst bei fünffach erhöhten Werten wieder reversible - Erhöhung der Lebertransaminasen zu achten. Vor allem physiotherapeutische Behandlungen können vielen Patienten lange Zeit die Selbständigkeit erhalten. Additiv können zentrale Antispastika (z.B. Baclofen 5 - 50 mg /Tag) eingesetzt werden, was aber die Gefahr birgt, daß bei Tonusreduzierung nur die Paresen deutlicher hervortreten.

Bei Schluckstörungen kann initial versucht werden, durch Acetylcholinesterasehemmer (z.B. Pyridostigmin 3 x 10 mg/Tag) die Zungenmuskulatur einschließlich der oberen Ösophagusmuskulatur zu stärken, in späteren Stadien sollte aber nicht gezögert werden, eine Ernährungssonde zu legen, da ein stärkeres Abmagern der Patienten durch die Kraftlosigkeit die Lähmungen nur verstärkt.

Selbst eine mechanische Beatmung kann durch Verwendung kleiner transportabler Geräte zuhause durchgeführt werden.

> **Cave!** In seltenen Fällen kann ein Paraneoplastisches Syndrom beim Bronchialkarzinom eine ALS kopieren (☞ Kap. 2.7.).

2.5.2.2. Progressive spastische Spinalparalyse (Erb-Charcot-Strümpell)

Definition

Die sehr seltene erbliche Erkrankung betrifft Männer doppelt so häufig wie Frauen. Sie ist durch eine im Kindes- und Jugendalter einsetzende, über wenige Jahre langsam progrediente Paraspastik und in der Folge auftretende zentrale Paresen geprägt.

Pathogenese

Die Erkrankung beruht auf einer Degeneration des 1. Motorneurons unter Einschluß der Ganglienzellen der Pyramidenzellen, so daß eine Atrophie des Gyrus praecentralis resultiert. Der Erbgang ist nicht einheitlich, meist liegt aber ein dominanter Erbmodus vor.

Typische Krankheitszeichen

Die Kinder oder Jugendlichen bemerken die Spastik zuerst durch ein **Steifigkeitsgefühl**, das sich auch in schmerzhaften Muskelverspannungen äußert. Vor allem nachts fallen Kloni durch spontanes "Springen" der Beine auf. Die Arme werden fast nicht oder erst sehr spät einbezogen.

Befunde

> *Klinik*

Im Anfangsstadium wird ein **spastisches Gangbild** beobachtet, bei dem die Beine nicht mehr locker durchschwingen, sondern mühsam haftend über die Fußspitzen nach vorne geführt werden. Die Spastik, die der Paraparese lange vorausgeht, hält die Patienten noch längere Zeit gehfähig, bevor vor allem die Zunahme des Muskeltonus in den Adduktoren ein scherenförmiges Aneinandervorbeiführen der Beine aufzwingt bzw. die Oberschenkel in dieser Position festgehalten werden und Kontrakturen auftreten.

Die Muskeleigenreflexe sind - nach distal zunehmend - kloniform gesteigert, die Pyramidenbahnzeichen sind positiv.

Sämtliche Zusatzuntersuchungen, wie Liquordiagnostik oder bildgebende Verfahren, sind unauffällig. Nur in Einzelbeschreibungen wurde mit der MRT eine Atrophie des Gyrus praecentralis bereits intra vitam nachgewiesen.

Therapie

Die Patienten werden durch die hochgradig spastischen Paresen, die zu schweren Kontrakturen führen können, immobil und später bettlägerig. Daher zielt die Behandlung frühzeitig neben im Vordergrund stehender krankengymnastischer Übungsbehandlung durch eine medikamentöse Begleitbehandlung auf die Verringerung des Muskeltonus. Hierbei werden zum Beispiel zentral angreifende (Baclofen, Tizanidin, Chlormezanon oder Memantin) oder peripher wirksame (Dantrolene) Pharmaka eingesetzt.

2.5.2.3. Progressive spinale Muskelatrophie

Definition

Im Gegensatz zur Amyotrophen Lateralsklerose und zur spastischen Spinalparalyse, die eine Systemdegeneration der langen Bahnen darstellen, sind die spinalen Muskelatrophien **degenerative Veränderungen der Vorderhornzellen**, also eine Erkrankung der Ganglienzellen. Im Gefolge läßt sich ein **Untergang des gesamten 2. Motorneurons** zusammen mit der Markscheide feststellen. Die überwiegende Zahl der nachfolgend dargestellten Erkrankungen sind hereditärer Natur. Je nach Vererbungsmodus sind männliche oder auch weibliche Personen häufiger betroffen. Die spinalen Muskelatrophien sind seltene neurologische Krankheitsbilder, werden aber, die adulten langsamen Formen betreffend, deswegen im Anfangsstadium häufig übersehen.

Einteilung

Je nach Vererbungsmodus, Erkrankungsalter und Verteilungsmuster der Atrophien werden unterschieden:

Spinale Muskelatrophie (SMA):
- infantile Form (Werdnig-Hoffmann)
- hereditäre proximale Form (Kugelberg-Welander)
- progressive distale Form des Erwachsenen (Aran-Duchenne)
- progressive proximale (skapulohumeral) Form des Erwachsenen (Vulpian-Bernhardt)
- progressive fazio-skapulo-humerale oder skapulo-peroneale Form
- progressive peroneale Form
- juvenile segmentale Form der Unterarme
- progressive Bulbärparalyse

Pathogenese

Bei den meisten der spinalen Muskelatrophien bzw. Amyotrophien ist der Vererbungsmodus bekannt. Der Genlokus liegt auf Chromosom 5 zwischen 5q11.2 bis 5q13.3.

Manche der Erkrankungen müssen auch als sporadische Genveränderung gesehen werden.

Aufgrund des genetisch determinierten Defektes kommt es zu einem Untergang der Vorderhornzellen, der mit einem Verlust der Achsenzylinder einhergeht. Aber auch die begleitende Markscheide degeneriert. Es findet sich reaktiv eine unspezifische Gliavermehrung.

 Typische Krankheitszeichen/Befunde

Allen spinalen Muskelatrophien ist die **Entwicklung schlaffer Paresen** gemeinsam. Nicht immer muß das Verteilungsmuster der Paresen und Atrophien symmetrisch sein. Die Muskeleigenreflexe sind in den betroffenen Segmenten erloschen, allerdings fehlen Pyramidenbahnzeichen, da das 1. Motorneuron intakt ist. Auch Sensibilitätsstörungen fehlen. Ein Faszikulieren des Muskels deutet daraufhin, welcher Muskel als nächstes atrophisch werden wird.

Klinische Checkliste Spinale Muskelatrophie				
Typ	Vererbung	Beginn	Progredienz	Klinik
Werdnig-Hoffmann	autosomal-rezessiv	0-2. LJ	sehr schnell	generalisierte Paresen und Atrophien unter Einbeziehung der Atemmuskulatur, Tod durch Atemlähmung
Kugelberg-Welander	*juvenile Form*: autosomal-dominant	1.-20. LJ	langsam	bilateral proximale Atrophien und Paresen zunächst des Becken, später auch des Schultergürtels, Hirnnerven-versorgte Muskeln bleiben frei
	adulte Form: autosomal-rezessiv oder auch autosomal-dominant	20.-60. LJ	langsam, Lebenserwartung nicht begrenzend	
Aran-Duchenne	nicht gesichert	20.-50. LJ	langsam	Atrophien der kleinen Handmuskeln mit Ausbildung einer Krallen- oder Affenhand (☞ Kap. 3.)
Vulpian-Bernhardt	sporadisch	40. LJ	langsam	absteigende Paresen und Atrophien vom Schultergürtel zu den Händen
skapulo-plus Form	sporadisch oder autosomal-dominant bzw. -rezessiv	sehr variabel	langsam	wechselnd sind neben den Atrophien im Schultergürtel auch proximal die Oberarmmuskulatur oder die distale Beinmuskulatur mitbetroffen
peroneale Form	sporadisch oder autosomal-dominant bzw. -rezessiv	20. LJ	langsam	symmetrische Atrophien am Unterschenkel mit Steppergang beidseits
Unterarm-Form	sporadisch	um 20. LJ	sehr langsam	nur einseitige Atrophie der Hand- und Unterarmmuskeln
progressive Bulbärparalyse	sporadisch	30.-50. LJ	rasch	durch Lähmung der den Hirnnerven V, VII, IX, X und XII assoziierten Kau-, Schluck- und Sprachwerkzeugmuskeln tritt eine bulbäre, näselnde Dysarthrie oder Anarthrie mit Neigung zum Verschlucken und Aspirieren von Nahrung auf, die häufig zum Tode führt

▶ Serologie

Im Rahmen der Muskelatrophien kann die CK im Serum erhöht sein, was aber weder den Ausschluß oder eine Abgrenzung zu den Muskeldystrophien erlaubt.

▶ Elektrophysiologie

Wenn der Patient eine Muskelbiopsie zum differentialdiagnostischen Ausschluß einer muskeldystrophen Veränderung nicht wünscht, bleibt es allein der Elektromyographie überlassen, die typischen neurogenen Denervierungszeichen nachzuweisen und myopathische Veränderungen (☞ Kap. 4.) auszuschließen.

▶ Bildgebung

Nur selten gelingt es, die Verschmächtigung der Vorderhörner als Atrophie des Rückenmarks, insbesondere in Höhe der zervikalen oder lumbalen Intumeszenz, nachzuweisen.

▶ Therapie

Eine kausale Therapie ist nicht bekannt. Insbesondere bei den Formen, die im Erwachsenenalter auftreten, ist der Verlauf häufig langsamer und weniger schwer, als man sonst von den rasch progredienten infantilen Formen vor Augen hat. Eine frühzeitige und konsequent durchgehaltene physiotherapeutische Behandlung kann die Eigenversorgung und selbst Berufstätigkeit der Patienten über lange Jahre gewährleisten.

Bei allen Formen, deren Vererblichkeit gesichert ist, also nicht nur bei dem rasch durch Atemlähmung tödlichen Verlauf der Werdnig-Hoffmann-Erkrankung, sollte den Patienten bzw. den Eltern eine genetische Beratung empfohlen werden.

2.6. Metabolisch / Toxische Erkrankungen

2.6.1. Funikuläre Myelose

Definition

Bei der funikulären Myelose handelt es sich um eine metabolisch ausgelöste kombinierte Degeneration der Rückenmarksstränge, bei der die Markscheidenzerstörung die axonale Schädigung übertrifft. Ursache ist ein **Mangel an Vitamin B$_{12}$** oder in den selteneren Fällen ein kombiniert oder allein vorliegender *Folsäure-Mangel*. Hintergrund dieser häufigsten metabolischen ZNS-Erkrankung ist die Behinderung der gastro-intestinalen Aufnahme des Vitamin B$_{12}$ durch das Fehlen von *intrinsic-factor*. Dieser fehlt bei einer Vielzahl von Erkrankungen vollständig oder ist zumindest drastisch reduziert. Typisch ist ein Vitamin-B$_{12}$-Mangel nach Gastrektomie ohne parenterale Substitution des Vitamins. Aber auch schon zuvor beim Vorliegen eines Magenkarzinoms oder bei einer chronischen Gastritis kann der intrinsic-factor bereits so weit fehlen, daß der Patient in eine Vitamin B$_{12}$-Hypovitaminose rutscht. Andererseits kann auch eine Resorptionsstörung durch eine Dünndarmerkrankung bei vorhandenem intrinsic-factor zu derselben Situation führen. Es gibt außerdem medikamentös (z.B. Antikonvulsiva) induzierte Formen. Eine Hypovitaminose kann auch durch einen gesteigerten Umsatz wie zum Beispiel in der Schwangerschaft oder bei Hyperthyreose entstehen.

Pathogenese

Die pathogenetischen Abläufe sind nicht vollständig aufgeklärt. Für den Folsäuremangel mit dem Eingriff in den Pentosephosphatzyklus und die Bildung der Ribonukleinsäuren sind die Zusammenhänge besser bekannt. Ungeklärt ist aber bei beiden, warum es eher zu einer Störung des Markscheidenaufbaus als der Axonversorgung kommt.

Typische Krankheitszeichen

Subjektiv klagen die Patienten über brennende Parästhesien an den Füßen, später auch Händen. Kälte wird als verstärkend oder unabhängig davon als unangenehm empfunden. Die Dysästhesien oder auch Kribbelparästhesien steigen dann langsam nach proximal auf, und gleichzeitig bemerken die Patienten, daß sie schlechter gehen können. Das Gehen wird, bevor Lähmungserscheinungen in einem späteren Stadium auftreten, vor allem durch den Verlust der Tiefensensibilität mit sensibler Ataxie verschlechtert. Unbehandelt kann beim Erreichen des Vollbilds ein hohes Querschnittssyndrom mit Blasen- und auch Mastdarmstörungen (meistens im Sinne des Verhalts) auftreten, zusammen mit einem psychotisch eingefärbten organischen Psychosyndrom.

Befunde

▶ *Klinik*

Es findet sich ein recht charakteristisches Bild durch die Läsion der langen Rückenmarkbahnen, von denen die Hinterstränge am deutlichsten und frühesten betroffen sind.

Neurologische Checkliste Funikuläre Myelose	
Hinterstrangsymptome	Aufhebung der Tiefensensibilität (Lagesinn und Vibration) mit sensibler Ataxie, strumpf- und handschuhförmige Hypästhesie, Reflexminderung bis -aufhebung
Pyramidenbahnsymptome	positive Pyramidenbahnzeichen, Erhöhung des Muskeltonus, spastische Paraparese der Beine, manchmal auch der Arme
zentrale Sympathikusbahn	Blasen-, Mastdarmstörungen

▶ *Serologie*

Der Vitamin-B_{12}-Mangel führt nicht nur zu den neurologischen Ausfallerscheinungen, sondern auch zu einer charakteristischen hämatologischen Erkrankung, der **perniziösen Anämie**. Aufgrund der *histaminrefraktären Anazidität des Magens* (aufgrund von Autoantikörpern gegen die Parietalzellen) wird kein Vitamin B_{12} resorbiert, und es kommt zu einer megalozytären hyperchromen Anämie.

Der Vitamin-Mangel wird mit Hilfe des **Schilling-Tests** festgestellt.

Schilling-Test

Orale Zufuhr von radioaktiv markiertem Vitamin B_{12}. 2 Stunden danach intramuskuläre Injektion von 1000 mg nicht-markierten Vitamin B_{12} zur Sättigung der Plasmabindungsstellen. Beim Gesunden, der Vitamin B_{12} aus dem Darm ins Blut resorbiert, wird wegen der fehlenden Bindungsstellen das später im Blut erscheinende markierte Vitamin B_{12} wieder im Urin ausgeschieden. Beim Gesunden finden sich daher im 24-Stunden-Sammelurin mehr als 10 % der oral verabreichten Dosis des markierten Vitamin B_{12}, weniger als 5% sind sicher pathologisch. Bei suspekten Befunden kann der Test unter gleichzeitiger Gabe von intrinsic factor wiederholt werden, was zur Normalisierung des Befundes führen sollte.

▶ *Liquor*

Der Liquor ist unauffällig.

▶ *Elektrophysiologie*

Typisch ist eine Latenzverzögerung der zentralmotorischen Latenz der MEP sowie eine Latenzverzögerung und Potentialhöhenveränderung der SSEP, bei normaler Leitgeschwindigkeit und regelrechten distalen Latenzen bei Messung des peripheren Nerven.

Therapie

Die Therapie muß so früh wie möglich einsetzen, da die Markscheidenstörung noch reversibel ist, was bei der später einsetzenden axonalen Schädigung nicht mehr der Fall ist.

Die Vitamin B_{12}-Therapie wird wie folgt gestaffelt:

- *anfangs*: 1000 mg/Tag i.m. für 2 Wochen
- *danach*: 1000 mg/2 x Woche i.m. für 1 Jahr
- *auf Dauer*: 1000 mg/Monat i.m.

Dazu sollte in den ersten Wochen auch Folsäure (1-5 mg/ Tag) mit substituiert werden.

2.6.2. Toxische Myelopathien

Definition

Myelopathien infolge toxischer Einflüsse sind ein seltenes Krankheitsbild und sind kaum isoliert als typische Querschnittssymptomatik oder spastische Paraparese anzutreffen. Entweder reagieren bereits vulnerablere zerebrale Kerngebiete oder aber das periphere Nervensystem aufgrund von

2.6. Metabolisch / Toxische Erkrankungen

Leitungsveränderung früher auf die toxischen Substanzen.

Um klinisch reagieren zu können, ist es wichtig, sich klar zu machen, ob man eine Vergiftung im eigentlichen Sinne, eine ungewollte und nicht wahrgenommene Aufnahme toxischer Substanzen, oder eine endogen-metabolische Erkrankung vor sich hat.

Einteilung

Ursachen toxischer Myelopathien		
Toxinaufnahme	Substanzklasse	Substanzen
Vergiftungen	Morphine	Heroin
	designer drugs	
	aliphatische und aromatische Kohlenwasserstoffe	Tetrachlorkohlenstoff, Benzole
	Kunststoffe, Schmiermittel	Tetrakresylphosphat
	Alkohol	
	Hypnotika	Methaqualon
Medikamente	Dysenterie-Prophylaktika	Oxychinolinderivate
	Zytostatika	intrathekales Methotrexat
Endogene Noxen	Chronische Niereninsuffizienz	Harnstoff-, Kreatininerhöhung Elektrolytstörung
	Leberzirrhose	Ammoniakerhöhung

Typische Krankheitszeichen

Die myelopathischen Symptome, wie Ausprägung einer Spastik oder spastischen Parese ohne oder mit zentral verteilten Sensibilitätsstörungen, unterscheidet sich nicht von Myelopathien, die auf andere Ursachen zurückzuführen sind.

Befunde

> *Klinik*

Unter den klinischen Befunden der Rückenmarksschädigung ist eine syndrom-artige Kombination von Myelopathie, beidseitiger Opikusneuropathie und peripherer Neuropathie (**SMON**, **s**ubakute **M**yelo**o**ptiko**n**europathie) nach Einnahme von Oxychinolin-Derivaten besonders typisch. Diese Mittel (das mittlerweile vom Markt genommene Mexaform) wurden zur Dysenterie-Prophylaxe und -Behandlung eingesetzt. Das Krankheitsbild wurde zuerst in Japan nach Einnahme von Clioquinol beschrieben. Drei Wochen nach dem Beginn der gastrointestinalen Erscheinungen folgten dann aufsteigende schmerzhafte Dysästhesien, spastische Paresen und zuletzt die Visusminderung bis hin zur Optikusatrophie.

> *Serologie*

Zum Beispiel: Nierenretentionswerte oder Leberenzyme zusammen mit Ammoniakspiegel beim Verdacht auf eine endogen-toxische Einwirkung aufgrund metabolischer Entgleisung.

> *Elektrophysiologie*

Wichtig ist es zum Beispiel im Fall einer gleichzeitig vorhandenen Polyneuropathie, durch die kombinierte Untersuchung des peripheren Nerven mittels der Neurographie und Myographie sowie der evozierten Potentiale (SSEP und MEP) die medulläre Beteiligung belegen zu können.

Therapie

Die Therapie kann sich entweder nur auf die symptomatische Behandlung, zum Beispiel der spastischen Paresen, beschränken oder sich durch die Identifizierung des toxischen Agens auf die Ausschaltung der Zufuhr bzw. die Behandlung der endogen das Toxin produzierenden Erkrankung konzentrieren.

2.6.3. Strahlenmyelopathie

Definition

Bei Patienten mit einem Tumorleiden ist es zunächst schwierig, allein nach klinischen Kriterien zu entscheiden, ob die nachweisbare medulläre Schädigung durch eine erneute Tumorabsiedlung selbst, eine paraneoplastische Störung oder durch die Bestrahlung des zuvor befallenen Rückenmarkabschnitts hervorgerufen wird.

Eine durch die Bestrahlung induzierte Myelopathie wird dann wahrscheinlicher, wenn nach Ausschluß eines erneuten Tumorbefalls die **Höhenlokalisation der Schädigung** mit dem Bestrahlungsfeld übereinstimmt und in diesem Bereich wenigstens **eine Strahlendosis von 40 Gy** (eine übliche Fraktionierung vorausgesetzt) überschritten wurde und ein **Intervall von 6 bis 24 Monaten** zwischen Bestrahlung und Auftreten der Symptome liegt. Geringere Strahlendosen können bereits Rückenmarksschäden bewirken, wenn das Gebiet aufgrund anderer Therapiemaßnahmen oder Minderperfusion besonders vulnerabel ist. Im Bereich der Cauda equina liegen die Strahlendosen zum Erreichen einer Schädigung dagegen eher höher.

Pathogenese

Strittig ist nach wie vor, ob durch die Strahleneinwirkung isoliert allein die Schädigung der Ganglien- und/oder Schwannschen Zellen und damit die Symptomatik verursacht wird oder ob es sich parallel oder sekundär um eine vaskuläre Myelopathie durch Schädigung der Gefäße handelt, welche unabhängig von der initialen Schädigung abläuft und den Prozeß chronifiziert. Daher erklärt sich auch, warum gelegentlich versucht wird, mit durchblutungsfördernden Mitteln bis hin zu Cumarinen zu behandeln.

Typische Krankheitszeichen

Ein Charakteristikum der Strahlenmyelopathie ist ein sehr langsamer, schleichender und von stationären Phasen unterbrochener Verlauf. Typisch ist außerdem, daß die neurologischen Ausfälle von schmerzhaften, manchmal kausalgiformen brennenden Schmerzen begleitet sind. Die **Dysästhesien** lassen sich nicht selten durch **Kältereize** auslösen.

Befunde

▶ *Klinik*

Die Strahlenschädigung kann intramedullär jede Form eines Rückenmarksyndroms, wie
- Querschnittssyndrom
- Brown-Séquard-Syndrom
- Hinterstrangsyndrom

hervorrufen oder vaskuläre Ausfälle, wie ein
- Spinalis-anterior-Syndrom

imitieren.

▶ *Elektrophysiologie*

Aufgabe der elektrophysiologischen Zusatzuntersuchungen ist es, durch Messung der Nervenleitgeschwindigkeiten, der Latenzen, F-Wellen-Antwort, des H-Reflexes und der evozierten Potentiale eine begleitende Beteiligung der zervikalen oder lumbosakralen Plexus auszuschließen.

Therapie

Bisher hat keine Therapiemaßnahme (medikamentös oder sogar operativ) eine Besserung der neurologischen Ausfälle bewirken können. Neben krankengymnastischen rehabilitativen Maßnahmen bleiben eigentlich nur medikamentöse Versuche zur Coupierung der Dysästhesien, wozu auch probatorisch immer wieder Kortikosteroide eingesetzt werden.

2.7. Paraneoplastische Erkrankungen

Definition

Wie in anderen Abschnitten des zentralen und peripheren Nervensystems gibt es auch myelopathische Veränderungen bzw. klinische Symptomenkomplexe, die auf einer charakteristisch zusammengesetzten Störung der Bahnsystemen und der Vorder-/Hinterhörner beruhen, deren Ursache nicht bekannt ist, die aber überzufällig häufig mit einem an anderer Stelle auftretenden Malignomen assoziiert sind.

Einteilung

Hierzu gehören die
- paraneoplastische amyotrophe Lateralsklerose
- subakute nekrotisierende Myelopathie
- paraneoplastische Myeloradikuloneuropathie (Denny-Brown)

Die paraneoplastische Form der amyotrophen Lateralsklerose unterscheidet sich klinisch nicht von der als primär degenerativ dargestellten Form (☞ Kap. 2.5.2.1.) bis auf eine deutlichere Mitbeteiligung auch der Hinterstränge. Werden also bei einer solchen Motorneuronerkrankung auffällig deutliche Sensibilitätsstörungen gefunden, sollte nach einer Neoplasie, z.B. Bronchialkarzinom oder Plasmazelldyskrasie, gefahndet werden.

2.7.1. Subakute nekrotisierende Myelopathie

Definition

Gegenüber paraneoplastisch auftretenden disseminierten Entmarkungsherden ist die subakute nekrotisierende Myelopathie durch eine umschriebene Nekrose meist des thorakalen Rückenmarks im gesamten Querschnitt, also Bahn- und Kernsysteme betreffend, abgegrenzt. Dabei nimmt die Nekrose subakut zu, was sich bezüglich des Querschnittssyndroms klinisch besonders in aufsteigender Richtung bemerkbar macht.

Befunde

▶ *Klinik*

Die Erkrankung beginnt mit einer rasch progredienten Paraparese der Beine, die auffallend schnell von einer spastischen Tonuserhöhung und gleichzeitigen zentralen Blasen-Mastdarmstörung mit imperativem Harndrang begleitet ist. Dann treten auch sensible Ausfälle bis zum Erreichen eines kompletten Querschnittssyndroms (s.o.) hinzu. Beim Aufsteigen der Nekrose weitet sich der Befund zu einer hohen Tetraparese mit Atemstörung aus. Dadurch, daß die Nekrosezone auch absteigt, ist klinisch auffällig, daß die distal zunächst spastischen Paresen zunehmend in schlaffe übergehen.

Die Patienten versterben durch das Zusammenwirken dieser immobilisierenden Erkrankung und der zugrundeliegenden Tumorerkrankung (meist Bronchialkarzinome oder hämatologische Neoplasien) innerhalb weniger Wochen oder Monate.

▶ *Liquor*

Der Liquor zeigt eine unspezifische Abräumreaktion mit leichter Erhöhung des Gesamtproteins unter den Zeichen einer Schrankenstörung (erhöhter Albuminquotient) sowie eine Vermehrung monozytärer Zellelemente gegenüber den Lymphozyten.

▶ *Bildgebung*

Die Darstellung einer intramedullären Nekrosezone gelingt auch mit dem MRT nicht. In vereinzelten Fällen kann im Verlauf der Erkrankung mit dem MRT eine zunehmende Verringerung des Myelondurchmessers, vor allem im Thorakalmark, dokumentiert werden.

Therapie

Die Therapie besteht in symptomatischen Maßnahmen, die auf die Verbesserung der Blasenfunktion mit erhöhtem Sphinktertonus und der Paraspastik zielen (gegen beides wird z.B. Baclofen, 5 - 25 mg/Tag, eingesetzt). Eine kausale Therapie ist nicht bekannt. Kortikoide oder Immunglobuline zeigen keine Besserung der Symptome.

2.7.2. Paraneoplastische Myeloradikuloneuropathie (Denny-Brown)

Definition

Obwohl die Erkrankung Rückenmark, Wurzeln und periphere Nerven gleichzeitig betrifft, wird das klinische Bild lange durch die klinisch im Vordergrund stehenden sensiblen Ausfälle geprägt. Auch bei dieser Erkrankung sind es meist Karzinome (überwiegend Bronchialkarzinom), die im Hintergrund stehen. Das Auffällige an der Erkrankung ist, daß sie, bevor die Patienten aufgrund des Tumorleidens versterben, ihre Progredienz verlangsamt oder spontan zum Stillstand kommt.

Typische Krankheitszeichen

Die Erkrankung beginnt mit distalen schmerzhaften Dys- und Parästhesien an Händen und Armen, die dann langsam aufsteigen und den Rumpf erreichen können. Spät treten durch den Befall der Vorderhornzellen auch schlaffe Lähmungen hinzu. Auch Blasen- und Mastdarmstörungen werden beobachtet.

Befunde

▶ *Klinik*

Die Sensibilitätsprüfung zeigt, daß mit zentralen (handschuh- oder strumpfförmigen) Verteilungsmuster alle sensiblen Qualitäten betroffen sind. Durch die Beteiligung der Hinterwurzeln und Spinalganglien sind die Muskeleigenreflexe extrem abgeschwächt oder erloschen. Die Läsion des peripheren Nerven bedingt auch Ausfälle der autonomen Fasern. Steht mehr die Läsion des Myelons im

Vordergrund, können durch den Ausfall des zentralen Motorneurons auch die Pyramidenbahnzeichen (bei gleichzeitig schlaffen Paresen) positiv sein.

Letztlich zeigt auch dieser Befund, daß innerhalb aller paraneoplastischer Syndrome fließende Übergänge vorhanden sind.

Therapie

Neben der Behandlung des Tumorleidens bleibt auch in diesem Fall einer paraneoplastischen Erkrankung nur eine symptomatische Behandlung. Die Schmerzen und Dysästhesien können entweder durch Antikonvulsiva (z. B. Carbamazepin 3 x 300 mg/Tag) oder durch die Gabe von Antidepressiva (z. B. akut: Clomipramin oder Amitriptylin 25-50 mg abends i.v.) gebessert werden.

2.8. Frühkindliche Erkrankungen

Definition

Im Rahmen der frühkindlichen Entwicklung sind sowohl Entwicklungsstörungen als auch Mißbildungen des Durasackes und dessen Inhalt zu beobachten. Der überwiegende Teil vor allem der Entwicklungsstörungen wird als Zufallsbefund entdeckt. Veränderungen an den Wurzeltaschen wie *Wurzeltaschenzysten* oder eine Erweiterung des Duraendsacks, die als *Megacauda* bezeichnet wird, kommt kein Krankheitswert zu. Dagegen haben die Mißbildungen deutlichere Auswirkungen auf das Rückenmark und die Nervenwurzeln.

2.8.1. Dysrhaphien - tethered cord

Mißbildungen am Rückenmark und seiner Häute können einerseits durch eine **Hemmungsmißbildung des Wirbelkanals** und seines Inhalts und andererseits durch eine **Aszensionsstörung des Rückenmarks** bedingt sein.

Einteilung

- Hemmungsmißbildung des Wirbelkanals
  - Spina bifida occulta
  - Meningozelen
  - Meningomyelozelen
  - Myelozelen
- Aszensionsstörung des Rückenmarks
  - tethered cord
  - Diastematomyelie

Pathogenese

Die Störung des Schlusses des Wirbelkanals kann verschiedene Stadien erreichen. Führt die Hemmung nur zu einem unvollständigen Schluß des knöchernen Wirbelbogens, gegebenenfalls assoziiert mit einer subkutanen Ausstülpung des Durasacks, einem an dieser Stelle angesiedelten Lipom und/oder einer Hypertrichose des deckenden Hautabschnitts, spricht man von einer **Spina bifida occulta**.

Bei einer **Meningozele** stülpt sich der Durasack durch den knöchernen Spalt mit der Hautdeckung nach außen vor. Sind je nach Höhenlokalisation noch Anteile des Rückenmarks oder der Cauda equina in der Zele vorhanden, liegt eine **Meningomyelozele** vor. Es gibt auch offene Varianten, die sogenannten **Myelozelen**, bei denen das prolabierte Myelon nicht von einem Durablatt gedeckt ist.

Bei den Aszensionsstörungen wird das Rückenmark durch ein verdicktes und verkürztes Filum terminale während des Längenwachstums der Wirbelsäule tief im lumbosakralen Übergang fixiert. Mit einer solchen Fixierung (**tethered cord**) des Rückenmarks sind häufig weitere Mißbildungen vergesellschaftet. Am häufigsten ist die **Diastematomyelie**, bei der in Fortsetzung des Filum terminale der Conus medullaris bis ins thorakale Mark reichend durch ein bindegewebiges oder knöchernes Septum unterteilt ist.

Typische Krankheitszeichen

Während die Spina bifida occulta häufig erst im Erwachsenenalter durch Zufall entdeckt wird, treten die Meningo- und Meningomyelozelen bereits unmittelbar nach der Geburt zu Tage. Insbesondere die offenen Formen bergen neben den neurologischen Ausfällen die Gefahr einer aufsteigenden Meningitis. Trotz eines unmittelbaren korrigierenden neurochirurgischen Eingriffs lassen sich oft bleibende Blasen- und Mastdarmstörungen oder auch Paraparesen nicht verhindern. Auch wenn das Augenmerk durch die neurologischen Ausfälle auf den kaudalen Abschnitt der Wirbelsäule gerichtet ist, sollte nicht vergessen werden, daß auch

2.8. Frühkindliche Erkrankungen

Mehrfachmißbildungen des ZNS vorliegen können, so daß eine Untersuchung auch der zerebralen Abschnitte erfolgen sollte.

Die Aszensionsstörungen sind weniger durch neurologische Ausfälle, wie zum Beispiel pseudoradikuläre Ausfälle, als durch unspezifische Rückenschmerzen gekennzeichnet.

Befunde

➤ *Klinik*

Die Meningozelen fallen unmittelbar post partum auf. Von außen ist der Inhalt nicht zu beurteilen. Hierzu bedarf es bildgebender Verfahren. Andererseits sollte durch aufwendige Diagnostik nicht der notwendige operative Eingriff verzögert werden, der als Notfallmaßnahme zu verstehen ist, um so mehr, wenn eine offene Zele vorliegt. In solchen Fällen sind meist auch eine schlaffe Paraparese neben den Blasen-Mastdarmstörungen und eine Sensibilitätsstörung vorhanden, so daß ein akutes Konus-Kauda-Syndrom vorliegt.

Die neurologischen Ausfälle bei den Aszensionsstörungen sind sehr viel weniger vollständig und auch fleckförmig verteilt.

➤ *Bildgebung*

Die knöchernen Bogenschlußanomalien der Spina bifida occulta lassen sich einfach und unkompliziert bereits durch die nativen Röntgenaufnahmen der Brust- und/oder Lenden-/Sakralwirbelsäule darstellen. Während früher die komplexe Anatomie der Meningozelen zusammen mit den räumlichen knöchernen Verhältnissen myelographisch, also unter Verwendung der lumbalen Injektion von positiven Kontrastmitteln, dargestellt werden mußten, kann diese Diagnostik heute einfacher mit der Kernspintomographie geleistet werden. Die MRT (☞ Abb. 2.15) ermöglicht dabei als wesentliche Vorteile gleichzeitig die bessere Orientierung der Zele zur Wirbelkonfiguration in allen drei Achsen und die bessere Auflösung von bindegewebigen Septierungen und Anteilen der Cauda equina.

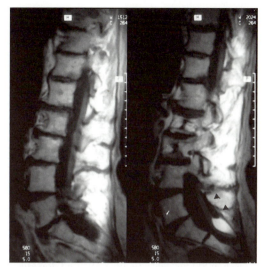

Abb. 2.15: Lumbosakrale Spina bifida occulta mit geringfügiger subkutaner Ausstülpung der Meningen und assoziiertem Lipom (sagittale T_2w-MRT-Aufnahme).

Therapie

Die Diagnose einer Meningo- oder Meningomyelozele stellt die Indikation zu einer umgehenden kinderchirurgischen Behandlung mit Lösung der Verwachsungen, Rückverlagerung und Deckung des Defekts dar. Die Spina bifida occulta bedarf keines operativen Eingriffes, der allerdings beim tethered-cord-Syndrom zur Lösung des Filum terminale notwendig ist.

2.8.2. Syringomyelie

Definition

Unter die dysrhaphischen Störungen fallen auch längs ausgerichtete Höhlenbildungen im zentralen Rückenmarksgrau (**Syringomyelie**). Sie sind vorwiegend im zervikalen und thorakalen Mark sowie im kraniozervikalen Übergang anzutreffen. Die Höhlen können über- und untereinander auch in Linie angeordnet sein, ohne zu kommunizieren. Sie haben allerdings keine Beziehung zum Zentralkanal und kommunizieren, selbst wenn sie im Bereich der Medulla oblongata (**Syringobulbie**) anzutreffen sind, nicht mit dem 4. Ventrikel. Die *angeborene Form* im Rahmen einer dysrhaphischen Störung läßt sich von den *erworbenen Formen* nach Meningitis, spinalen Traumen etc., die auf einer Liquorzirkulationsstörung des spinalen Zentralkanals beruhen (**Hydromyelie** (☞ Kap.

2.4.4.)), dadurch unterscheiden, daß die Auftreibung des Rückenmarks bei den anlagebedingten Syringomyelien noch während der Wachstumsphase des Achsenskeletts zu einer Erweiterung des knöchernen Spinalkanals führt. Solche Aufweitungen der Wirbelbögen in Höhe der Höhlenbildung, röntgenologisch erkennbar am größeren Interpedunkularabstand, fehlen dagegen bei den erworbenen Formen im späteren Alter nach Abschluß des Knochenwachstums.

Pathogenese

Eine der Theorien zur Pathogenese der angeborenen Form ist die einer dysrhaphischen Fehlentwicklung des Neuralrohrs. Die Höhlen entwickeln sich dabei in typischer Weise in der Mittellinie zwischen Sulcus centralis ventralis und dorsalis.

Unterstützt wird die Vorstellung von einer **dysrhaphischen Störung**, daß gehäuft auch andere Fehlbildungen vor allem des Skeletts angetroffen werden, wie Hohlfuß, Kyphoskoliose assoziiert mit Trichterbrust, oder auch Gaumen- oder Felsenbeinanomalie.

Typische Krankheitszeichen

Männer sind häufiger betroffen als Frauen. Die Erkrankung wird meist im jungen **Erwachsenenalter (20. bis 30. Lebensjahr) bemerkt, wobei initial häufig über dumpfe, brennende** Schmerzen geklagt wird, aber gleichzeitig bei der neurologischen Untersuchung die Schmerzempfindung im betroffenen Gliedmaßensegment herabgesetzt ist. Die Verteilung der Schmerzen und der Sensibilitätsstörung ist zunächst auf eine Extremität oder einen Körperquadranten beschränkt, weil die Höhlenbildung nicht die auf- bzw. absteigenden Bahnsysteme beeinträchtigt, sondern die spinothalamischen Fasern beim Kreuzen in der vorderen Kommissur im Bereich der grauen Substanz unterbricht.

Durch den **Verlust der Schmerz- und auch der Temperaturempfindung** können sich die Patienten nicht unerhebliche Verletzungen, meist Verbrühungen durch zu heißes Wasser, zuziehen, da sie die Verletzung zu spät bemerken.

Im Rahmen eines zentralen Rückenmarksyndroms (s.o.) kommt es auch zur Unterbrechung der zentralen vegetativen Bahnen im Seitenhorn des Rückenmarks, die ihrerseits für Störungen der peripheren vegetativen Innervation verantwortlich ist. Folge sind **Störungen des thermoregulatorischen Schwitzens** an der betroffenen Extremität, bzw. nach Eintritt einer Verletzung ein schlechtes Abheilen der Wunde durch die **trophischen Störungen** der Haut und Hautanhangsgebilde.

Befunde

➤ *Klinik*

Bei der neurologischen Untersuchung ergibt sich ein für die Erkrankung recht charakteristisches Bild. Wegweisend ist zu Beginn der Untersuchung, daß sich die isolierte Aufhebung des Schmerz- und Temperaturempfindens (**dissoziierte Empfindungsstörung**) nicht an periphere oder radikuläre Verteilungsmuster hält, sondern ganze Extremitätenabschnitte umfaßt.

Der Spontanverlauf ist meist sehr langsam chronisch progredient. Ein Vollbild einer sich zur dissoziierten Sensibilitätsstörung gesellenden Querschnittssymptomatik wird meist erst nach Jahrzehnten erreicht. Dennoch können klinisch zwischenzeitlich "treppenartig" rasche Verschlechterungen auftreten.

2.8. Frühkindliche Erkrankungen

Neurologische Checkliste Syringomyelie	
dissoziierte Sensibilitätsstörung	typische Herabsetzung des Schmerz- und Temperaturempfindens einer ganzen Extremität, meist eines der Arme unter Einbeziehung der proximalen Rumpfabschnitte, so daß eine quadrantenartige Gefühlsstörung imponiert.
Ausfall der vegetativen Fasern	trophische Störungen an der betroffenen Extremität, die zu Wundheilungsstörungen, Störungen des Schwitzens, aber auch aufgrund des fehlenden Schmerzwarnhinweises bei chronischen Fehlbelastungen zu unbemerkten Gelenkschäden führen können. Bei zervikalem Sitz kann die Affektion des zentralen Sympathikus zu einem Horner-Syndrom führen
schlaffe Paresen mit Atrophie	Bei länger bestehendem Druck kommt es auch zu Druckläsionen der Vorderhörner in den betroffenen Rückenmarksegmenten, was dann über die segmentale Versorgung hinausgehende schlaffe Paresen und im Verlauf auch Atrophie der Extremitäten zur Folge hat.
Querschnittssymptome	Die durch die Höhle bedingte segmentale Raumforderung in einem Rückenmarkabschnitt kann unterhalb zur spastischen Paraparese, zu zentralen Blasen-Mastdarmstörungen und querschnittsartigen Sensibilitätsstörungen führen
Hirnnervenausfälle	Die Höhlenbildungen in der Medulla oblongata kann den Ausfall der kaudaler Hirnnerven bedingen (Syringobulbie)

▶ *Liquor*

Der Liquor kann völlig normal sein. Hat die Höhlenbildung segmental zu einer spinalen Raumforderung mit Liquorzirkulationsstörung geführt, kann die Lumbalpunktion den Befund eines Stoppliquors ergeben.

▶ *Elektrophysiologie*

Zum Nachweis einer Beteiligung des Bulbärhirns kann man den Blinkreflex oder Trigeminus-SEP ableiten.

▶ *Bildgebung*

Die Untersuchungsmethode der Wahl ist heute die MRT. Durch sie kann insbesondere die den anderen Techniken wie Myelographie oder Myelo-CT nicht zugängliche intramedulläre Höhlenbildung nachgewiesen werden (☞ Abb. 2.16), während die letzteren Techniken nur die langstreckige kolbige Auftreibung des Rückenmarks abbilden. Selbst die zeitweise an den Rändern der Höhle nachweisbare Gliose kann mit der MRT dargestellt werden. Wichtig ist aber, daß auch durch Kontrastmittelgabe eine symptomatische Höhlenbildung aufgrund eines intramedullären Tumors ausgeschlossen wird.

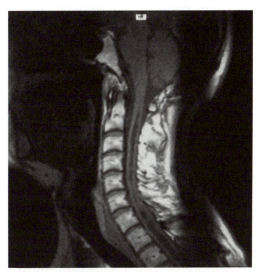

Abb. 2.16: Zervikale Syringomyelie.

 Therapie

Durch einen neurochirurgischen Eingriff wird versucht, von dorsal durch den Sulcus die Höhle zu eröffnen und einen Katheter als ständige Verbindung zum Liquorraum einzubringen. Dies ist aber meist nur bei den symptomatischen Höhlenbildungen erfolgreich, weil bei ihnen in der Tat eine Liquorzirkulationsstörung des spinalen Zentralkanals zu einer Auftreibung und intramedullären Druckerhöhung geführt hat. Die angeborenen Höhlen stehen vielfach nicht unter Druck, so daß der Eingriff nicht nur die Höhle nicht "kollabieren" läßt, sondern auch die Symptomatik nicht bessert.

Wichtig ist es aber, den begleitenden Hydrocephalus occlusus durch eine Shuntoperation, gelegentlich mit Erweiterung des Foramen magnum, zu versorgen. Hervorgerufen wird dieser Hydrocephalus durch die Höhlenbildung im kraniozervikalen Übergang mit Verwachsungen oder Verlegungen der Foramina Luschkae und Magendi.

2.8.3. Klippel-Feil-Syndrom

Definition

Das Klippel-Feil-Syndrom ist eine Kombinationsfehlbildung, bei der eine Blockwirbelbildung von Halswirbeln im Vordergrund steht und mit Spaltbildungen der Wirbelbögen assoziiert ist. Dabei sind die Wirbel nicht nur im Bereich der Wirbelkörper, sondern auch an den Wirbelbögen verblockt. Die Gesamtzahl der Wirbel kann verringert sein.

Darüber hinaus können auch weitere Fehlbildungen gefunden werden, wie zum Beispiel eine basiläre Impression, ein Tonsillentiefstand (Arnold-Chiari-Syndrom) oder eine Atlasassimilation.

Pathogenese

Wahrscheinlich handelt es sich um eine autosomal-dominante Erkrankung.

Typische Krankheitszeichen

Durch die Verblockung und Verringerung der Halswirbel erscheint der Hals verkürzt und die Schultern hochstehend. Der Haaransatz rückt tief in den Nacken.

Die Patienten klagen nach Abschluß des Wachstums über radikulär und proximal verteilte Parästhesien an der oberen Extremität.

Befunde

➤ *Klinik*

Die klinisch-neurologisch feststellbaren Ausfälle mit Schulter-Hochstand und proximalen Paresen werden im chronisch-progredienten Verlauf mehr und mehr von Befunden überdeckt, die man einer kraniozervikalen Übergangsstörung zuordnen würde, wie zum Beispiel der vergesellschafteten basilären Impression. Dazu gehört die Entwicklung einer spinalen und später auch zerebellären Ataxie, zu der zunehmend hohe querschnittsartige Symptome wie Tetraspastik, zentrale Blasen-Mastdarmstörungen und Sensibilitätsstörungen hinzutreten.

➤ *Bildgebung*

Neben der Darstellung der knöchernen Anomalien durch native Röntgenübersichts- und/oder -Schichtaufnahmen der Halswirbelsäule und des kranio-zervikalen Übergangs gehört zur Darstellung der medullären Veränderungen und der Strukturen im Foramen magnum (Tiefstand der Kleinhirntonsillen, des 4. Ventrikels) eine MRT-Aufnahme.

Therapie

Die neurochirurgische Maßnahme kann darauf abzielen, die Engpaßsituation im Foramen magnum durch eine erweiternde Operation zu verbessern. Sonst kann nur symptomatisch behandelt werden.

Peripheres Nervensystem

3. Peripheres Nervensystem

Zur Diagnostik des peripheren Nervensystems ist um so mehr eine fundierte Kenntnis der Neuroanatomie erforderlich, als die apparative Zusatzdiagnostik auf der Suche nach der Lokalisation und vor allem dem Ausmaß der Störung zwischen dem zentralen Nervensystem (Gehirn, Rückenmark) und dem Zielorgan (z.B. Muskel, Sinneszelle etc.) nur dann in einem für den Patienten vertretbaren Rahmen gehalten werden kann, wenn der Untersucher bereits mit klinischen Mitteln in der Lage war, die wahrscheinlich betroffene Nervenwurzel, bzw. den oder die gegebenenfalls geschädigten Nerven herauszufinden. Keinem Patienten ist zumutbar, im Rahmen der Objektivierung der Nervenläsion zum Beispiel die gesamten Kennmuskeln des Beines durch eine Nadel-Elektromyographie untersuchen zu lassen, um beispielsweise anhand der Denervierungszeichen das betroffene Segment herauszufinden.

■ Arm

Muskeln	Myotom(e)	Nerv (en)	Prüfung
Mm. supra- und infraspinatus	C4-C6	N. suprascapularis	Oberarmaußenrotation
M. serratus anterior	C5-C7	N. thoracicus longus	Armausstrecken nach vorne
M. pectoralis major	C5-D1	Nn. pectorales	Aneinanderdrücken der Hände vor dem Körper
M. deltoideus	C5-C6	N. axillaris	Oberarmabduktion
M. biceps und M. brachialis	C5-C6	N. musculocutaneus	Armbeugung in Supination
M. brachioradialis	C5-C6	N. radialis	Armbeugung in Mittelstellung
M. triceps brachii	C6, C7, C8	N. radialis	Armstreckung
Mm. extensor carpi radialis und ulnaris	C6-C8	N. radialis	Handstreckung
M. extensor digitorum communis	C6-C8	N. radialis	Fingerstreckung (im Grundgelenk)
M. extensor pollicis und M. abductor pollicis longus	C7-C8	N. radialis	Daumenstreckung und -abduktion
M. pronator teres	C6-C7	N. medianus	Pronation bei gebeugtem Arm
M. flexor carpi radialis	C6-C7	N. medianus	Handbeugung (radial)
M. flexor digitorum superficialis	C7-C8	N. medianus	Fingerbeugung im ersten (= proximalen) Interphalangealgelenk
M. flexor pollicis und dig. II, III profundus	C7-C8	N. medianus	Beugung der Finger I bis III im Endgelenk
M. abductor pollicis brevis	C7-C8	N. medianus	Ungenügendes Abspreizen beim Flaschenzeichen
M. opponens pollicis	C7-C8	N. medianus	Daumenopposition gegen Kleinfinger
M. flexor carpi ulnaris	C7-D1	N. ulnaris	Handbeugung (ulnar)
M. flexor digitorum profundus IV, V	C7-D1	N. ulnaris	Beugung Endglied Dig. IV, V
Mm. interossei	C8-D1	N. ulnaris	Fingerspreizen und -adduzieren
M. adductor pollicis	C8-D1	N. ulnaris	Daumenadduktion (Froment-Zeichen)
Hypothenar (Mm. abductor, opponens und flexor brevis digiti quinti)	C8-D1	N. ulnaris	Kleinfingerbeugung im Grundgelenk
Mm. lumbricales	C7-D1	N. medianus (Dig. I-II) N. ulnaris (Dig. III-IV)	Fingerbeugung im Grundgelenk und Streckung der Interphalangealgelenke

Tab. 3.1: Zuordnung von Kennmuskeln und Rückenmarkssegmenten am Bein.

Bein

Muskeln	Myotom(e)	Nerv(en)	Prüfung
M. iliopsoas	L1-L4	N. femoralis	Hüftbeugung
M. quadriceps femoris	L2-L4	N. femoralis	Beinstreckung
Mm. adductor longus, magnus, brevis und M. gracilis (Adduktorengruppe)	L2-L4	N. obturatorius	Beinadduktion
Mm. glutaei medius und minimus	L4-S1	N. glutaeus superior	Oberschenkelabduktion (Trendelenburg-Zeichen)
M. glutaeus maximus	L5-S2	N. glutaeus inferior	Hüftstreckung
M. biceps femoris	L5-S2	N. ischiadicus (Caput longum) N. peronaeus (Caput breve)	Hüftstreckung, Kniebeugung
M. semitendinosus und M. semimembranosus	L4-S2	N. ischiadicus	Kniebeugung
M. tibialis anterior	L4-L5	N. peronaeus profundus	Fußdorsalextension
M. extensor hallucis longus	L5	N. peronaeus profundus	Großzehenhebung
M. extensor digitorum longus	L5-S1	N. peronaeus profundus	Zehenhebung (Dig. II-V)
Mm. peronaei	L5-S1	N. peronaeus superficialis	Heben des seitlichen Fußrandes
M. extensor digitorum brevis	L5-S1	N. peronaeus profundus (ggf. accessorius)	Zehenhebung

Tab. 3.2: Zuordnung von Kennmuskeln und Rückenmarkssegmenten am Bein.

Zum peripheren Nervensystem gehören zunächst am weitesten proximal die motorischen (Vorderwurzeln unter Einschluß der Vorderhornzelle) und sensiblen (Hinterwurzeln unter Einschluß des Spinalganglions) Nervenwurzeln sowie nach deren Vereinigung der periphere Nerv selbst (☞ Abb. 3.1).

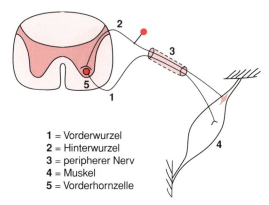

1 = Vorderwurzel
2 = Hinterwurzel
3 = peripherer Nerv
4 = Muskel
5 = Vorderhornzelle

Abb. 3.1: Darstellung des Reflexbogens.

Im zervikalen und lumbalen Abschnitt ist der Formierung des eigentlichen peripheren Nerven, der nur selten aus einer einzelnen Nervenwurzel hervorgeht, zunächst eine Zusammenführung mehrerer Wurzeln zu Faszikeln vorgeschaltet. Das aus der Neuordnung der motorischen, sensiblen und vegetativen Fasern der Faszikel entstehende Geflecht stellt die sogenannten zervikalen und lumbalen Plexus dar, aus denen der periphere Nerv gebildet wird. Dieser besitzt in unterschiedlicher Zahl neben motorischen und sensiblen Fasern auch sympathische Anteile.

Während erstere einer strengen somatotopischen Gliederung entsprechend den Rückenmarkssegmenten (☞ Abb. 2.1 sowie Tab. 3.1) unterliegen, verlassen die sympathischen Fasern das Seitenhorn des Rückenmarks als Rami communicantes albi zusammen mit der Vorderwurzeln nur zwischen den Segmenten C_8 bis L_3. Erst nach Umschaltung über den Grenzstrang erfolgt die Zuordnung zum jeweiligen peripheren Nerven. Daraus folgt, daß jeweils eine sympathische Wurzel mehrere somatische Segmente versorgt (☞ Abb. 3.2), beziehungsweise zervikale Wurzelaffektionen zwischen C_1 und C_8 oder lumbale kaudal von L_3 keine sympathischen, vegetativen Ausfälle bedingen. Dagegen verlassen die parasympathischen

Fasern das sakrale Miktionszentrum erst mit den Wurzeln S$_2$ bis S$_4$ (☞ Abb. 3.2) und verlaufen entlang des Nervus pelvicus.

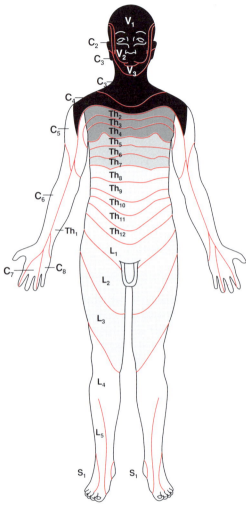

Abb. 3.2: Sympathische und parasympathische periphere Versorgung (nach Poeck).

Läsionen im Bereich des peripheren Nervensystems können aufgrund dieser neuroanatomischen Grundlagen drei verschiedenen Grundmustern folgen (☞ Tab. 3.3):

segmentaler Läsionstyp	folgt in der Verteilung der motorischen und sensiblen Ausfälle den Austrittshöhen der betroffenen motorischen und sensiblen Nervenwurzeln (☞ Tab. 3.1+2)
radikulärer Läsionstyp	folgt je nach Beteiligung einer motorischen oder sensiblen Wurzel bzw. beiden zusammen
peripherer Läsionstyp	folgt im Ausfallsmuster der Repräsentation der motorischen und/oder sensiblen bzw. sympathischen Anteile im peripheren Nerv in ihrer Zusammenführung aus mehreren Nervenwurzeln

Tab. 3.3: Topik der Läsionen im peripheren Nervensystem.

Da der überwiegende Teil der Muskeln aus mehreren motorischen Wurzeln versorgt wird, kommt es bei **monoradikulären motorischen Ausfällen** anders als bei rein sensiblen, die sich präzise zuordnen lassen (Dermatome ☞ Tab. 3.1+2), meist nicht zu klinisch sehr auffälligen Lähmungen. Nur solche Muskeln, die ganz überwiegend aus einer einzigen Spinalwurzel versorgt werden, zeigen Funktionsausfälle und später Atrophien. Da diese Muskeln sozusagen die Funktion einer solchen motorischen Wurzel widerspiegeln, bezeichnet man diese Muskeln als **Kennmuskeln** (Eine tabellarische Zusammenstellung der Kennmuskeln zu ihren Wirbelsäulensegmenten bzw. Nervenwurzeln und zu den peripheren Nerven findet sich in den Unterkapiteln von Kap. 3.2.). Bei weiter distal liegenden Läsionen im Bereich der sich aus unterschiedlichen Faszikeln neuordnenden Plexus ist eine solche Zuordnung sehr viel schwieriger. Hier sind die zugehörigen Muskeln als einheitliches Ganzes ausgefallen bzw. in ihrer Funktion eingeschränkt. Der Umfang der **Plexus-Läsion** wird durch die Spanne zwischen der zugeordneten proximalsten Nervenwurzel und der am weitesten distal betroffenen definiert. Das klinische Erscheinungsbild der **Läsion des peripheren Nerven** ist sehr variabel, da es Nerven gibt, die vorwiegend oder allein motorische oder sensible Fasern enthalten, und wiederum solche, die als *gemischte Nerven* zusammengefaßt sind. Da in ihnen mehrere Wurzeln vertreten sind, folgt z.B. der sensible

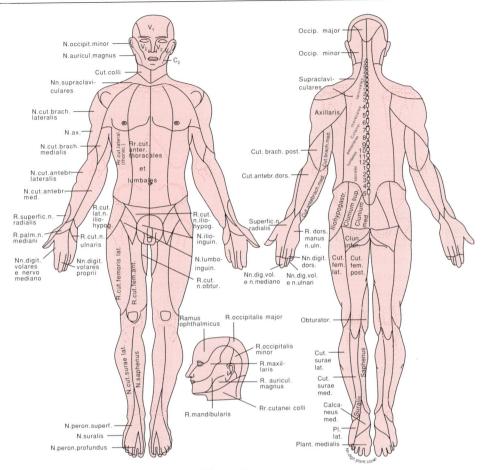

Abb. 3.3: Sensible Versorgung durch die peripheren Nerven.

Ausfall auf der Haut nicht allein einem Segment, sondern umfaßt ein zum Teil sehr viel größeres Areal. Anhand dieser typischen Verteilung der sensiblen Ausfälle (☞ Abb. 3.3) kann der betroffene Nerv eindeutig ermittelt werden, sieht man davon ab, daß die Grenzen interindividuell leicht variieren können.

■ Pathogenese

Es gibt eine vielfältige Zahl von Ursachen einer peripheren Nerven-, Nervenwurzel- oder Plexusläsion, von denen einige tabellarisch aufgelistet werden sollen (☞ Tab. 3.4):

mechanisch	Druck, Quetschung, Zerrung, Stich-, Schnittverletzung
entzündlich	lokale bakterielle Entzündungen, im Rahmen viraler Infekte, parainfektiös
metabolisch / toxisch	z.B. Diabetes mellitus, nephrotoxisch, bei z.B. Schwermetallintoxikationen
neoplastisch	lokale Infiltration
radiogen	im Rahmen therapeutischer Bestrahlung

Tab. 3.4: Ursachen peripherer Nervenläsionen.

Der Schweregrad und das morphologische Korrelat der Schädigung des peripheren Nerven werden, eingeteilt wie in Tab. 3.5 dargelegt:

Schweregrad der neuronalen Läsion	Läsionsort	Mechanismus
Neurapaxie	Markscheidenläsion	Entzündung, Degeneration, metabolisch / toxisch, Prellung, Zerrung, Hämatom
Axonotmesis	axonale Läsion	Quetschung, die Markscheide bleibt erhalten!
Neurotmesis	vollständige Kontinuitätsunterbrechung von Axon und Myelinscheide	vorwiegend Schnittverletzung

Tab. 3.5: Stadien der Verletzung des peripheren Nerven.

Durch die komplette Kontinuitätsunterbrechung des Axons sowohl bei der Axonotmesis als auch der Neurotmesis wird der distale Anteil des Axons von seinem versorgenden Perikaryon abgeschnitten. Daraufhin degeneriert primär der distale Achsenzylinder und sekundär die Markscheide (**Waller'sche Degeneration**). Kommt es im Rahmen der Reparationsvorgänge zum Aussprossen des Achsenzylinders von proximal her entlang der alten degenerierten Nervenfasern, wird über die noch vorhandenen Schwannschen Zellen erneut die Myelinisation der Faser vorgenommen.

  Typische Krankheitszeichen

Bei einer Läsion im Bereich des peripheren Nervensystems wird die Klinik dadurch bestimmt, ob die Läsion einen motorischen, einen sensiblen oder gemischten Nerven trifft.

Klinische Checkliste Symptome peripherer Nervenläsionen	
Schädigung eines motorischen Nerven	Muskelfaszikulationen, schlaffe Parese, später Atrophie
Schädigung eines sensiblen Nerven	Schmerzen, Sensibilitätsstörung
Schädigung eines gemischten Nerven	neben der Kombination aus schlaffen Paresen und Sensibilitätsstörung auch sympathische Ausfälle, wie Verlust der Piloarrektion und des thermoregulatorischen Schwitzens

■ **Befunde**

▶ *Klinik*

Bei der neurologischen Untersuchung wird auf der Suche nach motorischen Leistungseinbußen zunächst auf Denervierungszeichen des Muskels im Sinne von **Muskelfaszikulationen** geachtet (die feineren *Fibrillationen* können am Skelettmuskel kaum, allenfalls an der Zunge beobachtet werden). Neben der Tonuserniedrigung bei den **schlaffen peripheren Paresen** sind auch die **Muskeleigenreflexe herabgesetzt** bzw. erloschen. Die Störung des Reflexbogen kann hier einerseits auf der efferenten Seite, also dem 2. Motoneuron, im peripheren Nerv liegen oder andererseits auf der afferenten Seite des Reflexbogens (Abb. 3.1) durch Läsion des sensiblen Anteils. Die Klinik bei Schädigung rein sensibler Nerven oder solcher mit sensiblen Anteil zeigt, daß die **Schmerzwahrnehmung** häufig das sensible Versorgungsgebiet des Nerven im Bereich der Haut, in dem eine Störung der Oberflächensensibilität im Sinne einer *Hypästhesie* (Verminderung der Berührungsempfindlichkeit), *Hypalgesie* oder *Thermhypästhesie* (Verminderung der Schmerz- bzw. Temperaturwahrnehmung) übertrifft. Eine Schädigung der Nervenwurzel kann klinisch von einer Schädigung des peripheren Nerven durch das Fehlen eines **sympathischen Ausfalls** unterschieden werden. Neben der subjektiven Wahrnehmung des Betroffenen, daß sich das betroffene Areal häufig kälter anfühlt und daß das Hautareal keine Schweißbildung zeigt, kann dieser Ausfall durch einen Schweißtest (Schweißtest nach Minor oder Ninhydrin-Test) objektiviert und dokumentiert werden.

Ninhydrin-Test nach Moberg

Der Test eignet sich vor allem zur Prüfung an den Extremitäten. Das betroffen Hautareal wird nach Säuberung und Trocknen gegen ein saugfähiges Papier gepreßt und die Umrisse der Extremität aufgezeichnet. Danach wird der Bogen mit einer 1%igen Ninhydrin-Lösung (auf Acetonbasis) befeuchtet und später bei 100°C getrocknet. Die Areale mit normaler Schweißsekretion kommen durch eine bräunliche Färbung zur Darstellung. Falls das körpereigene thermoregulatorische Schwitzen nicht ausreicht, kann die Schweißsekretion pharmakologisch durch subkutane Injektion (1 ml) einer 1%igen Pilocarpinlösung gesteigert werden.

Schweißtest nach Minor

Dieser Test eignet sich auch zur Schweißtestung am Körperstamm. Die Körperstelle wird mit einer Jodtinktur (1,5 g elementares Jod in 90 ml 96%igem Alkohol und 10 ml Rizinusöl) bestrichen und getrocknet. Danach wird Kartoffelstärkepulver aufgestreut. Der Patient sollte dann je nach individueller Schweißneigung 1 l heißen Lindenblütentee trinken und 0,5 bis 1 g eines Acetylsalicylsäurepräparates einnehmen. Häufig reicht ein Abdecken des Körpers ohne Kontakt der Bettwäsche zum Körper in einem gut beheizten Raum. Zeitweise wird ein Leuchtkasten zur Wärmeentwicklung benutzt. Die Hautareale mit Schweißproduktion werden durch Blaufärbung des Stärkepulvers sichtbar.

▶ *Elektrophysiologie*

Zum Verständnis der elektrophysiologischen Befunde bei der Untersuchung des peripheren Nerven sind zwei morphologische Kennzeichen der Nervenfasern zu beachten: zunächst der Aufbau der Nervenfaser selbst (☞ Abb. 3.4) aus **Achsenzylinder** (*Axon*) und **Myelinscheide** (und zugehöriger Schwann'scher Zelle) ähnlich einem elektrischen Kabel, nur daß die Erregung nicht kontinuierlich entlang des "Kabels", sondern mit saltatorischer Erregungsleitung über die Ranvier'schen Knoten (☞ Abb. 3.4) fortgeleitet wird.

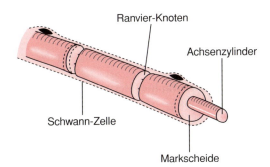

Abb. 3.4: Anatomie einer peripheren Nervenfaser.

Ferner ist zu beachten, daß es Nervenfasern mit unterschiedlich dicken Markscheiden gibt. Es wird zwischen *markreichen* und *markarmen Fasern* unterschieden. Die Ausprägung der Myelinisierung hat vor allem einen Einfluß auf die Nervenleitgeschwindigkeit, zumal die sogenannten markarmen Fasern auch eine geringere Segmentierung durch seltenere Ranvier'sche Knoten aufweisen.

Fasertypen	Faserdicke	Leitgeschwindigkeit
Typ A Faser (markreich)	5 - 20 µm	10 - 120 m/sec
Typ B Faser (markarm)	< 5 µm	2 - 15 m/sec
Typ C Faser (marklos)	~ 1 µm	0,7 - 2 m/sec

Tab. 3.6: Charakterisierung der Nervenfasertypen.

Zusammen mit der Vorderhornzelle bildet das Axon mit den von ihm versorgten Muskelfasern die **motorische Einheit (mE)**, die die kleinste aktivierbare Einheit im Muskel darstellt. Wieviele Muskelfasern jeweils von einer Nervenfaser versorgt werden, variiert je nach Anforderung an die Präzision und Kraftentwicklung des Muskels, z.B. im Bereich der Augenmuskeln 1:5, bei den Handmuskeln 1:100 oder den großen Extremitätenmuskeln 1:1000-2000. Dabei ist zu beachten, daß in der Schar der Nervenfasern, die einen Muskel versorgen, ca. 1/3 der Fasern, vorwiegend die dünnen markarmen, nicht die kraftentwickelnden Muskelfasern, sondern die steuernden Muskelspindeln versorgen.

Die elektrophysiologische Untersuchung des peripheren Nervensystems hat daher beide Anteile zu berücksichtigen: die Leitung des elektrischen Signals und die neuromuskuläre Kopplung. Daher setzt sie sich aus den Anteilen

- **Elektroneurographie** (Messung der Nervenleitung)
- **Elektromyographie** (Messung der Innervation des Muskels)

zusammen.

Bei der **Elektroneurographie** wird ein Axon elektrisch durch Oberflächenelektroden gereizt und die Zeit bis zum Erreichen des Zielorgans (motorisch: Messung über dem Muskelbauch; sensible: Messung proximal über dem gemischten Nerv) bei bekannter Meßstrecke aufgezeichnet. Als weiteres

	Elektroneurographie		
	Nervenleitgeschwindigkeit	distale Latenz	F-Wellen
Normalbefund	motorisch 45 - 75 m/sec sensibel 48 - 72 m/sec	entfernungsabhängig ~ 3,5 - 6,0 ms	15-40 ms nach dem M-Potential
Läsion der Myelinscheide	verlangsamt bei normaler Potentialhöhe	verzögert	verzögert
Läsion des Achsenzylinders	normal bei verkleinertem Antwortpotential oder aufgehobenes Antwortpotential	normal oder vollständig aufgehoben	ggf. Fehlen der F-Welle
Läsion des wurzelnahen Abschnitts	normal	normal	verzögert, Fehlen der F-Welle

Tab. 3.7 Elektroneurographische Befundkonstellationen.

		Elektromyographie	
	Befund	neurogene Ursache	myogene Ursache
Spontanaktivität (in Ruhe)	positive scharfe Wellen	aktive Denervierung	Polymyositis, Dystrophia myotonica
	Fibrillationen	aktive Denervierung	Polymyositis, kindl. Muskeldystrophien
	Faszikulationen	Vorderhornerkrankung, Radikulopathie, PNP	
	myotone Entladung		Myotonien, Dystrophia myotonica
Willküraktivität	verbreitertes Aktionspotential	Denervierung mit Reinnervation	
	Riesenpotentiale	Denervierung mit Reinnervation	
	aufgesplittertes, polyphasisches Potential	frische Denervierung	
	amplitudenverkleinertes, z.T. polyphasisches Potential		Myopathien
	keine Willküraktivität	komplette Denervierung	
maximale Willküraktivität	gelichtetes Interferenzmuster	leichte Denervierung	
	Einzeloszillationen	hochgradige Denervierung	

Tab. 3.8: Elektromyographische Befundkonstellationen.

Kriterium benutzt man die motorische Latenz als Maß für eine Verzögerung der Leitung des Impulses zwischen dem distalen Reizort und dem Zielmeßpunkt. Die Nervenleitgeschwindigkeiten und Latenzen differieren für motorische und sensible Nerven. Die sogenannte F-Welle stellt ein Antwortpotential dar, das bei Messung der motorischen Nervenleitgeschwindigkeit zeitlich verzögert aufgezeichnet werden kann, und dadurch hervorgerufen wird, daß sich bei der Applikation des elektrischen Reizes die Erregung des Nerven nicht nur nach peripher (orthodrom), sondern auch nach proximal (antidrom) ausbreitet und auf diesem Weg eine Entladung der motorischen Vorderhornzelle und damit ihrerseits mit Verzug ein zweites Muskelantwortpotential bedingt. Auf diesem Weg können auch proximale, wurzelnahe Läsionen aufgedeckt werden.

Zu beachten ist, daß die Meßergebnisse der elektroneurographischen Untersuchung abhängig von der Temperatur und vom Alter des Patienten sind. Der Untersucher orientiert sich daher anhand von umfangreichen Normwerttabellen.

Bei der **elektromyographischen Untersuchung** wird nach Einstich einer Nadelelektrode das Potential von Muskelfasern abgegriffen, wobei Potentiale (PmE) unterschiedlicher motorischer Einheiten (mE oder ME) anhand ihrer Amplitude, Dauer und Konfiguration unterschieden werden können. Die PmE spiegeln die Funktion der Muskelzellen selbst, aber auch ihrer Innervation durch das zugehörige Axon wieder. Die Untersuchung kann unter Ruhebedingung oder unter willkürlicher Muskelanspannung durchgeführt werden. Die Ruhekondition deckt mit einer **Spontanaktivität** eine Instabilität des Muskelfasermembranpotentials infolge einer Denervierung des Muskels, seltener eine Kontinuitätsunterbrechung der Muskelfaser selbst auf. Ist die Übertragung an der motorischen Endplatte gestört, fallen einzelne Endäste der ME aus (**Denervierung**), oder treten einzelne Muskelfaserzerstörungen auf, splittert das PmE auf, ist verkürzt oder in der Amplitude gemindert (Prüfung der **Willküraktivität**). Ist die Zusammensetzung und Zahl der ME im Muskel verändert, so ist das Zusammenspiel bei maximaler Willküranspannung gestört und das Interferenzmuster der PmE z.B. gelichtet. Wird der Muskel reinnerviert, sind die ableitbaren Potentiale verplumpt, breiter und zeigen möglicherweise Nachpotentiale. Störungen der Muskelfasermembran können sich unter Ruhekondition auch durch abnorme Entladungsserien äußern.

Bei der elektromyographischen Untersuchung sollte wegen der Blutungsmöglichkeiten im Rahmen von Nadelelektrodenableitungen auf eine bestehende Medikation mit Antikoagulanzien geachtet werden.

3.1. Entzündungen

3.1.1. Radikulitis

Definition

Bei der Radikulitis handelt es sich um eine isolierte entzündliche Erkrankung der motorischen Vorder- und/oder sensiblen Hinterwurzeln. Dem klinischen Bild folgend, können einzelne oder mehrere benachbarte Wurzel betroffen sein, woraus eine mehr oder weniger lokale Erkrankung im intraspinalen, noch subarachnoidal gelegenen Abschnitt resultiert. Werden in den entzündlichen Prozeß nahezu alle Wurzeln eines Wirbelsäulenabschnitts oder gar auf- bzw. absteigend alle Radices einbezogen, spricht man von einer Polyradikulitis. Setzt sich die Infektion bzw. die Entzündung entlang des Spinalnervs fort, handelt es sich um eine Radikuloneuritis.

Pathogenese

Ganz überwiegend sind isolierte Entzündungen einzelner Spinalnervenwurzeln viraler Genese, seltener handelt es sich um eine parainfektiöse Ursache, z.B. infolge eines durchgemachten grippalen Infektes. Häufigste Erreger sind die Arboviren, die in aller Regel durch wenig auffällige Insektenstiche, selbst Zeckenbisse (hierbei ist nicht die Infektion mit Borrelia Burgdorferi gemeint!), inokuliert werden.

Einen fließenden Übergang zur Radikuloneuritis findet man bei der Reaktivierung latenter Varizella-Zoster-Viren (VZV) in den Spinalganglien oder Ganglien der Hirnnerven. Der zentrifugale Transport der VZV entlang des Axons führt in dem versorgten Dermatom zu den typischen herpetiformen Papeln, die sich später zu wasserhellen Bläschen umwandeln und über die Eintrübung des Inhalts abtrocknen und verschorfen, häufig eine Pigmentstörung hinterlassend. Der zentripetale Transport bedingt die radikuläre Affektion. Durch den subarachnoidalen Verlauf der Wurzeln kann sich die Infektion, zumindest aber die immunologische Abwehrreaktion, entlang des Liquorraumes ausbreiten.

Radikulitiden durch Herpes-simplex-(HSV) oder Cytomegalie-Viren (CMV) haben bei Patienten unter medikamentöser Immunsuppression oder bei HIV-Infektion wieder an klinischer Bedeutung gewonnen.

Dagegen sind heute entzündliche Affektionen der Nervenwurzeln durch Entzündungen der Nachbarschaft wie bakterielle Spondylitiden oder Diszitiden seltener geworden.

Typische Krankheitszeichen

Das klinische Bild der Radikulitis wird durch den **heftigen Schmerz** geprägt, der meist heftig ziehenden, stechenden oder schneidenden Charakter hat. Die Schmerzausbreitung folgt dem zugehörigen Segment. Bezeichnungen wie z.B. **Ischialgie** sind zwar weit verbreitet, aber dennoch irreführend, da dieser Schmerz nicht dem Dermatom des peripheren Nerven folgt, sondern meist dem Segment der beiden den Nervus ischiadicus hauptsächlich versorgenden Wurzeln L_5 und / oder S_1.

Eine hochgradige, schlaffe Parese oder Plegie kann, wie bereits dargestellt, aufgrund der multiradikulären Versorgung der Extremitätenmuskeln nicht beobachtet werden. Nur in den schwerpunktmäßig durch eine Wurzel versorgten Kennmuskeln ist die Parese klinisch apparent. Mit Einschränkung bilden die Hirnnerven eine Ausnahme. Hier ist es allerdings problematisch, von Nervenwurzeln zu sprechen, dennoch besteht hier noch die eindeutigste Zuordnung zwischen Wurzel und innerviertem Muskel.

Befunde

▶ *Klinik*

Ein wichtiges klinisches Unterscheidungsmerkmal zwischen radikulärer oder mehr distaler, neuraler Läsion ist die deutlichere Störung des Temperatur - und Schmerzempfindens im Vergleich zur Herabsetzung des Berührungsempfindens im Fall der radikulären Schädigung. Zusammengefaßt finden sich die typischen Befunde, wie:

Klinische Checkliste Radikulitis

✓ segmental ausstrahlender Schmerz

✓ segmental verteilte Sensibilitätsstörung (Hypalgesie, Thermhypästhesie > Hypästhesie)

✓ schlaffe Parese

✓ Minderung der zugeordneten Muskeleigenreflexe

✓ sympathische Ausfälle mit Ausnahme bei zervikaler, lumbaler bzw. sakraler Wurzelläsion

---

▶ *Serologie*

Neben den allgemeinen serologischen Entzündungsindikatoren (BSG, CRP, Leukozytose, etc.) wird mikrobiologisch bzw. virologisch auf den Erreger anhand von Titerbewegungen geschlossen.

Bei Verdacht auf Herpes simplex Infektion sofortige Untersuchung der Polymerase-Kettenreaktion (PCR) auf HSV.

▶ *Liquor*

Grundsätzlich findet sich eine deutliche Erhöhung des Liquor-Eiweiß, meist auf mehr als 0,8 g/l. Da die entzündliche Reaktion sich entlang der Nervenwurzeln in der Wurzeltasche mit den begleitenden Gefäßen ausbreitet, ist anhand der Erhöhung des Liquor/Serum-Albumin-Quotienten (Alb_{Liq} x $1000/Alb_{Ser}$ = 8-14) eine Schrankenstörung nachweisbar. Mittels der nach *Reiber* und *Felgenhauer* etablierten Methode (☞ Kap. 1.1.5.) kann aber auch eine lokale IgG-Synthese belegt werden. Die erregerbedingten Entzündungen gehen auch mit einer Liquorzellvermehrung (Pleozytose) der lympho-monozytären Zellen (~ 15 - 300 / µl einher, während die immunvermittelten eine solche Zellzahlerhöhung regelhaft vermissen lassen. Dies führt zum typischen Bild der Dissoziation zwischen normaler Zellzahl und Liquoreiweiß-Erhöhung (Dissociation cyto-albuminique). Allerdings kann diese auch beim sogenannten "Sperrliquor" gefunden werden, bei dem durch einen Bandscheibenmassenvorfall oder einen spinalen Tumor ein Liquorsegment aus der Liquorzirkulation ausgeschlossen ist.

▶ *Elektrophysiologie*

Beschränkt sich die Entzündung auf die Nervenwurzeln, dann sind in der akuten Phase die elektroneurographischen und -myographischen Befunde unauffällig, mit Ausnahme der F-Wellen. Die Zahl

3.1. Entzündungen

der überhaupt ableitbaren F-Wellen geht zurück ("*F-Wellen failures*") bzw. der Abstand zwischen orthodrom ableitbarem Antwortpotential (*M-Antwort*) und der durch antidrome Reizübertragung auf die Vorderhornzelle nachfolgenden F-Welle vergrößert sich (erhöhte *F-Wellen-Latenz*). Erst spät im Verlauf (> 2 Wochen) zeigen sich auch frische Denervierungszeichen in der Elektromyographie.

▶ *Bildgebung*

Das einzige bildgebende Verfahren, das überhaupt die entzündliche Reaktion an der Nervenwurzel mit der Schrankenstörung nachweisen kann, ist die MRT. In koronarer Schnittführung kann nach intravenöser Kontrastmittelgabe die Darstellung der Anfärbung entlang der Wurzeln gelingen. In T_2w-Aufnahmen ist in seltenen Fällen die Abbildung der Verdickung der entzündlich veränderten Fasern möglich, die auch mit der Myelographie oder dem Myelo-CT (☞ Abb. 3.5) gelingt.

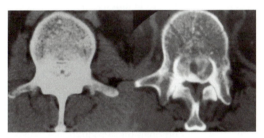

Abb. 3.5: Spinales CT in Höhe des Conus medullaris nach intrathekaler Kontrastmittelgabe:
links: typisches Muster der Nervenwurzeln in Kontrastmittel,
rechts: kein Kontrastmittel zwischen verklebten Wurzeln bei Zustand nach Radikulitis.

Therapie

Gelingt der Erregernachweis wird nach Antibiogramm 10 - 14 Tage antibiotisch, bei HSV- oder VZV- Nachweis mit Aciclovir (Zovirax®: 5 mg/kg KG 8-stündlich über 5 - 10 Tage) bzw. CMV-Infektion mit Ganciclovir (Cymeven®: 5 mg / kg KG 12-stündlich über 14 Tage) behandelt. Die immunvermittelten Formen können mit intravenöser Gabe von Kortikoiden (z. B. 5 Tage 500 mg / Tag Methylprednisolon) behandelt werden, wobei auch initial klinische Verschlechterungen gesehen werden können. Alternativ bietet sich eine i.v.-Therapie mit 7S-Immunglobulinen an (7 Tage lang 0,4 g/kg KG/Tag verteilt auf jeweils 3 Kurzinfusionen, in anderen Kliniken nur 10 g/Tag, jedoch nie mehr als 30 g/Tag).

3.1.2. Neuritis

Definition

Die Entzündungen des peripheren Nerven treten in drei verschiedenen Formen auf:

- **Mononeuritis multiplex**
- **Polyneuritis**
- **Polyneuro-Radikulitis**

Bei der Mononeuritis multiplex handelt es sich um den Befall eines oder mehrerer einzelner Nerven, die nicht zwangsläufig benachbart sein müssen. Bei der Polyneuritis wird das klinische Bild durch die Entzündung einer Mehrzahl von benachbarten Nerven bestimmt. Allerdings können die neurologisch feststellbaren motorischen und / oder sensiblen Ausfälle im gesamten periphere Versorgungsgebiet aller Nerven sehr unterschiedlich ausfallen. Der Polyneuroradikulitis-Typ wurde bereits unter Kap. 3.1.1.2. dargestellt.

Einteilung

Neuritis	
Ätiologie	Ursache
direkter Erregerbefall	Virusinfektionen: Varizella-Zoster-Virus, Cytomegalie-Virus, Epstein-Barr-Virus; Borreliose, Leptospirose, Brucellose, Lepra
erregerbedingt	im Rahmen einer Infektion, auch seltener Erreger, z.B. Schistosomiasis
toxinbedingt	Diphtherie, Botulismus, Tetanus
allergisch bzw. immunvermittelt	zell- oder humoral vermittelte Immunreaktion, Kollagenose, Vaskulitis
paraneoplastisch	z.B. Gammopathie

Tab. 3.9: Übersicht der Neuritis-Ursachen.

3.1.2.1. Erregerbedingte Polyneuritis

 Definition

Bei den häufigen Mischbildern zwischen Radikulitiden und Neuritiden wurden die mehr unter der klinischen Beteiligung der Nervenwurzel deutlich werdenden viral verursachten Krankheitsbilder (☞ Einteilung in Kap. 3.1.1.) unter den Radikulitiden dargestellt. Hier soll das Hauptaugenmerk auf den bakteriell hervorgerufenen Polyneuritiden liegen.

 Pathogenese

Prototyp einer durch direkten Befall des peripheren Nerven hervorgerufenen Polyneuritis ist die einer durch Mycobacterium leprae verursachten Neuritis. Mikroskopisch lassen sich hier, wie bei den anderen Infektionen (siehe obige Einteilung) die Erreger selbst im Neuron nachweisen. Das gleiche gilt natürlich für fluoreszenzmikroskopische Untersuchungen beim direkten Virusbefall (HSV, VZV, CMV, Epstein-Barr-Virus).

 Typische Krankheitszeichen

Die weltweit verbreiteteste Form dieser Neuritiden ist die bei Lepra lepromatosa, die allerdings in Europa nur in wenigen Endemiegebieten vorkommt. Der vorwiegende Befall sensibler Nerven führt zu fleckförmigen Sensibilitätsstörungen. Später treten motorische Ausfälle vor allem distaler Nerven an den Extremitäten (z.B. N. peronaeus oder N. medianus) hinzu. Bei der Lepra tuberculosa findet sich eher eine Neuritis vom Typ der Mononeuritis multiplex. Das gleiche gilt für die Brucellose oder die Leptospirose. Hier werden aufgrund dieses Verteilungstyps auch Beteiligungen vorwiegend motorischer Hirnnerven gesehen.

 Befunde

➤ *Klinik*

Das klinische Bild einer Polyneuritis bei Lepra ist geprägt durch symmetrische, distal betonte schlaffe Paresen, zusammen mit socken- oder strumpfförmigen Oberflächensensibilitätsstörungen sowohl an den Beinen als auch an den Armen. Entsprechend sind die Muskeleigenreflexe kaum auslösbar. In manchen Fällen sind an den Stellen, an denen die Nerven oberflächennah verlaufen, diese tastbar verdickt und druckdolent. Daneben stehen die durch die begleitende Hautbeteiligung hervorgerufenen makulo-papulösen, zum Teil hämorrhagischen Veränderungen im Vordergrund.

Im Fall der Brucellosen (Morbus Bang, Malta-Fieber) oder Leptospirosen (z.B. Morbus Weil) treten die Polyneuritiden hinter den zentralen Beteiligungen mit Meningitiden oder Myelitiden in der Häufigkeit zurück. Der klinische Befund zeigt sehr vertüpfelte oder schwerpunktmäßig verteilte Ausfälle vor allem motorischer Nerven, auch von Hirnnerven.

➤ *Serologie*

Hohe Senkungsbeschleunigung, ausgeprägte Leukozytose und Linksverschiebung. Auf begleitende Leber- und Nierenbeteiligungen ist anhand der Enzymwerte, der Elektrolyte, Kreatinin und Harnstoff zu achten. Die Erregersuche wird durch Antikörper-Nachweis mittels KBR, Immunfluoreszenztest oder auch direkt durch kulturelle Anzüchtung durchgeführt.

➤ *Liquor*

Allen Formen ist eine entzündliche Mitbeteiligung der Meningen zu eigen. Daher findet man vorwiegend lymphozytäre, aber immer gemischtzellige mäßige Liquorpleozytosen mit 20 - 300 Zellen/µl mit mäßiger Eiweißvermehrung um 1 g/l und einer typischen autochthonen IgG-Produktion neben einer Schrankenstörung.

➤ *Elektrophysiologie*

Die elektroneuro- und -myographischen Befunde belegen bei allen Formen eine Mononeuritis multiplex mit abwechselnd betroffenen oder unauffälligen Nerven oder Nervengruppen. Je nach Stadium findet man Zeichen frischer oder chronischer Denervierung. Die Nervenleitgeschwindigkeit ist reduziert, die periphere Latenz erhöht (die peripheren Nervenabschnitte sind bevorzugt betroffen). Daneben fallen Faszikulations- oder Fibrillationspotentiale in Ruhe oder verbreiterte, polyphasische PmE sowie ein gelichtetes Innervationsmuster bei maximaler Willkürinnervation auf.

 Therapie

Bei den bakteriellen Infektionen wird antibiotisch behandelt.

Erreger	Medikament	Dosis
Mycobacterium leprae	Diaminodiphenylsulfon oder Clofazimin (auch in Kombination) und/oder Rifampizin	ansteigend bis 100 mg/Tag p.o. 600 mg/Tag p.o.
Brucellen	Doxycyclin, oder Streptomycin	2 x 100 mg/Tag p.o. 21 Tage 1-2 g/Tag i.m.
Leptospiren	Penicillin G	4 x 10 Mega/Tag i.v. 7 Tage

Tab. 3.10: Therapie der erregerbedingten Polyneuritiden.

3.1.2.2. Zeckenpolyradikuloneuritis (Garin-Bujadoux-Bannwarth)

Definition

Diese bakterielle (Meningo-) Polyradikuloneuritis wird durch Spirochäten vom Typ Borrelia Burgdorferi hervorgerufen. Übertragen wird sie durch den Stich der Zecke Ixodes ricinus. Über die Hälfte der Zeckenbisse bleiben unbemerkt, da ein nicht unerheblicher Teil der Zeckenbisse auf dem behaarten Kopf stattfinden und die Zecke sich, nachdem sie sich mit Blut vollgesogen hat, von selbst fallen läßt. Der überwiegende Teil der Infektionen wird im Frühjahr und Sommer beobachtet.

Die Polyradikuloneuritis stellt nur einen Ausschnitt (Stadium II) der Neuroborreliose (synonym: **Lyme-Borreliose**, nach dem Ort der Erstbeobachtung) dar.

Einteilung

Neuroborreliose-Stadien		
	Neurologische Symptome	übrige Manifestationen
Stadium I	Meningeale Reizung	Erythema migrans, Fieber, Arthralgien, Myalgien, Lymphadenopathie
Stadium II	Polyradikuloneuritis, zerebrale Vaskulitis	Arthritiden, Myositis, Myokarditis, Perikarditis
Stadium III	Enzephalomyelitis	Acrodermatitis chronica atrophicans

Tab. 3.11: Stadieneinteilung der Neuroborreliose.

Pathophysiologie

Um den Zeckenbiß herum entwickelt sich zunächst eine Hautrötung, die sich im Verlauf mehrerer Tage konzentrisch unter gleichzeitiger zentraler Abblassung ausbreitet (**Erythema migrans**). Es entwickelt sich eine Lymphadenopathie und eine hämatogene Streuung der Erreger. Die Nervenbeteiligung entwickelt sich ebenfalls hämatogen, belegt durch perivaskuläre entzündliche Infiltrate. Neben den bereits aufgeführten Manifestationen (☞ Tab. 3.11) durch vorwiegenden Befall bindegewebiger oder synovialer Strukturen findet sich bei wenigen Patienten auch eine Hepato- und Splenomegalie.

Typische Krankheitszeichen

Das **Stadium I** ist neben dem Erythema migrans durch unspezifische Beschwerden wie Abgeschlagenheit, Müdigkeit, Gelenkbeschwerden und subfebrile Temperaturen oder leichtes Fieber über 14 Tage bis zu drei/vier Wochen gekennzeichnet. Nicht selten wird am Übergang von Stadium I nach II in der vom Zeckenbiß betroffenen Körperregion über heftige reißende Schmerzen mit unspezifischer Ausdehnung geklagt.

Im **Stadium II** treten dann unter den Zeichen einer Meningitis mit Kopfschmerzen, Nackensteifigkeit und Fieber, zeitweise Rückenschmerzen und vorwiegend motorische, radikulär verteilte Ausfälle hinzu. Diese Form der Polyradikuloneuritis wird als (Garin-Bujadoux-) **Bannwarth-Syndrom** bezeichnet. Unbehandelt entwickelt sich die Erkrankung in zwei unterschiedliche Richtungen:

- **zur (Meningo-)Radikuloneuritis**

  oder

- **zur sensomotorischen Polyneuropathie**

Erstere ist durch die rein motorischen Ausfälle, zum Teil mit Schmerzen gekennzeichnet. Bei letzterer treten Lähmungen an den Extremitäten mit begleitenden Sensibilitätsstörungen auf. Deren Verteilung bezieht einerseits benachbarte Nerven ein, andererseits können die Ausfälle auch mehrere Nerven überspringen. Bei diesem klinischen Bild spricht man von einer **Mononeuritis multiplex**.

Wurde die Erkrankung auch in diesen Stadien noch nicht diagnostiziert, kann sie in ein chronisches **Stadium III** übertreten. Die mehr zentrale Form der Meningoradikuloneuritis führt in eine **Enzephalomyelitis** über, mit spastischen Para- oder Tetraparesen und Kleinhirnsymptomen, wie z. B. Ataxie. Die polyneuropathische Form mündet in die **Acrodermatitis chronica atrophicans**. Eine dritte Spätform ist die chronische Arthritis. In der Entwicklung solcher Spätmanifestationen ähnelt die Borreliose als Spirochäteninfektion auch der Lues.

Befunde

▶ *Klinik*

Der klinische Befund ist im Stadium II durch radikuläre Läsionen oder Ausfälle peripherer Nerven (s.o.) gekennzeichnet. Die Paresen sind begleitet von einer Herabsetzung des Muskeltonus, die Muskeleigenreflexe sind abgeschwächt, und im Verlauf können sich Muskelatrophien einstellen. Besonders auffällig ist die häufige Beteiligung (ca. 60 %) der **Hirnnerven**. In der überwiegenden Zahl der Fälle sind der **Nervus facialis** (auch doppelseitig) und die Augenmuskelnerven betroffen.

In seltenen Fällen findet sich das klinische Bild eines zerebralen Infarktes mit z.B. Halbseitensymptomatik durch eine Borrelien-induzierte Vaskulitis.

▶ *Serologie*

Im akuten Stadium finden sich die typischen Zeichen einer bakteriellen Infektion mit BSG-Erhöhung, Erhöhung des C-reaktiven Proteins, eine mäßige Erhöhung der Leukozytenzahl sowie eine Linksverschiebung. Die Antikörpertestung läuft parallel zur Liquoruntersuchung (siehe dort). Serologisch ist an einen falsch positiven Ausfall der TPHA-Lues-Reaktion zu denken.

▶ *Liquor*

Im Stadium II mit (Meningo-)Radikuloneuritis, aber auch noch im Stadium III, läßt sich im Liquor eine mäßige lympho-monozytäre Pleozytose mit einzelnen Plasmazellen und Granulozyten (☞ Abb. 3.6) mit Zellzahlen von 20 - 300 Zellen /µl und eine Eiweißerhöhung auf 1- 2 g/l nachweisen. Wesentlich ist der Nachweis von Borrelien-spezifischen Antikörpern der IgG- und vor allem der IgM-Klasse (Hinweis auf frische Infektion) mittels Immunfluoreszenztest und ELISA-Technik. Neben der begleitenden Schrankenstörung mit erhöhtem Albumin-Quotienten Liquor/Serum belegt der überproportional hohe IgG-Quotient eine intrathekale IgG-Produktion.

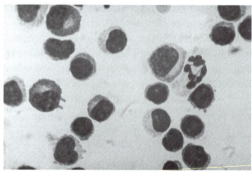

Abb. 3.6: Lympho-monozytäre Pleozytose mit Plasmazellen (heller Hof) bei Radikuloneuritis.

▶ *Elektrophysiologie*

Aufgrund der perivaskulären entzündlichen Infiltrate kommt es nicht nur zu einer Störung der Myelinscheide der Nerven und Radices, sondern auch zu einer Beteiligung des Axons. Daher lassen sich nicht nur eine Verlangsamung der Nervenleitgeschwindigkeit und eine Verzögerung der F- Wellen nachweisen, sondern auch Aufsplitterungen des Nervenaktionspotentials und eine Amplitudenreduktion. Eine enzephalomyelitische Manifestation führt darüber hinaus auch zu einer Latenzverzögerung der evozierten Potentiale (SEP oder MEP, ☞ Kap. 2.1.2.).

 Bildgebung

Das Bild der Enzephalomyelitis bei Borrelieninfektion mit disseminierten perivaskulär angeordneten signalintensen (T2w) Marklagerherden in der MRT kann dem bei der MS gleichen und gehört zu den wichtigen Differentialdiagnosen bei der Bildgebung dieser Erkrankung.

Therapie

Die Therapie der Wahl sind Tetrazykline oder Cephalosporine. Alternativ können Penicillin G oder Erythromycin eingesetzt werden. In jedem Fall sollte die Therapie 10 - 14 Tage beibehalten werden.

Für die orale Medikation bieten sich die Tetrazykline an, z.B. Doxycyclin 2 x 100 mg/Tag. Bei stationärer Behandlung ist die intravenöse Gabe von z.B. Ceftriaxon 1 x 2 g/Tag oder Cefotaxim 3 x 2 g/Tag vorzuziehen. Zu beachten ist, daß ca. ein Viertel der Patienten auf die Therapie hin eine Herxheimer-Reaktion mit initial hohem Fieber entwickeln.

Nach Einleitung der Antibiose sprechen die radikulären Schmerzen gut auf eine Kortikoid-Gabe (z. B. 60 mg Methylprednisolon in absteigender Dosierung) an.

3.1.2.3. Serogenetische Polyneuritiden

Definition

Hier sind alle Polyneuritiden zu nennen, die nicht unmittelbar durch den Erreger selbst oder durch seine unmittelbare Entzündungs- oder Abräumreaktion hervorgerufen werden, sondern durch eine humoral oder zellvermittelte Immunreaktion.

Einteilung

Wie bereits erwähnt, fallen in diese Kategorie die:
- **Toxin-bedingten Polyneuritiden**
- **para- oder postinfektiösen Polyneuritiden**
- **allergischen Polyneuritiden**
- **paraneoplastischen Neuritiden**

Pathophysiologie

Prototyp der zwar von einer Infektionskrankheit abhängigen, aber erst durch das **Toxin** des Erregers hervorgerufenen Polyneuritis ist die der **Diphtherie**.

Anders als das Diphtherie-Toxin hat das Neurotoxin bei einer Clostridium tetani (**Tetanus**) Infektion seinen Hauptangriffspunkt nicht entlang des peripheren Neurons, sondern an den Endstrecken der Neuriten der zentralen Bahnen und führt auf diese Weise bei der Beteiligung der zentralen Nervenendigungen des Gehirns und des Rückenmarks zum typischen Wundstarrkrampf mit generalisierter Tonuserhöhung der gesamten quergestreiften Muskulatur, beginnend im Gesicht mit Trismus (M. masseter) und Risus sardonicus, übergehend auf die Rückenmuskulatur (Opisthotonus) und auch die Atemhilfsmuskulatur. Allerdings nimmt die Zahl der Fälle zu, bei denen bereits geimpfte Personen einen **lokalen Tetanus** bekommen, eine durch das Tetanustoxin bedingte Störung der neuronalen Endstrecke des peripheren Nerven mit schlaffen Paresen.

Ein weiteres Toxin mit Störung der motorischen Nervenendigung (auch autonome Beteiligungen wurden gesehen) ist das Exotoxin von Clostridium botulinum. Die Toxinaufnahme beim **Botulismus** erfolgt über längere Zeit von der Luft abgeschlossene kontaminierte Nahrungsmittel (z. B. in Dosen).

Letztendlich sind sowohl die para- und postinfektiösen, als auch die allergischen und im weiteren Sinne auch die paraneoplastischen Polyneuritiden alle über eine immunologisch vermittelte Reaktion ablaufende Neuritiden, die sich nur darin unterscheiden, ob die Migration der Entzündungszellen humoral oder T-Zell-vermittelt ist.

Typische Krankheitszeichen

Neben den typischen lokalen Zeichen der *Diphtherie* ist von neurologischer Seite die Lähmung der kaudalen Hirnnerven mit Schluckstörung am eindrucksvollsten. Zusammen mit dem lokalen Befund kann dieser Lähmungstyp zur Intubation zwingen. Daneben können sich eine periphere Fazialisparese und Augenmuskellähmungen einstellen. In der Peripherie treten proximal betonte bilaterale schlaffe Lähmungen auf, während die Sensi-

Klinische Checkliste Serogenetische Polyneuritis		
Polyneuritis	Typ	Befund
toxinvermittelte PN		
Diphtherie	bilaterale Hirnnervenparesen	Paresen der Hirnnerven III, IV, VI und VII und proximal betonte schlaffe Tetraparesen mit distalen Sensibilitätsstörungen sowie von IX, X, XI und XII
Tetanus	lokale schlaffe Paresen, generalisierte Muskeltonuserhöhung	isolierte periphere Paresen
Botulismus	bilateral schlaffe Paresen	autonome Ausfälle mit Akkomodationsstörungen, Blasenatonie, paralytischer Ileus, symmetrische schlaffe Paresen absteigend von den Hirnnerven über Rumpf und Extremitäten und Atemlähmung, keine Sensibilitätsstörungen
allergische, para-postinfektiöse PN	Schwerpunktspolyneuritis, Plexustyp, Mononeuritis multiplex	schmerzhafte sensomotorische Ausfälle, die häufig Gruppen peripherer Nerven oder den ganzen Plexus (bevorzugt brachial) betreffen, die über schlaffe Lähmungen rasch zu Atrophien führen
paraneoplastische PN	symmetrische distale Form	initial quälende Dys- und Kribbelparästhesien gefolgt von symmetrischen distal betonten sensomotorischen Ausfällen, die spät in Atrophien münden

bilitätsstörungen distal betont sind. Aufgrund der Beteiligung der Atemmuskulatur kann auf einem zweiten Weg eine Beatmungsindikation entstehen.

Abgesehen vom typischen Bild des Wundstarrkrampfs (s.o.) ist die Klinik des *lokalen Tetanus* von distalen asymmetrischen, schlaffen Lähmungen an den Extremitäten beherrscht. Sensibilitätsstörungen werden nicht beobachtet.

Am zweiten Tag der Inokulation von *Botulinus-Toxin* treten Übelkeit und Erbrechen neben Magenkrämpfen und autonomen Störungen auf (s.u.). In Folge treten dann von den Hirnnerven abwärts Rumpf- und Extremitätenmuskeln betreffende schlaffe Lähmungen auf, die auch die Atemmuskulatur mit einbeziehen. Auch hier fehlen Sensibilitätsstörungen.

Infolge von *Infekten* oder aber auch nach Impfungen (besonders bei Typhus-Impfungen) sind *allergische Polyneuritiden* durch das mit zwei bis drei Wochen verzögerte Auftreten asymmetrischer schlaffer Lähmungen zusammen mit Sensibilitätsstörungen gekennzeichnet, deren Hauptmerkmal heftige begleitende Schmerzen sind. Hier gibt es klinische Überschneidungen mit der neuralgischen Schulteramyotrophie bzw. der idiopathischen Plexusneuritis (☞ Kap. 3.1.3.). Allein diese Tatsache deutet bereits an, daß vorwiegend die obere Extremität betroffen ist.

Vorreiter der Grunderkrankung *paraneoplastischer Polyneuritiden* sind die Gammopathien. In solchen Fällen treten vor den sensomotorischen Ausfällen an den Extremitäten, subakut beginnend, zum Teil quälende Dysästhesien und Kribbelparästhesien auf.

Befunde

➤ *Klinik*

☞ Klinische Checkliste Serogenetische Polyneuritis.

➤ *Serologie*

Bei den para- oder postinfektiösen Formen finden sich unspezifische Entzündungszeichen wie BSG-Erhöhung, CRP-Erhöhung, Leukozytose und Linksverschiebung im Differentialblutbild. Daneben können Plasmaproteinverschiebungen, Fibrinogenverminderung, IgE-Erhöhung oder Antikörper gegen unterschiedliche Zellbestandteile im Serum auftreten.

Der Nachweis von Botulinus-Toxin im Serum ist möglich, aber schwierig und kommt bei dem foudroyant verlaufenden Bild zu spät.

Bei den paraneoplastischen Formen in Zusammenhang mit Gammopathien steht der Nachweis der monoklonalen Immunglobulinerhöhung (IgG, IgA oder IgM) im Serum im Vordergrund. Bei der Sonderform der auch neurologisch relevanten *idiopathischen Kälteagglutininkrankheit* muß der Nachweis von zirkulierenden Kälteagglutininen im Serum geführt werden.

▶ *Liquor*

Der Liquor zeigt meist nur die radikuläre Mitbeteiligung auf. In solchen Fällen findet sich eine mäßige lympho-monozytäre Pleozytose von 20-100 Zellen/μl und eine mäßige Eiweißerhöhung auf um 1 g/l. Es kann in wenigen Fällen eine autochthone IgG-Produktion intrathekal nachgewiesen werden. Bei den toxinvermittelten Formen ist der Liquor normal.

▶ *Elektrophysiologie*

Grundsätzlich können alle elektrophysiologischen Zeichen einer Neuritis gefunden werden (☞ Kap. 3.1.2.). Es gibt aber auch einzelne sehr spezifische Zeichen für die genannten Ursachen. Bei der *Diphtherie-induzierten Polyneuritis finden sich allerdings nur Zeichen einer demyelinisierenden Neuritis. Dagegen ist beim Tetanus* charakteristischerweise (wenn auch nicht pathognomonisch) die Zeit der elektrischen Unerregbarkeit des Nerven (silent period) nach einer Muskelkontraktion verkürzt oder fehlt ganz. Da das *Botulinus-Toxin* die Freisetzung und auch die Wiederaufnahme des Acetylcholins an der präsynaptischen Membran motorischer Synapsen hemmt, läßt sich elektromyographisch unter repetitiver supramaximaler Reizung (30 Hz) ein Inkrement der Muskelaktionspotentiale (> 10 %) nachweisen.

Therapie

- *Diphtherie-induzierte PN*: Aufgrund der heutigen Schutzimpfung häufig schwache abortive Formen. Sonst Gabe eines Antitoxins vom Pferd (je nach Schweregrad und Konstitution 500 bis 10000 IE/kg KG i.m.. Daneben zur Behandlung der Erregers mit Penicillin 1 Mega/Tag i.m. über 2 Wochen
- *Tetanus-induzierte PN*: Grundimmunisierung mit Tetanus-Toxoid (Tetanol), Wiederauffrischung mit simultaner Gabe von Tetanus-Toxoid und -Immunglobulin (Tetagam) nach bekannten Schemata. Im Fall des klinisch manifesten Tetanus Gabe hoher Dosen des Immunglobulins (Tetagam) zwischen 3000 und 10000 IE i.m. und/oder lokale Infiltration an der infizierten Stelle. Auch hier begleitende Antibiose mit Penicillin
- *Botulinum-induzierte PN*: Nur bei schweren Fällen Gabe eine Antitoxins vom Pferd (500 ml i.v. nach vorheriger Anaphylaxie-Testung an den Konjunktiven), sonst nur Toxin-Reduktion durch Entfernen des Toxin-freisetzenden Magen-Darminhalts

Alle drei Erkrankungen unterliegen der gesetzlichen Meldepflicht!

- *Para-/postinfektiöse oder allergische PN:* Sofern es die Grunderkrankung zuläßt kann eine Therapie mit Kortikosteroiden versucht werden. Die schmerzhaften Dysästhesien werden symptomatisch mit nichtsteroidalen Antiphlogistika und mit Analgetika behandelt
- *Paraneoplastisch induzierte PN*: Die Behandlung ist zunächst immer die der Grunderkrankung. Gehören Kortikosteroide nicht zum Behandlungsschema werden diese auch im Intervall gegeben

3.1.2.4. Akute idiopathische Polyneuritis (Guillain-Barré)

Definition

Die idiopathische Polyneuritis (GBS) ist durch die *Kardinalsymptome*

- **aufsteigende symmetrische schlaffe Lähmungen**
- **Verminderung oder Aufhebung der Muskeleigenreflexe**
- **weitgehendes Fehlen sensibler Ausfälle**

gekennzeichnet. Dem Begriff selbst ist bereits zu entnehmen, daß die Ursache dieser entzündlichen Erkrankung des peripheren Nerven meist nicht bekannt ist (idiopathisch). Nicht selten läßt sich anamnestisch ein "grippales Prodromalstadium" eruieren. Allerdings zeugen die im Serum und Liquor nachweisbaren Titerbewegungen einiger neurotroper Viren eher vom Kausalitätsbedürfnis des

Behandelnden als von einer gesicherten Infektion. Vielmehr muß in der überwiegenden Zahl der Fälle eher von einer unspezifischen Titermitbewegung ausgegangen werden. Die Inzidenz der Erkrankung beträgt zwischen 1,5 und 2 Erkrankungen pro 100.000 Einwohner und Jahr.

Einteilung

Neben der klassischen Verlaufsform gibt es mehrere klinische Varianten dieser Poly-(radikulo-)neuritis, die sich einerseits durch spezielle Lokalisation und Ausdehnung der Lähmungen oder durch die Akuität der Erkrankung unterscheiden:

Syndrom	Krankheitsbild
Landrysche Verlaufsform	rasch aufsteigende Form mit Hirnnervenbeteiligung und Atemlähmung
Miller-Fisher-Syndrom	zusätzlich Ophthalmoplegie (auch bds.), Ataxie, Areflexie und sensible Störungen (Dysästhesien)
Polyneuritis cranialis	häufig symmetrische Hirnnervenausfälle und gleichzeitiges Zurücktreten der peripheren Ausfälle
Akute Pandysautonomie	durch die vegetative Beteiligung Störung des thermoregulatorischen Schwitzens, orthostatische Dysregulation, Miktions- und Potenzstörungen
Elsberg-Syndrom (Radiculitis sacralis)	neben der Beteiligung der sakralen Wurzeln, Blasen-, zeitweise auch Defäkationsstörungen und Dysästhesien im Perianalbereich

Tab. 3.12: Varianten des Guillain-Barré-Syndroms.

Pathophysiologie

Der Auslöser bzw. die Ursache oder Infektion bei dieser als idiopathisch bezeichneten Polyneuritis ist bisher nicht bekannt. Bezüglich der immunologischen Abläufe gibt es viele Parallelen zur tierexperimentell untersuchten "experimentell allergischen Neuritis" (EAN). An der entzündlichen Reaktion sind sowohl zelluläre als auch humorale immunologische Abläufe beteiligt. Durch die monozytäre Abräumreaktion kommt es zur Zerstörung der Markscheide. Bei ca. 60 % der Patienten läßt sich eine vorangegangene virale oder bakterielle Infektion nachweisen, dabei in nahezu der Hälfte der der Fälle im Respirationstrakt und in ca. 20 % im Gastrointestinaltrakt. Ein besonders enge Assoziation ergibt sich zwischen dem Auftreten eines GBS und einer Infektion mit Campylobacter jejuni, insbesondere in Deutschland mit dem Serotyp Lior 11. Bei jüngeren Patienten findet sich nicht selten eine durchgemachte oder noch apparente Infektion mit Zytomegalie- oder Eppstein-Barr-Virus.

Typische Krankheitszeichen

Noch vor dem Auftreten von motorischen Ausfällen klagen die meisten Patienten Tage zuvor über unangenehme Parästhesien an beiden Füßen, die zum Teil aufsteigen. Auch unspezifische Rückenschmerzen sind während des Prodromalstadiums, das mit grippalen Symptomen einhergehen kann, nicht selten. Dann treten relativ **symmetrisch verteilte schlaffe Lähmungen** auf, die mehr oder weniger rasch aufsteigen und den Rumpf sowie die obere Extremität erfassen können. In 10 - 20 % der Fälle tritt durch Lähmung der Atemmuskulatur Beatmungspflichtigkeit ein. Die **Progredienz** und die Ausprägung der klinische Symptome variiert stark. So werden einerseits rasch zunehmende Lähmungstypen innerhalb einer Woche, andererseits auch protrahierte Verläufe über 4 Wochen bis zum Vollbild der Erkrankung gesehen, die zudem einen so geringen behindernden Charakter haben, daß manche Patienten keinen Arzt aufsuchen. Auf der anderen Seite ist zu beachten, daß im Rahmen der foudroyanten Verläufe mit Notwendigkeit der intensivmedizinischen Betreuung noch immer in ca. 5 % der Fälle die Patienten versterben. Hier ist neben der **Beatmungspflichtigkeit** und der Lungenemboliegefahr vor allem auf die **autonome Mitbeteiligung** zu verweisen, die zu kardialen Rhythmusstörungen führen kann.

Obwohl es sich eigentlich um eine Erkrankung handelt, die durch die motorischen Ausfälle geprägt ist, fehlt nur in einer geringen Zahl (10 %) der Fälle eine **sensible Beteiligung**. Aber auch die Störung der Oberflächensensibilität, vor allem der Berührungsqualität zusammen mit sensiblen Reizerscheinungen, folgt der typischen abnehmenden Verteilung von kaudal nach kranial.

Die Verläufe der Erkrankung variieren stark. Bei leichteren Formen bilden sich die Symptome innerhalb von sechs bis acht Wochen wieder zurück, bei manchen kann es aber auch zu Verläufen über ein halbes Jahr oder länger kommen. In jedem Fall gilt aber, daß sich die *Ausfälle in umgekehrter Reihenfolge zurückbilden*, d.h. die zuletzt hinzugetretenen Symptome sind auch die, die sich wieder zuerst zurückbilden. Nicht selten, vor allem bei den längeren Verläufen, kommt es auch zur Defektheilung. Je nach Literaturangaben verbleiben bei bis zu 10 % der Erkrankten noch schwere, behindernde Residuen. Allerdings ist die **Prognose in der überwiegenden Zahl der Fälle günstig**. Prognostisch entwickeln sich diejenigen Patienten am besten, bei denen sich die Ausfälle relativ zügig entwickelt haben und bei denen sich nach Erreichen des Maximums gleichfalls ohne große Verzögerung auch erste Rückbildungen der Ausfälle zeigen. Als ungünstige Zeichen gelten dagegen hohes Lebensalter, frühe Beatmungspflichtigkeit und ausgeprägte Reduktion der Amplitude der Muskelaktionspotentiale in der Neurographie. Sehr selten wird noch im Verlauf des ersten Jahres ein Rezidiv gesehen.

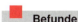

Befunde

▶ *Klinik*

Neurologisch finden sich initial **beidseits peroneal verteilte schlaffe Paresen**, die dann sich zunehmend bis zu den Hüftbeugern ausdehnen bis zur **schlaffen Paraplegie** und später **Tetraplegie**. Die Muskeleigenreflexe erlöschen. Treten Ausfälle der motorischen Hirnnerven hinzu (vorwiegend N. facialis oder N. abducens), muß um so differenzierter unter gleichzeitiger Kontrolle der *Vitalkapazität* (mittels Spirometer) nach Beteiligungen der Rumpfmuskulatur (Atemhilfsmuskeln und Bauchmuskeln) gesucht werden, um eine Ateminsuffizienz aufzudecken, die zur Intubationspflicht (< 500 ml VK) führt.

Sensibel finden sich diskrete, an den Beinen socken- oder strumpfförmig, an den Armen einzelne Finger betreffende oder handschuhförmig verteilte Hypästhesien und Hypalgesien zusammen mit **Dysästhesien** oder **Kribbelparästhesien**. Selten einmal läßt sich auch eine leichte zentrale spinale Mitbeteiligung im Sinne der Myelitis nachweisen, dann können auch die Pyramidenbahnzeichen z.B. Babinski-Zeichen positiv sein.

Wichtig ist der Nachweis **autonomer Störungen**, des thermoregulatorischen Schwitzens, kardialer Rhythmusstörungen, vorwiegend Tachykardien, seltener Blasen- oder Mastdarmfunktionsstörungen mit Inkontinenz oder paralytischem Ileus.

▶ *Serologie*

Mäßige Erhöhung der BSG und des CRP. Weniger zur Diagnose als vielmehr im Rahmen der Behandlung sollten Kontrollen des Blutzuckers, der Leberenzyme und Serumeiweiße erfolgen. Zur Ursachenabklärung wird nach positivem Rheumafaktor und antinukleären Antikörpern gefahndet, und die Titerbewegungen der neurotropen Viren werden bestimmt. Da eine unspezifische Titermitbewegung fast regelhaft auftritt, beweisen nur eindeutige IgM-Nachweise eine virale Genese der Polyneuritis.

▶ *Liquor*

Der Liquorbefund ist für die Diagnose wegweisend. Die als "**Dissociation cyto-albuminique**" bezeichnete ausgeprägte Eiweißerhöhung (> 1 g/l bis zu mehreren g/l) bei gleichzeitig nur minimaler Zellzahlerhöhung (< 20 Zellen/μl) ist für diese Erkrankung typisch, aber nicht pathognomonisch, und ist zudem häufig erst in der zweiten Woche nach Erkrankungsbeginn anzutreffen. Anhand der IgG-Untersuchung ist nach einer intrathekalen autochthonen Immunglobulin-Synthese zu suchen.

▶ *Elektrophysiologie*

Bevor aufgrund der demyelinisierenden Abläufe elektroneurographisch die periphere Nervenleitgeschwindigkeit bzw. Latenz erniedrigt wird, finden sich als Zeichen der proximalen Schädigung im Sinne des partiellen oder vollständigen Leitungsblocks **verzögerte oder aufgehobene F-Wellen-Latenzen**. Das gleiche gilt für den H-Reflex. Das als prognostisch ungünstig einzustufende Zeichen der Erniedrigung des elektrisch provozierbaren Muskelaktionspotentials belegt die axonale Beteiligung. Elektromyographisch lassen sich dann auch akute Denervierungszeichen finden.

Die **autonome Beteiligung** wird mit dem sogenannten **30/15-Test** durchgeführt. Es handelt sich dabei um den Quotienten aus dem Abstand der 30. und 15. R-Zacke im EKG, gemessen vor und unter

Orthostasebedingung auf dem Kipptisch. Daneben kann das Ausbleiben einer reflektorischen Bradykardie unter Valsalva-Manöver oder Karotis-Bulbus-Druckversuch zur Objektivierung dienen.

➤ *Bildgebung*

Grundsätzlich ist von der Bildgebung bezüglich der Diagnosestellung nichts beizutragen. Eher nebenbefundlich kann auf kontrastangehobenen koronaren spinalen MRT-Aufnahmen eine Anfärbung im Bereich der Wurzeltaschen nachgewiesen werden, die die entzündliche Infiltration bei radikulärer Beteiligung aufzeigt.

➤ *Biopsie*

In den meisten Fällen ist eine bioptische Sicherung der Diagnose nicht erforderlich. Gerade aber in Fällen mit schwerem klinischen Verlauf, insbesondere in solchen, die aufgrund der elektrophysiologischen Parameter eine axonale Beteiligung vermuten lassen, ist eine Nervenbiopsie des Nervus suralis (sensibler Nerv!) anzustreben. Typisch ist in solchen Fällen der Nachweis der zahlenmäßigen Reduktion großer und kleiner markhaltiger Neurone bei gleichzeitiger Darstellung von Demyelinisierungen und überschießenden Remyelinisierungen (zwiebelschalenartige Anordnung der Fortsätze Schwannscher Zellen).

Therapie

Da bisher ein Kausalzusammenhang nicht hergestellt werden konnte, stellen alle Therapiemaßnahmen lediglich eine symptomatische Behandlung dar.

Zu den ersten Therapiemaßnahmen muß in diesem Fall eine **frühzeitige Diagnosestellung und Therapieeinleitung** zählen, da in vielen Fällen nur so ein bleibendes Defizit verhindert werden kann.

Die Gabe von *Kortikosteroiden* wird in der Klinik und in Studien sehr unterschiedlich bewertet. Die klinische Erfahrung zeigt, daß gleichwohl Besserungen als auch rasche Verschlechterungen gesehen werden. Da dies initial nicht vorhersehbar ist, sollte auf diese Therapie verzichtet werden.

Dagegen bietet sich eine frühzeitig einsetzende Therapie mit **7S-Immunglobulin** an. Über 5 Tage sollten 0,4 g / kgKG / Tag intravenös gegeben werden.

Schreitet die Erkrankung in der ersten Woche rasch fort, steht als gesicherte Therapie zur Reduktion der zirkulierenden Antikörper eine **Plasmaaustauschbehandlung** (Plasmapherese oder Immunadsorption) zur Verfügung. Sie kann in Serie im Abstand von 1-2 Tagen bis zu fünfmal wiederholt werden.

Daneben ist im Rahmen **allgemeiner Therapiemaßnahmen** besonders auf folgende prophylaktische Prinzipien zu achten:

- Dekubitusprophylaxe
- Thromboseprophylaxe
- Infektionsprophylaxe
- Flüssigkeitsbilanzierung, Ödemverhinderung
- Maßnahmen zur Vermeidung von Streßulzera

3.1.2.5. Chronisch idiopathische demyelinisierende Polyneuritis

Definition

Die chronisch idiopathische demyelinisierende Polyneuritis (CIDP) zeigt viele Überschneidungen mit dem Guillain-Barré-Syndrom, manche sehen es als eine Verlaufsvariante an. Wesentliches Unterscheidungsmerkmal ist aber der langsamere chronische oder sehr viel häufiger rezidivierende Verlauf, weswegen auch von einer chronisch progredienten oder chronisch rezidivierenden Polyneuritis gesprochen wird. Hirnnervenbeteiligungen sind sehr viel seltener, eine Beatmungspflichtigkeit kommt nicht vor. Am deutlichsten hebt sich das klinische Bild durch die häufigeren und ausgeprägteren sensiblen Ausfälle ab.

Pathogenese

Die Demyelinisierung läuft am peripheren Nerv segmental ab. Neben der entzündlichen Abräumreaktion lassen sich Immunglobulinablagerungen nachweisen, die eine immunologisch, aller Wahrscheinlichkeit nach humoral vermittelte Pathogenese nahe legen.

Typische Krankheitszeichen

Das klinische Bild wird ebenfalls durch symmetrische distal betonte, langsam progredient fortschreitende schlaffe Paresen bestimmt. Dennoch ist der Paresegrad in der Vielzahl der Fälle nicht so ausgeprägt und sehr häufig von distal betonten sensiblen Ausfällen oder unangenehmen bis schmerzhaften Parästhesien begleitet. Auch Störungen der autonomen Innervation (Störungen der Schweißsekretion und/oder der Steuerung der Mikrozirkulation) sind häufiger, bis ca. 20 % der Fälle.

Wichtig ist aber, daß der Verlauf sehr viel protrahierter ist. Bis das Maximum der Ausfälle erreicht wird, dauert es in diesen Fällen länger als vier, bis zu acht Wochen. Eine vollständige Remission der Ausfälle wird meist nicht erreicht. Die Patienten erleben die therapeutisch herbeigeführte Besserung der quälenden Parästhesien als Remission der Erkrankung, während allgemein die neurologisch nachweisbaren Ausfälle nur sehr geringfügig gebessert sind.

Entweder kommt es dann weiter zu progredienter Verschlechterung oder zu einem Rezidiv.

Befunde

▶ *Klinik*

Man kann die Befunde bei CIDP denen beim akuten Guillain-Barré-Syndrom (GBS) wie folgt gegenüberstellen:

GBS	CIDP
symmetrische aufsteigende schlaffe Paresen	symmetrische distal betonte Paresen
kaum - keine sensiblen Ausfälle	häufig sensible Ausfälle
initiale Parästhesien	begleitende Dysästhesien
kritische Verschlechterung in 1-4 Wochen	langsame Verschlechterung in 1-4 Monaten
Hirnnervenbeteiligung	selten Hirnnervenbeteiligung
Ateminsuffizienz	keine Ateminsuffizienz

Tab. 3.13: Gegenüberstellung der klinischen Befunde bei Guillain-Barré-Syndrom und bei chronisch idiopathischer demyelinisierender Polyneuritis.

▶ *Liquor*

Auch bei der CIDP findet sich eine Dissociation cyto-albuminique (☞ Kap. 3.1.2.4.)

▶ *Elektrophysiologie*

Elektroneurographisch läßt sich sowohl eine erhebliche Verlangsamung der motorischen als auch der sensiblen Nervenleitgeschwindigkeiten nachweisen, bis hin zum Leitungsblock. Davor sind aber die Amplituden der Potentiale weitgehend erhalten. Auch bei dieser Form kommt es zu einer Verlängerung der F-Wellen-Latenzen.

Therapie

Anders als die Patienten mit GBS sprechen die Symptome bei CIDP gut auf Gabe von **Kortikosteroiden** an. Neben einer Stoßtherapie mit 500 mg Methylprednisolon/Tag intravenös kann es aber auch notwendig sein eine absteigende Dosierung zu wählen und eine niedrige Dauergabe unterhalb der Cushing-Schwelle zu wählen. Gerade in den chronisch progredienten Fällen ist es sinnvoll daneben **Immunsuppressiva** (Azathioprin oder Cyclophosphamid) einzusetzen. Zuvor ist es aber gerechtfertigt, zunächst einen Therapieversuch mit **7S-Immunglobulinen** (0,1-0,4 g/kgKG/Tag über 5-7 Tage) zu unternehmen.

3.1.2.6. Polyneuritiden bei Vaskulitiden

Im Verlauf von **Autoimmunerkrankungen**, vor allem **Kollagenosen**, kommt es nicht selten zu einer **Immunvaskulitis**, die vorwiegend mittlere und kleine arterielle Gefäße betrifft. Bei den Polyneuritiden im Rahmen solcher Vaskulitiden sind die Vasa nervorum betroffen.

Einteilung

Je nach Art der Kollagenose variiert die vaskulitische Komponente sehr, vor allem auch die Ausdehnung der entzündlichen Veränderungen, einmal sehr lokal und vertüpfelt auftretend, dann wieder mehr generalisiert anzutreffen. Aufgrund dessen finden sich klinisch sowohl Bilder einer

- **Mononeuritis multiplex**

    als auch einer

- **symmetrischen Polyneuritis**

Die Grunderkrankungen, die am häufigsten über eine Immunvaskulitis ein Polyneuritis hervorrufen, sind im folgenden tabellarisch aufgelistet:

- Rheumatoide Arthritis
- systemischer Lupus erythematodes
- Panarteriitis nodosa
- Churg-Strauss-Syndrom
- Wegenersche Granulomatose
- Sjögren-Syndrom
- Melkersson-Rosenthal-Syndrom

Pathophysiologie

Die Vaskulitis an den Vasa nervorum kann sowohl durch Immunkomplexablagerungen als auch durch zellvermittelte immunologische Reaktionen hervorgerufen werden. In jedem Fall resultiert aufgrund der ablaufenden immunologischen Kaskade eine durch Invasion von neutrophilen Granulozyten oder Monozyten bedingte Gefäßwandnekrose. Durch diesen Prozeß kommt es zunächst zu einer Schädigung der perineuralen Gewebes. Daher beginnen diese Polyneuritiden als demyelinisierende Formen und gehen erst später mit einem neuronalen Untergang einher.

Typische Krankheitszeichen

An dieser Stelle sollen zwei Immunvaskulitiden anhand ihres klinischen Erscheinungsbildes dargestellt werden. Sie dürfen als exemplarisch für alle, in ihrer Ausprägung der peripher neurologischen Beteiligung stark variierenden, Autoimmunerkrankungen gelten. Die letztendliche Zuordnung zu der Grunderkrankung gelingt sowieso nur unter Einbeziehung der anderen Organbeteiligungen, wie Haut, Muskel oder viszeraler Organe und dem Muster in den serologischen Untersuchungen.

Bei der **Panarteriitis nodosa** werden vorwiegend motorische Nerven betroffen. Darunter finden sich Hirnnervenausfälle (Nervus facialis und kaudale Hirnnerven), aber auch vertüpfelte Ausfälle an den oberen, seltener auch an den unteren Extremitäten. Somit ergibt sich das typische Bild einer *Mononeuritis multiplex*. Sensible Störungen fehlen weitgehend, während heftige Schmerzen das Bild prägen, allerdings mehr durch die begleitende Myositis bedingt als durch die Neuritis. Wegweisend ist aber, daß diese Polyneuritis zusammen mit Fieber einhergeht. Unbehandelt läßt sich ein chronisch, schubförmiger Verlauf erkennen. Die Erkrankung tritt doppelt so häufig bei Männern als bei Frauen, zudem im höheren Lebensalter auf. Weitere klinische Hinweise sind eine Nierenbeteiligung mit Entwicklung eines arteriellen Hypertonus sowie eine Splenomegalie.

Die **Rheumatoide Arthritis** führt erst in fortgeschrittenen Stadien zu einer polyneuritischen Beteiligung. Auch hier gibt es ein Bild einer Mononeuritis multiplex. Sehr viel häufiger ist aber das Bild einer *symmetrischen Polyneuritis*, geprägt durch schmerzhafte Par- und Dysästhesien und ausgedehntere peripher verteilte sensible Ausfälle. Die Immunvaskulitis bezieht hier aber auch die Haut mit ein, so daß trophische Hautveränderungen und Kapillarstörungen auftreten und Ekchymosen vor allem an abhängenden Körperpartien zu beobachten sind. Der Krankheitsverlauf ist durch schubförmige Verschlechterungen geprägt. Auch hier sind doppelt soviel Männer wie Frauen betroffen.

Das **Melkersson-Rosenthal-Syndrom** ist charakterisiert durch die klinische Trias aus

- ödematöser Schwellung einer Gesichtshälfte
- ein- oder doppelseitiger peripherer Fazialisparese mit Geschmacksstörung und
- einer Faltenzunge

Daneben gibt es auch periphere Nervenausfälle mit gemischt sensomotorischen Ausfällen. Die Erkrankung nimmt einen schubförmigen Verlauf über ca. 1 Woche und kann im Verlauf von Jahren mehrfach rezidivieren, wobei dann im Gesicht eine derbe Verdickung der Haut zurückbleibt.

Befunde

> *Klinik*

Neurologisch finden sich bei der *Panarteriitis nodosa* zum Teil isolierte und ausgestanzte, zum Teil gruppierte Ausfälle (Multiplextyp) vorwiegend motorischer Nerven mit schlaffen Paresen und Abschwächung der Muskeleigenreflexe. Auffallend ist das rasche Auftreten von Atrophien in den betroffenen Muskeln. Im Gegensatz dazu ist das klinisch-neurologische Bild bei der *rheumatoiden Arthritis* deutlich durch die häufig symmetrischen sensiblen Ausfälle mit Oberflächensensibilitätsstörungen und schmerzhaften Dys- und Parästhesien geprägt. Auch hier sind die Reflexe abgeschwächt.

3.1. Entzündungen

▶ *Serologie*

Während der Liquorbefund bei diesen Erkrankungen nicht wegweisend ist, kommt den serologischen Parametern zur Syndrombildung eine wesentliche Rolle zu: BSG- und CRP- Erhöhung, Leukozytose mit Eosinophilie (z.B. bei allergischen Grunderkrankungen, z.B. allergische Granulomatose Churg-Strauss), das gleiche gilt für eine IgE-Erhöhung, die Immunglobuline zeigen Verschiebungen, die Rheumafaktoren sind je nach Grunderkrankung positiv, Komplementfaktoren können erniedrigt sein, während der Nachweis von Immunkomplexen positiv sein kann. Der Nachweis von antinukleären Antikörpern gegen DNS oder Doppelstrang-DNS kann auf eine Kollagenose bzw. einen systemischen Lupus erythematodes hinweisen.

▶ *Liquor*

Der Liquor zeigt eine nur geringfügige Pleozytose bei einer leichten bis mäßigen Eiweißerhöhung und ist somit wenig wegweisend. Eine Eosinophilie im Liquor weist auch in diesen Fällen auf eine allergische Komponente hin, z.B. auf eine allergische Granulomatose.

▶ *Elektrophysiologie*

Die elektrophysiologischen Befunde weisen eine breite Streuung auf. Nicht alle mit einer Vaskulitis einhergehenden Erkrankungen zeigen das Bild einer Demyelinisierung mit Verlangsamung der Nervenleitgeschwindigkeit und der distalen Latenz, wie zum Beispiel bei einer Rheumatoiden Arthritis. In Fällen mit einer Panarteriitis nodosa kann die Nervenleitgeschwindigkeit völlig normal bleiben, aber Zeichen einer axonalen Beteiligung mit Potentialvergrößerung und -aufsplitterung nachweisbar sein.

▶ *Biopsie*

Die Diagnosestellung basiert neben der Feststellung der sehr unterschiedlichen Organbeteiligungen und dem serologischen Muster auf einer Biopsie des Nervus suralis. Neben typischen perineuralen interstitiellen lymphozytären Infiltraten und Zeichen des Myelinscheidenabbaus der dicken markreichen Fasern lassen sich enzymhistochemisch auch Immunglobulinablagerungen nachweisen. Nach der Verdachtsdiagnose richten sich auch weitere Biopsatstellen z.B. der Haut (z.B. systemischer Lupus erythematodes), der Niere (z.B. Panarteriitis nodosa) etc..

▶ **Therapie**

Die Basistherapie besteht aus der oralen Gabe von Kortikosteroiden, z.B. Prednisolon 60 mg/Tag. Nach ca. 4 Wochen wird die Dosis langsam reduziert und auf eine alternative Gabe jeden 2. Tag übergegangen um langsam unter die Cushing-Schwelle zu kommen. Zu schnelle Dosisreduktion oder zu frühes Absetzen kann ein Rezidiv verursachen. Daneben kommen Cyclophosphamid (2 mg/kgKG/Tag) oder Azathioprin (2-3 mg/kgKG /Tag) zum Einsatz, um insbesondere im Verlauf der Behandlung Kortikoide einsparen zu können.

3.1.3. Plexusneuritis / neuralgische Schulteramyotrophie

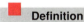
Definition

Es handelt sich um eine entzündliche Erkrankung des Plexus brachialis, die initial von starken Schmerzen im Schulter und Oberarmbereich eingeleitet wird. Männer erkranken doppelt so häufig wie Frauen. Da in der Anamnese in mehr als der Hälfte der Fälle eine zuvor abgelaufene Infektionskrankheit oder Impfung zu eruieren ist, sehen eine überwiegende Zahl von Autoren eine Deckungsgleichheit mit der serogenetischen Polyneuritis (☞ Kap. 3.1.2.3.).

Pathogenese

Man geht davon aus, daß es entweder durch die zuvor abgelaufene Infektion oder durch die allergische Reaktion auf Fremdeiweiße zu einer über die Ablagerung von Immunkomplexen gesteuerten entzündlichen zellulären Infiltration kommt.

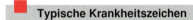
Typische Krankheitszeichen

Kennzeichen der neuralgischen Schulteramyotrophie sind die den Lähmungserscheinungen 1-2 Tage vorausgehenden heftigen, reißenden oder brennenden Schmerzen im Schulter- und Oberarmbereich. Die Schmerzen werden nächtens am unangenehmsten empfunden. Es entwickeln sich rasch zunehmende Lähmungen im Schultergürtelbereich. Fieber gehört nicht zur Erkrankung, vielmehr noch zu der meist vorhergehenden Infektionskrankheit.

Befunde

► Klinik

Klinisch finden sich schlaffe Paresen vor allem im M. deltoideus und den angrenzenden Muskeln der Schulter oder im Oberarmbereich, so daß das Bild der oberen, seltener auch einer unteren Plexus brachialis Neuritis vervollständigt wird. Als Ausnahme ist der N. phrenicus mitbetroffen. Meist ist die rechte Schulter (> 2/3 der Fälle) betroffen. Es kommen auch beidseitige Verlaufsformen (ca. 1/4 der Fälle) vor. Aufgrund der Bewegungsabhängigkeit der Schmerzen wird eine zwanghafte Schonhaltung eingenommen, die das Bild einer Schultersteife hervorruft. Seltener (ca. 1/4 der Fälle) treten Oberflächensensibilitätsstörungen hinzu.

Der Verlauf ist insgesamt als günstig zu bezeichnen, vor allem sind unter Therapie die Schmerzen innerhalb von Tagen (unter Kortikosteroiden manchmal innerhalb von Stunden) rückläufig. Allerdings bilden sich die motorischen Ausfälle deutlich weniger rasch wieder zurück als sie gekommen sind. Bei frühzeitig auftretenden Atrophien (Schulteramyotrophie) und der Schonhaltung verzögert eine rasch einsetzende Kontraktur im Schultergelenk die Rückbildung der Beschwerden. Verläufe zwischen ein und drei Jahren sind bekannt, auch können Rezidive auftreten.

► Serologie

Im Serum lassen sich keine Spezifika ausmachen

► Liquor

Der Liquor zeigt bei fehlender Zellzahl- oder Eiweißerhöhung keine Hinweise auf eine Beteiligung der Wurzelabschnitte.

► Elektrophysiologie

Zumindest zum Zeitpunkt der schlaffen Paresen lassen sich elektroneurographische Zeichen einer axonalen Schädigung bei weitgehend erhaltener Nervenleitgeschwindigkeit nachweisen. Elektromyographisch finden sich mit geringer zeitlicher Verzögerung von Tagen auch Zeichen der frischen Denervierung (☞ Kap. 3.1.)

Therapie

Da die Ätiopathogenese unklar ist, existiert keine kausale Therapie. Ziel ist es zunächst die heftigen Schmerzen zu behandeln. Dabei kann die Therapie mit Kortikosteroiden begonnen werden. Man kann soweit gehen, daß eine rasche Schmerzreduktion oder -aufhebung auf diese Therapie hin, ex juvantibus die Diagnose bestätigt; zeitweise noch bevor ausgeprägtere Lähmungen auftreten. Die Kortikoidgabe sollte nicht länger als 14 Tage (Prednisolon 60 mg/Tag in rasch absteigender Dosierung) fortgeführt werden.

Bei weniger ausgeprägten Fällen oder unterstützend können auch nichtsteroidale Antiphlogistika, z. B. Diclofenac, und Analgetika gegeben werden.

3.2. Syndrome bei Läsionen des Plexus, der Nervenwurzeln und peripheren Nerven

Definition

Verfolgt man den anatomisch vorgegeben Weg der von der Vorderhornzelle ausgehenden elektrischen Erregung entlang des 2. motorischen Neurons bis zum Erfolgsorgan, hier dem quergestreiften Muskel, oder umgekehrt von einer Sinneszelle rückwärts bis zum Spinalganglion und weiter zum Hinterstrang oder Hinterhorn auf Rückenmarksniveau, so erfährt das 2. motorische Neuron auf diesem Weg mehrere neue Zuordnungen zu benachbarten Neuronen. Nach dem Verlassen des Foramen intervertebrale werden die Nervenwurzeln zu Faszikeln zusammengebündelt, die ihrerseits dann einen Plexus bilden. Später organisieren sich aus dem Plexus heraus wiederum mit neuer Zuordnung der Axone die peripheren Nerven mit ihren unterschiedlichen Anteilen aus motorischen, sensiblen und autonomen Fasern. Während einerseits die daraus resultierende Vielfalt verwirrend scheint, erwächst daraus andererseits auch ohne weitere Zusatzdiagnostik allein aus einer "Mustererkennung" der Ausfälle die Möglichkeit, den Ort der Läsion klinisch ausfindig zu machen. Daher ist es aus neurologischer Sicht besonders wichtig, zunächst die neurologischen Ausfälle in Richtung der folgenden drei Typen des Läsionsmusters zu ordnen.

Einteilung

- **Läsionsmuster bei radikulärer (segmentaler) Schädigung**
- **Läsionsmuster bei Plexusschädigung**
- **Läsionsmuster bei Schädigung des peripheren Nerven**

Charakteristikum der radikulären Läsion ist der im Vordergrund stehende Schmerz mit stechender oder brennender Qualität. Weiter ist, wie schon im Abschnitt über Radikulitiden dargestellt, auffällig, daß in dem Zielorgan, hier dem sogenannten Kennmuskel, eine Parese und eine Muskeleigenreflexminderung festgestellt werden kann, allerdings meist eine vollständige Lähmung und damit auch eine rasch eintretende Atrophie ausbleibt, weil ein Muskel meistens durch mehrere Nervenwurzeln versorgt wird.

Um so vollständiger ist die Lähmung und die Atrophie bei Schädigung des Plexus und/oder des peripheren Nerven. Hier stehen die Schmerzen nicht im Vordergrund. Die sympathischen Fasern sind mitbetroffen. Dagegen sind Störungen der Schweißsekretion und der Piloarrektion bei Wurzelläsionen im zervikalen oder lumbosakralen Bereich nicht festzustellen.

Pathogenese

Neben den bereits dargestellten (☞ Kap. 3.1. ff.) entzündlichen Ursachen einer Wurzelläsion oder der Schädigung eines peripheren Nerven wird die ganz überwiegende Zahl durch mechanische Ursachen hervorgerufen.

Klinische Checkliste Mechanische Ursachen einer Nerven- oder Wurzelläsion	
✓ degenerativ	durch Druckeinwirkung bei Bandscheibenprotrusionen oder -vorfällen, knöchernen An- und Umbauten an den Wirbeln und Wirbelgelenken oder Verdickungen des Bandapparates
✓ traumatisch	durch direkte Gewalteinwirkung z.B. Druck oder Zug (abgesehen von der Durchtrennung), oder indirekt durch knöcherne Verletzungen zum Beispiel der Wirbel oder der Bandscheiben, die ihrerseits dann den Druck auf die Wurzel ausüben
✓ rheumatisch	abgesehen von den entzündlichen Auswirkungen (siehe Radikuloneuritiden) durch die induzierten knöchernen Veränderungen, z.B. Spondylarthrosen
✓ neoplastisch	abgesehen von den bereits dargestellten paraneoplastisch-entzündlichen Auswirkungen durch direkten Druck durch den Tumor oder indirekt durch den Zusammenbruch knöcherner Strukturen

Die Definitionen und pathomechanischen Vorgänge bei den Bandscheibenvorfällen sind im Kapitel über die spinalen Erkrankungen ausführlich dargestellt. Hier soll nur noch einmal darauf aufmerksam gemacht werden, daß im zervikalen Abschnitt die Nervenwurzeln das Rückenmark horizontal verlassen und auf gleicher Ebene aus dem Spinalkanal austreten, während sie im lumbothorakalen Übergang noch über mehrere und nach distal zunehmende Zahl von Segmenten absteigen (☞ Abb. 3.7). Für die Klinik hat dies zur Folge, daß Bandscheibenvorfälle auf zervikalem Niveau monoradikuläre Ausfälle hervorrufen, während thorakolumbal meist zwei oder mehrere Wurzeln gleichzeitig betroffen sind.

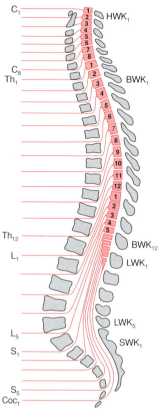

Abb. 3.7: Schema der Lagebeziehung von Wirbelhöhe und Wurzelaustritt.

Typische Krankheitszeichen

Läsion	Klinik
unvollständige Läsion einer Hinterwurzel oder eines sensiblen Nerven	segmentale Schmerzen, Dysästhesien, Sensibilitätsstörungen
vollständige Unterbrechung einer Hinterwurzel oder eines sensiblen Nerven	segmentaler oder peripherer Sensibilitätsausfall, später Phantomschmerz (projiziert in den nicht mehr versorgten Körperteil)
Läsion einer Vorderwurzel oder eines motorischen Nerven	schlaffe Lähmung, Muskeleigenreflexausfall, Atrophie
Läsion eines gemischten Nerven	Σ + autonome Ausfälle

Tab. 3.14: Klinik der Wurzelläsionen.

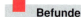 **Befunde**

▶ *Klinik*

Die vom Verlauf und Ort der Nervenschädigung abhängigen Symptome und Syndrome werden in den nachfolgenden Abschnitten systematisch zusammengestellt.

▶ *Liquor*

Bei Wurzelläsionen dient die Liquoruntersuchung zunächst zum Ausschluß einer differentialdiagnostisch auszuschließenden Entzündung. Bei einem **Bandscheibenvorfall** finden sich allenfalls unspezifische Reizpleozytosen. Bei einem hohen lumbalen Bandscheiben-Massenvorfall kann durch die Unterbrechung der Liquorzirkulation im lumbalen Endsack auch ein Stoppliquor (sehr hoher Proteingehalt läßt den Liquor gelatineartig verdicken bei kaum erhöhter Zellzahl) vorliegen. Das gleiche gilt auch im Fall eines spinalen Tumors (☞ Kap. 2.3.2.)

Blutiger Liquor im Zusammenhang mit einem Trauma (z.B. typischer Sturz über einen Fahrradlenker) ist ein wesentlicher Hinweis auf einen Wurzelausriß mit Verletzungen der periradikulären Gefäße.

▶ *Elektrophysiologie*

Die elektrophysiologischen Befunde sind vom zeitlichen Ablauf der Schädigung abhängig. Sowohl im Wurzelbereich als auch entlang des peripheren Nerven kommt es bei einer umschriebenen und kurzen **akuten Druckeinwirkung** zu einer dann ablaufenden sogenannten segmentalen Demyelinisierung. Hierdurch entsteht ein **funktioneller Leitungsblock**. Wird die Nervenleitgeschwindigkeit oder die Latenz darüber oder darunter gemessen, sind diese im Normbereich. Erst wenn der geschädigte Bezirk innerhalb der Meßstrecke liegt, läßt sich das Ausbleiben oder eine Reduktion des Antwortpotentials nachweisen.

Anders bei der **chronischen Druckeinwirkung**. Hier kommt es nicht nur durch die unmittelbare mechanische Krafteinwirkung, sondern auch durch die sekundär einsetzende vaskuläre bzw. malnutritive Störung zu einer Beteiligung des Axons, das im schlechtesten Fall völlig unterbrochen wird. Dann läßt sich elektromyographisch eine **Denervierung** im zugeordneten Muskelsegment nachweisen.

3.2. Syndrome bei Läsionen des Plexus, der Nervenwurzeln und peripheren Nerven

Je weiter der Schädigungsort vom Zielorgan entfernt ist, zum Beispiel im Wurzelbereich, desto langsamer und auch um so inkompletter ist die Reinnervation.

▶ *Bildgebung*

Neuroradiologisch werden folgende Techniken eingesetzt:
- **Röntgen-Nativdiagnostik der Wirbelsäule**
- **Myelographie**
- **Computertomographie (auch Myelo-CT)**
- **Magnetresonanztomographie (MRT)**

Je nach Fragestellung ergeben sich im Rahmen der Diagnostik von Nervenwurzelsyndromen oder peripheren Nervenläsionen (nicht der spinalen Diagnostik im allgemeinen [☞ Kap. 2.1.2.]) folgende Indikationen für eines der genannten bildgebenden Verfahren oder eine Kombination:

Technik	Schwerpunkte für die Fragestellung
Röntgen-Nativdiagnostik	Übersicht über degenerative Erkrankungen, Suche nach Osteolysen, Gefügestörungen (z.B. Spondylolisthesis), Haltungsanomalien (z.B. Skoliosen), Kompressionsfrakturen, entzündliche Wirbelerkrankungen (z. B. Spondylodiszitis)
Myelographie	Notfall-Suche nach einem Bandscheibenvorfall oder einer Myelonkompression, postoperative Adhäsionen, spinale Gefäßmißbildungen
Computertomographie	Bandscheibenprozesse, Spinalstenosen, entzündliche oder tumoröse Wirbelprozesse, Einengungen der Foramina intervertebralia, *mit KM:* verbesserte räumliche Auflösung intraduraler Prozesse
Magnetresonanztomographie	Bandscheibendiagnostik, neoplastische Prozesse sowohl der Wirbel als auch intraspinal, spinale Angiome oder Durafisteln (dAVM), Syringomyelie. Die Darstellung peripherer Nervenkompressionen oder Dehiszenzen gelingt aufgrund des hervorragenden Weichteilkontrastes mit dem MRT konkurrenzlos gut.

Tab. 3.15: Diagnostik der peripheren Nervenverletzungen.

Die Magnetresonanztomographie hat gegenüber allen anderen den Vorteil ohne Röntgenstrahlung und weitgehend ohne Kontrastmittel oder Lumbalpunktion auszukommen. Wesentliche Nachteile sind aber, die deutlich übertriebene Darstellung von Bandscheibenprozessen, deren raumfordernder Charakter vor allem in T_2-gewichteten Aufnahmen meist überschätzt wird und andererseits die schwierige Differenzierung kleiner mediolateraler Bandscheibenvorfälle von den begleitenden osteophytären Anbauten im Bereich der unkovertebralen Gelenke.

Zwar findet sich bereits eine flächendeckende Versorgung mit MRT-Geräten. Dennoch wird außerhalb der Routine-Arbeitszeiten die gesamte Wirbelsäulendiagnostik immer noch mit Myelographie und CT abgedeckt.

3.2.1. Zervikale Wurzelsyndrome

Definition

Zervikale Wurzelirritationen oder -läsionen sind häufiger auf degenerative knöcherne, die Foramina intervertebralia einengende Veränderungen zurückzuführen als auf Bandscheibenvorfälle. Im lumbalen Bereich kehrt sich dieses Verhältnis um.

Klinische Relevanz haben im wesentlichen die zervikalen Wurzelausfälle vom Segment C_4 abwärts. Dies liegt zum einen an der Anatomie mit Bandapparatausstattung und einer anderen Beweglichkeit der ersten beiden Wirbel und damit geringerer Anfälligkeit für Bandscheibenvorfälle und zum anderen an dem wesentlich größeren Querschnitt des Spinalkanals und auch der kranialen Foramina im kranialen Segment.

Die am häufigsten betroffenen zervikalen Wurzeln sind die Wurzeln C_5 bis C_7, letztere ist klinisch die am meisten hervortretende.

Irritierend kann die zahlenmäßige Zuordnung sein. Da die Wurzel C_1 zwischen Hinterhauptschuppe und 1. Wirbelkörper austritt, entspringen die dem jeweiligen Wirbelkörper zugeordneten zervikalen Wurzeln oberhalb des Wirbelkörpers, zum Beispiel C_4 zwischen HWK_3 und 4. Da es acht zervikale Wurzeln gibt, verläßt C_8 das Foramen intervertebrale unterhalb von HWK_7. Abwärts wird dann diese Reihenfolge weiter beibehalten (z.B. D_1 unterhalb von BWK_1).

Schmerzzustände die im Schulter-, Hals- und Oberarm nicht durch neurale Veränderungen, sondern durch spondylogene Schmerzen mit Blockierung in den Intervertebralgelenken, entzündliche Weichteilerkrankungen oder Insertionstendinosen hervorgerufen werden, aber eine segmentale Ausbreitung haben, werden als *pseudoradikuläre Schmerzsyndrome* bezeichnet.

Auf die radikulären Syndrome im thorakalen Bereich wird im Verlauf nicht weiter eingegangen, da der überwiegende Teil entzündlicher Genese ist (☞ Kap. 3.1.1.) und Bandscheibenvorfälle auf diesem Niveau sehr selten sind.

Typische Krankheitszeichen

Das Leitsymptome der Wurzelläsion ist der einschießende ziehende, stechende oder dauernd brennende Schmerz. Er folgt in seiner Ausbreitung im Kern der segmentalen sensiblen Verteilung, geht aber meist über dieses Areal hinaus, wenn er auch einer solchen streifenartigen Ausbreitung folgt wie es die Segmente andeuten. Die motorischen und sensiblen Ausfälle sind unter den klinischen Befunden zusammengestellt.

Die Abgrenzung einer radikulären von einer peripheren Nervenverletzung kann durch den Nachweis des Fehlens einer sympathischen bzw. autonomen Faserbeteiligung gelingen. Reaktive Gefäßerweiterungen (z.B. Histamin-Test, intrakutane Injektion von 0,1 ml einer 1‰igen Histaminlösung) fehlen bei einer peripheren Läsion. Einfacher ist das Ausbleiben der Piloarrektion durch kräftiges Kneifen in den oberen Trapeziusrand festzustellen.

Befunde

➤ *Klinik*

C_4-Syndrom

✓ Schmerzen	über dem Schlüsselbein bis zur Schulterhöhe
✓ Sensibilitätsstörung	☞ Abb. 2.2
✓ Paresen	Zwerchfellparese mit Zwerchfellhochstand (Röntgenbefund!)
✓ Funktionsausfall	geringfügige Störung der Rotation + Elevation im Schultergelenk
✓ Reflexausfall	-

C_5-Syndrom

✓ Schmerzen	Oberarmaußenseite
✓ Sensibilitätsstörung	☞ Abb. 3.8
✓ Paresen	M. deltoideus (Mm. rhomboidei, infra- und supraspinatus, biceps brachii)
✓ Funktionsausfall	Abduktion im Schultergelenk
✓ Reflexausfall	Bizepssehnen-Reflex (☞ Abb. 3.9)

3.2. Syndrome bei Läsionen des Plexus, der Nervenwurzeln und peripheren Nerven

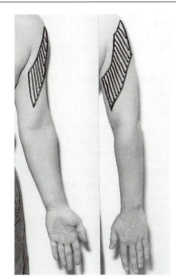

Abb. 3.8: Hypästhesieareal C_5.

C_6-Syndrom

✓ Schmerzen	Oberarmrückseite über den radialen Unterarm bis zum Daumen
✓ Sensibilitätsstörung	☞ Abb. 3.10
✓ Paresen	M. biceps brachii, M. brachioradialis (M. extensor carpi radialis)
✓ Funktionsausfall	Beugung im Ellenbogengelenk
✓ Reflexausfall	Brachioradialis-Reflex (bzw. Radiusperiostreflex) Bizepssehnen-Reflex mitbetroffen (☞ Abb. 3.11)

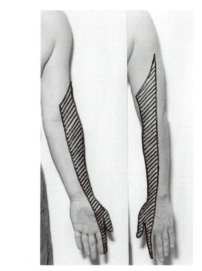

Abb. 3.10: Hypästhesieareal C_6.

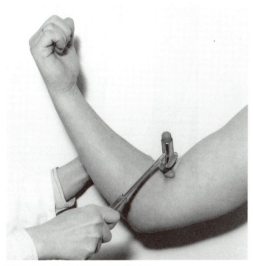

Abb. 3.9: Bizepssehnen-Reflex.

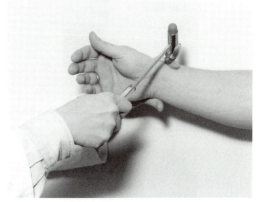

Abb. 3.11: Brachioradialis-Reflex.

C_7-Syndrom

✓ Schmerzen	Von der Schulter über die Streckseite des Ober- und Unterarms bis in die Finger II-IV
✓ Sensibilitäts-störung	☞ Abb. 3.12
✓ Paresen	M. pectoralis, M. triceps brachii, M. pronator teres, M. extensor digitorum, (M. flexor carpi radialis)
✓ Funktions-ausfall	Adduktion des Oberarms, Streckung des Oberarms, Fingerstreckung
✓ Reflexausfall	Triceps-Sehnen-Reflex (☞ Abb. 3.13)

C_8-Syndrom

✓ Schmerzen	ulnarseitig am Unterarm bis in die Finger IV+V
✓ Sensibilitäts-störung	☞ Abb. 3.14
✓ Paresen	Mm. flexor digitorum superficialis + profundus, M. flexor carpi ulnaris, M. abductor digiti V., Mm. interossei
✓ Funktionsaus-fall	Fingerbeugung, Handbeugung (Abspreizen des Fingers V)
✓ Reflexausfall	Trömner-Reflex (☞ Abb. 3.15)

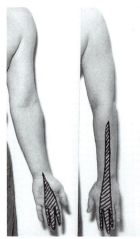

Abb. 3.12: Hypästhesieareal C_7.

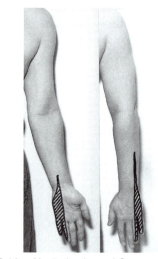

Abb. 3.14: Hypästhesieareal C_8.

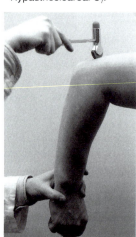

Abb. 3.13: Tricepssehnen-Reflex.

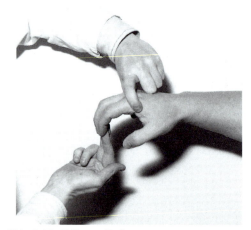

Abb. 3.15: Trömner-Reflex.

D_1-Syndrom

✓ Schmerzen	an der Unterseite von Ober- und Unterarm
✓ Sensibilitätsstörung	☞ Tab. 3.1
✓ Paresen	Mm. interossei, Mm. lumbricales, M. opponens digiti minimi
✓ Funktionsausfall	Ab- und Adduktion der Finger
✓ Reflexausfall	-

➤ *Liquor*

Bei traumatischem Wurzelausriß ist der Liquor blutig.

➤ *Elektrophysiologie*

Bei unauffälliger Nervenleitgeschwindigkeit und distalen Latenzen ist nach Ausfällen der F-Wellen und des H-Reflexes zu suchen. Die Diskrepanz zwischen einer klinisch apparenten Sensibilitätsstörung vom peripheren Verteilungstyp und einem intakten sensiblen Nervenaktionspotential spricht für eine präganglionäre Störung, also im Wurzelbereich.

Therapie

➤ *Konservative Therapie*

Die konservative Therapie muß gleichzeitig medikamentös und physiotherapeutisch vorgehen. Im klassischen Fall einer durch Bandscheibenvorfall bedingten Wurzelirritation oder -läsion, aber auch bei allen anderen Formen ist ein Circulus vitiosus zu unterbrechen. Durch die radikuläre Läsion kommt es schmerzbedingt zu einer Schonhaltung, die durch einen muskuläre Tonussteigerung (z.B. paravertebraler Hartspann) fixiert wird. Die zunehmende schmerzhafte Muskeltonussteigerung (Myogelose) führt ihrerseits zu weiterer Belastung der Wirbel bzw. Wirbelgelenke, die letztendlich zu einer Verstärkung der periartikulären entzündlichen Reaktion im Bereich der Foramina führt. Letztendlich wird so die Wurzelreizung unterhalten.

Medikamentös werden daher *nicht-steroidale Antiphlogistika/Analgetika*, z.B. Diclofenac, in schweren Fällen für kurze Zeit intravenös *Kortikoide*, z.B. 4 - 40 mg/Tag Dexamethason i.v. als Kurzinfusion über 3 Tage oder 40-80 mg/Tag Methylprednisolon per os, gegeben. Daneben kommen als *Muskelrelaxantien* Benzodiazepin-Abkömmlinge (zur Reduktion der multisynaptischen Reflexe) zum Einsatz. Zur Sedation oder Analgesie könne auch trizyklische Antidepressiva eingesetzt werden.

Physiotherapeutisch sollte in der Akutphase eine Ruhigstellung des betroffenen HWS-Segmentes angestrebt werden, z.B. durch das Anlegen einer Halskrawatte. In akuten Fälle ist *Kälteanwendung* zur Schmerzreduktion, in chronischen Fällen *Wärmeapplikation* hilfreich. Zur Lockerung der Schonhaltung und zur Reduktion des Hartspanns wird zunächst *isometrisch*, später *mobilisierend krankengymnastisch* behandelt. Massagen gehören erst in der späteren Behandlungsphase zum Therapieprogramm.

➤ *Operative Therapie*

Der operative Eingriff von ventral her mit Diskektomie durch den Zwischenwirbelraum hindurch (nach Cloward) oder die Foraminotomie von dorsal her mit oder ohne Facettektomie (Entfernung des dorsalen Wirbelgelenks) ist indiziert bei:

- **Nachweis motorischer Defizite** (Paresen mit deutlicher Funktionseinbuße) ohne Rückbildungstendenz unter konservativer Therapie

  und

- **schweren therapieresistenten radikulären Schmerzen** bei nachgewiesenem Bandscheibenvorfall

Der raumfordernde mediale zervikale Bandscheibenvorfall mit Rückenmarkskompression wird im spinalen Kapitel (☞ Kap. 2.5.1.) dargestellt.

3.2.2. Periphere Nervenläsionen an der oberen Extremität

Definition

Bei Schädigungen der peripheren Nerven an der oberen Extremität ist die Differenzierung zu den zervikalen Wurzelläsionen besonders wichtig. Augenfällig ist, daß bei einer peripheren Schädigung eines gemischten Nerven gleichzeitig alle Funktionen ausgefallen sind. Bei Wurzelbeteiligung fehlt neben der motorischen und sensiblen Beteiligung der Ausfall der autonomen Fasern. Ferner steht bei der Wurzelirritation der Schmerz im Vergleich zum motorischen oder sensiblen Defizit im Vordergrund, was sich bei der Affektion wenn nicht umkehrt, dann doch angleicht.

Pathogenese

Hauptursache der Nervenläsionen an der oberen Extremität sind Kompressionsphänomene und Engpaßsyndrome. Erst danach rangieren direkte Nervenverletzungen durch Frakturen der angrenzenden Knochenstrukturen oder durch Schnitt- oder Weichteilverletzungen. Auch an Komplikationen bei Injektionen oder arteriellen Punktionen ist zu denken. Dabei werden alle Stadien der peripheren Nervenverletzung (s.o.) gesehen.

Typische Krankheitszeichen/Befunde

➤ *N. suprascapularis*

✓ Ursache	Druckläsion am oberen Schulterblattrand, meist im Zusammenhang mit einer zervikalen Plexusläsion, seltener isoliert
✓ Schmerzen	entlang des Schulterblatts zum Oberarmkopf
✓ Parese	Oberarmaußenrotation (Mm. infra- und supraspinatus)
✓ Sensibilitätsstörung	-
✓ Reflexabschwächung	-

➤ *N. thoracicus longus*

✓ Ursache	Druckläsion beim Tragen schwerer Lasten auf der Schulter (Typ der "Rucksacklähmung"), chirurgische Eingriffe von der Achselhöhle aus, oder durch Zerrung
✓ Schmerzen	akute Schmerzen in der hinteren Schulterregion
✓ Parese	M. serratus anterior, durch die fehlende Fixierung des Schulterblatts, kann der Arm nur ungenügend nach vorn über die Horizontale angehoben werden. Bei diesem Versuch steht das Schulterblatt medial deutlich vom Thorax ab (**Scapula alata**, ☞ Abb. 3.16)
✓ Sensibilitätsstörung	-
✓ Reflexabschwächung	-

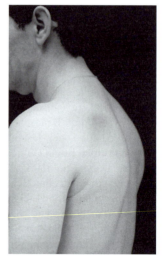

Abb. 3.16: Scapula alata links.

N. thoracodorsalis

✓ Ursache	Druckläsion im Rahmen einer Plexusschädigung
✓ Schmerzen	keine
✓ Parese	M. latissimus dorsi. Den Funktionsausfall kann man sich am besten dadurch vor Augen führen, das dieser große Rückenmuskel bei einem Klimmzug am Reck ganz wesentlich zum Senken und Rückwärtsführen der erhobenen Arme benötigt wird
✓ Sensibilitätsstörung	-
✓ Reflexabschwächung	-

Nn. thoracici anteriores

✓ Ursache	im Rahmen von Plexusläsionen
✓ Schmerzen	keine (rein motorischer Nerv)
✓ Parese	M. pectoralis major. Die Adduktion des Armes gegen Widerstand wird durch seinen Ausfall unmöglich
✓ Sensibilitätsstörung	keine (rein motorischer Nerv)
✓ Reflexabschwächung	fehlendes Anspringen des Muskels bei direktem Beklopfen des Muskels mit dem Reflexhammer (myotardischer Reflex)

N. axillaris

✓ Ursache	Schultergelenksluxationen, Drucklähmung im Schlaf, Frakturen der Schulter unter Einbeziehung des Humeruskopfes
✓ Schmerzen	auf der Schulterhöhe
✓ Parese	M. deltoideus (M. teres minor). Die Abduktion des Armes über die Horizontalen wird unmöglich. Der Patient umgeht diese Lähmung durch eine vorwärts gerichtete Elevation. Bis zur Horizontalen wird die weitere Anhebung des Arms durch Veränderung der Schulterblattstellung bewirkt, die von den zuvor genannten Muskeln bzw. Nerven gesteuert wird. Im Verlauf tritt eine Atrophie des M. deltoideus ein, die die Knochen um den Humeruskopf skelettiert hervortreten lassen
✓ Sensibilitätsstörung	über der Schulterhöhe Handteller großer Bezirk, der gegen die Oberarmaußenseite ausläuft
✓ Reflexabschwächung	Deltoideusreflex (beim Beklopfen der Sehne über dem Humeruskopf bleibt das Anspringen des Muskels und die diskrete Abduktionsbewegung des Oberarmes aus)

▶ N. musculocutaneus

✓ Ursache	In Ellenbogengelenknähe durch paravenöse Injektionen oder Infusionen, proximal durch Drucklähmung bei falscher Lagerung in Abduktionsstellung, oder bei Schulterluxation
✓ Schmerzen	am radialen Unterarm
✓ Parese	M. biceps brachii und M. brachialis, dadurch Schwäche bei der Beugung im Ellenbogengelenk und bei der Supination des Unterarms aus der Pronationsstellung heraus, allerdings muß die Läsion dann den Nervenstamm bereits sehr proximal am Oberarm treffen
✓ Sensibilitätsstörung	von der Ellenbogenventralseite abwärts zur radialen Unterarmventralseite
✓ Reflexabschwächung	Bicepssehnenreflex

▶ N. radialis

Beim N. radialis muß aufgrund seinen langen Verlaufs entlang des Armes mit verschiedenen Ästen etagenartig zwischen einer **unteren, mittleren und oberen Radialislähmung** unterschieden werden:

✓ Ursache	
untere	distale Radiusfrakturen
mittlere	Humerusschaftfrakturen, aber vor allem durch Druckläsion im Schlaf, insbesondere dann wenn der Nachtschlaf durch Alkoholkonsum besonders tief war; das gleiche gilt natürlich auch für Narkosen
obere	Druckläsion in der Achselhöhle, besonders durch hohe Gehstützen

✓ Schmerzen	bei chronischer Druckläsion entlang der radialen Dorsalfläche des Oberarms und Unterarms. Eine isolierte schmerzhafte Druckläsion des sensiblen Daumenendastes kann z. B. beim Arbeiten mit Scheren (Friseure) auftreten, die als *Cheiralgia paraesthetica* bezeichnet wird
✓ Parese	
untere	Mm. extensor digitorum com.+ dig.V. und M. abductor pollicis longus, M. extensor pollicis log.+ brev.; die Finger können im Grundgelenk nicht mehr gestreckt und der Daumen schlecht abgespreizt werden. (Die Streckung der Finger in den Interphalangealgelenken wird vom N. ulnaris gesteuert)
mittlere	M. extensor carpi rad.+ uln. und M. brachioradialis; zusätzlich zu den Paresen des unteren Typs kann die Hand nicht mehr dorsalflektiert oder gegen die Schwerkraft angehoben werden. Es resultiert ein Lähmungstyp, der als "Fallhand" (☞ Abb. 3.17) charakterisiert wird. Von diesem charakteristischen Bild für eine Schädigung im Bereich des Humerusschaftes muß das Bild des *Supinator-Logen-Syndroms* (☞ Kompartmentsyndrome, Kap. 3.3.1.) abgegrenzt werden. Bei dieser Läsion distaler, beim Durchtritt durch den M. supinator fehlt die Lähmung der Handstrecker und eine Sensibilitätsstörung
obere	Zum mittleren Typ tritt die Beteiligung des M. triceps brachii hinzu, die Streckung des Arms kann nicht mehr vollständig durchgeführt werden

3.2. Syndrome bei Läsionen des Plexus, der Nervenwurzeln und peripheren Nerven

✓ Sensibilitätsstörung	am Oberarm versorgt der N. radialis mit dem R. cutaneus brachii dorsalis die radiale Oberarmaußenseite. Mit dem gleichnamigen Ast für den Unterarm dort ein korrespondierendes Areal und in typischer Weise die ersten 2 1/2 Finger auf der Rückseite (mit Ausnahme des Endgliedes, das vom N. medianus versorgt wird)
✓ Reflexabschwächung	Beim mittleren Lähmungstyp fällt der Radiusperiost-Reflex aus, beim oberen Typ kommt ein Ausfall des Trizepssehnenreflexes hinzu

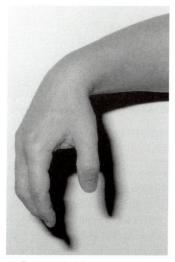

Abb. 3.17: Fallhand bei Radialisparese.

➤ *N. medianus*

✓ Ursache	
proximal	seltene Läsion des N. medianus bei Humerusschaftfrakturen; häufiger sind schon Schädigungen bei arteriellen Punktionen in der Ellenbeuge
distal	die am häufigsten auftretende Läsion des N. medianus überhaupt ist das Kompressionssyndrom im Karpaltunnel (☞ eigenständige Darstellung in Kap. 3.2.2.1.). Im Rahmen von Suizidversuchen wird der Nerv an der Handgelenkinnenfläche getroffen.
✓ Schmerzen	insbesondere beim Karpaltunnelsyndrom zieht der Schmerz von den volaren Fingern I-III und der Handinnenfläche aufwärts bis auf den Oberarm und Schulter-Nackenbereich (s.u.)
✓ Parese	Der Lähmungstyp beim distalen Schädigungsmuster im Karpaltunnel wird in Kap. 3.2.2.1. beschrieben. Liegt die Läsion etwas proximaler am Handgelenk, werden zusätzlich die Mm. flexores pollicis longus + brevis einbezogen. Bei einer Läsion im Oberarm- oder Ellenbeugenbereich sind darüber hinaus die Mm. flexores digitorum prof. + superficialis betroffen. Daraus resultiert ein Lähmungstyp, der als "**Schwurhand**" (☞ Abb. 3.18) bezeichnet wird. Beim Versuch, die Hand zur Faust zu schließen, bleiben die ersten drei Finger zurück
✓ Sensibilitätsstörung	an der Volarseite der Finger I-III und an der radialen Seite des Fingers IV (3 1/2 Finger) und an der Dorsalseite der Fingerendglieder II-III
✓ Reflexabschwächung	Trömner-Reflex

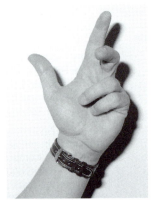

Abb. 3.18: Schwurhand bei Medianusparese.

▶ *N. ulnaris*

✓ Ursache	Meist traumatische Läsion. Häufigster Schädigungsort ist der Sulcus ulnaris (☞ Kap. 3.2.2.2.) und im Bereich des distalen Unterarms sowie in der Loge de Guyon (☞ Kap. 3.2.2.2.)
✓ Schmerzen	vorwiegend an der ulnaren Handkante und im Kleinfinger
✓ Parese	M. flexor carpi ulnaris, M. flexor dig. prof., Mm. abductor + opponens dig.V., Mm. lumbricales III + IV, Mm. interossei und M. adductor pollicis. Selbst bei einer vollständigen N. ulnaris-Lähmung wird die Funktion der Hand nur geringfügig beeinträchtigt. Am auffälligsten ist das Wegfallen der Beugefunktion der M. lumbricales in den Mittel- und Grundphalangen, besonders in den Fingern IV+V. Durch die Überstreckung in den Metacarpophalangealgelenken resultiert das klinische Bild einer "**Krallenhand**" (☞ Abb. 3.19). Durch die Atrophie der M. lumbricales und der Mm. interossei entstehen Lücken zwischen den Metakarpalknochen und die Hand erscheint skelettiert. Die typischen Ausfälle beim Sulcus-ulnaris-Syndrom und beim Syndrom der Loge de Guyon sind in Kap. 3.2.2.2. detailliert aufgeführt.
✓ Sensibilitätsstörung	volar am Finger V und der ulnaren Seite von IV, sowie dorsal an den Fingern IV+V und an der radialen Seite des Fingers III. Daneben auch an der ulnaren Handkante
✓ Reflexabschwächung	keine

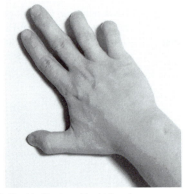

Abb. 3.19: Krallenhand bei Ulnarisparese.

▶ *Elektrophysiologie*

Akute vollständige traumatischer Durchtrennung:
EMG:
- keine Willküraktivität
- normale elektrische Erregbarkeit des Muskels bis zu 1 Woche, danach Erhöhung der elektrischen Schwelle bei gleichzeitiger Erniedrigung der Schwelle für eine tetanische Dauerkontraktion
- nach 2 Wochen Auftreten von Spontanaktivität und positiven scharfen Wellen

ENG:
- über die Läsion hinweg: Leitungsblock
- distal der Läsion: in den ersten Tagen noch normale Nervenleitgeschwindigkeit und distale Latenz, danach langsame Reduktion der elektrischen Erregbarkeit den Nerven

Akute und chronische Druckläsion (mit sekundärer Demyelinisierung):
EMG:
- keine Willküraktivität
- normale Erregbarkeit des Muskels entlang des gesamten Verlaufs
- keine Spontanaktivität

ENG:
- über die Läsion hinweg: Leitungsblock, Nervenleitgeschwindigkeit verlangsamt
- distal der Läsion: auch im Verlauf keine wesentliche Veränderung der Nervenleitgeschwindigkeit

Reinnervation:

EMG:
- Rückkehr der elektrischen Erregbarkeit des Muskels
- Rückgang der Spontanaktivität
- erste kleine, irreguläre polyphasische Potentiale bei Willküranspannung, unter maximaler Innervation zunächst Einzeloszillationen, später gelichtetes Interferenzmuster

ENG:
- nur noch partieller Leitungsblock mit Verzögerung des Potentials über die Läsion hinweg

Die Regeneration des Nerven bei vollständiger Durchtrennung oder Axondurchtrennung schreitet durch Aussprossung von proximal nach distal mit ca. 1mm/Tag voran. Entsprechend der Länge des Nerven kann die Zeit bis zur Restitution der Gesamtlänge berechnet werden (z.B. bei proximaler Durchtrennung des N. radialis am Oberarm durch Schaftbruch bis zu 1 Jahr). Da der aussprossende Achsenzylinder auf Druck oder Beklopfen empfindlich ist (**Hoffmann-Tinel'sches Zeichen**) kann man auch klinisch den Weg der Regeneration verfolgen.

Therapie

Bei den traumatischen bzw. Druckläsionen der peripheren Nerven an der oberen Extremität gibt es keine medikamentösen Therapieansätze. Der Versuch mit zum Beispiel neurotropen Vitaminen zeigt keine Verbesserung oder Beschleunigung der Reinnervation. Kortikoide können im Rahmen eines Traumas die bindegewebige Reaktion ebenfalls nicht hemmen. Einzige medikamentöse Einsatzmöglichkeit ist die der Reduktion der Schmerzen durch Analgetika.

Akute, offene Verletzungen mit Nervendurchtrennung sind Anlaß zu einer primären chirurgischen Versorgung mit primärer Nervennaht. Bei gedeckten Traumen, wie Prellung oder Zerrung des Nerven wird zunächst die Regeneration unter elektrophysiologischen Kontrolluntersuchungen beobachtet und beim Ausbleiben der Rückbildung der neurologischen Ausfälle nach 2 bis 4 Monaten, spätestens aber vor Ablauf des 6. Monats eine operative Freilegung und Revision mit Neurolyse oder autologem Nerveninterponat angestrebt.

Zwischenzeitlich benötigt der Patient eine intensive Physiotherapie zur Erhaltung der Restfunktion der Muskeln durch krankengymnastische Übungsbehandlung (passiv und aktiv isometrisch) und Massage. Zur Verhinderung von Kontrakturen werden zwischenzeitlich Lagerungsschienen benutzt um das Gelenk in Mittelposition zu halten (z.B. Abduktionsschiene bei Axillarisparese mit vollständiger Deltoideusparese).

3.2.2.1. Karpaltunnel-Syndrom

Definition

Das Karpaltunnelsyndrom ist das häufigste Nervenengpaßsyndrom. Bei bis zu einem 1/4 aller Fälle mit peripherer Nervenläsion handelt es sich um dieses Kompressionssyndrom des Nervus medianus im Karpaltunnel (KTS).

Pathophysiologie

Die Kompression des Nervus medianus-Endastes findet unterhalb des Ligamentum carpi flexorum an der Hohlhandseite statt, das der Nerv zusammen mit den Beugersehnen unterschreitet. Der Druck auf den Nerven durch das Retinaculum ist in Beuge- wie auch in Streckstellung am höchsten. Pathogenetisch wird eine Vermehrung des perineuralen Bindegewebes angeschuldigt, die durch unterschiedliche Grunderkrankungen hervorgerufen wird. Einerseits wird ein chronisch erhöhter Druck in den benachbarten Venolen des Interstitiums angeschuldigt, was durch das vermehrte Vorkommen des KTS bei Dialysepatienten mit arteriovenösen Shunts unterstützt wird. Andererseits findet sich ein KTS bei Patienten mit Erkrankungen aus dem rheumatischen Formenkreis bzw. Bindegewebsaffektionen unterschiedlichster Genese z.B. auch Adipositas permagna, während einer *Schwangerschaft* oder im Rahmen einer Akromegalie. Bevorzugt werden auch Patienten betroffen, die eine Tätigkeit mit überwiegend gebeugter Handhaltung oder ständig vibrierenden Arbeitsgeräten ausführen. Daher ist auch die Prädominanz an der Gebrauchshand nicht verwunderlich. Allerdings ist ein beidseitiges Auftreten, meist nacheinander, nicht selten.

In der Hälfte der Fälle bleibt die Ätiologie unklar, so daß man von einem idiopathischen KTS spricht.

 Typische Krankheitszeichen

Wesentliches klinisches Merkmal des KTS ist der **Schmerz**, der von der volarseitigen Hand den Unterarm aufwärts zieht, bis in den Oberarm maximal bis zur Schulter und Nacken ausgeprägt ist. Die Minimalvariante fällt allein durch Parästhesien im Bereich der Beugeseite der Finger I bis III auf, die sich auf die Handinnenfläche ausdehnen. Das Schmerzmaximum wird fast regelmäßig während des Nachtschlafs erreicht, welches den Patienten weckt. Deswegen spricht man von einer **Brachialgia paraesthetica nocturna**. Der Patient bemerkt Parästhesien und ein äußerlich bei Inspektion nicht nachvollziehbares Schwellungsgefühl der Hand und der Finger, weswegen die Patienten die Hand, nicht selten passiv durch die kontralaterale Hand, durchbewegen, was Linderung schafft. Nach dem morgendlichen Aufwachen wird nicht selten ein Steifigkeitsgefühl angegeben.

Im weiteren Verlauf der Erkrankung treten im Bereich der Schmerzausbreitung auch Gefühlsstörungen im Sinne der Hypästhesie auf, die die Feinmotorik der Finger stören.

 Befunde

▶ *Klinik*

Der Nachweis von Sensibilitätsstörungen gelingt an der Volarseite der Finger I-III. Bei sehr proximaler Druckläsion ist auch der Ramus palmaris mit einbezogen, so daß sensibel auch ein Areal medial des Daumenballens (☞ Abb. 3.20) ausfällt.

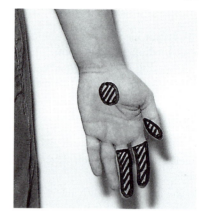

Abb. 3.20: Hypästhesieareale beim Karpaltunnel-Syndrom.

Paretisch sind der M. opponens pollicis, M. abductor pollicis brevis und die Mm. lumbricales I+II. Funktionell bedeutet dies, daß der Daumen schlecht in Oppositionsstellung zum Kleinfinger gebracht werden kann. Das Abspreizen des Daumens aus der Handflächenebene heraus ist ebenso erschwert. Erst spät sind klinisch in diesen Muskeln Atrophien erkenntlich.

Zur Diagnosestellung können auch zwei Schmerzprovokationsmanöver herangezogen werden. Durch Beklopfen der Daumenballenwurzel bei überstreckter Handhaltung ist ein elektrisierendes Gefühl in den ersten drei Fingern, das **Hoffmann-Tinel'sche Zeichen** (☞ Kap. 3.2.6.), auszulösen. In den gleichen Fingern tritt ein Taubheitsgefühl bei längerer maximaler Beugung der Hand auf, was man als **Phalen-Test** bezeichnet.

▶ *Elektrophysiologie*

Charakteristisch ist die Latenzverzögerung über der Region des Retinaculums. Dabei wird der N. medianus elektroneurographisch bei Reizung über dem Handgelenk antidrom sensibel über dem IV. Finger abgeleitet. Im Vergleich zur Reizantwort, die bei Reizung des N. ulnaris am Handgelenk, am ebenfalls vom N. ulnaris versorgten IV. Finger abgeleitet werden kann, verspätet sich das Potential des N. medianus um wenige Millisekunden oder fehlt ganz. Erst spät oder bei schwerer Druckläsion sind nadelelektromyographisch Denervierungszeichen im M. abductor pollicis nachweisbar.

Therapie

Solange keine neurologischen Ausfälle nachweisbar sind kann konservativ behandelt werden.

Wichtigstes Therapieprinzip ist die Entlastung des Nervs unter dem Ligamentum durch Fixierung der Hand in Mittelposition. Dazu wird nächtlich die Hand auf einer speziellen, die Handwurzel und das Ligamentum entlastende **Unterarmschiene** fixiert. Unter gleichzeitiger Gabe eines Antiphlogistikums/Analgetikums, z.B. Diclofenac, kann bei nahezu der Hälfte dieser Patienten eine Beschwerdefreiheit erzielt werden.

Sind neurologische Ausfälle nachweisbar oder Schmerzen konservativ nicht zu beeinflussen, so besteht die Indikation zu einer chirurgischen **Neurolyse** durch eine Spaltung des Retinaculums. Postoperativ sind nicht selten durch Verwachsungen oder Narbenbildungen Rezidive zu beobachten. Nicht zuletzt deswegen sollte diese Operation durch einen erfahrenen Handchirurgen durchgeführt werden.

Im Fall eines Schwangerschafts-assoziierten KTS sollte mit der operativen Indikationsstellung zurückhaltend verfahren werden, da nach der Niederkunft eine spontane Remission erwartet werden kann. Sind in diesem Fall neurologische Ausfälle vorhanden, kann durch gleichzeitige Injektion von 2-3 ml einer 1%igen Lidocain-Lösung (ohne Adrenalinzusatz) zusammen mit 25 mg Prednisolon in den Karpaltunnel versucht werden Zeit zu gewinnen.

3.2.2.2. Sulcus-Ulnaris-Syndrom

Definition

Das zweithäufigste Nervenkompressionssyndrom ist das Sulcus-ulnaris-Syndrom. Hier wird der Nervus ulnaris im Bereich des Ellenbogengelenks im Sulcus am Epicondylus medialis des Humerus durch fehlende Weichteildeckung einer Druckeinwirkung besonders exponiert.

Pathophysiologie

Der Druck auf den Nerven kann einerseits direkt in seinem Bett durch knöcherne oder bindegewebige Veränderungen oder andererseits durch Druck von außen erfolgen. Im ersten Fall sind **posttraumatische knöcherne Veränderungen** nach Frakturen, Arthrosen oder anatomische Varianten zu beachten. Auch hypertrophe Veränderungen am Ligamentum collaterale ulnare durch mechanische Überbeanspruchung können zu einer Ulnaris-Druckläsion führen, ebenso wie eine **habituell flacher Sulcus** mit fehlender Fixierung des Nerven mit häufiger Luxation des Nerven aus dem Sulcus. Diese Luxation kann von außen palpiert werden. Im Fall einer Druckläsion von außen sind *komatöse Patienten*, oder solche in Narkose durch einen Lagerungsfehler ohne Supination des Unterarms besonders gefährdet. Bei *beruflichen Tätigkeiten* sind diejenigen, die ein dauerndes Aufstützen des Ellenbogens in gebeugter Position (Bürotätigkeit, Telefonistinnen) besonders zu beachten.

Typische Krankheitszeichen

Typisch sind Schmerzen und brennende Parästhesien an der Handkante (Ulnarseite der Hand) bis in den Kleinfinger hinein. Durch die klinisch im Vordergrund stehende Lähmung des M. adductor pollicis gelingt es dem Patienten nicht ein Blatt Papier zwischen Daumen und Zeigefinger festzuhalten. Die fehlende Adduktion ersetzt er durch eine Daumenbeugung.

Befunde

Klinik

Motorisch läßt sich eine Parese der Mm. interossei, des M. adductor pollicis und des M. opponens digiti V nachweisen zusammen mit Atrophien vor allem im Spatium interosseum I und II sowie des Hypothenars. Eine Hypästhesie und -algesie besteht an der ulnaren Handkante am Kleinfinger und an der ulnaren Seite des Ringfingers.

Im fortgeschrittenen Stadium ist die Hand durch die ausgeprägten Atrophien und durch den überwiegenden Tonus der nicht paretischen Muskeln zu einer **Krallenhand** deformiert.

Dieses klinische Bild ist von einem anderen Engpaßsyndrom des N. ulnaris (*Syndrom der distalen Ulnarisloge*) zu unterscheiden. Der N. ulnaris tritt unterhalb des Retinaculum flexorum in die Hohlhand ein. Dabei wird er zusammen mit der ulnaren Arterie und Vene von lateral durch die Handwurzelknochen (Os pisiforme lateral, Os hamatum medial) in die Zange genommen. Diese anatomische Rinne wird **Loge de Guyon** genannt. Vor dem os pisiforme trennt sich der Ramus superficialis des N. ulnaris vom Ramus profundus. Dadurch gelingt klinisch eine Unterscheidung des Läsionsortes. Bei distaler Druckschädigung fehlt die Sensibilitätsstörung am Kleinfingerballen. Die motorischen Ausfälle betreffen den Thenar und die Interossei. Der Hypothenar ist nur beteiligt, wenn der R. profundus noch in Höhe des Os pisiforme getroffen wird. Auslösend sind häufiger oder chronischer Druck (beim Radfahren) im distalen Bereich bzw. proximal durch Ganglien in der Loge oder durch lange Arbeitsbelastung in Hyperextensionshaltung der Hand (Preßlufthammerarbeiten).

➤ *Elektrophysiologie*

Gesucht wird nach einer elektroneurographisch nachweisbaren motorischen und sensiblen Latenzverzögerungen über dem Sulcus-Abschnitt. Zusammen mit neurologischen Ausfällen stellt dieser Befund eine Indikation zur operativen Versorgung des Nerven dar.

Therapie

Bei neurologischen Ausfällen und elektrophysiologisch nachweisbarer Leitungsverzögerung, insbesondere aber bis zu 2 Jahren nach Traumen oder Frakturen im Ellenbogengelenk wird der Nerv operativ freigelegt, eine Neurolyse und gegebenenfalls eine Verlagerung des Nerven aus dem Sulcus vorgenommen.

3.2.3. Zervikale Plexusläsionen

Die zervikalen Wurzeln C_5 bis C_8 bzw. D_1 bilden zusammengefaßt zu drei Faszikeln den Plexus brachialis.

Einteilung

Die gebräuchlichste Einteilung der Schädigungstypen des Plexus brachialis ist die in:

- obere Armplexuslähmung (**Erb-Lähmung**) (C_5 + C_6)
  und
- untere Armplexuslähmung (**Klumpke-Lähmung**) (C_8 - D_1)

Folgt man in der Einteilung den Faszikeln, kann man auch eine mediale, laterale und dorsale Plexusläsion unterscheiden. Da die häufigste Ursache dieser Plexusläsionen aber ein Trauma ist, gibt es nur selten klinische Bilder, die sich an die genannten anatomischen Vorgaben halten.

Pathogenese

Es gibt zwei wesentliche Schädigungsmechanismen, **Zerrung und Prellung** des Plexus brachialis. Zerrungen des Plexus werden besonders während des *Geburtsvorgangs* oder bei Motorradunfällen gesehen, während ein Sturz auf die Schulter meist eine Prellung des Plexus hervorruft. An zweiter Stelle stehen Läsionen durch Tumorinfiltration oder durch Radiatio. Beim typischen Fall eines **Pancoast-Tumors** (Bronchialkarzinom: Tumordurchbruch aus dem Bereich der Pleurakuppel bzw. Lungenspitze) tritt meist eine untere Plexusläsion auf. Aber auch Lymphome in der Supraklavikulargrube oder dort angesiedelte Metastasen (Mammakarzinom) infiltrieren den Plexus. Letztere Tumorart kann mit der häufig in Kombination mit der Nachbestrahlung eine schwierige Abgrenzung des Läsionsmechanismus bedingen, wenn das Bestrahlungsfeld sehr ausgedehnt war.

Typische Krankheitszeichen

Bei den durch Tumorinfiltration bedingten Plexusläsionen steht der Schmerz am Anfang im Vordergrund, während die traumatisch bedingten Läsionen häufig mit einer weitgehenden Neurapraxie bis hin zur Durchtrennung mit Neurotmesis einhergehen und nur kurz während der Akutphase von Schmerzen begleitet sind.

Die untere Plexusläsion wird häufig von einem **Horner-Syndrom** (Miosis, Ptosis und Enophthalmus) begleitet, da gleichzeitig der zervikale Grenzstrang bzw. die Zervikalganglien mitbetroffen sind.

Bei der oberen Plexusläsion hängt der Arm in Innenrotationsstellung herab, der Unterarm kann nicht gebeugt werden. Die untere Plexusläsion fällt bei der Inspektion vor allem durch die Entwicklung einer Krallenstellung aller Finger auf, da die kleinen Handmuskeln und die Fingerbeuger schwerpunktmäßig betroffen sind.

Befunde

➤ *Klinik*

- obere Armplexuslähmung

✓ Paresen	M. deltoideus, Mm. infra- und supraspinatus, M. pectoralis, M. biceps brachii, (M. triceps brachii (C$_7$)), M. supinator und M. extensor digitorum communis
✓ Funktionseinbußen	Abduktion und Außenrotation des Oberarms, Beugung (gelegentlich Streckung) im Ellenbogengelenk, (Streckung der Finger)
✓ Reflexstörung	Bicepssehnenreflex und Radiusperiostreflex
✓ Sensibilitätsstörungen	Hypästhesie und -algesie entlang der Oberarmaußenseite und an der radialen Unterarmvorderseite

- untere Armplexuslähmung

✓ Paresen	Mm. flexores digitorum und alle kleinen Handmuskeln
✓ Funktionseinbußen	Fingerbeugung und Fingerspreizung
✓ Reflexstörung	gelegentlich der Trizepssehnenreflex
✓ Sensibilitätsstörungen	Hypästhesie und -algesie an der ulnaren Seite des Unterarms und der Handkante

➤ *Elektrophysiologie*

Elektromyographisch ist die Willküraktivität im Muskel erloschen. Bei elektrischer Stimulation nehmen zunächst die Amplituden der PmE an Amplitude ab (aus dem mV-Bereich in den µV-Bereich). Nach 2 Wochen läßt sich als Zeichen der Denervierung Spontanaktivität im Muskel nachweisen. Bei Ableitung der paravertebralen Muskulatur, ist dort die Willküraktivität erhalten. Bei Reizung vom Erbschen Punkt ist die Latenz bereits zu den proximalen Muskeln verlängert.

Elektroneurographisch ist die Nervenleitung distal noch intakt. Bei der Prüfung der somatosensibel evozierten Potentiale (SSEP) ist die Ableitung bei Reizung an den Beinen kortikal erhalten, während die kortikale Antwort vom Arm (z.B. N. medianus) ausbleibt.

 Therapie

Abgesehen von einer offenen Durchtrennung, die eine primäre neurochirurgische Versorgung mit Nervennaht notwendig macht, wird zunächst konservativ mit Lagerung auf einer Abduktionsschiene und mit Physiotherapie (Krankengymnastik und Massage) behandelt. Spätestens nach 6, am besten nach 2-4 Monaten wird sonst bei fehlender Rückbildung der Ausfälle die Indikation zur operativen Revision und Neurolyse gestellt.

Medikamentöse Ansätze, z.B. mit neurotropen Vitaminen, sind obsolet.

3.2.4. Lumbale Wurzelläsionen

 Definition

Die durch eine lumbale Wurzelreizung oder -läsion hervorgerufenen Schmerzsyndrome stellen zahlenmäßig eine Volkskrankheit dar. Es handelt sich dabei um den sogenannten "*Hexenschuß*", **die Lumbago**, und den sogenannten "*Ischias*", die **Lumboischialgie**. Bei letzterer verläßt die Schmerzausbreitung den Lenden- und Kreuzbeinbereich und strahlt ins Bein aus. Auch hier folgt die Schmerzausbreitung der segmentalen Dermatomverteilung und geht an deren Grenzen, wie schon bei den zervikalen Syndromen dargestellt, darüber hinaus.

Männer und Frauen sind nahezu gleich häufig betroffen. Der Erkrankungsgipfel liegt in der 4. Lebensdekade und nimmt zum höheren Alter ab. Vielmehr muß dann mehr an Wirbeldestruktionen gedacht werden.

 Pathogenese

Der überwiegende Teil der lumbalen Wurzelläsionen kann auf einen Bandscheibenvorfall zurückgeführt werden. Die traumatische Bandscheibenläsion steht dabei im Vordergrund. Aufgrund der ungewöhnlich hohen statischen Belastung dieses kaudalen Wirbelsäulensegments am Übergang zum Beckenring, die mit einem hohen Maß der Beweglichkeit in allen drei Raumachsen zusammentrifft, sind die Bandscheiben besonders beim Heben beansprucht. Vor allem wenn schwere Lasten aus ungewöhnlicher Haltung angehoben werden.

Beim Einriß des Anulus fibrosus und dem Vordringen des Nucleus pulposus, vornehmlich in medio-lateraler Richtung am hinteren Längsband vorbei, führt die Wurzelkompression zum akuten Schmerzereignis. Meist tritt aber eine Schmerzverstärkung erst nach Stunden nach dem Verhebetrauma auf. Dies ist auf die dann einsetzende entzündliche Reaktion mit ödematöser Schwellung des Gewebes im Wurzelbereich zurückzuführen.

Tritt allein eine Vorwölbung einer Bandscheibe bei intaktem Anulus fibrosus ein (Bandscheibenprotrusion) ist eine Enge des Recessus lateralis Voraussetzung für eine radikuläre Irritation oder Läsion. Eine solche Enge kann vorliegen bei kongenitalen Spinalstenosen, bei degenerativen Anbauten (Spondylarthosen) an den Intervertebralgelenkportionen (Facetten) oder beim Wirbelgleiten (Spondylolisthesis bzw. -lyse).

Sehr viel seltener sind Wurzelkompressionen auf Wirbeldestruktionen im Rahmen von Kompressionsfrakturen bei Osteoporose/-penie oder Osteolysen bei Prostata- oder Mamma-Karzinomen zurückzuführen.

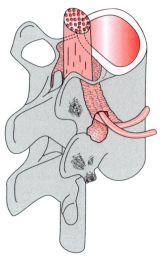

Abb. 3.21: Anatomischer Verlauf der lumbalen Wurzeln im Spinalkanal, modifiziert nach Benini (1976).

 Typische Krankheitszeichen

Der radikulär ausstrahlende Schmerz ist das Leitsymptom. Die Wurzelreizsyndrome der Wurzeln L4, L5 und S1 machen nahezu 90 % der Lumboischialgien aus. Dabei sind allerdings nur zwei Bandscheibenfächer beteiligt, LWK$_{4/5}$ und LWK$_5$/SWK$_1$. Dies läßt sich durch den absteigenden nach lateral gerichteten Verlauf der Wurzeln (☞ Abb. 3.21) im lumbalen Spinalkanal erklären.

Die dem jeweiligen lumbalen Wirbelsegment zugeordnete Wurzel tritt unterhalb dessen aus dem Foramen aus. Daher können nur (sehr) laterale Vorfälle diese bereits sich zum Verlassen des Wirbelkanals vorbereitende Wurzel komprimieren. Mediolaterale Vorfälle erreichen dagegen nur noch die sich zum Verlassen des Wirbelkanals vorbereitende nach lateral sich anordnende Wurzel des darunterliegenden Segments. Mediale Vorfälle tangieren den Rest der noch vorhandenen absteigenden Wurzeln. Am Beispiel des Segments LWK 4/5 läßt sich folgende Zuordnung darstellen:

LWK$_{4/5}$	lateraler Bandscheibenvorfall	→	Wurzel L4
	mediolateraler Bandscheibenvorfall	→	Wurzel (L4) L5
	medialer Bandscheibenvorfall	→	Wurzel (L5) + kaudale Wurzeln

Neben der Schmerzsymptomatik präsentiert sich der Patient mit einer ausgeprägten Schonhaltung, die, um das entsprechende Foramen möglichst weit zu halten, von einer Ausgleichsskoliose geprägt ist. Die auf der dem Bandscheibenvorfall gegenüberliegenden konkaven Seite die Skoliose unterhaltende paravertebrale Muskulatur weist einen schmerzhaften Hartspann auf. Der Patient produziert ein Schonhinken, um die Bewegung um die

Hüfte der betroffenen Seite möglichst gering zu halten.

Ein spezielles klinisches Bild entsteht, wenn ein medialer Bandscheibenvorfall, selten auch ein intraspinaler Tumor (z.B. eine Abtropfmetastase eines Ependymoms), sämtliche distalen Wurzelfasern beider Seiten erfaßt. Dann spricht man von einem **Kauda-Syndrom**. Neben den bilateralen symmetrischen motorischen und sensiblen Ausfällen werden die den lumbalen Wurzeln folgenden parasympathischen Fasern beidseits betroffen. Dadurch tritt ein Harnverhalt auf, weil einerseits der äußere Sphinkter nicht vollständig erschlafft und der M. detrusor ohne parasympathische Ansteuerung keinen genügenden Entleerungsdruck aufbauen kann.

Trifft ein solcher medialer Vorfall im Segment BWK$_{12}$/LWK$_1$ oder LWK$_{1/2}$ noch den Konus direkt wird das sakrale Miktionszentrum selbst betroffen (Konus- oder **Konus-Kauda-Syndrom**). Da die oberen lumbalen Wurzeln sich hier schon nach lateral angeordnet haben, trifft der Vorfall vorwiegend die lumbosakralen Wurzeln, so daß das klinische Bild von distalen Paresen der Fußhebung und -senkung und sensibel durch eine Hyp- bis Anästhesie der sakralen Wurzeln geprägt ist. Da diese die perianalen Hautareale bis auf die Rückseite der Oberschenkel versorgt, spricht man von einer "*Reithosenanästhesie*". Als Rückenmarksegment erholt sich der Konus von Druckläsionen schlechter als von Wurzelkompressionen. Ein Konus-Kauda-Syndrom stellt daher eine **Notfallindikation zur operativen Dekompression** dar.

Befunde

▶ *Klinik*

L$_{1/2}$-Syndrom

✓ Schmerzen	entlang des Leistenbandes
✓ Sensibilitätsstörung	☞ Tab. 3.2
✓ Paresen	M. iliopsoas
✓ Funktionsausfall	Hüftbeugung
✓ Reflexausfall	-

L$_3$-Syndrom

✓ Schmerzen	Oberschenkelvorderseite über das Kniegelenk von lateral nach medial ziehend
✓ Sensibilitätsstörung	☞ Abb. 3.22
✓ Paresen	M. adductor magnus + longus
✓ Funktionsausfall	Adduktion des Oberschenkels
✓ Reflexausfall	Adduktoren-Reflex (☞ Abb. 3.23) und Patellarsehnen-Reflex (Abb. 3.25)

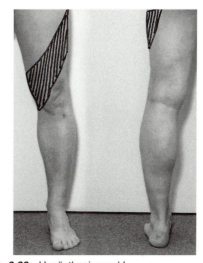

Abb. 3.22: Hypästhesieareal L$_3$.

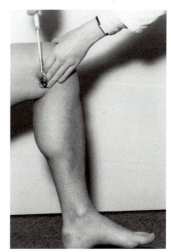

Abb. 3.23: Adduktorenreflex.

L_4-Syndrom

✓ Schmerzen	von der Oberschenkelaußenseite zur Unterschenkelinnenseite über das Knie hinweg
✓ Sensibilitätsstörung	☞ Abb. 3.24
✓ Paresen	M. quadriceps (M. tibialis anterior)
✓ Funktionsausfall	Kniestreckung (Fußhebung)
✓ Reflexausfall	Patellarsehnen-Reflex (☞ Abb. 3.25)

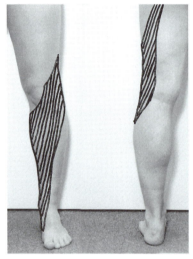

Abb. 3.24: Hypästhesieareal L_4.

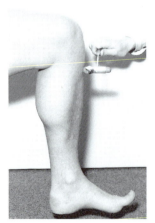

Abb. 3.25: Patellarsehnen-Reflex.

L_5-Syndrom

✓ Schmerzen	vom Gesäß über die Oberschenkelaußenrückseite entlang der Unterschenkelaußenseite zum Fußrücken (entlang des sogenannten "**Generalstreifens**")
✓ Sensibilitätsstörung	☞ Abb. 3.26
✓ Paresen	M. extensor hallucis, M. tibialis anterior
✓ Funktionsausfall	Großzehenhebung (Fußhebung + Supination), Abduktion im Hüftgelenk
✓ Reflexausfall	Tibialis-posterior-Reflex (☞ Abb. 3.27)

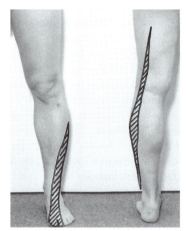

Abb. 3.26: Hypästhesieareal L_5.

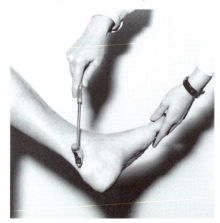

Abb. 3.27: Tibialis-posterior-Reflex.

S_1-Syndrom

✓ Schmerzen	Oberarmrückseite über den radialen Unterarm bis zum Daumen
✓ Sensibilitätsstörung	☞ Abb. 3.28
✓ Paresen	M. triceps surae, Mm. peronei, Mm. flexor digitorum longus + brevis, M. gluteus maximus
✓ Funktionsausfall	Fußstreckung, Zehenbeugung
✓ Reflexausfall	Achillessehnen-Reflex (☞ Abb. 3.29)

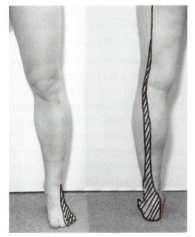

Abb. 3.28: Hypästhesieareal S_1.

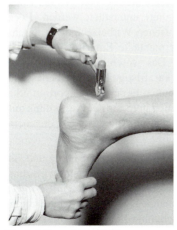

Abb. 3.29: Achillessehnen-Reflex.

Neben der bereits klinisch wegweisenden Schmerzausstrahlung ist die Schmerzprovokation ein wesentlicher Hinweis auf die Wurzelirritation bzw. -läsion. Aufgrund der anatomisch vorgegebenen Lendenlordose kann eine Dehnung der kaudalen Wurzeln (L_4-S_1) nur in Rückenlage mit Anheben des gestreckten Beins (**Lasègue-Zeichen**, ☞ Kap. 1.1.1.) provoziert werden. Für die kranialen Wurzeln (L_1-L_4) gelingt dies nur in Bauchlage, ebenfalls durch Anheben des gestreckten Beins von der Unterlage (**umgekehrtes Lasègue-Zeichen**).

Beim Verdacht auf das Vorliegen eines Kauda- aber insbesondere eines **Konus-Kauda-Syndroms** ist nach Dokumentation der symmetrisch bilateral distal betonten Paresen und einer Hypästhesie im Reithosenareal nach der Störung der Blasen-/Mastdarmfunktion zu suchen. Klinisch imponiert ein Erlöschen des **Kremaster-Reflexes** (reflektorisches Anheben der Hoden beim Bestreichen der Oberschenkelinnenseiten oder beim Husten) und des **Analreflexes** (reflektorische Kontraktion des Sphincter ani bei Schmerzreiz in der Perianalregion, allerdings ist nur der manuelle Tastbefund verläßlich!). Die Restharnbildung kann, wenn keine Ultraschalluntersuchungsmöglichkeit vorhanden ist, notfallmäßig durch Blasenkatheterisierung festgestellt werden.

➤ Liquor

Bei einem Massenvorfall im Rahmen eines Kaudasyndrom kann ein Stoppliquor mit massiver Eiweißerhöhung bei nur geringer Zellzahlvermehrung gefunden werden.

➤ Elektrophysiologie

Die elektrophysiologische Diagnostik kommt für die Akutdiagnostik zu spät. Definitionsgemäß ist die Nervenleitgeschwindigkeit und die distale Latenz normal. Bevor Denervierungszeichen im Elektromyogramm nachgewiesen werden können, vergehen 2-3 Wochen. Allenfalls können frühzeitig F-Wellen- oder H-Reflex-Ausfälle (☞ Kap. 3.1.1.) festgestellt werden.

Eine Störung des parasympathischen sakralen Zentrums (S_1-S_3) kann durch die elektrophysiologische Untersuchung des **Bulbokavernosus-Reflexes** untersucht werden. Hierbei wird nach Applizierung eines elektrischen Reizes am Dorsum penis das Antwortpotential bei Kontraktion im M. bulbocavernosus nadelelektromyographisch abgeleitet.

Da das gleiche Zentrum auch die Erektion steuert, kann diese Untersuchung auch zur Objektivierung bei der Untersuchung der erektilen Dysfunktion (Impotenz) benutzt werden.

➤ *Bildgebung*

Grundsätzlich gelten für die Untersuchung lumbaler Wurzelläsionen die bereits unter Kap. 3.2. ausgeführten Beurteilungskriterien.

Als Notfalldiagnostik eignet sich als Untersuchung der 1.Wahl die Computertomographie. Hierbei ist aber, wie letztendlich bei allen anderen Untersuchungen auch, besonders wichtig, klinisch bereits das betroffene Segment zu kennen. Dies ist nicht allein deshalb hervorzuheben, um die Schichtzahl niedrig zu halten, sondern weil Patienten mit einer Bandscheibenerkrankung meist auf mehreren Etagen Protrusionen oder Vorfälle aufweisen und vom CT nicht ablesbar ist, welcher Vorfall der relevante ist.

Das gleiche gilt für die Magnetresonanztomographie, die vor allem in der sagittalen Schnittbildgebung überlegen ist (unter Einsparung der Strahlenbelastung). Die MRT hat aber das Problem in der anatomisch korrekteren Abbildung mit T_1-gewichteten Aufnahmen, Protrusion schlecht von begleitenden degenerativen Osteophyten abgrenzen zu können, andererseits in T_2-gewichteten Aufnahmen die Protrusion oder den Vorfall übertrieben abzubilden, da gegen das massive Liquorsignal (hyperintens) das Signal (hypointens) von Bandscheibe und hinterem Längsband addiert abgebildet werden.

CT und MRT als Schnittbildverfahren haben in der lumbalen Wurzelläsionsdiagnostik immer dann besondere Schwierigkeiten, wenn die Geometrie durch starke degenerative, vor allem skoliotische Umbauten verändert ist. Auch beim Vorliegen eines Wirbelgleitens (Spondylolisthesis oder -lyse) kann daher nach wie vor ein projizierendes Verfahren, das eine Mehretagendiagnostik unter gleichzeitig guter knöcherner Abbildung ermöglicht, wie die Myelographie vorteilhafter sein. Aus diesen Gründen zieht ein großer Teil der diagnostisch tätigen, aber insbesondere der operativ tätigen Kollegen diese Untersuchung in Kombination mit einem nachfolgenden axialen CT noch immer der MRT vor.

Mit Nativ-Röntgenaufnahmen und der CT kann insbesondere beim Vorliegen einer habituellen Spinalstenose (enger Spinalkanal) der Sagittal- und Querdurchmesser des Spinalkanals vermessen werden (Sagittal: 15 - 20 mm Normwert, < 15 mm relative Enge, < 10 mm absolute Enge)

Therapie

➤ *Konservative Therapie*

Die konservative Therapie ist zunächst bei allen relativen Indikationen, insbesondere bei allen reinen Lumboischialgien ohne Ausfällen die Therapie der Wahl. Auch beim Nachweis von leichten akut aufgetretenen Paresen wird durch eine konsequente konservative Therapie mit Ruhigstellung (s.u.) über 2 - 4 Wochen in bis zu 70 % der Fälle ein befriedigendes Ergebnis im Langzeitverlauf erreicht. Es wird gleichzeitig medikamentös und physiotherapeutisch vorgegangen.

Medikamentös werden *nichtsteroidale Antiphlogistika/Analgetika* z.B. Diclofenac, in schweren Fällen für kurze Zeit intravenös *Kortikoide*, z.B. 4 - 40 mg/Tag Dexamethason i.v. als Kurzinfusion über 3 Tage oder 40-80 mg/Tag Methylprednisolon per os, gegeben. Daneben kommen als *Muskelrelaxantien* Benzodiazepin-Abkömmlinge (zur Reduktion der multisynaptischen Reflexe) zum Einsatz. Darüber hinaus können sedierende trizyklische Antidepressiva zur Ruhigstellung und Analgesie eingesetzt werden.

Physiotherapeutisch sollte in der Akutphase die Schonhaltung durch eine Lagerung (Stufenbettlagerung mit anzustrebendem Winkel von 90° in der Hüftbeugung) unterstützt werden. Lockerungen des betroffenen Wirbelsegmentes durch Traktionen oder manuelle Eingriffe werden kontrovers gesehen. Das wesentlichste Gegenargument ist, daß eine kurzfristige Beschwerdebesserung durch Mikrotraumen in der Gelenkportion erkauft werden, deren spätere narbige Ausheilung nur zu einer Verschlechterung durch weitere degenerative Anbauten führt.

Zur Lockerung der Schonhaltung und zur Reduktion des muskulären Hartspanns wird zunächst *isometrisch*, später *mobilisierend krankengymnastisch* behandelt. Wichtig ist eine Haltungs- bzw. Rückenschulung In akuten Fälle ist *Kälteanwendung* zur Schmerzreduktion, in chronischen Fällen *Wärmeapplikation* hilfreich.

▶ Operative Therapie

Der operative Eingriff wird von dorsal her durch Laminektomie oder nur Hemilaminektomie mit oder ohne Foramenerweiterung durch partielle Facettektomie durchgeführt.

Eine **absolute Indikation** besteht beim *Nachweis motorischer Defizite* (Paresen mit deutlicher Funktionseinbuße). Die Ausfälle sollten nicht länger als bereits 2 Wochen existieren, da sonst keine funktionelle Wiederherstellung zu erwarten ist. Liegt gleichzeitig eine Blasenstörung mit Restharnbildung vor, sollte die operative Entlastung ohne zeitlichen Verzug notfallmäßig durchgeführt werden.

Ein **relative Indikation** liegt vor, wenn allein radikuläre sensible Ausfälle und Reflexminderungen bestehen oder wenn bei therapieresistenten Schmerzen ein Bandscheibenvorfall neuroradiologisch nachgewiesen wurde.

Als Alternativen stehen Therapieverfahren zur Verfügung, deren Ziel es ist den Nucleus pulposus zu entfernen. Allen ist gemeinsam, daß zunächst von einem lateralen Zugang her das Zwischenwirbelfach mit einem Mandrin punktiert wird. Über diesen Zugang wird dann das Bandscheibenmaterial entweder durch Injektion von Chymopapain oder Kollagenase (Chemonukleolyse), durch mechanische Extraktion (Nukleotomie) oder durch Laserabtragung (intradiskale Lasernukleotomie) entfernt. Aufgrund des Zugangsweges eignen sich diese Verfahren nur für kaudale lumbale Bandscheibenvorfälle (unterhalb LWK_3). Nachteil dieser Techniken ist, wie bei allen perkutanen Verfahren, die fehlende intraoperative Übersicht und die daraus resultierende fehlende Möglichkeit, den operativen Vorgang abzuändern. Daher besteht für diese Verfahren eine eingeengte Indikationsstellung. Werden diese Einschränkungen beachtet, erreichen diese Techniken vergleichbare Erfolgsquoten.

3.2.5. Lumbale Plexusläsionen

Definition

Die Zusammenfassung der lumbalen und sakralen Wurzeln zu Faszikeln bildet den Plexus lumbosacralis. Je nach Verteilung der Ausfälle wird auch zwischen einem

- **Plexus lumbalis**

und einem

- **Plexus sacralis**

unterschieden.

Pathogenese

Die Faszikel verlaufen über eine längere Strecken retroperitoneal, einzelne verlassen das Becken, um dann durch die Foramina wieder einzutreten. Diese anatomischen Verhältnisse machen sie anfällig für retroperitoneale, intrapelvine Raumforderungen oder knöcherne Verletzungen des Beckens (☞ Tab. 3.16).

Tumoren	• Nieren- und Nebennieren, Ovarien, Uterus, Prostata, Hoden • Neurofibrome • Metastasen, vorwiegend Lymphome
Hämatome	• retroperitoneal (Gerinnungsstörung, Antikoagulation) • Aneurysmablutung • postoperative Hämatome
Aneurysmen	• thorakale Aorta • Nierenarterien
Schwangerschaft	Mißverhältnis Kindskopf/Beckenumfang
Traumen	Beckenringfrakturen

Tab. 3.16: Ursache lumbaler Plexusläsionen.

Selten finden sich lumbosakrale Plexusläsionen als Bestrahlungsfolgen.

Typische Krankheitszeichen

Bedingt durch die langsam progrediente Druckentwicklung oder die fortschreitende Infiltration der in der Nachbarschaft sich entwickelnden Tumoren, zeigen die auf eine Plexusläsion hinweisenden komplexen Sensibilitätsstörungen und vor allem die Schmerzen sowie die Lähmungen eine langsame Progredienz, was sie von dem perakuten Bild eines Bandscheibenvorfalls unterscheidet. Nur die akuten Bilder bei retroperitonealen Blutungen können zu Verwechslungen Anlaß geben. Bei Beckenringfrakturen liegt der Schädigungsmechanismus auf der Hand.

Befunde

➤ *Klinik*

Läsionslokalisation	motorische Ausfälle	
Plexus lumbalis	Hüftbeuger	L 1-3
	Kniestrecker	L 2-4
	Hüftadduktoren	L 3-5
	Hüftaußenrotatoren	L 4-5
Plexus sacralis	Hüftstreckung	(L5) S 1-2
	Kniebeugung	S 1-2
	Fußmuskeln	S 1-2

Tab. 3.17: Segmentzuordnung lumbaler und sakraler Plexusläsionen.

Kommt es im Rahmen einer polyneuropathisch bedingten Schädigung zu einer Plexusläsion, kann, wie bei der diabetogenen Plexopathie (☞ Kap. 3.3.1.), ein Segment des Plexus besonders betroffen sein, so daß fließende Übergänge zu multiplen peripheren Nervenläsionen vom Multiplextyp bestehen.

➤ *Serologie*

Zu achten ist neben einer Sturzsenkung oder erheblichen Erhöhung des CRP auf eine Proteinverschiebung bei der Serumelektrophorese, Erhöhung der Tumormarker und auf Veränderungen der Gerinnungsparameter wie Quick, partielle Thromboplastinzeit, Fibrinogen und Gerinnungsfaktoren (Faktor VIII) oder Hämoglobin-Abfall im Serum.

➤ *Elektrophysiologie*

Elektroneurographisch läßt sich bei Untersuchung der sensiblen Fasern das Bild einer infraganglionären Läsion mit Erniedrigung der Nervenleitgeschwindigkeit und Potentialamplituden bei noch relativ guter peripherer Latenz und zugleich Verlust der F-Wellen und des H-Reflexes bei der motorischen Untersuchung zusammen mit einer elektromyographisch nachweisbaren Denervierung in sowohl mehrere Radices als auch periphere Nerven einbeziehenden Muskeln nachweisen.

Therapie

Die Tumoren werden chirurgisch entfernt bzw. onkologisch behandelt. Aneurysmen müssen je nach Ausdehnung und Wachstumstendenz gefäßchirurgisch angegangen werden. Die retroperitonealen Blutungen werden entsprechend des Schweregrades der neurologischen Ausfälle und/oder ihrer Ausdehnung sowie des Grads des inneren Blutverlustes operativ versorgt.

3.2.6. Periphere Nervenläsionen an der unteren Extremität

Definition

Die Läsion eines peripheren Nerven ist durch die Kombination motorischer, sensibler und sympathischer Störungen zusammen mit dem Auftreten von Schmerzen gekennzeichnet. Der betroffene Nerv läßt sich anhand der Lähmung eines oder mehrerer Kennmuskeln, des sensiblen Hautareals und der sympathischen Ausfälle identifizieren.

Pathogenese

Die Nerven an der unteren sind seltener als die an der oberen Extremität durch Kompressionsphänomene betroffen. Es überwiegt die Schädigung durch Traumen oder durch direkte Druckeinwirkung, bzw. bei den Nerven mit längerem intrapelvinen Verlauf durch Tumordruck.

Ein typischer Schädigungsmechanismus für eine Läsion des N. ischiadicus ist der der "**Spritzen-Lähmung**", bedingt durch eine fälschlicherweise direkte Punktion des Nervenstammes im Bereich der Glutealmuskulatur, die normalerweise im oberen äußeren Quadranten der Glutealmuskeln vorgenommen werden sollte, hier aber zu medial und vor allem zu tief erfolgt.

3.2. Syndrome bei Läsionen des Plexus, der Nervenwurzeln und peripheren Nerven

■ Typische Krankheitszeichen/Befunde

▶ *N. iliohypogastricus, (N. ilioinguinalis)*

✓ Ursache	retroperitoneale Tumoren, traumatisch bei Nieren-Operationen
✓ Schmerzen	Ausstrahlung vom Beckenkamm in die Leiste, Skrotum und Labien. Bei der Läsion eines Astes, des N. genitofemoralis, z.B. bei einer Hernien-Operation, kann eine Neuralgie zurückbleiben, die sogenannte "**Spermaticus-Neuralgie**".
✓ Parese	Bauchdeckenparese
✓ Sensibilitätsstörung	unterhalb des Leistenbandes
✓ Reflexabschwächung	Bauchdeckenreflex (Muskeleigenreflex bei Beklopfen der Sehnen der Mm. obliqui abdominis am Ursprung am Beckenkamm und Rippenbogen)

▶ *N. cutaneus femoris lateralis*

✓ Ursache	Kompression am Durchtrittspunkt durch die Bauchdecke unterhalb des Leistenbands (Übergang des mittleren zum lateralen Drittel) durch Adipositas, Schwangerschaft oder enge Kleidungsstücke
✓ Schmerzen	brennende Schmerzen auf der Oberschenkeloberaußenseite werden als "**Meralgia paraesthetica**" bezeichnet. Die Schmerzen nehmen bei Überstreckung des Beines zu und bei Hüftbeugung ab. Der Nervenaustrittspunkt ist druckdolent, das Hautareal ist berührungsempfindlich (hyperalgisch)
✓ Parese	keine (rein sensibler Nerv)
✓ Sensibilitätsstörung	an der Oberschenkelaußenseite bis zum Knie
✓ Reflexabschwächung	-

▶ *N. obturatorius*

✓ Ursache	Becken-Tumoren, Hernien, Schwangerschaft
✓ Schmerzen	Oberschenkeloberinnenseite bis zum Knie
✓ Parese	Adduktoren
✓ Sensibilitätsstörung	Oberschenkeloberinnenseite
✓ Reflexabschwächung	Adduktorenreflex

▶ *Nn. glutei*

✓ Ursache	Becken-Tumoren, traumatisch (Stichverletzung)
✓ Schmerzen	keine (rein motorischer Nerv)
✓ Parese	Glutealmuskeln, dadurch kann das Becken nicht am Standbein fixiert werden, und das Becken sinkt beim Gehen zur Gegenseite ab. Es imponiert ein sogenanntes "**Trendelenburg-Zeichen**". Um dem Schwungbein auf der Gegenseite genügend Spielraum zu geben, kippt der Oberkörper auf der gelähmten Seite über die Hüfte nach außen (**Duchenne-Zeichen**). Doppelseitig auftretend entsteht ein "Watschelgang"
✓ Sensibilitätsstörung	keine (rein motorischer Nerv)
✓ Reflexabschwächung	-

N. femoralis

✓ Ursache	retroperitoneale Tumoren und Hämatome, diabetische Neuropathie, traumatisch bei gynäkologischer Operation
✓ Schmerzen	Oberschenkelvorder- und -innenseite zur Unterschenkelinnenseite
✓ Parese	M. quadriceps femoris mit Hüftbeugung und Kniestreckung
✓ Sensibilitätsstörung	typische gleichsinnig die Oberschenkel- und Unterschenkelober*innenseite* betreffend, während beim L_4-Syndrom das Hypästhesie-Areal von der Oberschenkelober*außenseite* zur Unterschenkelinnenseite zieht (☞ Abb. 3.30)
✓ Reflexabschwächung	Patellarsehnen-Reflex

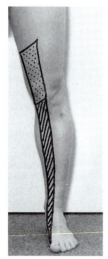

Abb. 3.30: Sensibilitätsstörung bei Läsion des N. femoralis.

N. saphenus

✓ Ursache	Varizen-Operation
✓ Schmerzen	an der Unterschenkelinnenseite. Als eigenständiges Syndrom gibt es die **Neuralgia patellae** mit Triggerpunkt des Nervenaustrittspunktes des N. infrapatellaris aus dem *Hunterkanal*
✓ Parese	keine (rein sensibler Nerv)
✓ Sensibilitätsstörung	Unterschenkelvorderinnenseite
✓ Reflexabschwächung	-

N. ischiadicus

✓ Ursache	
intrapelvin	durch Tumoren oder durch ausgedehnte Endometriose
extrapelvin	traumatisch durch Stich- bzw. Injektionsverletzung oder durch Sturz, lange Lagerung auf das Gesäß, traumatisch durch Hüftgelenksfrakturen
✓ Schmerzen	von der Oberschenkelaußenseite bis zur Unterschenkelhinterfläche und lateralen Fußrand. Als Sonderform gilt das seltene **Piriformis-Syndrom** durch einen Engpaß des sonst unter, hier über dem M. piriformis das Becken verlassenden Nerven in Kombinationen mit Hämatomen, Sakroiliitis o.ä.
✓ Parese	Muskeln der Nn. tibialis und peroneaus (siehe unten), sowie der ischiokruralen Muskeln (M. semitendinosus, semimembranosus und M. biceps femoris. Letzterer wird vom peronealen Anteil des N. ischiadicus versorgt, während der N. peroneaus daran selbst nicht mitbeteiligt ist, was zur Differenzierung herangezogen (elektromyographisch) werden kann.

3.2. Syndrome bei Läsionen des Plexus, der Nervenwurzeln und peripheren Nerven

✓ Sensibilitätsstörung	durch Beteiligung von N. tibialis und N. peronaeus sowohl auf der lateralen Vorder- wie auch Hinterfläche des Unterschenkels, Fußrückens und der Fußsohle
✓ Reflexabschwächung	Achillessehnen-Reflex und Tibialis-posterior-Reflex

▶ N. tibialis

✓ Ursache	
proximal	seltene Läsion des N. tibialis in der Kniekehle (Baker-Zyste)
distal	distale Tibiaschaftfrakturen
Tarsaltunnel-Bereich	im Bereich des Tarsaltunnels (☞ Kap. 3.2.6.1. Tarsaltunnel-Syndrom)
✓ Schmerzen	an der Wade zum Fußaußenrand
✓ Parese	M. triceps surae (Fußstrecker), M. tibialis posterior (Supination des Fußes), Zehenbeuger und kleine Fußmuskeln (Fußspreizung und -adduktion). Dadurch muß der Patient den in Streckstellung befindlichen Fuß parallel zum Boden vorschieben,"*Bügeleisengang*" (nach Poeck)
✓ Sensibilitätsstörung	an der Wade bis auf die Fußsohle bis zur Beugeseite der Zehen
✓ Reflexabschwächung	Achillessehnen-Reflex, Tibialis-posterior-Reflex

▶ N. peronaeus

✓ Ursache	Druckläsion in der Kniekehle, aber sehr viel häufiger am Fibulaköpfchen, bedingt durch meist unsachgemäß angelegte Gipsverbände, Lagerungsschaden bei komatösen Patienten, durch zu langes Übereinanderschlagen der Beine oder bei andauernder Hockstellung
✓ Schmerzen	selten entlang der Tibia-Vorderkante
✓ Parese	*N. peronaeus profundus*: M. tibialis anterior (Fußhebung), Zehen- und Großzehenstrecker *N. peronaeus superficialis*: Mm. peronaei (Fußrandheber) Durch das Wegfallen der Fußspitzen-Hebung muß der Patient das Bein in Hüfte und Knie mehr anbeugen
✓ Sensibilitätsstörung	*N. peronaeus superficialis*: Außenseite des Unterschenkels bis auf den proximalen Fußrücken *N. peronaeus profundus*: Zwischen der Zehe I und II bis auf den Fußrücken
✓ Reflexabschwächung	keine

▶ N. suralis

✓ Ursache	Druckläsion durch zu enges Schuhwerk
✓ Schmerzen	Dysästhesien am Fußaußenrand
✓ Parese	keine (rein sensibler Nerv, der sich zur Biopsie eignet)
✓ Sensibilitätsstörung	am lateralen Fußrand (Oberseite)
✓ Reflexabschwächung	keine

▶ *Elektrophysiologie*

Akute vollständige traumatische Durchtrennung:

EMG:
- keine Willküraktivität
- normale elektrische Erregbarkeit des Muskels bis zu 2 Wochen, danach Erhöhung der elektrischen Schwelle
- nach 2 Wochen Auftreten von Spontanaktivität und positiven scharfen Wellen

ENG:
- über die Läsion hinweg: Leitungsblock
- distal der Läsion: in den ersten Tagen noch normale Nervenleitgeschwindigkeit und distale Latenz, danach langsame Reduktion der elektrischen Erregbarkeit des Nerven

Akute und chronische Druckläsion (mit sekundärer Demyelinisierung):

EMG:
- keine Willküraktivität
- normale Erregbarkeit des Muskels entlang des gesamten Verlaufs
- keine Spontanaktivität

ENG:
- über die Läsion hinweg: Leitungsblock
- distal der Läsion: auch im Verlauf keine wesentliche Veränderung der Nervenleitgeschwindigkeit

Reinnervation:

EMG:
- Rückkehr der elektrischen Erregbarkeit des Muskels
- Rückgang der Spontanaktivität
- erste kleine, irreguläre polyphasische Potentiale bei Willküranspannung, unter maximaler Innervation zunächst Einzeloszillationen, später gelichtetes Interferenzmuster

ENG:
- nur noch partieller Leitungsblock mit Verzögerung des Potentials über die Läsion hinweg

 Therapie

Die Therapie peripherer Nervenläsionen berücksichtigt medikamentöse, physiotherapeutische, operative und rehabilitative Maßnahmen:

▶ *Medikamentöse Therapie*

Es bleibt im wesentlichen eine therapeutische Beeinflussung der Schmerzen durch Analgetika oder unangenehmer Dys- oder Parästhesien durch membranstabilisierende Pharmaka, wie Antiepileptika, z. B. Carbamazepin.

Im Fall einer **akuten Ischiadicus-Spritzenläsion** wird der Ort der Injektion mit 50 ml physiologischer Kochsalzlösung umspritzt, um das Medikament zu verdünnen. Bei länger zurückliegender Schädigung ggf. operative Revision (siehe dort).

▶ *Physiotherapie*

Aufgabe der Physiotherapie ist einerseits die Verhinderung von Kontrakturen während der Lähmungsphase und andererseits der Muskelaufbau und das Training koordinierter Bewegungsabläufe in der Reinnervationsphase. Nebenprodukt der passiven Bewegungsübung ist eine Thromboseprophylaxe. Massagen können den Muskeltonus regulieren. Eine weitere Aufgabe liegt in der Anpassung von Schienen zur Lagerung gelähmter Extremitäten zur Vermeidung von fixierten Fehlhaltungen. Bei Radialis- oder Peronäuslähmung besteht die Gefahr der irreversiblen Sekundärschädigung durch die ständige Überdehnung, weswegen nächtliche Lagerungsschienen angepaßt werden oder eine Peronäusfeder, die im Schuh getragen werden kann.

Elektrostimulation zur Förderung der Reinnervation birgt immer die Gefahr der Fehleinsprossung in sich und wird heute nicht mehr betrieben. Anders die sogenannte **transkutane elektrische Nervenstimulation (TENS)** allein zur Schmerzbehandlung. Eine überschwellige elektrische Stimulation mit Extinktionsphänomen kann allerdings bei der geringen Reizstärke, die über die Haut appliziert wird, nicht angenommen werden. Der Wirkmechanismus ist nach wie vor nicht geklärt.

▶ *Operative Therapie*

Offene Nervenverletzungen werden unmittelbar operativ revidiert und durch primäre oder frühe sekundäre (nach 3 - 4 Wochen) Nervennaht versorgt.

Gedeckte Nervenverletzungen werden, falls weiter eine vollständige Lähmung besteht, vor dem Ablauf von 6 Monaten operativ freigelegt und durch eine **interfaszikuläre Neurolyse** vom Narbengewebe befreit und ggf. verlagert oder durch autologe Interponate versorgt.

▶ *Rehabilitative Maßnahmen*

Über die genannten sekundären Maßnahmen hinaus, die alle unter rehabilitativen Gesichtspunkten getroffen werden, ist noch auf operative Verfahren hinzuweisen, die auf orthopädischem oder neurochirurgischem Fachgebiet zum Beispiel durch Umstellungsosteotomien oder Sehnenverlängerungen Fehlhaltungen ausgleichen.

3.2.6.1. Tarsaltunnelsyndrom

Definition

In gleicher Weise wie bei den vielfältigeren Kompressionssyndromen an der oberen Extremität handelt sich beim Tarsaltunnelsyndrom um ein Engpaßsyndrom. Betroffen ist der Nervus tibialis.

Pathogenese

Der Nervus tibialis wird beim Durchtritt unter dem Retinaculum flexorum zwischen Malleolus medialis und Calcaneus durch gleichzeitig vorhandene Synovialzysten, rheumatische oder posttraumatische Weichteilveränderungen komprimiert. Beim vorderen Tarsaltunnelsyndrom wird der N. peronaeus unter dem Retinaculum cruciatum auf dem Fußrücken komprimiert, meist beim gleichzeitigen Tragen engen Schuhwerks

Typische Krankheitszeichen

Es treten Schmerzen und Dysästhesien an der Fußsohle auf, die oft in Ruhe und vor allem nachts besonders quälend sein können. Anfangs kann die Belastung des Fußes durch Stehen oder Gehen eine Besserung bringen, bei längerer Belastung treten die Schmerzen eher noch stärker in Erscheinung.

Beim vorderen Tarsaltunnelsyndrom strahlen die Schmerzen oder Parästhesien dorsal zum I. und II. Strahl aus.

Befunde

▶ *Klinik*

Die Druckläsion dieses distalen N. tibialis Abschnitts führt zu einer Parese der Zehenbeuger. Die nachfolgende Atrophie kann zur Entwicklung eines Krallenfußes führen. Sensibel findet sich eine Hypästhesie und -algesie der Fußsohle. Das Hoffmann-Tinel'sche Zeichen über dem Retinaculum musculorum flexorum ist positiv. Eine Testinjektion mit einem Lokalanästhetikum führt zur Schmerzunterbrechung und belegt das Syndrom ex juvantibus.

Beim vorderen Tarsaltunnelsyndrom besteht eine Parese der kurzen Zehenheber und ein sensibel gestörtes Hautareal dorsal zwischen dem I. und II. Zehengrundgelenk.

▶ *Elektrophysiologie*

Bei elektroneurographischer Messung der Latenz des N. tibialis vom oberen Sprunggelenk zum M. abductor hallucis läßt sich eine Latenzverzögerung nachweisen und nadelelektromyographisch lassen sich Zeichen einer chronische Denervierung ableiten.

Therapie

Läßt sich ein Engpaßsyndrom elektrophysiologisch oder durch die Testinjektion belegen und ist die Schmerzsymptomatologie therapieresistent besteht die Indikation zur operativen Revision.

3.2.6.2. Morton-Neuralgie

Definition

Es handelt sich um ein Engpaßsyndrom der Nn. digitales plantares communes, also an der Fußsohle. Synonym wird der Begriff **Metatarsalgie** benutzt.

Pathogenese

Der Plantarnerv wird zwischen dem III und IV. Strahl in Bereich des Metatarsalgelenks komprimiert. Meist wird dort bei operativer Freilegung ein Pseudoneurom gefunden, infolge chronischer Druckeinwirkung bei meist vorliegenden Fußdeformitäten.

Typische Krankheitszeichen

Schmerzen und brennende Dysästhesien an der Fußsohle bis in die Zehen III und IV bei Belastung, wie Gehen und Stehen.

Befunde

▶ *Klinik*

Sensibilitätsstörung vor allem im Zehenzwischenraum III und IV bis auf die Dorsalseite.

Therapie

Dieses Engpaßsyndrom läßt sich durch die Testinjektion mit Lokalanästhetikum von dorsal her zwischen die Metatarsalgelenke III/IV beweisen und durch Beimischung eines Kortikoidpräparates behandeln. Treten die Schmerzen rezidivierend auf, muß operativ vorgegangen werden und ein Pseudoneurom gegebenenfalls entfernt werden.

3.2.7. Kompartmentsyndrome

Definition

Kompressionssyndrome und Kompartmentsyndrome beschreiben beide Druckläsionen peripherer Nerven. Die in Kap. 3.2.6. dargestellten Kompressionssyndrome kommen aber durch eine Druckeinwirkung von außen zustande, während beim Kompartmentsyndrom der Nerv über eine Druckerhöhung im Inneren der Extremität geschädigt wird. Die Bezeichnung leitet sich von der anatomischen Gliederung der Extremitäten ab, die durch Faszien in einzelne Kompartimente untergliedert werden. Bei einem Kompartmentsyndrom sind also gerade solche peripheren Nerven betroffen, die durch eine gute Weichteildeckung vor äußerer Druckeinwirkung geschützt sind:

Einteilung

Betroffener Nerv	Kompartmentsyndrom
N. peronaeus profundus	Tibialis-anterior-Syndrom
N. tibialis	Tibialis-posterior-Syndrom
N. medianus	Volkmann-Kontraktur
N. ulnaris	Volkmann-Kontraktur

Tab. 3.18: Betroffene Nerven bei den Kompartmentsyndromen.

Pathogenese

Faszien an den Extremitäten dienen einerseits dazu, Muskelgruppen zusammenzufassen und andererseits, funktionell antagonistisch wirksame Muskelgruppen zu trennen. Dadurch entsteht ein Kammersystem, in dessen Lücken auch die Gefäß-Nervenbündel untergebracht sind. Da die Faszien nicht, oder nur begrenzt dehnungsfähig sind, führt jede Volumenvermehrung innerhalb dieses System zur Drucksteigerung auf das Gefäß-Nervenbündel. Dadurch kann ein Circulus vitiosus eintreten, bei dem durch eine Muskelschwellung auch die Arterie oder Vene in einer Weise komprimiert wird, daß entweder eine abflußbedingte Aufstauung in den Weichteilen auftritt oder eine ischämiebedingte weitere Schwellung.

Ursachen einer Volumenzunahme im Kompartiment können sein (☞ Tab. 3.19):

Pathomechanismus	Ursache
Verkleinerung des Kompartiments	• Schließen einer Faszienlücke nach vorheriger Faszienspaltung (Infektion, Trauma o.ä.)
Blutung in die Muskulatur	• Frakturen • Gerinnungsstörungen
Ödematöse Schwellung der Muskulatur	• Muskelüberbeanspruchung (Märsche, untrainierte sportliche Betätigung) • Frakturen • nach operativer Behandlung von Frakturen • arterielle Kompression oder Verschlüsse (Druckeinwirkung von außen, z.B. Gipsverbände, Lagerung bei Komatösen)

Tab. 3.19: Ursachen der Kompartmentsyndrome.

Typische Krankheitszeichen

Das Leitsymptom ist eine ausgeprägt **schmerzhafte Schwellung** des betroffenen Extremitätenabschnitts. Mit zunehmender Schwellung tritt ein Spannungszustand der Haut mit **livider Verfärbung** und später eine **Verhärtung der Muskulatur** ein. Gerade dieser zum Teil bretthart Widerstand bei der Palpation gibt einen Hinweis zur klinischen Differenzierung gegenüber einer eher mit federndem oder teigigem Widerstand einhergehenden Schwellung bei einem Erysipel. Zudem läßt sich die landkartenartige Rötung der Hautoberfläche von der tiefen durchscheinenden lividen Verfärbung beim Kompartmentsyndrom unterscheiden, und beim Erysipel hält sich die Schwellung nicht an die anatomischen Grenzen eines Kompartments. Auch beim Kompartmentsyndrom kann Fieber und eine Leukozytose auftreten. Umgekehrt kann auch ein Erysipel zu einem Kompartmentsyndrom führen. Mit zunehmendem Druck treten dann die neurologischen Ausfälle hinzu.

Unbehandelt mündet die Erkrankung neben der irreversiblen Schädigung des beteiligten Nerven in eine ischämische Muskelnekrose. Im Gutachtenwesen kann es von Bedeutung sein, zu unterscheiden, ob die Funktionseinbuße auf die eingetretene Druckläsion des Nerven oder die ischämische Muskelkontraktur zurückzuführen ist.

Befunde

➤ *Klinik*

Beim **Tibialis-anterior-Syndrom**, dem mit Abstand häufigsten Kompartmentsyndrom, kommt es zu einer Kompression des N. peronaeus profundus mit einer typischen Fußheberparese (☞ Kap. 3.2.6.) auch durch die Muskelischämie selbst und eine gleichzeitige Zehenheberparese, sozusagen als "Fernwirkung". Hat sich im Verlauf eine ischämische Muskelkontraktur entwickelt, wird der "Fallfuß" allerdings durch die Muskelverkürzung wieder aufgehoben.

Beim **Tibialis-posterior-Syndrom** wird in der Beuger-Loge der N. tibialis (☞ Kap. 3.2.6.) geschädigt. Die Supination des Fußes und die Zehenbeugung sind folglich eingeschränkt. Da diese Loge in der Tiefe zwischen Tibia und Fibula liegt, kann die Schwellung lange übersehen werden.

Die **Volkmann-Kontraktur** beschreibt von chirurgischer Seite den Endzustand einer ischämischen Muskelnekrose, hier bei distalen Humerusschaftbrüchen mit begleitendem Kompartmentsyndrom, das entweder den N. medianus oder den N. ulnaris betrifft. Der N. radialis, der sonst bei Humerusfrakturen im mittleren Drittel direkt getroffen wird, liegt hier bereits so oberflächlich, daß er nicht mehr in das Kompartmentsyndrom mit einbezogen wird. Die eingetretene Kontraktur fixiert das Gelenk in Endposition, hier das Handgelenk in extremer Beugung (zusammen mit der Fingerbeugung), so daß die Extremität gebrauchsunfähig wird. Die Sensibilitätsstörung folgt dem peripheren Versorgungsgebiet der genannten Nerven (☞ Kap. 3.2.6.).

Unter dem sich steigernden Druck tritt zunächst die Schädigung des Nerven und die Kompression der Venen ein. Erst spät ist die Drucksteigerung im Kompartiment so hoch, daß auch die arterielle Zufuhr unterdrückt wird. **Der periphere Puls bleibt also lange erhalten**. Ein Pulsverlust zeigt eine extreme Drucksteigerung im Kompartiment oder einen von vornherein verantwortlichen arteriellen Verschluß an.

➤ *Serologie*

Durch die Muskelnekrosen ist die CK im Serum bereits früh erhöht, es folgt eine Erhöhung der Transaminasen. Eine Leukozytose und unspezifische BSG-Erhöhung begleiten den Verlauf. Durch den zunehmenden Muskelzerfall läßt sich im fortgeschrittenen Stadium Myoglobin im Urin nachweisen.

➤ *Elektrophysiologie*

Elektromyographisch läßt sich typischerweise weder ein Muskelaktionspotential bei Insertion noch bei Ruhe- oder Willkürinnervationsbedingungen nachweisen. Der Muskel ist elektrisch still.

➤ *Bildgebung*

Die Bildgebung beschränkt sich auf die Darstellung, beziehungsweise den Nachweis der Fraktur. Eine Schnittbildgebung mit CT oder MRT der betroffenen Extremität ist möglich und kann in leichteren Grenzfällen oder tiefen Logensyndromen (Tibialis-posterior) hilfreich sein, in aller Regel ist das Kompartmentsyndrom aber ein klinisch lösbares Problem. Dessen Therapie sollte zudem nicht durch umfangreiche Zusatzdiagnostik hinausgezögert werden.

Therapie

Die Diagnose eines Kompartmentsyndroms stellt eine Notfallindikation zur Faszienspaltung dar. Die chirurgische Intervention sollte unmittelbar erfolgen, zumindest innerhalb von 24 Stunden. Spätestens nach 48 Stunden ist die Läsion des peripheren Nerven irreversibel.

3.3. Zirkulationsstörungen

Definition

Abgesehen von sekundären Nervenläsionen aufgrund von Ischämien ganzer Extremitätenabschnitte wie beim Kompartmentsyndrom, gibt es auch Schädigungen peripherer Nerven durch Erkrankungen der Vasa nervorum.

Einteilung

Erkrankungen der Vasa nervorum treten selten isoliert auf. Meist handelt es sich um eine Mitbeteiligung dieser Mikrogefäße (< 100 µm Ø) im Rahmen einer systemischen Grunderkrankung, z.B.:

Mikroangiopathie bei
- Diabetes mellitus (Polyneuropathie vom Multiplex-Typ)
- Vaskulitis (z.B. bei Kollagenose o.ä., ☞ Kap. 3.1.2.6.)
- Arteriosklerose (Mononeuropathie)

Pathogenese

Durch einen Verschluß des den Nerven versorgenden Gefäßes (Vasa nervorum) kommt es zum Untergang des Achsenzylinders oder zumindest durch die Minderperfusion zum Untergang der Schwann'schen Zelle und zu einer Myelinisierungsstörung mit Leitungsblock.

Typische Krankheitszeichen

Prototyp der systemischen vaskulären Polyneuropathie (PNP) ist die PNP beim Diabetes mellitus, vorwiegend beim Diabetes mellitus Typ II, wobei durch die Tatsache, daß die mikroangiopathischen Veränderungen nicht überall gleich fortgeschritten sind, erklärlich wird, warum sich bei diesem Kausalzusammenhang eine PNP vom Multiplextyp (siehe auch Kap. 3.1.2.6.) herausbildet. Dagegen bedingen die diabetisch ausgelösten metabolischen Störungen Nervenläsionen, die gleichmäßiger, d.h. symmetrischer, verteilt sind.

Im Rahmen einer fortgeschrittenen Arteriosklerose gibt es auch sogenannte Apoplexe (Infarkte) einzelner Nerven, die sich klinisch besonders auffällig bei Hirnnerveninfarkten älterer Patienten darstellen und eine umfangreiche Differentialdiagnostik (z.B. Aneurysmaausschluß bei isolierter N. abducens-Parese) bedingen.

3.3.1. Diabetische Neuropathie

Definition

Die diabetische Neuropathie ist in aller Regel eine **Polyneuropathie** und stellt zusammen mit der alkohol-toxischen PNP mit Abstand die häufigste Polyneuropathie überhaupt dar. Nahezu ein Drittel aller Polyneuropathien können ursächlich auf einen Diabetes mellitus zurückgeführt werden.

Betrachtet man allein die distale sensible PNP-Form mit Reflexabschwächung und Vibrationssinnminderung, so kann diese Form, auch ohne klinisch wenig belästigend in Erscheinung zu treten, bei ca. *80 % aller Diabetiker jenseits des 50. Lebensjahrs* gefunden werden. Nicht selten sind es gerade diese distalen Parästhesien, die bei ihrer Abklärung die diabetische Stoffwechsellage bei älteren Patienten erst aufdecken.

Einteilung

Die diabetische Polyneuropathie hat mehrere klinische Erscheinungsformen:

- **symmetrische sensible oder sensomotorische Polyneuropathie**
- **proximale asymmetrische motorische Neuropathie (diabetische Amyotrophie)**
- **Mononeuropathien oder Mononeuropathia multiplex**
- **autonome Neuropathie**

Pathogenese

Der pathophysiologische Weg von der diabetischen Stoffwechsellage zur Polyneuropathie ist bislang nicht eindeutig geklärt und sicher auch kein monokausaler.

Es gibt Argumente, daß die Beobachtung uneinheitlicher, multifokaler Faseruntergänge, zudem noch proximal im Nerven (also Ganglien-nah, d.h. kurze Wege des Axontransports) für eine ischämische Genese bei einer diabetisch bedingten Mikroangiopathie spricht. Andererseits spricht die Tatsache, daß der Schweregrad der PNP bzw. der Ausfälle mit dem Ausmaß (auch mit der Dauer) der diabetischen Stoffwechselentgleisung korreliert und sich selbst eine typische proximale Neuropathie vom Multiplextyp nach Korrektur des Blutzuckerwertes und bei drastischer Reduktion des zuvor drastisch erhöhten glykosylierten HbA_1 (zeitweise bis über 10 %) wieder zurückbildet, für eine metabolische Genese. Die unter Insulinmangel auftretenden Störungen des zellulären Metabolismus betreffen sekundär auch den Fettstoffwechsel und die Proteinsynthese, was in Summation auch die Myelinisierung des peripheren Nerven stört.

Es gibt daher Thesen, die die periphere symmetrische PNP mehr mit metabolischen Faktoren und die Schwerpunkts- (proximal asymmetrische PNP) und Mononeuropathien mehr mit vaskulären Faktoren in Verbindung bringen.

Der Typ der diabetischen PNP, der vorwiegend zu autonomen Störungen mit brennenden Dysästhesien führt, ist auf eine Störung der C-Fasern zurückzuführen und wird als "*small-fibre-neuropathy*" bezeichnet.

Typische Krankheitszeichen

▶ *Symmetrische sensible oder sensomotorische Polyneuropathie*

Bevor die Patienten die sensiblen Ausfällen (siehe klinische Befunde) selbst bemerken, stehen bereits sensible Reizerscheinungen im Vordergrund. Neben distalen unangenehmen Kribbelparästhesien, die sich von den Füßen aus beidseits auf die Unterschenkel ausbreiten, sind es vor allem Dysästhesien an den Füßen mit brennendem Charakter, sog. "**burning feet**", zusammen mit Muskelschmerzen (Muskelkrämpfe) an den Waden, die den Patienten zwingen, vor allem während der Nacht aufzustehen und herumzulaufen.

▶ *Proximale asymmetrische motorische Neuropathie (diabetische Amyotrophie)*

Auch hier treten initial Schmerzen auf, die radikulär ausstrahlen können, ohne wirklich durch eine radikuläre Läsion bedingt zu sein, also pseudoradikulärer Natur sind und häufig einen plötzlich einschießenden (lanzinierenden) Charakter haben. Im Gegensatz zur Plexusläsion, bei der sensible und motorische Ausfälle im Vordergrund stehen, überwiegen bei der diabetischen Amyotrophie Schmerzen sowie Paresen und Atrophien im Bereich der Becken- und Schultergürtelmuskulatur; sensible Ausfälle sind nur gering.

▶ *Mononeuropathien oder Mononeuropathia multiplex*

Da das klinische Bild sich in mehrerer Hinsicht mit anderen Mononeuropathien z. B. ischämischer Genese überschneidet, wird dieses Bild getrennt unter Kap. 3.3.2. dargestellt.

▶ *Autonome Neuropathie*

Die autonome Beteiligung bei diabetischer Neuropathie ist die zweithäufigste Erscheinungsform. Die für die Patienten subjektiv am deutlichsten hervorstechendsten Beeinträchtigungen durch vegetative Störungen sind:

Klinische Checkliste Autonome Neuropathie

✓ orthostatische Dysregulation mit Kollapsneigung

✓ gastrointestinale Störungen (Dysphagie, Diarrhöen mit exokriner Pankreasstörung)

✓ urogenitale Störungen (erektile Dysfunktion)

✓ kardiovaskuläre Störungen (Ruhetachykardie)

✓ trophische Störungen (Aufhebung des thermoregulatorischen Schwitzens, Hautulzerationen)

Insbesondere die Tatsache, daß die Patienten durch die autonome Störung **Heißhunger und Schwitzen nicht wahrnehmen**, stellt für sie eine unmittelbare Bedrohung dar, da sie hierdurch die **Warnsymptome einer Hypoglykämie nicht mehr wahrnehmen können**.

Bei manchen Patienten stehen die vegetativen Ausfälle mit kardiovaskulärer Störung und Orthostasereaktion allein im Vordergrund, so daß sie wegen der Kollapsneigung nicht mehr das Haus verlassen. In seltenen Fällen ergibt sich ein Bild wie beim Guillain-Barré-Syndrom mit einer Pandysautonomie (☞ Kap. 3.1.2.4.).

Beim Zusammentreffen von autonomen trophischen Störungen der Haut mit einer sensiblen PNP, vor allem bei längerer Diabetes-Anamnese, besteht für den Diabetiker die Gefahr, daß er die auftretenden Hautläsionen mit Ulzerationen nicht wahrnimmt bzw. erst zu spät bemerkt. Zusammen mit der Mikroangiopathie wächst die Gefährdung, eine Gangrän zu entwickeln, was bis zur Amputation führen kann, da diese Ulzerationen mit Neigung zu Sekundärinfektionen nur schlecht ausheilen.

Befunde

▶ Klinik

Symmetrische sensible oder sensomotorische Polyneuropathie

> **Neurologische Checkliste Symmetrische sensible oder senso-motorische PNP**
>
> ✓ socken- oder strumpfförmige Hypästhesie und Hypalgesie (epikritisch)
> ✓ Herabsetzung des Vibrationsempfindens (Pallhypästhesie) und des Lagesinns
> ✓ Abschwächung bis Aufhebung der Muskeleigenreflexe (ASR > PSR)
> ✓ Entwicklung von Fuß- und Zehenheberparese und Atrophien der kleinen Fußmuskeln (spät)

Bei manchen Patienten steht die Störung des Lagesinns mehr im Vordergrund als die der epikritischen (Oberflächen-) Sensibilität. Durch die Störung des Lagesinns präsentieren sie eine sensible Ataxie, da sie keine Rückmeldung über die gerade aktuelle Position der Extremität haben. Klinisch entwickelt sich dadurch eine Gangunsicherheit mit Fall- oder Stolperneigung.

Proximale asymmetrische motorische Neuropathie (diabetische Amyotrophie)

> **Neurologische Checkliste Proximale asymmetrische motorische Neuropathie**
>
> ✓ proximal keine sensiblen Ausfälle (distale Sensibilitätsstörungen sind unabhängig!)
> ✓ subakut einseitig beginnende proximale Parese, meist in den Kniestrecker
> ✓ früh einsetzende Atrophie in den paretischen Muskeln des Oberschenkels
> ✓ Abschwächung des Patellarsehnenreflexes

Die Paresen treten meist unter pseudoradikulären Schmerzen, auch hier mit nächtlicher Betonung auf. Die vermeintlich schwierige differentialdiagnostische Unterscheidung gegenüber einer Femoralisparese läßt sich bei einer akribischen neurologischen Untersuchung treffen, die die Paresen auch benachbarter Muskeln am Oberschenkel nachweist und damit belegt, daß es sich nicht um eine Mononeuropathie handelt.

Unter strenger Einstellung der Blutzuckerwerte und Reduktion des HbA_{1C} bilden sich die Paresen unter Zurücklassen der Atrophie langsam im Verlauf von Monaten wieder zurück.

Mononeuropathien oder Mononeuropathia multiplex

Die im Vordergrund stehenden Hirnnervenausfälle werden unter Kap. 3.3.2. dargestellt (siehe dort).

Autonome Neuropathie

> **Neurologische Checkliste Autonome Neuropathie**
>
> ✓ Pupillenstörung (z.B. Pupillenerweiterung, oder verzögerte Pupillenreaktion), Verminderung der Tränenreaktion (parasympathische Okulomotoriusstörung)
> ✓ Ruhetachykardie, orthostatische Dysregulation
> ✓ Diarrhoen, Dysphagie
> ✓ erektile Dysfunktion (Impotenz), Blasenentleerungsstörung mit Restharnbildung
> ✓ periphere Durchblutungsstörungen (sympathische Gefäßregulationsstörung), Hautulzera

▶ Serologie

Kontrolle des Blutzucker-Tagesprofils unter Einschluß auch nächtlicher Werte (z.B. früh morgens gegen 4 Uhr wegen paralleler Veränderung mit dem Kortisol-Spiegel!), Kontrollen des HbA_{1C} und der Elektrolyte.

▶ Elektrophysiologie

Die elektroneurographische Untersuchung deckt häufig bei noch subklinischem Diabetes mellitus bereits eine Verlangsamung der peripheren Latenz bzw. Nervenleitgeschwindigkeit vornehmlich der distalen sensiblen Nerven (N. suralis) auf. Die diabetischen PNP gilt bezogen auf den distal symmetrischen Typ als Prototyp einer demyelinisierenden Neuropathie.

Bereits die proximale asymmetrische Form, wie auch die Mononeuropathie, weist aber auch axonale Beteiligungen auf, die auch die symmetrische distale Form nach langen Verläufen zeigen kann. Dann stehen Potentialhöhenverluste im ENG und elektromyographisch nachweisbare Denervierungszeichen im Vordergrund.

Autonome Störungen können ebenfalls objektiviert werden. Die orthostatische Dysregulation wird mittels des Schellong-Tests oder einer transkraniellen Doppler-Untersuchung der Strömungsgeschwindigkeit in der A. basilaris auf dem Kipptisch belegt. Daneben kann die fehlende kardiale Steuerung durch die fehlende Herzfrequenzvariabilität im 30/15-Test (☞ Kap. 3.1.) nachgewiesen werden. Die sympathische Hautantwort (elektromyographisch messbar) wird zur Abschätzung drohender trophischer Störungen verwendet.

 Bildgebung

Aufgrund der autonomen Beteiligung mit trophischen mikrovaskulären Störungen kann es beim gleichzeitigen sensiblen Kontrollverlust durch fehlende Schmerzhaftigkeit zu subjektiv nicht auffallenden knöchernen Schädigungen kommen, die sich als Ermüdungsfrakturen darstellen. Bevorzugt ist das Knie- oder Fußgelenk, hier vor allem Talus und Calcaneus, betroffen. Man spricht bei dem Nachweis einer Osteoarthropathie mit "schmerzlosen" Ermüdungs-, also Kompressionsfrakturen vom "Charcot- Fuß". Im fortgeschritten Stadium einer diabetischen PNP sollten somit native Röntgenuntersuchungen dieser Skelettabschnitte mit zum Untersuchungsprogramm gehören.

Therapie

Ganz im Vordergrund der Therapie steht die optimale Einstellung des Diabetes mellitus. Wenn dies mit oralen Antidiabetika (z.B. Sulfonylharnstoffen) nicht möglich ist, muß auf Insulin umgestellt werden.

Darüber hinaus kann versucht werden, die Störung der Schwannschen Zelle und damit der Myelinisierung durch Gabe eines Aldose-Reduktase-Inhibitors (Sorbinil, nur über die internationale Apotheke zu beziehen) zu beheben, der die unter Hyperglykämie übermäßige Bildung von Sorbitol aus Glukose mindert.

Zur Behandlung der Dys- oder Parästhesien wird zunächst die intravenöse Gabe von α-Liponsäure über zwei bis vier Wochen und anschließend die orale Gabe dieser Wirksubstanz empfohlen. Liponsäure ist eine physiologisch vorkommende Substanz, die kausal in die Pathomechanismen der Neuropathie eingreift, da sie als Coenzym an der Aufrechterhaltung des Energiestoffwechsels maßgeblich mitbeteiligt ist. In der oralen Therapie ist die Wirksamkeit des fettlöslichen Prodrugs Benfotiamin durch die Verbesserung von Sensibilitätsstörungen, Schmerzen und Nervenleitgeschwindigkeit erwiesen. Die stoffwechselaktive Form von Benfotiamin, Thiaminpyrophosphat, spielt als Coenzym der Pyruvat-Dehydrogenase und der Ketoglutaratdehydrogenase ebenso wie die α-Liponsäure eine wichtige Rolle im oxidativen Glukoseabbau. Während für die wasserlöslichen Thiaminderivate ein tägliches Resorptionslimit von 5-10 mg existiert, erfolgt die Resorption von Benfotiamin dosisproportional. Benfotiamin besitzt eine bis zu 99% höhere Bioverfügbarkeit als die wasserlöslichen Thiaminderivate

Neuroleptika oder trizyklische Antidepressiva werden dagegen eher zur Coupierung der Schmerzzustände und zur Sedierung benutzt. Die topische Anwendung von Capsaicin (aus Paprika) bietet nach vorliegenden Studien eine zusätzliche therapeutische Möglichkeit zur Beeinflussung des neuropathiebedingten Schmerzsyndroms.

Zur Behandlung der begleitenden Muskelkrämpfe können neben Benzodiazepin-Abkömmlingen (Baclofen oder Lorazepam) auch Chinin oder Magnesiumpräparate benutzt werden.

Die orthostatische Dysregulation kann durch die Verordnung von Fludrocortison (Astonin-H®) gebessert werden. Einfache Maßnahmen, wie das Tragen einer Kompressionsstrumpfhose, machen aber häufig eine medikamentöse Therapie überflüssig.

Trophische Störungen der Haut und Ulzerationen müssen vor Sekundärinfektionen geschützt, gegebenenfalls chirurgisch revidiert werden. Das Tragen nicht beengenden Schuhwerks mit Polsterung kann solchen Druckläsionen vorbeugen.

3.3.2. Mononeuropathia cranialis

 ### Definition

Hirnnervenausfälle, vornehmlich bei älteren Patienten, treten als **Mononeuropathie** oder multipel (**Mononeuropathia multiplex**) auf. Häufig läßt sich ein Diabetes mellitus als Grunderkrankung nachweisen. Es gibt aber keine Korrelation zum Verlauf oder Schweregrad des Diabetes. Meist sind der N. oculomotorius und der N. abducens betroffen. Ausfälle dieser Nerven werden auch im Rahmen von Subarachnoidalblutungen oder allein bei sich ausdehnenden Aneurysmen an den Hirnbasisarterien gesehen. Die Mononeuropathia cranialis kann aber auch den *N. trochlearis*, *N. facialis* und die *kaudalen Hirnnerven* betreffen. Neben diesen motorischen Hirnnerven wird selten der N. trigeminus als sensibler Nerv erfaßt. Nicht nur bei diesen sensiblen Nerven, sondern auch bei den motorischen gehen die Erkrankungen mit Schmerzen einher.

Pathogenese

Für den N. oculomotorius und N. abducens belegt, für die übrigen Hirnnerven wahrscheinlich, aber bisher neuropathologisch nicht nachgewiesen, geht die Mononeuropathie dieser Hirnnerven auf einen Hirnnerveninfarkt zurück, bedingt durch eine Mikroangiopathie. Die Mikroangiopathie ihrerseits kann mit einem Diabetes mellitus vergesellschaftet sein andererseits aber auch im Rahmen einer Gefäßerkrankung auftreten, die gleichfalls ein makroangiopathisches Muster aufweist. Besonders sind hier solche Prozesse zu nennen, die mit einer Elongation und einem Elastizitätsverlust (Dolichoektasie) der Gefäße einhergehen.

Typische Krankheitszeichen

Auffälligstes klinisches Merkmal dieser Mononeuropathie (gleichzeitig auch bei solchen, die am Körperstamm oder an den Extremitäten als Schwerpunktsmononeuropathie auftreten) ist der meist brennende Schmerzcharakter, der zum Teil einen als "schneidend" empfundenen Anteil hat, daß man an eine Kausalgie erinnert ist.

Befunde

> *Klinik Augenmuskelparesen*

Neurologische Checkliste		
Hirnnerv	Augenmuskelparese	Doppelbilder
N. oculomotorius (III. Hirnnerv)	M. rectus medialis M. rectus superior M. rectus inferior M. obliquus inferior M. sphincter pupillae (parasympathisch) M. levator palpebrae	primär keine Doppelbilder (da durch die Ptose das paretische Auge abgedeckt wird); schräge ungekreuzte Doppelbilder, wenn das paretische Auge aufgehalten wird
N. trochlearis (IV. Hirnnerv)	M. obliquus superior	schräge gekreuzte Doppelbilder
N. abducens (VI. Hirnnerv)	M. rectus lateralis	horizontale ungekreuzte Doppelbilder

Durch die Augenmuskelparese steht der Bulbus beim Geradeausblick in einer Fehlstellung, die als **paralytischer Strabismus** beschrieben wird.

Diese Fehlstellung beim Geradeausblick bedeutet, daß nach den Gesetzen der Optik bei einer bikonvexen Linse (Augenlinse) der nicht gebeugte Zentralstrahl auf einer der Netzhauthälften auftrifft und nicht im Zentrum. Folglich resultieren Doppelbilder, da das projizierte Bild auf einer der Netzhauthälften scheinbar von lateral bzw. medial kommt, während auf der nichtparetischen Gegenseite das Bild von geradeaus zu kommen scheint.

Weil dem Patienten Doppelbilder unangenehm sind, versucht er sie zu vermeiden. Dies gelingt ihm am besten, wenn er von der paretischen Seite weg, also zur noch normal innervierten und durch den erhaltenen Muskelzug überwiegenden Gegenseite schaut. Da eine permanente Blickwendung weg von der paretischen Seite funktionell ebenso unbefriedigend ist, benutzt er eine ausgleichende Kopfwendung zur Gegenseite, um zurück zur Mittelposition zu kommen (**Bielschowsky-Phänomen**).

Daraus resultieren folgende Regeln:
- **geringste Schielabweichung beim Blick weg von der paretischen Seite**
- **Ausgleich der Augenmuskelparese durch Kopfwendung zur paretischen Seite**
(d.h. anstatt der paretischen Augenmuskeln werden die Halsmuskeln zur Blickwendung benutzt)

Für die drei dargestellten Augenmuskelparesen ergeben sich die folgenden klinischen Bilder (☞ Abb. 3.31 a-c).

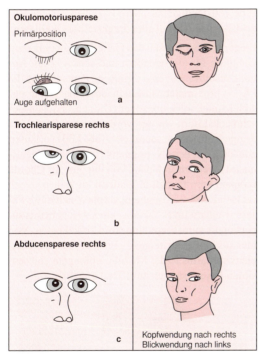

Abb. 3.31a-c: Bulbusfehlstellungen bei Augenmuskellähmungen.

Ist die Bulbusfehlstellung so gering, daß von ihr allein das zu erwartende Doppelbild nicht abgelesen werden kann, so kann die Frage, ob die Doppelbilder gekreuzt oder ungekreuzt sind, durch den sogenannten "**Abdecktest**" geklärt werden.

Abdecktest: Vor eines der Augen wird ein Rotglas gehalten und dann nacheinander die beiden Augen abgedeckt. Der Patient beschreibt nach der Farbe getrennt, welches Bild verschwindet.

Problematisch ist es sowohl für den N. oculomotorius als auch den N. abducens, zwischen einer peripheren und einer nukleären Hirnnervenparese zu unterscheiden.

Am Beispiel der häufigsten Augenmuskelversorgenden Hirnnervenparese, der **Abduzensparese**, kann man folgendes klar machen:
Die Augenmuskelkerne sind beidseits, um eine konjugierte Augenbewegung zu ermöglichen, durch den Fasciculus longitudinalis medialis (MLF) verbunden, dies wiederum strickleiterartig untereinander. Bei einer peripheren Lähmung ist die zentrale Verschaltung nicht tangiert, und die Gegenseite ist voll intakt. Wird aber der Abducens-Kern selbst geschädigt, gelingt also keine Meldung zur Gegenseite über die momentane Innervationssituation. Dadurch kann die Gegenseite keine konjugierte Augenbewegung ausführen, es resultiert eine horizontale Blickparese. Der M. rectus medialis der nicht geschädigten Seite führt keine Mitbewegung aus, obwohl er bei Konvergenz normal, also nicht paretisch, anspringt.

Als Sonderheit findet sich bei einer nukleären Abduzensparese aufgrund der anatomischen Nachbarschaft in der Hälfte der Fälle eine ipsilaterale Fazialisparese.

Beim **N. oculomotorius** ist die Differenzierung einer peripheren von einer zentralen Lähmung ebenfalls durch eine anatomische Betrachtung erleichtert. Aufgrund der Anordnung der Fasern tritt bei einer peripheren Parese gleichzeitig zur Augenmuskellähmung die Ptosis und die Mydriasis auf, während bei der nukleären Läsion die Ptosis das letzte Symptom ist, das hinzutritt.

▶ *Klinik Fazialisparese:*

Die periphere Fazialisparese ist gekennzeichnet durch eine **schlaffe Parese der ipsilateralen mimischen Muskulatur** des Gesichts unter *Einbeziehung der Stirn* (☞ Abb. 3.33 a) und des Platysma. Die Stirn kann nicht mehr gerunzelt, das Auge durch die Parese des M. orbicularis oculi nicht mehr geschlossen (**Lagophthalmus**) und die Wangenmuskel nicht so innerviert werden, daß die Wangen ohne Luftverlust aufgeblasen oder die Zähne gezeigt werden können. Der Mund ist zur gesunden Seite verzogen. Durch den fehlenden

Augenschluß kann beobachtet werden, wie beim Versuch die Augen zu schließen unwillkürlich die Bulbi nach oben gewendet werden, das sogenannte **Bell'sche Phänomen**.

N. petrosus major	⇨	reguliert die Tränensekretion (parasympathisch)
Fasern zum M. stapedius	⇨	reguliert die Spannung am ovalen Fenster (motorisch)
Chorda tympani	⇨	reguliert die Speicheldrüsen (parasympathisch)
	⇨	sensorische Geschmackswahrnehmung
N. intermedius	⇨	sensible Versorgung des Gehörgangs, der Ohrmuschel und des Trommelfells

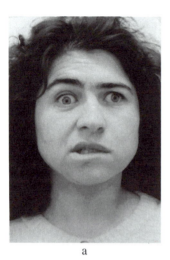

a

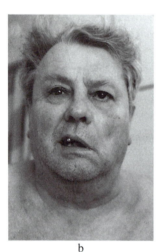

b

Abb. 3.32: **a**: Periphere Fazialisparese links. **b**: Zentrale Fazialisparese links.

Eine Reihe von Nerven oder Nervenanteilen folgen dem peripheren Verlauf des N. facialis und legen sich diesem an bzw. entspringen aus dem Hauptstamm der Reihenfolge nach vom Hirnstamm durch den Fallop'schen Kanal im Felsenbein:

Eine vollständige periphere Fazialisparese bedeutet daher den Ausfall aller dargestellter Qualitäten.

Liegt die Läsion distal des Ganglion geniculi, dem Ganglion für die sensiblen und sensorischen Anteile, resultiert nur eine mimische Parese. Liegt die Läsion proximaler, sind auch Geschmack und sensibler Anteil mit einbezogen. Die sensorischen Geschmacksfasern von den vorderen zwei Drittel der Zunge (süß, salzig, sauer) (☞ Abb. 3.33) verlaufen zunächst mit dem N. lingualis (sensibler Trigeminusast), trennen sich dann von ihm, um als Chorda tympani zum Ganglion geniculi zu ziehen. Noch im Bereich des Felsenbeins trennen sich diese Fasern wieder vom N. facialis, um als N. petrosus superficialis zum Trigeminuskern zu gelangen. Von hier aus gibt es absteigende Projektionen zum Nucleus solitarius in der Medulla oblongata, die sensiblen Fasern steigen zum Thalamuskern auf.

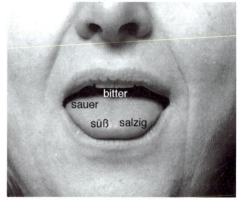

Abb. 3.33: Verteilung der Geschmacksempfindung auf der Zunge.

> **Geschmacksprüfung**
>
> Die Prüfung des sensorischen Anteils zielt auf die Diskriminierung der basalen Geschmackskomponenten: süß, sauer, salzig und bitter (letzteres wird am Zungengrund geschmeckt, die Papillae vateri werden durch den IX. Hirnnerven innerviert). Nach der Applikation der Geschmacksprobe an der charakteristischen Stelle (☞ Abb. 3.33) muß der Patient den Mund offenhalten und nicht sprechen, da sonst die Probe auf der Zunge verteilt und mit der Gegenseite geschmeckt wird. Er wird aufgefordert, auf vorher schriftlich angebotene Antwortkärtchen zu zeigen.

Es ist darauf hinzuweisen, daß der eigentliche '**Geschmack**' einer Speise überwiegend eine **Geruchswahrnehmung** ist. Beim Ausfall der Qualitäten des N. intermedius beschreibt der Patient zumeist einen faden Geschmack der Speisen.

Ist die Innervation der mimischen Muskulatur nicht durch eine periphere Läsion, sondern durch ein solche im Kerngebiet oder im Bereich des zentralen motorischen Neurons (Hirnrinde → Fazialiskern) gestört, so entfallen natürlich begleitende neurologische Ausfälle, da diese nur durch den räumlichen Zusammenhang mit anderen Fasersystemen in der Peripherie gegeben sind. Dafür findet sich meist eine deutliche Betonung der Parese im Bereich des Mundastes, und der Stirnast ist nicht betroffen. Dies läßt sich dadurch erklären, daß kaudal des VII. Hirnnerven (eingeschränkt gilt dies auch für den N. glossopharyngeus und N. hypoglossus) und insbesondere auch im Fall der proximalen, körperstammnahen Muskulatur des Schulter- und Beckengürtels die Pyramidenbahn einzelne auf Hirnstammniveau nicht kreuzende Fasersysteme hat. So kann im Fall der kontralateralen Schädigung im Hemisphärenbereich noch die von ipsilateral kommende Pyramidenbahn den Stirnast über den intakten Kern stimulieren, während die übrigen Äste eine solche ipsilaterale Versorgung nicht haben.

▶ *Kinik Glossopharyngeusparese (Parese des IX. Hirnnerven):*

Eine Störung des N. glossopharyngeus bewirkt eine Parese der Muskulatur des weichen Gaumens. Da die Innervation der Muskeln der Gegenseite intakt ist, wird durch den überwiegenden Tonus dieser Seite das Gaumensegel zur gesunden Seite verzogen (Kulissenphänomen) und das Gaumensegel auf der betroffenen Seite nicht angehoben. Durch die sensible Störung am Zungengrund und an der Rachenhinterwand ist der Würgereflex (z.B. bei Berührung mit einem Spatel) aufgehoben. Durch den fehlenden Abschluß des Mundraumes fließen dem Patienten flüssige Nahrungsbestandteile zur Nase wieder heraus.

Eine Irritation des N. glossopharyngeus kann zu neuralgischen Schmerzen führen (siehe auch Kap. 1.9.5.).

Durch die Parese der kaudalen Hirnnerven (IX, X, XII) ist der Schluckakt aufgehoben, oder es besteht eine Dysphagie, da der N. vagus noch die oberen 2/3 des Ösophagus (quergestreifte Muskulatur) und der N. hypoglossus die Zunge innerviert.

Umgangssprachlich und bildhaft formuliert "wirft die Zunge (N. hypoglossus) den Essensbrocken nach hinten, der Rachen (N. glossopharyngeus) fängt ihn auf und der Ösophagus (N.vagus) übernimmt den Abtransport".

Daneben innerviert der X. Hirnnerv als N. recurrens das Stimmband. Eine einseitige Parese führt zur Senkung der Vorspannung (schlaffe Stimmbandlähmung) und zur Heiserkeit. Beidseitige Lähmung läßt die Stimmritze kollabieren und blockiert den Lufttransport (akute Atemnot, Indikation zur Tracheotomie!). Ist die Störung supranukleär, folgt eine spastische Tonuserhöhung (straffe Stimmbandlähmung).

▶ *Klinik Akzessoriusparese:*

Der N. accessorius versorgt den M. sternocleidomastoideus und den oberen Anteil des M. trapezius. Es folgt eine Teilparese bei der Schulterhebung ("Schulterzucken") zusammen mit einer Atrophie (einseitige Einsenkung der oberen Schulterkontur) sowie durch die Lähmung des M. sternocleidomastoideus eine erschwerte Kopfwendung zur Gegenseite und des Kopfhebens. In der Normalstellung weicht der Kopf diskret zur erkrankten Seite ab (Tonusüberwiegen der Gegenseite) und ist leicht gesenkt, das heißt, der Kopf ist zur gesunden Seite geneigt und das Kinn zur kranken Seite gedreht.

▶ *Klinik Hypoglossusparese:*

Der N. hypoglossus innerviert die Zungenmuskulatur. Seine periphere Läsion erschwert das Herausstrecken der Zunge, wobei angemerkt werden muß, daß diese Sprachbeschreibung falsch ist. Die Zunge wird durch den M. genioglossus aus dem Mund herausgezogen. Da die erkrankte Seite beim Herausstrecken paretisch im Mund verbleibt, schiebt sich die gesunde Seite um dieses "Hindernis" herum und weicht daher zur kranken Seite durch eine schräge Richtung ab. Die Zunge wird durch die Fehlinnervation atrophisch und runzelig. Besonders bei beidseitiger peripherer oder nukleärer Läsion resultiert eine klinisch auffällige näselnde und verwaschene Sprach- und auch eine Schluckstörung. Diese Form wird als **bulbäre Sprachstörung** genannt.

Zentrale, d.h. supranukleäre Lähmungen können durch die ipsilateralen Bahnen (s.o.) kompensiert werden und fallen klinisch daher nicht auf, es sei denn die Lähmung ist doppelseitig. Die resultierende Sprach- und Schluckstörung nennt man eine pseudobulbäre Störung.

▶ *Serologie*

Im Hinblick auf mikrovaskuläre Störungen vor allem bei den motorischen kranialen Hirnnerven ist der Blutzuckerspiegel, das Blutzuckertagesprofil, der Glukosetoleranztest und auch das HbA_{1c} zu prüfen. Gleichzeitige arteriosklerotische mikroangiopathische Störungen der Niere lassen sich anhand der Elektrolytverschiebungen, der Retentionswerte und der Clearance herausfinden.

Entzündliche oder vaskulitische Grunderkrankungen äußern sich in Erhöhung der BSG, des CRP und der im Vakulitis-Kapitel dargestellten Werte.

Granulomatöse Veränderungen im Rahmen einer Sarkoidose (M. Boeck) können die Hirnnerven entlang des Liquorraums erfassen (N. facialis + Parotitis + Uveitis = Heerfordt-Syndrom). Daher sind Untersuchungen des Lysozyms und des ACE notwendig.

▶ *Liquor*

Im Liquor sind nur geringfügige unspezifische Veränderungen der Zellzahl und des Eiweißes zu erwarten, es sei denn, wie bei der Fazialisparese, eine Zoster- oder andere spezifische entzündliche Erkrankung des Liquorraums liegt vor (☞ Kap. 1.1. ff.).

▶ *Elektrophysiologie*

Die Elektrodiagnostik kann hier diagnostisch die Denervierungszeichen nadelelektromyographisch und elektroneurographisch eine fehlende Erregbarkeit des N. facialis nachweisen. Diese Untersuchung dient vor allem zur Klärung des Ausmaßes der Denervierung und zur prognostischen Einschätzung (Nachweis von Reinnervationszeichen).

▶ *Bildgebung*

Im Fall der vaskulären Genese kann die Bildgebung nichts zur Diagnostik beitragen, da die Auflösung zu gering ist.

Sie wird aber vielmehr zum differentialdiagnostischen Ausschluß anderer Ursachen eingesetzt. Entzündliche Veränderungen der Hirnnerven entlang ihres intrakraniellen Verlaufs durch den Liquorraum lassen sich durch Dünnschichtaufnahmen in der MRT durch Kontrastmittelaufnahme des entzündlich veränderten Nervs nachweisen.

Den Röntgen- und computertomographischen Aufnahmen ist der Nachweis von Frakturen der Schädelbasis oder schädelbasisnahen Tumoren des Knochens (Metastasen, Chordome), der Meningen (Meningeome) oder Epidermoide, Lymphome u.ä. vorbehalten.

Therapie

Die mikroangiopathisch ischämischen Mononeuropathien auch beim Diabetes mellitus haben spontan eine gute Prognose, wenn auch mit Remissionen sehr langsam über Wochen und Monate bis zu einem Jahr zu rechnen ist. Das gleiche gilt auch für Läsionen, die auf entzündliche Ursachen zurückgeführt werden. In solchen Fällen, wie bei der idiopathischen Fazialisparese, bei der auch ein läsionsabhängiger Schwellungszustand des Nerven berücksichtigt werden muß, wird initial mit Kortikosteroiden (80 mg Prednison) in absteigender Dosierung in den ersten 14 Tagen behandelt.

Bereits im Spontanverlauf sind Fehlheilungen mit Einsprossung und ephaptischen ('seitlichen Querverbindungen zu anderen Fasergruppen') Erregungsausbreitungen nicht selten, so daß mimische Fehl- und Mit-Innervationen anderer Muskeln zu beobachten sind.

Unter Elektrostimulation werden diese Mitinnervationen vermehrt beobachtet, weswegen diese Therapie nicht mehr empfohlen wird.

Vielmehr empfiehlt sich ein Selbst-Training dieser Muskeln vor dem Spiegel.

Die anderen genannten Ursachen werden, soweit differentialdiagnostisch abgeklärt, symptomatisch behandelt. Für die Zoster- oder herpetisch hervorgerufenen Hirnnervenausfälle sei auch hier noch einmal auf die Behandlung mit Aciclovir (☞ Kap. 1.2. ff.) hingewiesen.

3.4. Tumoren

Definition

Die Tumoren des peripheren Nerven gehen vom Neuroektoderm aus. Diese Tumoren der Nervenzellhüllen sind ganz überwiegend gutartig (WHO Grad I). Eine Rarität sind maligne Tumoren, wie das neurogene Sarkom, das von den endo- oder perineuralen Schwann-Zellen ausgeht.

Einteilung

✓ Neurinome	Schwannzelltumor
✓ Neurofibrome	Schwannzelltumor + Fibroblasten
✓ Neurogenes Sarkom	Schwannzelltumor, maligne
✓ Neuroblastome	Ganglienzelltumor, sympathischer Ganglien (z.B. im Nebennierenmark, dazu gehören Phäochromozytome oder Paraganglione)
✓ Glomustumoren	Tumoren mit sympathischen Fasergeflecht und arteriovenösen Shunts
✓ Tumoren der Nachbarschaft	Weichteiltumoren, wie z.B. Leiomyome, Hämangiome oder Metastasen
✓ (Neurome)	Tumor im Sinne der Geschwulst, aber keine Neubildung im eigentlichen Sinne, sondern nur Konglomerat aussprossender Achsenzylinder

3.4.1. Neurinome

Definition

Bei den Neurinomen handelt es sich um Tumoren, die von den Schwann-Hüllzellen der Hirnnerven und der peripheren Nerven ausgehen (synonym wird der Begriff "**Schwannom**" benutzt). Sie sind durchgehend gutartig (WHO Grad I). Die Neurinome sind Tumoren des Erwachsenenalters. Die überwiegende Zahl der Neurinome ist intrakraniell anzutreffen, und hier meist im Kleinhirnbrückenwinkel. Der am meisten betroffene Nerv ist der Nervus statoacusticus. Seltener ist die Beteiligung des N. trigeminus. Außerhalb des Schädels nimmt die Häufigkeit der Neurinome nach kaudal hin ab, wobei der Ausgangspunkt des Neurinoms meist der sehr proximale Teil des peripheren Nerven noch im Foramen intervertebrale ist und der Tumor sich sowohl in den Spinalkanal als auch in Richtung der Peripherie ausdehnt.

Einteilung

Es werden histologisch zwei Typen unterschieden:
- **faszikulärer Typ**
  zellreiche Tumoren mit Fischzug- oder palisadenförmiger Anordnung der Kerne durch die parallele Anordnung der Zellen
- **retikulärer Typ**
  zellarme Tumoren, die reich an Retikulinfasern sind. Die Zellen sind in einem aufgelockerten Fasernetz aufgehängt

Pathogenese

Die Tumoren bestehen histologisch aus vergrößerten, gewucherten Schwann-Zellen, die spindelförmige chromatinarme Zellkerne besitzen.

Typische Krankheitszeichen

Kleine Tumoren bleiben lange Zeit asymptomatisch, insbesondere wenn der Nervenhüllzelltumor Platz hat sich auszudehnen und auf kein Widerlager stößt. Deutlich ist dies besonders beim Akustikusneurinom, das ein primäres Wachstum intrakanalikulär (im Porus acusticus internus) und extrakanalikulär im Kleinhirnbrückenwinkel hat. Erstere zeichnen sich durch eine sehr viel frühere klinische Auffälligkeit bezogen auf ihre Tumorgröße aus.

Vor allem ist es durch die Schichtung im Nerv zunächst die akustische Portion, die Ausfälle zeigt. Eine progrediente Hörminderung (kein Hörsturz!), die von einem tonalen Ohrgeräusch (Tinnitus) begleitet wird, ist das Kardinalsymptom. Erst spät tritt Schwindel, also die vestibuläre Portion des Nerven hinzu.

In der Peripherie, bei den Nerven im kraniozervikalen Übergang, ist der Verlauf noch weniger klinisch auffällig, da im C_1- oder C_2-Segment keine motorischen Auffälligkeiten zu erwarten sind, und die Sensibilitätsstörung ohne Schmerzen eintritt.

 Befunde

▶ *Klinik*

Der klinische Befund ist durch einen schmerzlosen Ausfall des betroffenen Nerven gekennzeichnet.

Akustikusneurinom

Die Läsion zum Beispiel bei der Schädigung des N. statoacusticus betrifft sowohl den Anteil des Nerven, der an der Hörfunktion beteiligt ist, als auch den vestibulären Anteil, also den Teil, der die vom Labyrinth kommenden Fasern beinhaltet.

Im Fall eines Akustikusneurinoms findet sich einerseits eine progrediente Hypakusis, die alle Frequenzen gleich beeinträchtigt. Hier wird der Nerv in seinem peripheren Verlauf gestört, was man als **retrocochleäre Innenohrschwerhörigkeit** bezeichnet. Eine solche retrocochleäre Läsion kann im Verlauf des Nerven durch die *Kleinhirnbrückenwinkelzisterne* durch jede andere Art von Prozeß oder Tumor (Granulom bei Neurosarkoidose, Epidermoid, Meningeom, Glomus jugulare-Tumor oder Metastase) bedingt sein oder im Hirnstamm selbst durch zentrale Prozesse (Multiple Sklerose, Gliom, Enzephalitis oder Infarkt) hervorgerufen werden. Dem gegenüber steht andererseits die **cochleäre Innenohrschwerhörigkeit**, die durch Läsion der Cochlea selbst (Frakturen, Entzündungen wie Mumps, Masern o.ä.) bedingt ist. Eine Abgrenzung der Innenohrschwerhörigkeit gegenüber einer **Schalleitungsschwerhörigkeit** (Läsion der Gehörknöchelchen-Kette oder des Trommelfells durch Otitis media, Cholesteatom o.ä.) gelingt durch die Untersuchung der Schalleitung nach Weber und Rinne.

> **Weber-Versuch:**
>
> Aufsetzen einer Stimmgabel auf der Mitte des Kopfes und Angabe des Patienten, ob er den Ton in der Kopfmitte oder mehr auf einem der Ohren (Lateralisation) hört. Im Fall einer Innenohrschwerhörigkeit wird der Ton zur gesunden Seite lateralisiert. Bei Schalleitungsschwerhörigkeit ebbt der Ton, der über die Knochenleitung der Kalotte direkt zur Cochlea gelangt, durch den erhöhten Widerstand der Gehörknöchelchenkette langsamer ab und wird daher ins kranke Ohr lateralisiert. Bei Angabe der Lateralisation kann das Ohr dann durch den Rinne-Versuch weiter als schalleitungs- oder innenohrschwerhörig differenziert werden.

> **Rinne-Versuch:**
>
> Die Stimmgabel wird auf das Mastoid aufgesetzt (Knochenleitung direkt auf die Cochlea) und nach Beendigung der Tonwahrnehmung vor das Ohr gehalten. Bei intakter Schalleitung sollte durch den Verstärkereffekt der Gehörknöchelchenkette der Ton dann wieder wahrgenommen werden.

Andererseits tritt durch die Einbeziehung des vestibulären Anteils und damit dem Ungleichgewicht zwischen beiden vestibulären Systemen eine Gleichgewichtsstörung auf, die sich subjektiv als **Schwindel** bemerkbar macht.

Die Angabe eines Schwindels ist ein sehr häufiges Symptom, z.B. auch als Begleitsymptom bei vielen anderen Erkrankungen, wie Kreislaufstörungen (arterielle Hyper- oder Hypotonie), vegetativen Syndromen, Kleinhirnerkrankungen oder auch polyneuropathischen Störungen. Neben der Klärung, ob es sich um einen unsystematischen Schwank- oder gerichteten Dreh- oder Liftschwindel handelt, ist die Objektivierung eines begleitenden Nystagmusbefundes von besonderer klinischer Bedeutung.

> Ein **Nystagmus** ist eine koordinierte Augenfolgebewegung beider Bulbi, die gekennzeichnet ist durch eine langsame Folge- und eine schnelle Rückstellbewegung, wobei letztere die Richtung definiert.

Ein Nystagmus kann mit offenen oder geschlossenen Augen generiert werden. Bei offenen Augen ist der Nystagmus allgemein bekannt, der beim Blick aus dem fahrenden Zug generiert wird (Ei-

Nystagmus	Beschreibung	Ursache
physiologische Nystagmusform		
optokinetischer Nystagmus	bei Blickfolge mit langsamer Komponente dem Objekt folgend, schnelle Rückstellbewegung	-
Endstellnystagmus	bei extremer Blickwendung in Richtung der Abduktion schlagender Nystagmus, der sehr schnell habituiert	-
periphere Nystagmusformen		
Lagerungsnystagmus (benigner paroxysmaler LN)	unter Positionsänderung auftretender Nystagmus, der mit der Position die Richtung wechselt, z.B. zum unten liegenden Ohr	gutartige Störung der Endolymphe, bei der abgesprengte Partikel der Otolithen sich auf der Cupula auflagern (Cupulolithiasis) und bei Lagewechsel die Endolymphe des hinteren Bogenganges in Bewegung setzen.
richtungsbestimmter Lage-Nystagmus	unter Lagerung auftretender Nystagmus, der trotz Lageänderung die Richtung beibehält	Neuronitis vestibularis (zur Gegenseite), M. Ménière (zur erkrankten Seite)
Spontannystagmus	horizontal, vertikal ggf. mit rotatorischer Komponente, schlägt in Ruhe mit der raschen Komponente zur Gegenseite der Läsion	akuter Vestibularis-Ausfall durch Ischämie, Entzündung oder Tumor
zentrale Nystagmusformen		
Spontannystagmus	horizontaler Nystagmus mit rotatorischer Komponente bereits in Ruhe	bei Hirnstammenzephalitiden, Gliomen oder Multipler Sklerose
Blickrichtungsnystagmus	nicht erschöpflicher Nystagmus jeweils in Richtung der Blickwendung	Störung der Formatio reticularis bei Multipler Sklerose, Intoxikationen, Hirnstammenzephalitis, Gliomen
dissoziierter Nystagmus	bei Blickwendung auf dem abduzierenden Auge in Amplitude und zeitweise auch anderer Frequenz schlagender Nystagmus	Störung der zentralen Verschaltung zwischen vestibulärem Eingang und Fasciculus long. med., z.B. bei Multipler Sklerose, Gliomen etc.
Pendelnystagmus	bei Fixation irregulär um die Normalposition sinusoidale Pendelbewegung der Bulbi	kongenital ohne Krankheitswert

Tab. 3.20: Übersicht über die Nystagmusformen.

senbahnnystagmus). Die Augen fixieren einen Gegenstand, folgen diesem im Vorübergleiten und machen eine schnelle Rückstellbewegung auf den Ausgangspunkt, um den nächsten Gegenstand zu erfassen. Dieser Nystagmus wird auch als **optokinetischer Nystagmus** bezeichnet.

Unter der Bedingung, daß die Augen geschlossen sind, kann dennoch das Gleichgewicht gewahrt werden, durch die Tatsache, daß wir einen "inneren Horizont" besitzen. Dieser innere Horizont wird durch das vestibuläre System geschaffen. Dieses bezieht neben dem N.statoacusticus und dessen Kernen noch beide Oliven und das archizerebelläre System (Nodulus und Flocculus) mit ein. Dieses System benutzt zum Aufbau des inneren Horizonts im wesentlichen zwei Eingänge als Meßfühlereinrichtung: die Labyrinthe mit N. statoacusticus und die Muskelspindeln der Halsmuskulatur.

Die Störung der Labyrinthe (z.B. Entzündungen, Tumoren, Ischämien, M. Ménière) oder des N. statoacusticus (z.B. Neuronitis vestibularis oder Akustikusneurinom) führen zu einem Ungleichgewicht der beiden Eingänge und in Folge zu einer Gleichgewichtsstörung mit Schwindel und einem Nystagmus. Durch die unterschiedlichen Richtungsvarianten, die die drei Bogengänge des Labyrinths vorhalten, kann der Drehschwindel entlang der axialen oder koronaren Ebene orientiert sein, oder im letzten Fall einen Liftschwindel hervorrufen.

Durch das Ungleichgewicht dieser vestibulären Eingänge wird entweder ein sogenannter **Spontannystagmus** oder **lageabhängiger Nystagmus** (☞ Kapitel "Nicht-epileptische Anfälle", Kap. 1.12.6.) provoziert. Bei einer Störung im Hirnstamm selbst oder durch eine zerebelläre Störung ist die Umschaltung auf den Fasciculus longitudinalis medialis mit den Augenmuskelkernen gestört, und es resultieren andere Nystagmusvarianten wie ein **Blickrichtungsnystagmus**, ein **dissoziierter Nystagmus** oder ein **kongenitaler Pendelnystagmus**.

Der vestibuläre Eingang aus den Muskelspindeln des Halsmarks funktioniert in der Regel auch noch, wenn bereits höhere Zentren bzw. das Bewußtsein ausgefallen ist. Beim komatösen Patienten ist daher die Funktionsfähigkeit dieser kaudalen Hirnstammfunktionen noch durch die Prüfung dieses Eingangs und der daraus resultierenden koordinierten Augenbewegung zu testen. Durch passive Drehung des Kopfes läßt sich eine gegenseitige Augenfolgebewegung hervorrufen, so daß die Augen weiter geradeaus blicken (*Puppenkopfphänomen*). Diese reflektorische Bewegung nennt man den **okulozephalen Reflex** (OCR).

Das Akustikusneurinom führt im Verlauf seines Wachstums entlang des N. statoacusticus anfangs zur Hörstörung, später auch zu einer vestibulären Läsion und damit zu einer Schwindelsymptomatik, zunächst zum Spontannystagmus und später - bei zunehmender Hirnstammkompression - zu einem Blickrichtungsnystagmus. Daher ist der Schwindel zunächst ein heftiger, weil peripherer vestibulärer Drehschwindel, später ein leichter und unsystematischer zentraler Schwankschwindel.

Die anderen Syndrome, insbesondere solche mit labyrinthärer und vestibulärer Ursache, sind unter den 'Nicht-epileptischen Anfällen' (Kap. 1.12.6.) dargestellt.

➤ *Liquor*

Charakteristisch für ein Neurinom ist eine ausgeprägte Eiweißerhöhung im Liquor über 1 g/l auf dem Boden einer Schrankenstörung mit pathologischem Albuminquotienten.

➤ *Elektrophysiologie*

In den Kennmuskeln des betroffenen peripheren Nerven lassen sich elektromyographisch Denervierungszeichen nachweisen.

Bei einem Akustikusneurinom ist die Untersuchung der frühen akustisch evozierten Potentiale (☞ Abb. 3.34) die Untersuchung der Wahl, die bereits einen Potentialverlust I, zumindest aber ab dem Potential II erkennen lassen.

Die frühen akustisch evozierbaren Potentiale (fAEP) werden mittels Elektroden am Vertex und dem Mastoid als Änderung des elektromagnetischen Feldes entlang der Hörbahn bei Reizung des kontralateralen Ohres (und gleichzeitiger Rauschvertäubung des ipsilateralen Ohrs) durch überschwellige Klicklaute (100-3000 Hz) unter Mittelungen von 500 - 2000 Reizerfolgen abgeleitet. Das Kurvenbild (☞ Abb. 3.34) zeigt in den ersten 5-6 msec nach Reizbeginn insgesamt fünf negative Wellen I-V (Amplitudenrichtung nach oben), die den Schaltstellen der zentralen Hörbahn entsprechen. Das Entfallen der Folgepotentiale ermöglicht eine Lokalisation der Störung im Hirnstammbereich. Die Latenzen zwischen den Peaks der Wellen I-V kann als Maß der Leitungsverzögerung zum Beispiel im Rahmen einer demyelinisierenden Erkrankung wie der Multiplen Sklerose benutzt werden.

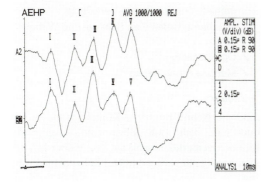

Abb. 3.34: Frühe akustisch evozierte Potentiale (fAEP).

Zur Aufzeichnung der Nystagmusformen verwendet man die Elektronystagmographie. Dazu werden Oberflächenelektroden um die Augen herum aufgeklebt, deren Position sich nach den geraden Augenmuskeln richten. So wird durch die Bulbusbewegungen eine elektromagnetische Potentialschwankung erzeugt, die unter den spezifischen Provokationsmanövern (Ruhekondition, Blick- oder Pendelfolge, Sakkadensprünge, Drehung mit geschlossenen und offenen Augen) aufgezeichnet wird.

▶ *Bildgebung*

Die Neurinome lassen sich heute am besten durch die MRT darstellen, da es hier gleichzeitig gelingt, den intraspinalen (oder intrazerebralen Anteil), intraforaminalen und paravertebralen Anteil darzustellen in ihrer Nachbarschaft zu Myelon, Wirbelkörper und paravertebralen Weichteilen.

Dies gelingt der CT oder der Myelographie nur eingeschränkt oder in Zusammenarbeit. Im MRT haben die Neurinome in den T_1-gewichteten Aufnahmen ein zum Hirngewebe leicht hypodenses Signal, nehmen aber im Vergleich zum Neurofibrom deutlicher Kontrastmittel auf. Dies gilt insbesondere für die Akustikusneurinome, was eine differentialdiagnostische Schwierigkeit in der Abgrenzung zu Felsenbeinrandmeningeomen bedeutet. Da sie relativ langsam wachsen, ist ihnen wie allen knochennah wachsenden gutartigen Tumoren gemeinsam, daß sie eine Knochenarrosion mit Defektbildung hervorrufen.

Therapie

Neurinome sollten wie alle gutartigen Tumoren (WHO Grad I-II) chirurgisch entfernt werden. Zu berücksichtigen ist dabei im Fall von Kleinhirnbrückenwinkel-Tumoren das Alter des Patienten. Hinzu kommt, daß der operative Zugang zum Kleinhirnbrückenwinkel wegen der engen Nachbarschaft zu Nerven und Gefäßen schwierig ist. Daher können selbst kleine Tumoren inoperabel sein. Diese Situation und die nicht seltene Beidseitigkeit des Befundes haben zur strahlentherapeutischen Behandlung Anlaß gegeben, die vergleichbar gute Langzeitergebnisse in Gegenüberstellung zu operativen Verfahren gezeigt hat.

3.4.2. Neurofibromatose

Definition

Ein Neurofibrom ist ein benigner Tumor, der aus gewucherten Schwann-Zellen sowie endo- und perineuralen Fibroblasten besteht. Der Tumor kann lokal oder diffus wachsen. Man unterscheidet ein Wachstum als solitärer Tumor oder ein multiples Auftreten.

Einteilung

Bei den multipel auftretenden Neurofibromen unterscheidet man:

- **die Neurofibromatose Typ I (NF1)** → periphere Neurofibrome
- **die Neurofibromatose Typ II (NF2)** → "zentrale Neurofibromatose"

Beide Formen gehören zu den Phakomatosen. Bei gleichzeitigem Nachweis von Pigmentnaevi der Haut (Café au lait-Flecken) und gestielten Fibromen der Haut liegt das Krankheitsbild der **von Recklinghausen-Krankheit** (NF1) vor. Es handelt sich um eine autosomal-dominant erbliche Erkrankung mit hoher Penetranz, so daß sich häufig mehrere erkrankte Familienmitglieder finden. Männer sind fast doppelt so häufig betroffen wie Frauen.

Pathogenese

Die Tumoren beim Morbus Recklinghausen bzw. der **NF1** bestehen aus mesodermalen, endo- und perineurale Fibroblasten, Myelinscheiden und Nervenzellen. Sie finden sich vorwiegend zentral, wobei Hirnstammgliome, dienzephale Gliome und Gangliogliome die häufigsten Tumoren sind. Seltener sind die Optikusgliome. Daneben finden sich Skelettdysplasien am Schädel und der Wirbelsäule. Die autosomal-dominante Erkrankung bedingt zusätzlich die dunkel- oder hellbraunen Pigmentnaevi sowie die Hautfibrome (Fibroma pendulans). Das NF1 Gen kodiert das Protein Neurofibromin, das zu den GTPase aktivierenden Proteinen gehört.

Die NF2, die seltener als die NF1 auftritt, bildet die Tumoren aus neuroektodermalen Zellen der Meningen und Schwann-Zellen. Daher handelt sich bei den häufig beidseits vorkommenden **Akustikusneurinomen** histopathologisch um Schwannome des N. statoacusticus. Schwannome können aber auch an anderen Stellen des ZNS, z.B. im Hirnstamm gefunden werden. Die Erkrankung wird autosomal dominant vererbt, das pathologische Gen liegt auf Chromosom 22 (Genlokus 22q12.2) und kodiert das Protein Merlin (*M*oesin-*E*zrin-*R*adixin-*l*ike-Prote*in*), das zur Familie der Zytoskelett assoziierten Proteine gehört.

Typische Krankheitszeichen

Da die Tumoren sich lange entlang der Nervenscheide ausdehnen, bleiben sie lange symptomlos. Werden sie ihrerseits durch umgebende Strukturen (z.B. bei der Passage des Foramen intervertebrale entlang der Spinalwurzel) in ihrem Wachstum eingeschränkt, kommt es zum Druck auf den Nerven, so daß es zu Nervenläsionen mit und ohne Schmerzen kommt.

Die Befunde variieren zwischen einzelnen Nervenausfällen oder multiplen motorischen und sensiblen Defiziten, so daß auch Bilder einer Polyradikulitis oder eines Konus-Kauda-Syndroms imitiert werden können.

Befunde

➤ *Klinik*

Klinische Checkliste Neurofibromatose I

- ✓ Café au lait- Flecken, Lisch Knötchen
- ✓ gestielte Neurofibrome
- ✓ motorische und/oder sensible Ausfälle, segmentale oder periphere Verteilung
- ✓ knöcherne Defekte an Schädel und Wirbelsäule
- ✓ Optikusgliom
- ✓ Mentale Retardierung

➤ *Liquor*

Sind die Neurofibrome in Kontakt mit dem Liquorraum, läßt sich meist eine ausgeprägte Liquoreiweißerhöhung bis auf Werte über 1g/l bei gleichzeitig nur gering erhöhter Zellzahl nachweisen.

➤ *Elektrophysiologie*

Die zentrale oder periphere Nervenkompression läßt sich mittels Elektroneuro- und -myographie sowie den evozierten Potentialen untersuchen. Es lassen sich die typischen Zeichen einer axonalen Läsion, eines Leitungsblocks oder der akuten und chronischen Denervierung erkennen.

➤ *Bildgebung*

Die weichteildichten Tumoren haben eine langsame Wachstumstendenz. Daher führen sie beim Kontakt mit knöchernen Strukturen zu langsam progredienten, druckbedingten Arrosionen. Um die Läsionen durch verschiedene Strukturen (Myelon, Spinalkanal, knöcherne Strukturen und paravertebrale Weichteile) in ihrer gesamten Ausdehnung verfolgen und abgrenzen zu können, eignen sich besonders die Schnittbildverfahren wie CT oder MRT, die die Tumoren in allen Raumachsen und ihrem multiplen Vorkommen gleichzeitig erfassen können (☞ Abb. 3.35).

3.4. Tumoren

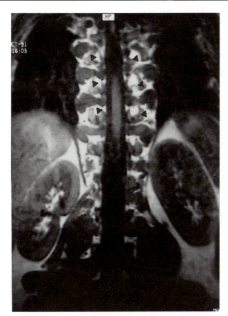

Abb. 3.35: Strickleiterartig angeordnete Neurofibrome entlang aller spinaler Wurzeln (koronare MRT, T_1w).

Allerdings gibt es gerade in der Diagnostik der spinalen Neurofibrome auch die einfache Möglichkeit der nativen Röntgendiagnostik, da das Foramen intervertebrale durch den hindurchtretenden Tumor konzentrisch aufgeweitet wird. Der Tumor selbst wird an der Durchtrittsstelle durch das Foramen eingeschnürt (Sanduhr-Tumoren).

Therapie

Die Therapie der Wahl ist die chirurgische Entfernung. Nur bei ausgeprägt multiplem Auftreten und ausgedehnter knöcherner Infiltration (z.B. in der Schädelbasis) wird diesem operativen Vorgehen eine Grenze gesetzt.

3.4.3. Neurome

Definition

Ein Neurom ist eine als Tumor imponierende Defektheilung einer vollständigen Durchtrennung eines peripheren Nerven.

Pathogenese

Bei der Durchtrennung des Nerven spleißen die Faserenden des Nerven auseinander, es kommt zu Blutungen und Exsudationen. In Folge tritt ein Granulationsgewebe auf. Innerhalb dieses Granulationsgewebes "verlieren die neu aussprossenden Achsenzylinder die Orientierung" und bilden ein Konvolut. Wird dieses Konvolut noch durch proliferierende Schwann-Zellen ergänzt und durch Epineuralgewebe kapselartig umschlossen, ist die Neurombildung abgeschlossen. Auch Gefäße können einsprießen.

Ein anderer Wachstumstyp ist der, der diffus mit dem umgebenden Gewebe verschmilzt.

Einzelne Achsenzylinder können durch das Neurom hindurchwachsen und distal Anschluß an den peripheren Nervenstumpf gewinnen, ohne aber ein funktionell zufriedenstellendes Ergebnis liefern zu können.

Typische Krankheitszeichen

Neben den neurologischen Ausfällen durch Nervendurchtrennung führt die Neuromausbildung mit den ungerichtet und sich "verknotenden" Achsenzylindern zu Schmerzen, die durch Druck (Tinel'sches Zeichen) zu provozieren sind.

Befunde

▶ *Klinik*

Bei oberflächlichem Verlauf können die Neurome als derbe bis prall elastische, auf der Unterlage wenig verschiebliche Tumoren getastet werden. In der Tiefe können sie indirekt durch die Druckschmerzhaftigkeit der Region eingekreist werden. Zeichen einer Reinnervierung durch neu aussprossende Axone zum distalen Nervenanteil widersprechen nicht dem Vorliegen eines Neuroms.

▶ *Elektrophysiologie*

Durch die vollständige Nervendurchtrennung liegen ein kompletter Leitungsblock und mit Latenz die Zeichen der frischen Denervierung vor. Beim Einsprossen einzelner Achsenzylinder lassen sich distal in der Peripherie elektromyographisch Reinnervationspotentiale im Sinne von aufgesplitterten relativ monomorphen Riesenpotentialen nachweisen.

▶ *Bildgebung*

Sind die Neurome nicht durch Palpation identifizierbar, so sind sie in den Faszienlogen durch Schnittbildgebung mittels CT oder MRT als weichteildichte oder weichteil-isointense Raumforderung zu identifizieren, die gegen das umliegende Gewebe relativ gut abgrenzbar sind (insbesondere bei Ausbildung einer Kapsel) und nur relativ gering Kontrastmittel aufnehmen.

Therapie

Therapeutisch wird das Neurom unter dem Operationsmikroskop reseziert und der Nervenstumpf proximal wie auch peripher "angefrischt" und bei Läsionen bis zu 4 cm durch autologe Transplantation eines Nervensegments (z.B. N. suralis) versorgt.

3.5. Degenerative/Hereditäre Polyneuropathien

Definition

Die Zusammenfassung dieser Polyneuropathien gelingt unter dem Oberbegriff der hereditären, also vererblichen Erkrankung der peripheren Nerven, zumal bei der Mehrzahl dieser Polyneuropathien der Erbgang bekannt ist.

Unterscheiden lassen sich die Erkrankungen einerseits anhand der unterschiedlichen Beteiligung der motorischen und sensiblen Anteile der peripheren Nerven und andererseits anhand des histopathologischen Befundes. Hier lassen sich bei einem Teil der Polyneuropathieformen nur Zeichen der Degeneration des peripheren Nerven, bei einem anderen Teil Zeichen einer Speicherkrankheit nachweisen. Hier wird durch einen metabolischen Defekt ein Stoffwechselprodukt in pathologischer Menge intrazellulär angehäuft.

Wechselnd ausgeprägt ist die Beteiligung der Ganglienzellen, der Achsenzylinder und der Markscheiden.

Einteilung

Zunächst werden solche erblichen Polyneuropathieformen unterschieden, bei denen ein

- **degenerativer Prozeß** der peripheren Faserläsion zugrunde liegt

    oder eine

- **metabolische Störung** zur Anhäufung von Stoffwechselprodukten mit Funktionsstörung des peripheren Neurons führt

Unter den hereditären Polyneuropathien, die mit einer primären Faser- oder Markscheidendegeneration einhergehen, werden zunächst solche differenziert, die:

- **motorische und sensible (und autonome) Fasern betreffen (HMSN)**

    und solche, die

- **rein sensible Fasern affizieren (HSN)**

Die Polyneuropathien, die auf hereditäre metabolische Störungen zurückgeführt werden, werden im Kapitel 3.6. dargestellt.

3.5.1. Hereditäre motorisch-sensible Neuropathie

Definition

Die systematisch aufgebaute Zusammenfassung der im folgenden dargestellten Erkrankungen unter dem Begriff der hereditären motorisch-sensiblen Neuropathien (HMSN) hat Syndrom-Bezeichnungen wie Charcot-Marie-Tooth- oder Déjerine-Sottas-Erkrankung oder Begriffe wie neurale Muskelatrophie abgelöst. Die von ihrer Häufigkeit her klinisch relevantesten Formen sind der Typ I und II der HMSN. Alle anderen (bis zu 5 weiteren HMSN-Formen sind in der Literatur beschrieben) treten klinisch kaum in Erscheinung, bzw. ihre Diagnose ist aufgrund der notwendigen Tests Spezialkliniken vorbehalten.

Einteilung

- HMSN Typ I
  (demyelinisierend hypertrophe Form der neuralen Muskelatrophie)
- HMSN Typ II
  (axonale Form der neuronalen Muskelatrophie)
- HMSN Typ III
  (hypertrophe Form der Neuropathie)

Neben der Charakterisierung durch den Typ der neuronalen Veränderung können die Krankheitsbilder auch anhand des Erbganges und des Eintrittsalters der ersten Symptome unterschieden werden. Diese Darstellung wird in den Folgekapiteln im einzelnen präzisiert.

Pathogenese

Die Ursache dieser degenerativen Formen ist nicht bekannt. Je nach Typ ist mehr der Achsenzylinder oder mehr die Markscheide bzw. beide in gleicher Weise betroffen.

3.5.1.1. HMSN I (Charcot-Marie-Tooth)

Definition

Diese Form der **neuralen Muskelatrophie**, die früher mit dem Eigennamen Charcot-Marie-Tooth-Erkrankung bezeichnet wurde, ist die häufigste Form der hereditären Polyneuropathien überhaupt. Die Erkrankung beginnt bereits im Kindesalter noch vor der Pubertät. Ihr Erbgang ist vorwiegend *autosomal-dominant*, aber auch autosomal rezessive und X-chromosomale Erbmodi wurden beschrieben. Bei hoher Penetranz der Merkmale ist der Schweregrad der Erkrankung von Person zu Person in der Familie sehr unterschiedlich, wobei bei Männern im Vergleich zu Frauen die Erkrankung deutlicher zu Tage tritt.

Pathogenese

Die Ursache der Erkrankung ist nicht geklärt. Bei der histologischen Untersuchung an Biopsiematerial (N. suralis) oder post mortem finden sich neben Zeichen der axonalen Degeneration Zeichen der segmentalen Demyelinisierung und vor allem der hypertrophen Remyelinisierung, was ein sogenanntes **Zwiebelschalenmuster** der proliferierten Markscheiden mit ihren Schwann-Zellen zur Folge hat. Dieses Bild ist für den Typ HMSN I charakteristisch. Die Erkrankung erfaßt vornehmlich die großen markreichen Fasern.

Typische Krankheitszeichen

In typischer Weise beginnen die Lähmungen an den Füßen mit einer peronealen Betonung (beidseitige Spitzfußstellungen) mit Ausbildung eines begleitenden Hohlfußes. Die Lähmungen, die frühzeitig von Atrophien der betroffenen Muskeln begleitet sind, breiten sich aufsteigend zunächst auf die Unterschenkel, später auch auf die Oberschenkel aus. Durch die nach distal zunehmende Verschmächtigung entsteht das Bild der "Storchenbeine" (☞ Abb. 3.36 a). Erst sehr viel später finden sich die gleiche Veränderungen auch symmetrisch an den Händen, wodurch zusammen mit einer Ulnardeviation der Hände das Bild einer "Krallenhand" (☞ Abb. 3.36 b) entsteht.

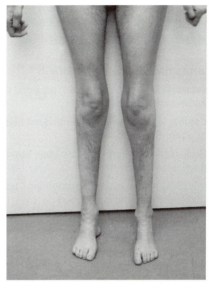

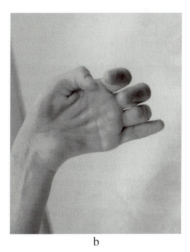

Abb. 3.36: **a**: Bilaterale Fuß- und Unterschenkelatrophie bei HMSN I. **b**: "Krallenhand" bei HMSN I.

Die sensible Beteiligung ist bei dieser Form der hereditären Polyneuropathie nur geringfügig ausgeprägt.

Charakteristisch ist dagegen die durch die Hypertrophie bedingte Verdickung der Nerven, die zum Beispiel am N. ulnaris im Bereich des Sulcus ulnaris am Epicondylus medialis des Humerus getastet werden kann.

Befunde

➤ *Klinik*

Neurologische Checkliste HMSN I
✓ symmetrische von distal nach proximal abnehmende schlaffe Paresen
✓ peroneale Verteilung, beginnend mit beidseitigem Steppergang
✓ Reduktion der Muskeleigenreflexe, ebenfalls nach distal zunehmend
✓ frühzeitig Nachweis der neurogenen Läsion durch Muskel-Faszikulationen
✓ rascher Eintritt von Muskelatrophien mit "Storchenbeinen" und später "Krallenhänden"
✓ nur geringfügige symmetrische distal und segmental verteilte Sensibilitätsstörungen
✓ trophische Störungen der Haut durch Beteiligung autonomer Fasern

➤ *Elektrophysiologie*

Elektroneurographisch sind die Nervenleitgeschwindigkeiten stark verlangsamt bei erhaltenen Potentialen im Sinne der demyelinisierenden Neuropathie. Entsprechend lassen sich Denervierungszeichen elektromyographisch erst spät fassen.

Allerdings sind die demyelinisierenden Veränderungen auch bereits in klinisch wenig oder nicht betroffen Nerven oder bei betroffenen Familienmitgliedern ohne klinische Anzeichen der Erkrankung nachweisbar.

➤ *Biopsie*

Zur Diagnosesicherung, die auch zur humangenetischen Beratung der Patienten wichtig ist, sollte die bioptische Sicherung (N. suralis) angestrebt werden. Bereits lichtmikroskopisch lassen sich die oben aufgeführten Veränderungen am Nerven nachweisen.

Therapie

Eine kausale Therapie ist nicht bekannt. Unter krankengymnastischer Übungsbehandlung ist die Prognose bezüglich der Funktionserhaltung trotz sehr eindrücklicher Atrophien bei niedrigem Paresegrad günstig.

3.5.1.2. HMSN II (axonal-neuronale Form)

Definition

Der Typ II der HMSN gilt als die neuronale, axonale Form der Charcot-Marie-Tooth-Erkrankung ohne Nervenverdickung. Das Erkrankungsalter liegt deutlich später im Erwachsenenalter. Dieser Typ ist bereits sehr viel seltener als der Typ der HMSN I.

Pathogenese

Die Ursache der Erkrankung ist auch hier nicht bekannt. Die Histologie zeigt am Nerven das Fehlen hypertropher Remyelinisierungen. Vielmehr stehen hier axonale Untergänge im Vordergrund.

Typische Krankheitszeichen

Das klinische Bild, sieht man von dem Alter der Patienten ab, ist dem beim Typ HMSN I ähnlich.

Befunde

➤ *Klinik*

Die Atrophien an den Beinen sind aufgrund der axonalen Schädigung mit Denervierung ausgeprägter, so daß die "Storchenbeine" früher zu beobachten sind.

➤ *Elektrophysiologie*

Anders als beim Typ HMSN I sind die Nervenleitgeschwindigkeiten weitgehend normal, allerdings lassen sich aufgrund der axonalen Schädigung elektromyographisch früh und ausgeprägt frische Denervierungszeichen mit pathologischer Spontanaktivität, positiven scharfen Wellen, Fibrillationen und Faszikulationen nachweisen.

Therapie

Die Prognose ist bezüglich der Funktionserhaltung nicht ganz so günstig wie bei der HMSN Typ I, allerdings bleibt auch hier die Gehfähigkeit lange erhalten.

3.5.1.3. HMSN III (Déjerine-Sottas)

Definition

Der Typ III der HMSN, früher Déjerine-Sottas-Erkrankung, folgt einem autosomal-rezessiven Erbgang. Die Erkrankung ist sehr selten. Allerdings nimmt sie einen deutlich anderen Verlauf mit Beginn im frühen Kindesalter und schweren neurologischen Ausfällen.

Pathogenese

Bei dieser HMSN-Form, deren Ursache nicht bekannt ist, lassen sich histologisch sowohl axonale Untergänge als auch segmentale De- und hypertrophische Remyelinisierungen (siehe auch HMSN I, Kap. 3.5.1.1.) nachweisen.

Typische Krankheitszeichen

Neben symmetrischen distal betonten Lähmungen und Sensibilitätsstörungen stehen hier die durch die autonome Beteiligung bedingten trophischen Störungen mehr im Vordergrund mit Hautulzerationen und einer ausgeprägten Hyperhidrose an den Extremitäten. Anders als bei den beiden erstgenannten Formen gehören hier Schmerzen mit segmentaler Ausbreitung zum Krankheitsbild.

Befunde

▶ *Klinik*

Durch die axonale Beteiligung bis in die Vorderhornzelle hinein finden sich bei der HMSN Typ III außer den symmetrisch und distal betonten schlaffen Paresen und Atrophien auch Faszikulationen.

▶ *Elektrophysiologie*

Neben der Verlangsamung der Nervenleitgeschwindigkeit lassen sich ausgeprägte frische Denervierungszeichen im Muskel nachweisen sowie Faszikulationen.

Therapie

Da die Atrophien und Paresen ausgeprägter sind als bei den übrigen Formen, muß zur Funktionserhaltung der Extremitäten noch mehr Wert auf krankengymnastische Übungsbehandlungen gelegt werden.

3.5.1.4. HMSN IV (Refsum-Syndrom)

Definition

Die Refsum-Erkrankung geht als Syndrom weit über eine Polyneuropathie hinaus. Dennoch bildet sie den eigentlichen Kern des klinischen Bildes und wird von einer Vielzahl von Kollegen als Typ IV den HMSN zugerechnet. Der Erbgang ist autosomal-rezessiv. Die Erkrankung beginnt bereits im Säuglingsalter, nimmt unbehandelt einen schweren Verlauf und führte früher bereits im jungen Erwachsenenalter zum Tode. Das lateinische Synonym dieser Multisystemerkrankung ist die Heredopathia atactica polyneuritiformis und weist bereits auf eines der wesentlichen Begleitsymptome, die zerebelläre Ataxie, hin.

Pathogenese

Die Ursache dieser Polyneuropathie liegt in einer Störung der Oxidation der alimentär aufgenommenen Phytansäure, die dadurch intrazellulär vermehrt anfällt.

Typ	Syndrom	Erbgang	Manifestation	Sensibilitätsstörung	Schwitzen
HSN I	hereditäre sensorische Neuropathie Denny-Brown	autosomal-dominant	spätes Kindesalter	distal symmetrisch	normal
HSN II	kongenitale sensorische Neuropathie ohne Anhidrose	autosomal-rezessiv	angeboren	generalisiert	normal
HSN III	familiäre Pandysautonomie	autosomal-rezessiv	angeboren	generalisiert	vermehrt
HSN IV	kongenitale sensorische Neuropathie mit Anhidrose	autosomal-rezessiv	angeboren	generalisiert	aufgehoben

Tab. 3.21: Übersicht über die hereditären sensiblen Neuropathien (HSN).

Neurologische Checkliste HSN Typ I-IV				
Typ	Verteilung der Sensibilitätsstörung	Berührungsempfinden	Schmerzempfinden	Reflexe
HSN I	distal an den Beinen beginnend	herabgesetzt	nur distal vermindert	distal fehlend
HSN II	generalisiert unter Einschluß der Hirnnerven	herabgesetzt	herabgesetzt	generell herabgesetzt
HSN III	generalisiert unter Einschluß der Hirnnerven	normal	herabgesetzt	generell herabgesetzt
HSN IV	generalisiert unter Einschluß der Hirnnerven	normal	herabgesetzt	generell herabgesetzt

Typische Krankheitszeichen

Das polyneuropathische Bild zeigt distal betonte, symmetrische schlaffe Lähmungen neben socken- und handschuhförmigen Oberflächen- und auch Tiefensensibilitätsstörungen. Darüber hinaus gehört aber auch eine Katarakt, eine tapetoretinale Degeneration (Retinitis pigmentosa), Skelettdeformierungen und autonom eine Verhornungsstörung der Haut (Ichthyosis) und Störungen des Herzreizleitungssystem dazu.

Befunde

➤ *Klinik*

Wegweisend zur Diagnosefindung ist vor allem der augenärztliche Befund mit der Retinitis pigmentosa und der Katarakt. Allerdings ist beim Vorliegen dieser Befunde die Erkrankung bereits so weit fortgeschritten, daß auch unter der Therapie keine Restitution zu erwarten ist.

Es liegt eine Extremitätenataxie vom zerebellären Typ vor, d. h. unter visueller Kontrolle tritt keine Besserung der Ataxie ein. Die Tiefensensibilität ist ebenfalls betroffen.

➤ *Serologie*

Der Phytansäurespiegel im Serum ist auf Werte über 30 µg/l erhöht.

➤ *Elektrophysiologie*

Die Elektroneurographie zeigt eine extreme Verlangsamung der motorischen und sensiblen Nervenleitgeschwindigkeit neben einem verkleinerten Antwortpotential und Denervierungszeichen in der Elektromyographie.

Therapie

Bei diesem Typ der Polyneuropathie besteht eine Möglichkeit der Therapie durch eine phytol- und phytansäurearme Diät durch Vermeidung von Milchprodukten und Gemüsesorten. Bei Kindern im akuten Stadium der Erkrankung mit sehr hohen Phytansäurespiegeln im Serum kann auch durch eine Plasmaseparation zunächst initial der Spiegel drastisch gesenkt werden. Die Polyneuropathie korreliert mit dem Phytansäurespiegel, nicht dagegen die Augenveränderungen.

3.5.2. Hereditäre sensible Neuropathie I-IV

Definition

Unter dem Begriff der hereditären sensiblen Neuropathie werden heute eine Reihe von erblichen Erkrankungen zusammengefaßt, denen gemeinsam ist, daß sie innerhalb der peripheren Nerven nur den sensiblen Faseranteil erfassen. Die unterschiedliche klinische Erscheinung ergibt sich aus der sehr variablen Beteiligung der markreichen oder marklosen Fasern, letztlich also Ausdehnung der vegetativen Ausfälle.

Einteilung

Tab. 3.21 zeigt eine Übersicht über die hereditären sensiblen Neuropathien (HSN).

Pathogenese

Die Ursache dieser erblichen Polyneuropathien ist unklar. Bei allen Formen sind die motorischen Fasern ausgeklammert, allenfalls eine geringe Verlangsamung der motorischen Nervenleitgeschwindigkeit gibt Hinweise auf eine diskrete Beteiligung einzelner motorischer Fasern. Bei der HSN I und II sind vorwiegend die markreichen Fasern betroffen, was sich in einer ausgeprägten Potentialminderung bzw. -verlust des sensiblen Nervenaktionspotentials zeigt. Der Typ HSN III, die familiäre Dysautonomie (*Riley-Day*), betrifft sowohl die markreichen als auch die markarmen bzw. -losen C-Fasern. Darüber hinaus gehört aber dieser Typ zu den Multisystemdegenerationen, so daß auch zentrale sensible und sympathische Bahnen und auch der Thalamus und die paravertebralen Ganglien in den atrophisierenden Prozeß mit einbezogen sind. Die HSN IV dagegen zeigt einen ganz umschriebenen Untergang der kaliberarmen C-Fasern.

Typische Krankheitszeichen

Das klinische Bild der HSN I ist das einer im späten Kindesalter beginnenden, an den Extremitäten distal betonten Störung der Oberflächen- und Tiefensensibilität, die mit brennenden Schmerzen einhergeht. Aufgrund des Verlustes der Schmerzperzeption und der trophischen Störungen der Haut an den Akren können schmerzlose Ulzerationen auftreten.

Sind motorische Fasern mit betroffen und ist ein Hohlfuß nachweisbar, gibt es fließende Übergänge zur HSMN Typ I.

HSN II und IV weisen klinisch die gleiche, bereits im Säuglingsalter auffallende, generalisierte (auch die Hirnnerven mit einbeziehende) Störung der Oberflächen- und Tiefensensibilität auf, wobei durch die Aufhebung der Schmerzempfindung Selbstverletzungen häufig sind. Zusammen mit den trophischen Störungen führen Hautläsionen schnell zu schlecht heilenden Ulzerationen. Während die HSN II keine Störung des thermoregulatorischen Schwitzens aufweist, ist dieses bei der HSN IV am gesamten Körper aufgehoben, so daß die Kinder zu Fieberschüben ohne erkennbaren Infekt neigen.

Die familiäre Pandysautonomie als Systemerkrankung erfaßt alle vegetativen Steuerungssysteme, so daß neben einer orthostatischen Dysregulation, Ruhetachykardie, den bereits bei den übrigen Typen (s.o.) dargestellten trophischen Störungen auch gastrointestinale Beschwerden wie Diarrhoen oder Funktionsstörungen der serösen Drüsen (Tränendrüse, Speicheldrüsen und exokriner Pankreasanteil) vorliegen.

Befunde

▶ *Klinik*

☞ Neurologische Checkliste HSN Typ I-IV

▶ *Elektrophysiologie*

Elektroneurographisch läßt sich die Beteiligung der sensiblen markreichen Fasern durch die Minderung oder durch den Verlust des sensiblen Antwortpotentials nachweisen. Den Ausfall der C-Fasern kann man mit der Routine-Elektroneurographie nicht erfassen.

Um die vegetativen Störungen des Schwitzens oder der sympathischen Steuerung der kutanen Gefäße zu testen, stehen folgende beide Verfahren zur Verfügung:

Pilocarpin-Test

Subkutane Injektion von 1 bis 1,5 ml einer 1%igen Pilocarpinlösung. Ca. 15 Minuten später tritt ein Schweißausbruch ein. Es wird nicht das thermo-regulatorische Schwitzen getestet, da Pilocarpin nur an der periphere Nervenendstrecke in der Haut angreift.

Histamin-Test

Intrakutane Injektion von 0,1 ml 1‰ Histaminlösung führt zu einer umschriebenen Quaddel und Hautrötung.

Therapie

Eine kausale Therapie ist nicht bekannt. Die trophischen Veränderungen werden mit physikalischen Maßnahmen behandelt und Druckulzera durch das Tragen von Spezialschuhwerk soweit möglich vermieden. Die orthostatische Dysregulation wird wie alle anderen autonomen Störungen symptomatisch (z.B. Kompressionsstrumpfhose, Fludrocortison) behandelt.

3.5.3. Neurale Muskelatrophie mit essentiellem Tremor

Definition

Diese Multisystemdegeneration bezieht außer den motorischen und sensiblen Fasern des peripheren Nerven noch die Hinterstränge des Rückenmarks und die spinozerebellären Bahnen mit den dazugehörigen Kleinhirnkernen (N. dentatus) mit ein. Sie ist eine sehr seltene, bereits im frühen Kindesalter auftretende hereditäre Erkrankung, die durch ihr heterogenes klinisches Bild unterschiedlich eingeordnet wird. Es gibt in der Beschreibung einige Überschneidungen mit dem klinischen Bild von Patienten mit einem nach den Erstbeschreibern benannten *Roussy-Lévy-Syndrom*.

Pathogenese

Die Ursache dieser autosomal-dominanten Erkrankung ist nicht bekannt. Histopathologisch finden sich die Zeichen einer hypertrophen sensomotorischen Neuropathie mit segmentalen De- und Remyelinisierungen (☞ HSMN I, Kap. 3.5.1.1.).

Typische Krankheitszeichen

Der Verlauf der Erkrankung ist aus der frühen Jugend heraus langsam progredient, wobei die Zeichen der distal beginnenden Polyneuropathie sehr diskret ausgeprägt sind, so daß die Patienten die Erkrankung lange Zeit nicht wahrnehmen. Zum Syndrom gehören auch Skelettdeformitäten, wie Hohlfuß und Kyphoskoliose.

Befunde

➤ *Klinik*

Die distal betonte Polyneuropathie betrifft mehr die Tiefensensibilität (vor allem den Lagesinn) als die Oberflächenqualitäten, so daß eine sensible Gangataxie resultiert. Die motorische Beteiligung, die auch distal betonte Paresen (peroneal betont) aufweist, zeigt nicht die Ausprägung wie bei den übrigen neuralen Muskelatrophien. Durch die Kombination beider Fasersysteme sind die Muskeleigenreflexe frühzeitig erloschen.

Durch die spinozerebelläre und zerebelläre Beteiligung gehört ein feinschlägiger Intentionstremor zum Krankheitsbild, der aber erst später zu der Polyneuropathie hinzutritt.

➤ *Elektrophysiologie*

Elektroneurographisch lassen sich sowohl Verlangsamungen der motorischen als auch sensiblen Nervenleitgeschwindigkeiten mit Reduktion der jeweiligen Antwortpotentiale nachweisen, zusammen mit elektromyographischen Denervierungszeichen in den Muskeln.

Therapie

Der Verlauf ist aus prognostischer Sicht sehr günstig. Die Arbeitsfähigkeit bleibt bei den meisten Patienten erhalten. Eine kausale Therapie ist nicht bekannt.

3.6. Metabolische/Toxische Erkrankungen

Definition

Beiden Formen der Polyneuropathie, sowohl den metabolischen als auch den toxisch bedingten, ist gemeinsam, daß die Störung des peripheren Neurons nur Teil des durch die metabolisch oder toxisch bedingten Stoffwechselstörung hervorgerufen klinischen Erkrankungsbildes ist. Je nach Grunderkrankung wechselt der Grad, mit der die polyneuropathische Störung die klinische Manifestation bestimmt. Bei den metabolischen Störungen sind vorwiegend solche Stoffwechselstörungen vertreten, die einen erblichen Defekt im Zellmetabolismus aufweisen.

Einteilung

Zur Übersicht über den jeweils betroffenen Stoffwechselweg oder die Art der Intoxikation kann Tabelle 3.22 dienen:

Einteilung der metabolischen/toxischen Polyneuropathien
• stoffwechselbedingte Polyneuropathien
- Polyneuropathien bei Lipidstoffwechselerkrankungen
- Polyneuropathien bei Amyloidspeicherkrankheit
- Polyneuropathien bei hereditärer Porphyrie
- Polyneuropathien bei anderen Erkrankungen
• toxisch bedingte Polyneuropathien
- alkoholische Polyneuropathie
- Polyneuropathie durch andere Noxen

Tab. 3.22: Einteilung der metabolischen/toxischen Polyneuropathien.

3.6.1. Stoffwechselbedingte Polyneuropathien

Definition

Der überwiegende Teil der hereditären stoffwechselbedingten Störungen des peripheren Nerven wird durch einen in pathologischer Menge anfallenden Metaboliten des Zellstoffwechsel des Neurons oder der Markscheide hervorgerufen. Bei den nichthereditären Erkrankungen handelt es sich wie bei den urämisch oder hepatisch bedingten Polyneuropathien um eine, wenn man so will, endogene Intoxikation durch einen über den vaskulären Transport zum Neuron gelangten Metaboliten anderer Organe.

3.6.1.1. Polyneuropathien bei Lipidstoffwechselerkrankungen

Definition

Die metabolisch genetisch bedingten Erkrankungen, die mit Störungen des Aminosäure- und Monosaccharid-Stoffwechsels einhergehen, betreffen vorwiegend das Zentralnervensystem. Dagegen finden sich bei den polyneuropathischen Störungen des peripheren Nervensystems hauptsächlich angeborene Veränderungen des Lipoproteinstoffwechsels.

Einteilung

Polyneuropathien bei Lipidstoffwechselerkrankungen		
Typ	Erbgang	Enzymdefekt
Fabry-Krankheit	X-chromosomal-rezessiv	α-Galaktosidase A
Refsum-Syndrom	autosomal-rezessiv	Phytansäure-α-hydroxylase
Tangier-Krankheit	autosomal-rezessiv	Enzymdefekt ungeklärt, Fehlen von high-density-Lipoproteinen (HDL)
Bassen-Kornzweig-Syndrom	autosomal-rezessiv oder -dominant	Störung der Apolipoprotein-B-Synthese (daher Fehlen der low-density-Lipoproteine LDL)
Lecithin-Cholesterin-Acyltransferasemangel	autosomal-rezessiv	Lecithin-Cholesterin-Acyltransferase

Tab. 3.23: Ursachen der Polyneuropathien bei Lipidstoffwechselerkrankungen.

Typische Krankheitszeichen

- **Fabry-Krankheit**:
  - Manifestation im jungen Erwachsenenalter
  - Angiektasien
  - akrale Schmerzen
  - Lipidablagerungen in der Cornea
  - Nieren- und Koronarerkrankung (vaskulär)
  - zerebrovaskuläre Störungen
  - vorwiegend autonome PNP mit Hypohidrose
- **Refsum-Syndrom**: ☞ HMSN IV, Kap. 3.5.1.4.
- **Tangier-Krankheit**:
  - Manifestation im jungen Erwachsenenalter
  - Tonsillenhypertrophie
  - Splenomegalie
  - sensomotorische Polyneuropathie
  - autonome Beteiligung mit Hyperhidrose

- **Bassen-Kornzweig-Syndrom**:
  - Manifestation im frühen Kindesalter
  - Malabsoptionsyndrom bei fettreicher Nahrung
  - sensible Ataxie
  - Areflexie bei sensomotorischer PNP
  - Hirnnervenbeteiligung
  - zerebelläre Störung
  - geistige Retardierung
- **Lecithin-Cholesterin-Acyltransferasemangel**:
  - Manifestation im jungen Erwachsenenalter
  - vorwiegend sensible PNP mit distaler, symmetrischer Betonung

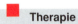
Therapie

- *Fabry-Krankheit:* Infusion von α-Galaktosidase
- *Refsum*: Phytansäurearme Diät (in kritischen Fällen Plasmaaustausch)
- *Tangier-Krankheit*: keine spezifische Therapie
- *Bassen-Kornzweig-Syndrom*: Infusion fettlöslicher Vitamine (E, A, K)
- *Lecithin-Cholesterin-Acyltransferasemangel*: fettarme Diät

3.6.1.2. Polyneuropathien bei Amyloidspeicherkrankheit

Definition

Amyloid wird sowohl perivaskulär (☞ Kap. 1.2.2.), als auch perineural (interstitiell) und endoneural abgelagert. Es handelt sich dabei um ein *fibrilläres Protein*, dessen Herkunft letztlich noch nicht geklärt ist.

Einteilung

Amyloidablagerungen finden sich lokal oder generalisiert bei:
- **hereditärer Amyloidose** (autosomal-dominant)
- **neoplastischer Erkrankung**
- **entzündlichen, autoimmunen Prozessen**

Pathogenese

Der pathogenetische Hintergrund der Amyloidentstehung ist nach wie vor nicht geklärt. Im Rahmen der o.g. Erkrankungen lassen sich histopathologisch in den betroffenen Geweben eosinophile Einschlüsse beobachten, die sich mit der Kongorot-Färbung deutlich markieren lassen.

Typische Krankheitszeichen

Es besteht eine distal betonte, gemischte, aber vorwiegend sensible Polyneuropathie mit brennenden Schmerzen an den Füßen und autonomer Blasenfunktionsstörung und trophischen Störungen an den Akren.

Befunde

➤ *Klinik*

- peroneal betonte Paresen und Atrophien
- distale Hyporeflexie
- strumpfförmige Sensibilitätsstörungen, vor allem für die Vorderseitenstrangqualitäten
- trophische Störungen der Haut

➤ *Serologie*

Aufgrund der Möglichkeit einer sekundären Amyloidose bei neoplastischer Grunderkrankung (M. Waldenström oder Plasmozytom) Untersuchung mittels BSG, CRP, Immunelektrophorese, und Urin-Untersuchung auf Bence-Jones-Protein.

➤ *Elektrophysiologie*

Elektroneurographisch überwiegend Verlangsamung der sensiblen Nervenleitgeschwindigkeit.

➤ *Biopsie*

In der Suralis-Biopsie lassen sich interstitiell und endoneural Kongorot aufnehmende Einschlüsse nachweisen. Auch bei der Biopsie der Rektumschleimhaut finden sich solche Einschlüsse, vor allem in den Ganglienzellen.

Therapie

Bei der sekundären Amyloidose sollte die Grunderkrankung gefunden und therapiert werden. Bei den primären, hereditären Formen wird mit Azathioprin oder Dimethylsulfoxid oral behandelt.

3.6.1.3. Polyneuropathien bei hereditärer Porphyrie

Definition

Porphyrien sind heterogene Stoffwechselstörungen des Aufbaus des Porphyrinogens und des Hämanteils des Hämoglobins.

Einteilung

Es gibt mehrere Unterscheidungskriterien der Porphyrien. Zunächst wird zwischen primären, hereditären Porphyrien und erworbenen Formen unterschieden.

Das zweite Unterscheidungsmerkmal ist der Herkunftsort der Stoffwechselprodukte:

- *Knochenmark* bei erythropoetischen Porphyrien
- *Leber* bei hepatischen Porphyrien

Die polyneuropathische Störung ist im wesentlichen an die akute hepatische Porphyrie gekoppelt, die auch als *akute intermittierende Porphyrie* bezeichnet wird. Diese Erkrankung wird autosomal dominant vererbt.

Pathogenese

Die Erkrankung beginnt mit einer ersten hepatischen Phase durch Störung der Porphyrin- und Hämsynthese aufgrund eines Enzymdefekts der Uroporphyrinogen-Synthase. Dieser Defekt wird durch die δ-Aminolävulinsäure-Synthase kompensiert, so daß einerseits das nicht verarbeitete Porphobilinogen und andererseits die vermehrt gebildete δ-Aminolävulinsäure überschüssig anfällt.

Eine Reihe von **Arzneimitteln** (Analgetika, Antiphlogistika, Antibiotika, Antiepileptika, Sedativa, orale Antidiabetika, Methyldopa und Ergotpräparate) können diese Verstoffwechselung fördern und einen **akuten Krankheitsschub provozieren**. Sie sind daher bei der Behandlung **kontraindiziert**.

Typische Krankheitszeichen

Durch das vermehrte Anfallen dieser Stoffwechselprodukte werden:

- das autonome Nervensystem
- das periphere Nervensystem und
- das zentrale Nervensystem

zunächst durch Reizerscheinungen, später durch Ausfälle mit einbezogen.

Die autonomen Störungen beziehen sich vor allem auf gastrointestinale Beschwerden mit Obstipation, Diarrhöen, Übelkeit und Erbrechen, begleitet von heftigen Bauchschmerzen durch intestinale Dyskinesien.

Die Manifestation am peripheren Nervensystem besteht in einer gemischten sensomotorischen Polyneuropathie.

Die zentralnervösen Einflüsse beziehen sich vor allem auf psychopathologische Auffälligkeiten. Bevor ein hirnorganisches Psychosyndrom resultiert, treten Schlafstörungen mit halluzinatorischen oder deliranten Symptomen auf. Es werden auch zerebrovaskuläre Ereignisse beobachtet.

Befunde

▶ *Klinik*

Das klinische Bild der porphyriebedingten Polyneuropathie ist durch gemischte (senso-)motorische Ausfälle geprägt. Es findet sich eine symmetrische Polyneuropathie mit typischem Verteilungsmuster: an den Armen von distal nach proximal und an den Beinen von proximal nach distal zunehmend. Die Muskeleigenreflexe sind frühzeitig erloschen. Die Sensibilitätsstörung tritt aber stets hinter die motorischen Ausfälle zurück, obwohl ausgeprägte Reizerscheinungen wie schmerzhafte Dysästhesien oder unangenehme Kribbelparästhesien zum Bild gehören.

Auch die motorischen Hirnnerven sind in das Bild einbezogen, das dann eher dem einer Mononeuritis multiplex folgt.

▶ *Serologie*

Das erhöhte Porphobilinogen wird mit dem Schwartz-Watson-Test nachgewiesen. (Der Urin nimmt durch die Porphobilinogenumwandlung unter Lichteinfluß beim Stehenlassen eine dunkle Färbung wie Dunkelbier an).

▶ *Liquor*

Der Liquorbefund ist normal.

▶ *Elektrophysiologie*

Elektroneurographisch läßt sich bei der Untersuchung der motorischen Anteile ein Potentialverlust bei erhaltener Latenz im Sinne der axonalen Schädigung nachweisen.

Therapie

Wesentlicher Punkt der Therapie ist die Aufklärung des Patienten, damit er selbst die Einnahme anfallsprovozierender Pharmaka verhindern kann. Im Anfall kann eine forcierte Diurese zur beschleunigten Eliminierung der toxischen Substanzen beitragen. Es wird 20%ige Glukoselösung unter Elektrolytkontrollen bis zu einer Gesamtmenge von 2 l/Tag gegeben. Die übrigen gastrointestinalen und vegetativen Störungen werden unter Berücksichtigung der kritischen Medikamente symptomatisch behandelt.

3.6.1.4. Polyneuropathien bei anderen Erkrankungen

Definition

Zu den metabolisch verursachten Polyneuropathien gehören auch solche, die nicht durch einen endogenen Enzymdefekt hervorgerufen werden, sondern durch das Anfallen eines oder mehrerer Stoffwechselmetaboliten, die durch ein Organversagen in pathologischer Konzentration erzeugt werden oder ungenügend aus dem Körper eliminiert werden, bzw. beide Mechanismen zusammen. Es kommt zu einer endogenen Intoxikation.

Einteilung

Hier soll nur auf die Polyneuropathien bei den häufigsten Organversagen eingegangen werden:

- der PNP bei Urämie infolge Niereninsuffizienz
- der PNP bei Hepatopathien (Hepatitis, Zirrhose)

Pathogenese

Die Pathogenese der Polyneuropathie ist noch nicht geklärt. Die Störung des Axons bzw. der Markscheide läßt sich nicht mit den Elektrolytverschiebungen, der Harnstoff- und Kreatininerhöhung bzw. den Bilirubin-, Transaminasen- oder Ammoniakerhöhungen im Serum allein erklären. Aus der Besserung durch Dialyseverfahren ist klar, daß das Agens einen Durchmesser größer als der Porendurchmesser der verwendeten Filter haben muß und somit eine Molekülgröße, die deutlich größer als die der genannten Substanzen ist.

Typische Krankheitszeichen

▶ *Urämische PNP:*

Anders als die zentralnervösen Begleitsymptome, die eher bei akut ansteigenden Retentionswerten auftreten, ist die urämische Polyneuropathie mit einer chronischen Niereninsuffizienz assoziiert. Im Vordergrund stehen sensible und motorische Reizerscheinungen, wie "burning feet" oder "Wadenkrämpfe" (Crampi, keine Spasmen!). Das Bild der "**burning feet**" (einem quälenden Brennen der Fußsohlen bei toxischen, metabolischen oder malresorptiven Polyneuropathien) kann sich steigern bis zum Syndrom der "**restless legs**", einer aufgrund der schmerzhaften Dysästhesien dauernden unwillkürlichen Ruhelosigkeit der Füße, die auch nachts im Schlaf andauert. Tritt noch eine Hautrötung an den Fußsohlen oder den Handinnenflächen durch eine Weitstellung der arteriolären Sphinkter (im Rahmen der autonomen Störung) hinzu, so ergibt sich das Bild der **Erythromelalgie**.

▶ *Hepatische PNP:*

Bei chronischen Leberfunktionsstörung tritt eine mehr distale sensible polyneuropathische Störung ein, während im Rahmen einer akuten Hepatitis eher das Bild einer Polyneuritis mit symmetrischen Lähmungen und geringen segmentalen Schmerzen im Vordergrund steht.

Befunde

▶ *Klinik*

Urämische PNP:

initial distal symmetrische sensible strumpfförmige Sensibilitätsstörungen, später sensomotorische symmetrische Ausfälle mit progredientem Reflexverlust

Hepatische PNP:

- Hepatitis
  Ausfälle des Typs einer Mononeuritis multiplex oder symmetrischen Polyneuritis
- Zirrhose
  distal symmetrische sensible Ausfälle der Oberflächenqualitäten zusammen mit quälenden Dysästhesien

▶ *Elektrophysiologie*

Die urämische Form zeigt in der elektroneurographischen Untersuchung Zeichen der axonalen Schädigung mit Potentialminderung des sensiblen und motorischen Aktionspotentials und erst später eine Verlangsamung der Nervenleitgeschwindigkeit als Zeichen der nachfolgenden Demyelinisierung. Die hepatisch bedingte chronische Störung zeigt nur als Folgeerscheinung der Demyelinisierung eine verzögerte distale Latenz.

Therapie

Die Polyneuropathien bessern sich auch nach längeren Verläufen nach Behebung der metabolischen Störung, zum Beispiel bei Dialysebehandlung oder Hämofiltration bzw. Normalisierung der Leberfunktion. Das gleiche gilt für den Zustand nach Transplantationen.

3.6.2. Toxisch bedingte Polyneuropathien

Definition

Eine Reihe von Chemikalien, Medikamenten und Industrieprodukten haben eine neurotoxische Wirkung. Neben einer zentralnervösen Schädigung werden auch polyneuropathische Läsionen beobachtet. Daher kommt bei unklaren polyneuropathischen Ausfällen oder Reizerscheinungen der Anamnese, hier besonders der Berufsanamnese, eine besondere Bedeutung bei der Ursachenklärung zu. Die häufigste toxisch bedingte Polyneuropathie ist mit Abstand die alkohol-toxische Form.

3.6.2.1. Alkoholische Polyneuropathie

Definition

Eine Polyneuropathie läßt sich bei wenigstens 30-50 % der Alkoholkranken nachweisen. Da die ganz überwiegend männlichen Alkoholiker bereits im frühen Erwachsenenalter, wenn nicht gar im Jugendalter, mit dem Alkoholkonsum begonnen haben, verwundert es nicht, daß diese Polyneuropathie sich früher manifestiert als die übrigen Formen, nämlich im 4. Lebensjahrzehnt.

Pathogenese

Man muß in der Wirkung auf den peripheren Nerven zwischen der direkten toxischen Wirkung des Alkohols und den Folgeerkrankungen durch die Malnutrition mit Vitamin B_1-(Thiamin-) und Folsäure-Mangel unterscheiden. Erstere Wirkung ist überwiegend für die axonale Schädigung, die Hypovitaminose für eine Störung der Markscheide verantwortlich.

Typische Krankheitszeichen

Der Patient mit alkohol-toxischer Polyneuropathie klagt über eine symmetrisch an beiden Unterschenkeln vorhandene **schmerzhafte Berührungsempfindlichkeit**. Die Unterschenkel sind aufgrund **vegetativ trophischer Störungen** livide verfärbt und kalt.

Vielfach treten auch nächtliche **Wadenkrämpfe** auf.

Im Rahmen der vegetativen Beteiligung findet sich eine Hyperhidrose der Füße, die dadurch ständig naß und bei fehlender Pflege sekundär pilzinfiziert sind.

Befunde

▶ *Klinik*

Die sensible Störung, die immer erstes Symptom ist, ist an den Füßen und Unterschenkeln immer symmetrisch ausgeprägt und geht mit einer Hyperpathie einher. Im Verlauf nimmt die Störung der Tiefensensibilität (Vibration und Lagesinn) zu, so daß eine sensible Ataxie auftritt, die sich nur schwer von der oft gleichzeitig vorhandenen zerebellären Ataxie trennen läßt. Erst spät treten distal motorische Ausfälle hinzu.

Steht die alkohol-bedingte Vitaminstörung (Malnutrition und Malabsorption) im Vordergrund, so überwiegen meist die zentralen Ausfälle der langen Bahnen (Pyramidenbahn und Hinterstränge bei der funikulären Myelose, ☞ Kap. 1.) zusammen mit den zerebralen Befunden bei Wernicke-Enzephalopathie (☞ Kap. 1.6.2.) und der Kleinhirnschädigung.

▶ *Serologie*

Der Vitaminmangel kann anhand des Vitamin B_{12}- und Folsäurespiegels nur belegt werden, wenn längere Zeit kein Vitamin durch Injektion zugeführt wurde. Dies ist vor Durchführung des aufwendigen Schilling-Tests zu bedenken. Oft ist ein Eisenmangel vergesellschaftet.

▶ *Liquor*

Der Liquor ist normal.

Toxische Substanz	Exposition	Neurologischer Befund	Besonderheit
Blei	Benzinverarbeitung	armbetonte PNP	Bleisaum am Zahnfleisch
Arsen	Landarbeit, Weinbau	autonom-vegetative Störungen	Mees-Streifen an den Fingernägeln
Thallium	Landarbeit, Weinbau		Mees-Streifen an den Fingernägeln, Alopezie
DDT	Landarbeit, Weinbau	Enzephalopathie	Leber- und Nierenbeteiligung
Triorthokresylphosphat	Schmiermittelindustrie	PNP + Spastik durch begleitende Myelopathie	
Hexocarbone	Lösungsmittel	PNP + Spastik durch begleitende Myelopathie	
Tetrachlorkohlenstoff	Lösungsmittel	Enzephalopathie	
Schwefelkohlenstoff	Sprengstoffherstellung, Gummiherstellung	symmetrische PNP	
Acrylamid	Kunststoffherstellung	symmetrische PNP	Halluzinationen

Tab. 3.24: Übersicht der häufigsten eine Polyneuropathie verursachenden toxischen Substanzen.

Elektrophysiologie

Elektroneurographisch finden sich zunächst vorwiegend axonale Störungen mit Amplitudenverlust des sensiblen Antwortpotentials. Später - oder bei Überwiegen der Vitaminmangel-Störung - treten die Störungen der Markscheide mit Verlangsamung der Nervenleitgeschwindigkeit in den Vordergrund.

Therapie

Grundsätzlich hilft nur die Alkoholkarenz. Trinkt der Patient weiter Alkohol, kann die Polyneuropathie auch mit parenteralen Vitamingaben, die sonst adjuvant gegeben werden, nicht gebessert werden. Als Alternative zur parenteralen Thiamingabe kann das fettlösliche Prodrug Benfotiamin verabreicht werden. Die gute Bioverfügbarkeit gewährleistet eine schnelle Anflutung und hohe Wirkspiegel.

3.6.2.2. Polyneuropathie durch andere Noxen

Definition

Neben dem Alkohol sind Schwermetalle und Medikamente die Substanzen, die am häufigsten für eine toxische Polyneuropathie verantwortlich sind.

Einteilung

Medikamentengruppen, bei denen mit einer *toxischen Polyneuropathie* zu rechnen ist, sind im folgenden aufgelistet:

- **Zytostatika** (Vincristin, Vinblastin, Cisplatin, Cytarabin u.w.)
- **Chemotherapeutika** (Sulfonamide, Nitrofurane, Dapson, Hydroxychinoline, Metronidazol u.w.)
- **Antibiotika** (Penicillin, Aminoglykoside, Gentamicin, Streptomycin, Chloramphenicol u.w.)
- **Fungizide** (Amphotericin B)
- **Kardiaka** (Disopyramid, Amiodaron, Hydralazin u.w.)
- **Antidepressiva** (Amitriptylin, Imipramin, Lithium, u.w.)
- **Antiepileptika** (Phenytoin, Carbamazepin, u.w.)
- **Antiphlogistika** (Indometacin, Gold u.w.)

Schwermetalle und andere Substanzen, die zu einer Polyneuropathie führen:

- Cadmium, Thallium, Blei, Quecksilber, Arsen, DDT, Schwefelkohlenstoff, Triorthokresylkohlenstoff, Hexocarbone, Tetrachlorkohlenstoff, Acrylamid.

Von milgamma das Beste!

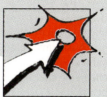

milgamma® mono 150
Benfotiamin

mono ist mehr:
- mehr Wirkung*
- mehr Schutz
- mehr fürs Geld

Zur Prognoseverbesserung der Neuropathie

milgamma® 100/150
Zusammensetzung: 1 Dragee enthält: 100 mg Benfotiamin, 100 mg Pyridoxinhydrochlorid; sonstige Bestandteile: Carboxymethylcellulose-Natrium, Polyvidon, Talkum, höherkettige Partialglyceride, Schellack, Macrogol 6000, Calciumcarbonat, Gummiarabicum, Maisstärke, Glycerol 85%, Polysorbat 80, Farbstoff E 171, Montanglykolwachs.
Anwendungsgebiete: Neurologische Systemerkrankungen durch nachgewiesenen Mangel der Vitamine B1 und B6. **Gegenanzeigen:** Thiamin-Überempfindlichkeit. **Nebenwirkungen:** allergische Überempfindlichkeitsreaktionen (Hautreaktionen, Urtikaria, Schockzustände). **Handelsformen:** 30 Dragees (N1); 60 Dragees (N2); 100 Dragees (N3); Anstaltspackungen. **Apothekenpflichtig!** Stand: 04/00

* Literatur auf Anfrage

WÖRWAG PHARMA GmbH & Co. KG · Calwer Straße 7 · 71034 Böblingen · www.woerwagpharma.de

Pathogenese

Die toxischen Substanzen bewirken mit nur wenigen Ausnahmen eine Axonstörung. Nur die Medikamente Amiodaron, Perhexilin und Blei verursachen eine eher überwiegende Markscheidendegeneration mit Demyelinisierung.

Typische Krankheitszeichen

In Tab. 3.24 findet sich eine Übersicht über die häufigsten eine Polyneuropathie verursachenden toxischen Substanzen.

Befunde

➤ *Klinik*

Es lassen sich mit sehr variabler Ausprägung bei jeder der genannten toxischen Substanzen bzw. Medikamentengruppen symmetrische distale sensomotorische Polyneuropathien oder polyneuropathische Störungen vom Typ der Mononeuritis multiplex auch unter Einbeziehung der Hirnnerven nachweisen.

Therapie

Die erste Maßnahme ist immer die Unterbindung der weiteren Exposition der Noxe. Als nächster Schritt kann bei den Medikamenten die Beschleunigung der Eliminierung durch forcierte Diurese oder durch Plasmaaustausch (nur bei schweren Vergiftungen) betrieben werden. Bei wenigen Schwermetallen hilft die Bindung an verabreichte Chelatbildner.

3.6.3. Polyneuropathien bei Malabsorption

Definition

Erkrankungen des Magen-Darmtraktes (z.B. M. Crohn, Zöliakie, chronische Pankreatitis) führen durch die Veränderungen an der Schleimhaut der Darmwand in gleicher Weise wie hereditäre Erkrankungen (z.B. Bassen-Kornzweig-Syndrom oder kongenitaler Intrinsic-Faktor-Mangel) zu einer Malabsorption einer Reihe von Stoffen und Vitaminen, die zum Stoffwechsel der Axone und Markscheiden notwendig sind.

Typische Krankheitszeichen

Es tritt eine vorwiegend distale, symmetrische sensible Polyneuropathie mit sensiblen Reizerscheinungen auf, die ähnlich wie bei den anderen Vitaminmangelzuständen (Vitamin B_{12}) auch gelegentlich von lanzinierenden Schmerzen begleitet werden kann. In den meisten klinischen Punkten gibt es eine Übereinstimmung mit der alkoholtoxischen Polyneuropathie (☞ Kap. 3.6.2.1.).

Befunde

➤ *Serologie*

Es sind Screening-Untersuchungen des Serums notwendig, die die Elektrolytspiegel und eine Proteinbestimmung einschließlich der Elektrophorese umfaßt und auch die Mineralien, Spurenelemente sowie den Eisenspiegel zusammen mit dem Ferritin und Transferrins einbezieht. Die Untersuchung der Vitaminspiegel setzt einen längeren Abstand (3 Monate) zur letzten Substitution voraus. Die Untersuchungen sollten einen Schilling-Test und Xylose-/Galaktose-Test mit einbeziehen.

Therapie

Neben der Behandlung der gastrointestinalen Grunderkrankung steht die Vitaminsubstitution im Vordergrund. Hier muß in erster Linie daran gedacht werden, daß es bei Thiaminmangel zur Ausprägung einer Polyneuropathie kommen kann. Aufgrund der guten Bioverfügbarkeit im Vergleich zu wasserlöslichen Thiaminderivaten ist das fettlösliche Prodrug Benfotiamin vorzuziehen.

3.7. Paraneoplastische Erkrankungen

Definition

Insbesondere die Gammopathien (z.B. Multiples Myelom, M. Waldenström), aber auch das kleinzellige Bronchialkarzinom können zu begleitenden Polyneuropathien führen.

Pathophysiologie

Die Pathogenese dieser Polyneuropathien ist letztlich unklar. Im Zusammenhang mit der B-Zell-Herkunft einer Reihe der Gammopathien wird eine Antikörper-spezifische Reaktion des peripheren Nerven diskutiert.

3.7. Paraneoplastische Erkrankungen

 Typische Krankheitszeichen

Der Typ der Polyneuropathie ist meist der einer distal betonten, zunächst sensiblen, später sensomotorischen Störung, die von Beginn an von unangenehmen Kribbelparästhesien und schmerzhaften Dysästhesien begleitet ist.

 Befunde

▶ *Serologie*

Ersten Hinweis gibt die Sturzsenkung in der BSG. Daneben steht die Immunelektrophorese und die Untersuchung auf Bence-Jones-Proteine im Vordergrund. Zur Diagnostik der Grunderkrankung sind aufwendige hämatologische und immunologische Untersuchungen notwendig.

▶ *Elektrophysiologie*

Die elektroneurographischen Ergebnisse sind unspezifisch mit Zeichen einer gemischten axonalen und sekundären demyelinisierenden Störung.

▶ *Bildgebung*

Zur Diagnostik der Grunderkrankung sind native Röntgenuntersuchungen (unter Einbeziehung des Schädels) zum Nachweis der knöchernen Arrosionen und die Skelettszintigraphie notwendig.

 Therapie

Trotz der zum Teil neurotoxischen Nebenwirkungen der Zytostatika kann in der Behandlung der Grunderkrankung nur selten auf diese Medikation verzichtet werden. Mit Besserung der Grunderkrankung ist auch ein Rückgang der polyneuropathischen Störungen zu erwarten. Allerdings wird, auch wenn diese Erkrankung in Vollremission geht, eine vollständige Rückbildung der Polyneuropathie nur selten gesehen.

Muskel

4. Muskel

In der Neurologie führte die Untersuchung und Behandlung der Erkrankungen der Muskeln lange Zeit ein Schattendasein. Ursache war das Mißverhältnis zwischen Schwierigkeitsgrad und Aufwand der Diagnostik einerseits und therapeutischer Beeinflußbarkeit andererseits, zumal die häufig angeborene Erkrankung nicht beeinflußbar schien. Durch die Fortschritte in der biochemischen und auch molekulargenetischen Forschung zusammen mit der elektromyographischen Untersuchung und Muskelbiopsie hat sich dieses Bild mittlerweile gewandelt.

Grundvoraussetzung im Verständnis muskulärer Erkrankungen ist die Berücksichtigung der physiologischerseits vorgegebenen Funktionseinheiten der Muskelkontraktion. Die kleinste funktionelle Einheit eines quergestreiften Muskels wird durch die "**motorische Einheit**" (mE) beschrieben. Man versteht hierunter *das Kollektiv von Muskelfasern, das von einer Nervenfaser gesteuert wird*. Die als Lähmung des Muskels in Erscheinung tretende Störung der motorischen Einheit kann einerseits auf der Reduzierung der rekrutierten Muskelfasern oder andererseits auf einer Herabsetzung der Entladungsfrequenz beruhen.

Über die motorische Einheit hinaus wird die Muskelkontraktion durch folgende histoanatomisch definierten Kompartimente gesteuert:

- die präsynaptische neuronale Endstrecke
- den synaptischen Spalt
- die motorische Endplatte
- den Muskel mit Sarkolemm, Myofibrillen und Zellkern

Die Störung jedes Anteils für sich kann klinisch als Muskelerkrankung zu Tage treten.

Symptome einer verminderten Muskelanspannung, einer gestörten Muskelkontraktion oder -dekontraktion oder eines Muskelgewebsunterganges sind allgemein:

- **Muskelschwächen (Paresen)**
- **Muskelkrämpfe (Crampi)**
- **Muskelschmerzen (Myalgien)**
- **Veränderung des Muskeltonus (hypoton/hyperton)**
- **Verlängerung der Muskelkontraktion (Myotonie)**
- **Muskelschwund (Atrophien)**

Klinisch können bei einer Muskelerkrankung folgende Befunde nachweisbar sein:

- **Fibrillieren oder Faszikulieren der Muskeln**
- **Paresen**
- **Tonusherabsetzung oder -erhöhung** (entsprechend sind auch die Muskeleigenreflexe verändert)
- **Muskelatrophien oder -hypertrophien** (bzw. Pseudohypertrophien)

Zur ätiopathogenetischen Abklärung der Muskelfunktionsstörung sind eine Reihe von Zusatzdiagnostiken notwendig, die im Nachfolgenden jeweils noch detailliert in ihrem spezifischen Einsatz beschrieben werden:

- **Elektromyo- und -neurographie**
- **Serumchemie**
- **Urinanalytik**
- **Muskelbiopsie mit Histologie und Enzymhistochemie**
- **Molekulargenetik**
- **CT oder MRT der Muskeln**

Die Elektromyographie erfaßt durch direkte Punktion des Muskels mit einer Nadelelektrode das elektrische Potential einer motorischen Einheit (PmE). Um einen querschnittsartigen Überblick über die Muskelfunktion zu bekommen, wird mehrmals die Nadelposition (Insertion) verändert. Ein sogenanntes myopathisches Muster kann elektromyographisch in unterschiedlichen Aktivitätszuständen der Muskeln gefunden werden:

4.1. Entzündungen

Muskelaktivität	Myopathische Befunde
Insertionsaktivität	ggf. pseudomyotone Entladungen
Ruheaktivität	Fibrillationen, positive scharfe Wellen
minimale Willküraktivität	Potentialdauer und Amplitude ↓, Polyphasie ↑
maximale Willküraktivität	Amplitude ↓, Interferenzmuster mit frühzeitiger Rekrutierung aller mE

Die Veränderungen des PmE im Elektromyogramm können anhand der Darstellung und Gegenüberstellung der histologischen Muskelfaserveränderungen und der veränderten neuromuskulären Übertragung mit den elektromyographischen Befunden veranschaulicht werden:

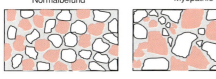
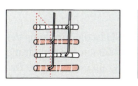
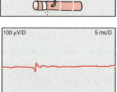

Abb. 4.1: Histologie (oben), motorische Einheit (Mitte) und Elektromyogramm (unten) am schematisierten Beispiel zweier motorischen Einheiten (weiß + rot jeweils Nerv und zugehörige Muskelfaser).

4.1. Entzündungen

Definition

Die Myositis ist eine entzündliche Muskelerkrankung. Im Gegensatz zu einer Vielzahl angeborener Myopathien stellen die Myositiden eine Gruppe von Muskelerkrankungen dar, die behandelbar sind und je nach Ätiologie auf eine Akut- oder Langzeitbehandlung recht gut ansprechen. Dem Auslöser folgend, können erregerbedingte oder autoimmun ausgelöste Myositiden differenziert werden (☞ Tab. 4.1).

Myositis	
autoimmun induziert	erregerbedingt
• Polymyositis • Dermatomyositis • Polymyalgia rheumatica	• interstitielle Myositis • eosinophile Myositis • granulomatöse Myositis • okuläre Myositis • Einschlußkörpermyositis • Begleitmyositis bei Infektionen

Tab. 4.1: Entzündliche Muskelerkrankungen.

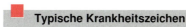
Typische Krankheitszeichen

Klinisch ist allen Myositiden die folgende Trias gemeinsam:

Klinische Checkliste Myositis
✓ Muskelschwäche (schlaffe Paresen)
✓ Muskelschmerzen (Myalgien), auch in Ruhe
✓ Schwellung und Druckempfindlichkeit der Muskeln

Begleitend, wie bei jeder entzündlichen Erkrankung, können unspezifisch *Fieber, Gelenkschmerzen* und *Exantheme* auftreten.

4.1.1. Polymyositis / Dermatomyositis

Definition

Bei der Polymyositis (PM) handelt es sich um eine **autoimmun vermittelte Entzündung** vor allem der *proximalen Muskeln des Schulter- und Beckengürtels* unter Einbeziehung der *Nacken-* und *Bulbärmuskulatur*, was sie deutlich von den hereditären Muskeldystrophien unterscheidet. Es gibt fließende Übergänge zur **Dermatomyositis** (DM), die durch die begleitenden Hautveränderungen, wie Erytheme oder flächenhaft konfluierende rote Papeln, klinisch sehr charakteristisch erfaßt wird. Beide Formen können zwar bereits im Kindes- oder Jugendalter auftreten, vorwiegend handelt es sich aber um eine Erkrankung im fortgeschrittenen Erwachsenenalter (> 50. LJ). Frauen werden fast doppelt so häufig betroffen wie Männer.

Pathogenese

Aufgrund der "falschen" Autoimmunantwort wird Muskelgewebe durch im Blut zirkulierende Immunkomplexe, Antikörper gegen Muskelgewebe, Antikörper gegen DNS, Schilddrüsen- und Thymusgewebe unter Beteiligung des Komplementsystems so markiert, daß die zelluläre Immunantwort in das Muskelgewebe und dessen Hüllen hinein an den Markierungsort nachfolgt. Initial finden sich die Zellinfiltrate (vorwiegend Lymphozyten) zunächst perivaskulär, später auch zwischen den Muskelfasern. Es folgt eine Infiltration von Monozyten, die in Makrophagen, - hier "Myophagen" -, transformieren. Infolge der gestörten Zellfunktion wird auch der Muskelstoffwechsel gestört, so daß es zur Ablagerung von Stoffwechselprodukten (z. B. Glykogen) kommen kann.

Da die Autoimmunantwort "conditio sine qua non" ist, muß grundsätzlich auch die zugrundeliegende Erkrankung berücksichtigt werden. Sowohl bei der PM als auch bei der DM ist nach folgenden Grunderkrankungen zu fahnden (☞ Tab. 4.2).

Malignome	Kollagenosen	andere Immunstörungen
• Mamma-Ca • Bronchial-Ca • intestinale Karzinome • Uterus-Ca	• system. Lupus erythematodes • Rheumat. Arthritis • Panarteriitis nodosa • Sklerodermie • Sjögren-Syndrom • M. Behçet	• Myasthenia gravis • Hashimoto Thyreoiditis • M. Waldenström • AIDS

Tab. 4.2: Grund- und Begleiterkrankungen der Polymyositis und Dermatomyositis.

Typische Krankheitszeichen

Will man Polymyositis und Dermatomyositis am klinischen Bild unterscheiden, kann man beide Erkrankungen, die fließende Übergänge bieten, zunächst daran differenzieren, daß die PM das häufiger akute Krankheitsbild darstellt.

Die PM beginnt z.T. unter hohem Fieber mit langsam progredienten Lähmungen, die meist symmetrisch die proximale Extremitätenmuskulatur betreffen. Die Schmerzen stehen eher im Hintergrund und sind ihrerseits nicht von einer Belastung abhängig. Gelegentlich ist die Muskulatur druckdolent.

Treten zu diesen Symptomen unter einem protrahierten Verlauf noch Hauterscheinungen wie lilarötliche Erytheme und Ödeme der Wangen- und Periorbitalregion oder eine Poikilodermie am Stamm der Extremitäten hinzu, liegt eine Dermatomyositis vor.

Befunde

▶ *Klinik*

Langsam progrediente, meist symmetrische Paresen. Bei klinisch drastischen Verläufen gibt es auch eine Beteiligung der Schluck- und Atemmuskulatur.

▶ *Serologie*

Neben der Erhöhung der BSG ist die Erhöhung der CK richtungsweisend. Im Rahmen der Abklärung begleitender Autoimmunerkrankungen ist die Bestimmung der Antikörper gegen quergestreifte und glatte Muskulatur, Schilddrüsengewebe und DNA sowie der Komplementfaktoren erforderlich. Auch die Untersuchung auf die Histokompatibilitätsantigene HLA-B8, B14 und DR3, die bei der PM und DM positiv sind, muß durchgeführt werden.

▶ *Elektrophysiologie*

Die Nadelmyographie zeigt allenfalls unspezifische Veränderungen wie positive scharfe Wellen und Fibrillationspotentiale oder Polyphasie der amplitudenreduzierten PmE (Potential motorischer Einheit).

▶ *Biopsie*

Die *Muskelbiopsie* zeigt neuropathologisch initial die Zeichen einer perivaskulären Entzündung und perifaszikuläre Atrophie, später auch Zerstörung von Muskelfasern bzw. deren zelluläre Abräumreaktion mittels Makro- bzw. Myophagen. Immunhistologisch lassen sich in den Gefäßwänden des Muskels Immunglobulinablagerungen nachweisen.

Die Hautbiopsie, insbesondere bei Verdacht auf eine DM, deckt die Schädigung der bindegewebigen Grenzschicht unter der Epidermis auf. Um die Hautanhangsgebilde finden sich Infiltrate aus retikulären und lymphozytären Zellelementen. Die Cutis selbst ist ödematös verändert und zeigt eine Hyperkeratose vor allem um die Follikeleingänge. Fluoreszenz-mikroskopisch lassen sich Antikörper in der Grenzschicht der Epidermis nachweisen.

Therapie

Basistherapie ist die Gabe von **Glukokortikoiden**. Da die betroffenen Muskelanteile unter Therapie im Sinne der Defektheilung untergehen, ist die Therapie so früh wie möglich zu beginnen, um die Defekte so gering wie möglich zu begrenzen. Initial wird über zumindest 4 Wochen mit 100 mg/Tag Prednisolon in einer morgendlichen Gabe (circadianer Rhythmus!) therapiert. Danach sollte zur Minimierung der Nebenwirkungen eine Reduktion in ein- bis zweiwöchentlichen Schritten um 10 mg/Tag Prednisolon versucht werden. Erreicht die Tagesdosis 10 mg, wird auf alternierende Gabe (jeden zweiten Tag) umgestellt. Zur Titrierung kann der Serum-CK Wert dienen, da bei Dosisreduktion im Falle von Frührezidiven in der Regel die CK-Erhöhung der klinischen Verschlechterung vorausgeht.

Um die Dosisreduktion der Glukokortikoide zu unterstützen und um einem frühzeitigen Wiederaufflammen des Immungeschehens vorzubeugen, wird in dieser Phase zusätzlich **Azathioprin** gegeben. Die Dosierung erreicht (2-3 mg/kg KG) meist 100-150 mg/Tag in drei Einzeldosen. Die Therapie erfordert eine Überwachung der Leber-Serumparameter und des Blutbildes (Zielgröße 3.000-4.000 Leukozyten/µl), sowie eine Kontrazeption bei Patienten im fortpflanzungsfähigen Alter.

Als **Alternative** zur Immunsuppression stehen *Cyclophosphamid* oder *Methotrexat* zur Verfügung. Insbesondere in den Fällen, bei denen im fortgeschrittenen Stadium eine myasthene Muskelreaktion hinzutritt, kann auch eine Serie von *Plasmapheresen* (bis zu 6mal) zur Minderung der zirkulierenden Antikörper durchgeführt werden.

4.1.2. Erregerbedingte Myositiden

Definition

Muskelschmerzen sind eine häufig bekannte Begleiterscheinung bei Infekten, vor allem viraler Genese. Dennoch ist die Zahl der Erreger mit histologisch nachweisbaren entzündlichen Muskelveränderungen sehr viel geringer. Als Synonym wird auch der Begriff der *interstitiellen Herdmyositis* gebraucht.

Pathogenese

Die Myositis wird durch eine Virämie oder Bakteriämie bzw. im Blut zirkulierende Pilze oder Parasiten als perivaskuläre Entzündung hervorgerufen. Als Erreger lassen sich bevorzugt folgende Mikroorganismen nachweisen (☞ Tab. 4.3):

Typische Krankheitszeichen

Meistens findet sich aus der Trias Muskelschmerzen, Muskelschwäche und Schwellung nur die Myalgie. Allerdings werden selten einmal auch im Rahmen der schweren generalisierten Infektion

Bakterien	Viren	Parasiten	Pilze
• Spirochäten	• Coxsackie B	• Zystizerken	• Aspergillus fumigatus
• Rickettsien	• Epstein Barr	• Zestoden	• Candida albicans
• β-häm. Streptokokken	• HIV	• Hydatiden	• Coccidioides immitis
• Staphylococcus aureus	• Influenza A und B	• Trichinen	
	• Adenoviren	• Toxokarien	
		• Toxoplasmen	

Tab. 4.3: Erregerspektrum infektiöser Myositiden.

auftretende Rhabdomyolysen mit Myoglobinurie und sekundärem Nierenversagen gesehen.

Befunde

➤ *Klinik*

☞ Klinische Checkliste Kap. 4.1.

➤ *Serologie*

BSG-Erhöhung, Leukozytose, Eosinophilie im Differential-Blutbild, IgE-Erhöhung, CK-Erhöhung, mikrobiologische Erregerbestimmung im Serum.

➤ *Bildgebung*

Nachweis von Parasiten im Muskel mittels Röntgen-Weichteilaufnahmen.

Therapie

Die Chemotherapie richtet sich nach dem im Antibiogramm bzw. mikrobiell nachgewiesenen Erreger. Die Abszedierung als wesentliche Komplikation erfordert einen chirurgischen Eingriff.

4.1.3. Polymyalgia rheumatica

Definition

Die Polymyalgia rheumatica ist eine der klinischen Manifestationsformen der Riesenzellarteriitis. Die andere ist die Arteriitis temporalis (☞ Kap. 1.1.4.). In beiden Fällen handelt es sich um eine Erkrankung des höheren Lebensalters, meist jenseits des 60. Lebensjahres. Bevorzugt sind Frauen betroffen.

Pathogenese

Die Ätiologie und Pathogenese dieser Riesenzellarteriitis sind bisher ungeklärt, es wird eine Immunpathogenese diskutiert. Dabei soll eine zellvermittelte Immunantwort gegen Gefäßwandanteile, möglicherweise die Lamina elastica interna, Ursache des Einwanderns von CD4-Lymphozyten und Makrophagen sein.

Typische Krankheitszeichen

Neben subfebrilen Temperaturen und Gewichtsabnahme sind regelhaft folgende Kardinalsymptome zu finden:

> **Klinische Checkliste**
> **Polymyalgia rheumatica**
> ✓ Muskelschmerzen
> ✓ Morgendliche Steifigkeit
> ✓ Befall der Muskeln des Schulter- oder Beckengürtels

Befunde

➤ *Klinik*

Neben der *Muskelsteifigkeit* steht die *Myalgie* im Vordergrund. Die Beurteilung von selten vorkommenden Paresen wird durch die *Schmerzhemmung* in der Regel so erschwert, daß eine präzise Beurteilung nicht möglich ist.

➤ *Serologie*

Sturzsenkung mit einer BSG > 50 mm n.W. in der ersten Stunde, normochrome Anämie, *normale Muskelenzyme*, Erhöhung von CRP, α1- und α2-Globulinanteil und der Komplementfaktoren C3 und C4, bzw. C4/C3-IFT.

Nachweis des Histokompatibilitätsantigens HLA-DR4.

➤ *Elektrophysiologie*

Da es sich nicht um eine Myopathie im eigentlichen Sinne handelt, finden sich auch im Großteil der Fälle keine myopathischen Veränderungen, wie positive scharfe Wellen, Amplitudenminderung oder verkürztes motorisches Antwortpotential bei Willküraktivierung im Elektromyogramm.

➤ *Biopsie*

Parallel zur Diagnostik bei der Arteriitis temporalis kann bei dringendem Verdacht, falls noch keine Kortikoide gegeben worden sind, eine Biopsie der Arteria temporalis durchgeführt werde. Allerdings bleibt darauf hinzuweisen, daß auch hiermit, vor allem bei negativem Befund, eine Polymyalgia rheumatica nicht ausgeschlossen ist. Ein verläßlicher Test fehlt bisher.

Therapie

Es werden *Kortikoide* gegeben, in der Regel Prednisolon 20-40 mg/ Tag. In schweren Fällen, zum Beispiel mit kranialer Beteiligung, sollte anfangs höher, wie bei der Polymyositis (☞ Kap. 4.1.1.), dosiert werden. Wird die *Kortikoidbehandlung zu früh abgebrochen*, kommt es zu *Frührezidiven*, die manchmal foudroyanter verlaufen können als die Primärsymptomatik. Dieser Hintergrund bestimmt unter anderem die Behandlungsdauer von ca. 2 Jahren. Auch sollte hier auf eine alternierende Dosierung jeden zweiten Tag verzichtet werden. Bei Kontrollen sollten BSG, CRP und Komplementfaktoren als Anhaltspunkte dienen. Die Erkrankung gehört zu denen, die sich nach 5-7 Jahren selbst begrenzen. Kann der Patient durch die Kortikoidbehandlung symptomfrei gehalten werden, gilt er nach dem oben genannten Zeitraum als geheilt.

4.1.4. Okuläre Myositis

Definition

Die *akute Form* der okulären Myositis mit dem Kernbefund einer schmerzhaften Protrusio bulbi kann eine Sinusthrombose (☞ Kap. 1.2.4.), die *chronische Form* mit langsam progredienter Ptosis und Augenmuskellähmungen eine okuläre Myasthenie (☞ Kap. 4.7.) imitieren.

Pathogenese

Man unterscheidet eine infektiöse Form der okulären Myositis von einer parainfektiösen Form. Ebenfalls kann sich eine okuläre Myositis als Begleiterkrankung einer Kollagenose finden. Die Akuität der okulären Myositis ist nicht an Ursachen gebunden.

Typische Krankheitszeichen

Schmerzhafter Exophthalmus und *schmerzhaft eingeschränkte Augenmuskelbewegungen* werden durch die entzündliche Auftreibung der Augenmuskeln bedingt.

Befunde

▶ *Klinik*

Klinische Checkliste Okuläre Myositis
✓ Protrusio bulbi
✓ Irreguläre Doppelbilder (die nicht durch eine Hirnnervenparese erklärt werden können)
✓ zeitweise Chemosis, konjunktivale Injektion ("Glanzauge")
✓ begleitend Retrobulbärneuritis

▶ *Serologie*

BSG-Erhöhung, Leukozytose, vor allem bei den infektiösen oder parainfektiösen Formen. Die restliche Serumdiagnostik bezüglich der vermuteten Begleitkollagenose richtet sich nach deren Kriterien (☞ Kap. 1.1.4.).

▶ *Bildgebung*

Das CCT und das Orbita-MRT zeigen beide die Schwellung bzw. die entzündliche Infiltration mit Dichteanhebung der Augenmuskeln (☞ Abb. 4.2), die im Extremfall eines Orbitaspitzenprozesses auch zur sekundären Kompression des Nervus opticus mit Visusverlust führen kann.

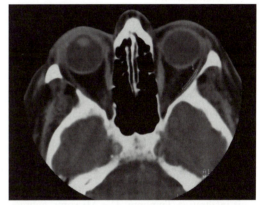

Abb. 4.2: Dichteanhebung und leichte Verdickung der Mm. recti mediales bds. bei okulärer Myositis.

Therapie

Infektiöse Formen werden chemotherapeutisch je nach Erregertestung behandelt.

Ist eine infektiöse Ursache ausgeschlossen worden, so wird vor allem bei den chronischen subakuten Formen mit Kortikoiden behandelt. Initial wird hochdosiert Prednisolon 60-80 mg/Tag gegeben, nach 5-7 Tagen wird dann über Wochen die Dosierung ausgeschlichen. Bei einer okulären Myositis im Rahmen einer Kollagenose kann aber auch eine niedrigdosierte Dauertherapie notwendig sein.

4.2. Tumoren

Definition

Differentialdiagnostisch muß bei Schmerzen und Schwellung eines umschriebenen Muskels immer auch an einen Tumor als Ursache gedacht werden.

Bei den vom Mesenchym ausgehenden Tumoren kann folgende Einteilung getroffen werden.

Einteilung

- vom Muskel ausgehende Tumoren
  - *Rhabdomyom*
  - Myofibrom
- von den Faszien ausgehende Tumoren
  - *Fibrosarkom*
  - *Myxofibrom und Myxosarkom*
- andere Weichteiltumoren
  - *Desmoid*
  - *Liposarkom*
  - *Chondrosarkom*

Typische Krankheitszeichen

Die vom Muskelgewebe ausgehenden Tumoren wachsen relativ langsam und gehen selten mit Spontanschmerzen einher, häufiger sind sie nur druck- oder bewegungsschmerzhaft.

Die von den Faszien und den Weichteilen ausgehenden Tumoren sind sehr viel häufiger und haben malignen Charakter. Dies bedingt einerseits ein unterschiedlich rascheres Wachstum und andererseits das Einbeziehen der Nachbargewebe, hier des Muskels. Sie sind derbe abgrenzbare und nicht weit infiltrative Tumoren. Die Myxome nehmen insofern eine Sonderstellung ein, als sie als gallertige Tumore imponieren. Semimaligne Tumoren wie das Desmoid, das von der Faszie ausgeht, sind zudem gegen die Unterlage verschieblich. Sie rufen aber als Charakteristikum maligner Gewebe alle Schmerzen hervor.

Befunde

- *Rhabdomyome* oder *Rhabdomyosarkome* werden häufig in der Zungenmuskulatur gefunden. *Myofibrome* haben ihre Prädilektionsstelle in der quergestreiften Muskulatur des Unterarms. Sie sind tastend vom Muskelgewebe nicht zu trennen
- Die *Tumoren der Faszien und Weichteile* mit Übergriff auf den Muskel finden sich überall in der Extremitätenmuskulatur, seltener in der Bauchwand oder Rückenmuskulatur. Sie sind relativ derb, mit Ausnahme der Myxofibrome, die eine gallertige Konsistenz haben. Alle sind druckdolent

Therapie

Alle Tumoren werden weit im Gesunden chirurgisch exstirpiert. Bei Malignität, insbesondere bei den Sarkomen, wird neben der chirurgischen Intervention je nach Protokoll zusätzlich bestrahlt und chemotherapiert. Die Chemotherapie kann auch lokal nach supraselektiver Katheterisierung des versorgenden Gefäßes erfolgen. Lokalrezidive sind häufiger, Fernmetastasierung seltener.

4.3. Traumen

Einteilung

- *Muskelriß*
- *Muskelquetschung*
- *ischämische Muskelkontraktur*
- *belastungsabhängige Rhabdomyolyse*

Pathogenese

- *Muskelrisse* entstehen durch plötzliche Kontraktionen eines ungenügend durchbluteten (z. B. Kälte) oder im Bewegungsmuster unkoordiniert eingepaßten Muskels. Der Riß ist gefolgt von einer mehr oder weniger ausgeprägten Hämatombildung
- *Muskelquetschungen* sind Folge einer direkten Gewalteinwirkung wie Schlag, Sturz, Überfahrenwerden oder Verschüttung
- Die *ischämische Muskelkontraktur* (Volkmann) ist eine indirekte Folge eines Traumas durch die posttraumatische, ischämiebedingte Muskeldegeneration mit fortschreitendem bindegewebigem Umbau
- Unter der *Rhabdomyolyse* versteht man einen Muskelzerfall bei vor allem männlichen Jugendlichen unter plötzlicher ungewohnter Belastung. Infolge des Muskelzerfalls wird Myoglobin und Kalium frei. Beides führt einerseits zu Paresen, andererseits kommt es durch die Myoglobinfreisetzung zu einer erhöhten renalen Ausscheidung (Myoglobinurie) mit nachfolgendem Nierenversagen

Typische Krankheitszeichen

- Der *Muskelriß* ist durch einen hochgradigen Schmerz mit einer Bewegungsinsuffizienz gekennzeichnet

- Die *Muskelquetschung* kann aufgrund der Gewebezerstörung zu einer mehr oder weniger ausgeprägten Schocksymptomatik (Crush-Syndrom) führen
- Die *ischämische Muskelkontraktur* wird über die traumatisch vermittelte kritische Drosselung der Blutzufuhr vermittelt. Daher kommt es häufig unter der Traumasituation erst spät bemerkt zu einer Bewegungsunfähigkeit bzw. zu einer echten Parese. Da die Gefäße zumeist mit den peripheren Nerven in einer der Faszienlogen verlaufen, werden begleitende Nerven komprimiert, so daß auch zusätzlich Taubheitsgefühl an der entsprechenden Extremität auftritt
- Unter *Rhabdomyolyse* bemerken die meist jugendlichen Patienten unter der Belastung schmerzhafte Paresen mit Schwellung der betroffenen Muskeln und später die Rotverfärbung des Urins durch das Myoglobin

Befunde

➤ *Klinik*

Beim Muskelriß läßt sich frühzeitig in den bevorzugt betroffenen Muskeln wie M. gastrocnemius, Vastus medialis des M. quadriceps oder M. biceps brachii ein Hämatom nachweisen, seltener eine tastbare Muskellücke.

Bei der Muskelquetschung ist die betroffene Extremität prall gespannt, manchmal finden sich Spannungsblasen.

➤ *Serologie*

Durch die Muskelschädigung wird in allen Fällen eine Erhöhung der CK ggf. auch der Aldolase im Serum festgestellt. Vor allem bei der Rhabdomyolyse, aber auch in den übrigen Traumen wird intrazelluläres Kalium frei. Das Serum ist durch das Myoglobin lackrot gefärbt.

Bei fortschreitender Oligurie bis zur Anurie typischer Anstieg der Retentionsparameter wie Kreatinin und Harnstoff. Verschlechterung der Kreatinin-Clearance.

➤ *Urin*

Prüfung des Urins auf Myoglobin.

➤ *In-vitro-Muskelkontraktur-Test (MKT)*

Es handelt sich um die Applikation von Halothan und Koffein in ein frisch entnommenes Muskelbiopsat eines Patienten mit Myoglobinurie. Solche Patienten können einen autosomal-dominant vererbten Enzymdefekt haben, der die Regulation des intrazellulären Kalziumtransports stört. Unter Zufuhr von sog. Triggerpharmaka wie Inhalationspharmaka oder depolarisierenden Relaxantien kann es zum Bild der häufig tödlich verlaufenden **malignen Hyperthermie** mit Muskelsteifigkeit, Atemstörungen und Herzstillstand kommen.

Therapie

Der *Muskelriß* wird chirurgisch durch direkte Naht und Entlastungsgipsverband behandelt.

Die *Muskelquetschung* und die *ischämische Muskelkontraktur* erfordern eine operative Revision der Muskellogen mit Faszienspaltung und Debridement.

Bei Diagnose einer *paroxysmalen Rhabdomyolyse* sollten spontane ungewohnte körperliche Belastungen vermieden werden. Nach einem Muskelenzymdefekt (Kap. 4.5.1.1.) muß durch Muskelbiopsie "gefahndet" werden.

Bei einer **Malignen Hyperthermie** müssen die Triggerpharmaka sofort abgesetzt und ggf. auf Lachgas- oder Neuroleptnarkose umgestiegen werden. Als einziges Pharmakon wird **Dantrolen** intravenös (initial 1mg/kg KG, später 2,5 mg/kg KG bis zur max. Dosis von 10 mg/kg KG und Tag) verabreicht. Daneben wird intern und extern physikalisch gekühlt, die Ventilation um das 3-4fache gesteigert und die respiratorische Azidose ausgeglichen.

4.4. Degenerative/Hereditäre Muskelerkrankungen

4.4.1. Progressive Muskeldystrophien

Definition

Bei den Muskeldystrophien handelt es sich nach der gängigen Theorie um einen angeborenen Defekt der Muskelzellmembran, der einerseits eine Zellfunktionsstörung im Sinne der **progredienten Lähmung** des Muskels und andererseits eine Zelldegeneration bedingt, so daß zur Schwäche noch eine **Atrophie** hinzutritt. Diese Hypothese wird dadurch untermauert, daß bei der Duchenneschen

Muskeldystrophie das Dystrophin in der Zellmembran fehlt.

Gegen die Muskelatrophien, die durch die Degeneration des versorgenden Neurons oder durch metabolische Speicherkrankheiten bedingt sind, können die **Muskeldystrophien** durch die folgenden Merkmale abgegrenzt werden: Bei den Muskeldystrophien fehlen typische Denervationszeichen wie Muskelfaszikulationen, die Atrophien sind nicht so ausgeprägt, da im überwiegenden Teil der Fälle die degenerativ veränderten Muskeln durch interstitielle Fetteinlagerung den "Muskelschwund" ausgleichen, wenn nicht gar überschießend eine **Pseudohypertrophie** ausbilden.

Nur für eine Reihe der Dystrophien konnte der verantwortliche Genlokus determiniert werden. Bisher werden die Dystrophien nach ihrem Vererbungsmodus eingeteilt.

Einteilung

➤ *X-chromosomal-rezessiv vererbt*

- Typ Duchenne
  - infantil, bösartige Beckengürtelform
- Typ Becker-Kiener
  - juvenil, gutartige Beckengürtelform
- Typ Emery-Dreifuss
  - juvenil, gutartige skapulo(humero)peroneale Form

➤ *Autosomal-rezessiv vererbt*

- Gliedergürteltyp
  - skapulohumerale Form
  - pelvifemorale Form
- Kongenitaler Typ
  - generalisierte Form

➤ *Autosomal-dominant vererbt*

- Fazio-skapulo-humerale Form (Landouzy-Déjerine)
- Skapuloperoneale Form
- Beckengürtelform
- Distaler Gliedertyp (Myopathia distalis tarda hereditaria (Welander))
- Distaler Gliedertyp (Myopathia distalis juvenilis hereditaria)
- Okuläre Form
- Okulopharyngeale Form

Pathogenese

Bei der überwiegenden Zahl der oben aufgeführten Muskeldystrophien ist die Pathogenese nicht abschließend geklärt. Nur für die Duchennesche und Becker-Kiener Form der X-chromosomal-rezessiven Muskeldystrophie konnte der Membrandefekt aufgeklärt werden. Bei der Duchenneschen Form fehlt in der Muskelfasermembran das Protein "Dystrophin", das von der Region Xp 21.1. auf dem kurzen Arm des X-Chromosoms kodiert wird. Bei der Becker-Kiener Form wird vom gleichen Genlocus aus zwar ein Dystrophin kodiert, das aber aufgrund eines veränderten Proteinaufbaus in seiner Funktion erheblich eingeschränkt ist.

Für die folgenden Muskeldystrophien (MD) sind die Genloci identifiziert (☞ Tab. 4.4):

Muskeldystrophie	Genlocus
X-chromosomal-rezessive MD (Duchenne)	Chromosom Xp 21.1
X-chromosomal-rezessive MD (Becker Kiener)	Chromosom Xp 21.1
X-chromosomal-rezessive MD (Emery-Dreifuss)	Chromosom Xq 28
Autosomal-rezessive MD (Gliedergürteltyp)	Chromosom 15p
Autosomal-rezessive MD (kongenitaler Typ)	Chromosom 6
Autosomal-dominante MD (fazioskapulohumerale Form)	Chromosom 4q

Tab. 4.4: Bekannte Genloci, deren Veränderungen für die gegenübergestellten Muskeldystrophien verantwortlich sind.

Typische Krankheitszeichen

Muskeldystrophien sind durch die folgenden Leitsymptome gekennzeichnet:

Klinische Checkliste Muskeldystrophien

✓ Progrediente Muskelschwäche
✓ Progrediente Aufhebung der Muskeleigenreflexe
✓ Atrophien (später Pseudohypertrophien)
✓ Hinweise auf Heredität

Zwar können einzelne der Muskeldystrophien bereits unmittelbar nach der Geburt mit muskulärer bzw. Trink-Schwäche beginnen und als "floppy infant" imponieren, dennoch ist auf die Differenzierung gegenüber den "kongenitalen Myopathien" (☞ Kap. 4.4.3.) zu achten. Zu häufig wird "hereditär" mit "kongenital" verwechselt.

Befunde

Die Differenzierung unter den verschiedenen Muskeldystrophien wird anhand folgender Kriterien und Befunden vorgenommen:

Neurologische Checkliste

✓ Vererbungsmodus / Geschlecht des Erkrankten
✓ Erkrankungsalter
✓ Progredienz
✓ Lokalisation der Dystrophien
✓ Ausprägung der Muskelschwäche/ Muskeldegeneration (CK-Wert)
✓ (Prognose)

Aufgrund der Fülle der verschiedenen klinisch beschriebenen Erkrankungsbilder kann auf diese zunächst nur in tabellarischer Form eingegangen werden (☞ Tab. 4.5). Im weiteren werden aus jeder der drei Gruppen die exemplarischen Krankheitsbilder in ihrer Befundkonstellation dargestellt.

▶ *Klinik*

Die sog. *Duchenne'sche Muskeldystrophie* (DMD) bzw. der aufsteigende maligne infantile Beckengürteltyp der X-chromosomalen rezessiven MD ist nahezu von Geburt durch **rasch zunehmende Paresen und Atrophien der Becken- und Oberschenkelmuskulatur**, aber auch der Rückenstrecker, gekennzeichnet. Die Kinder lernen verspätet laufen. Um sich aufzurichten, müssen sie die Arme zur Hilfe nehmen, um an den eigenen Beinen und am Körper "hinaufzuklettern"; dies ist das sog. *Gowers-Zeichen* (☞ Abb. 4.3).

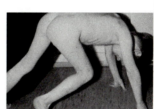
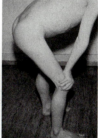

Abb. 4.3: Gowers-Zeichen bei Duchenne'scher Muskeldystrophie.

Besonders auffällig ist aber das *Duchenne-Hinken*, ein charakteristischer Watschelgang, der durch eine beidseitige Glutaeus medius-Schwäche bedingt ist und ein beidseitiges Trendelenburg-Zeichen hervorruft. Der Patient schwingt mit dem Oberkörper über das Standbein, um das Absinken des Beckens auf der Gegenseite zu kompensieren. Im Bereich der Wadenmuskulatur ist die **Pseudohypertrophie** am ausgeprägtesten, die sogenannten *Gnomenwaden*. Relativ früh greift die Dystrophie auf die Bauchwand über, während die Muskeln des Schultergürtels relativ spät betroffen werden.

Die Jungen werden mit dem Ende der Pubertät gehunfähig. Auffällig ist die endokrine Beteiligung mit **Testosteronmangel und Hodenatrophie**. Sie versterben unter den heutigen Begleittherapien immer noch um das 20. Lebensjahr, nicht wegen der sonst im Vordergrund stehenden interkurrenten Infekte, sondern durch die kardiale Beteiligung, wie dilatative **Kardiomyopathie und Reizleitungsstörungen**.

Frühzeitig ist die **CK bis auf das 300fache** erhöht, während in späten Stadien der Muskelumbau geringer wird. Das unspezifisch myopathisch veränderte EMG zeigt neben amplitudenverringerten und polyphasisch aufgesplitterten Potentialen die Rekrutierung eines dichten Interferenzmusters. Diagnostisch ist die histochemische und moleku-

Vererbungsmodus	Geschlecht	Beginn	Progredienz	Lokalisation	Ausprägung der Paresen	Lebens-erwartung
X-chromosomal-rezessiv						
Duchenne	m	1-2 LJ	sehr rasch	Beckengürtel aufsteigend zum Schultergürtel	schwere Paresen, sehr hohe CK	20 - 40 LJ
Becker-Kiener	m	5-20 LJ	sehr langsam	vorwiegend Beckengürtel, erst spät aufsteigend	Paresen bewirken Gehunfähigkeit, hohe CK	leicht verkürzt
Emery-Dreifuss	m	2-15 LJ	sehr langsam	humero-peroneale Verteilung	geringer Paresegrad, aber kardiale Beteiligung	verkürzt
Autosomal-rezessiv						
Gliedergürteltyp						
- skapulohumeral	w, m	10-20 LJ	langsam	skapulohumeral absteigend	bis hin zu schweren Paresen	meist verkürzt
- pelvifemoral	w, m		langsam	Beckengürtel aufsteigend		
Kongenitaler Typ	w, m	kong.	langsam	generalisiert	ausgeprägte allgemeine Muskelschwäche	meist verkürzt
Autosomal-dominant						
Fazioskapulohumerale MD	w, m	7-25 LJ	sehr variabel	fazioskapulo-humeral bzw. -peroneal	sehr variabler Paresegrad	nahezu normal
Skapuloperoneale MD	w, m	15-50 LJ	sehr langsam	Schultergürtel und peroneal	geringe Paresen	nahezu normal
Beckengürtelform	w, m	18-30 LJ	sehr langsam	Beckengürtel	geringe Paresen	normal
Distaler Gliedergürteltyp (Welander)	w, m	40-60 LJ	sehr langsam	distale Extremitätenmuskulatur	geringe Paresen	normal
Distaler Gliedergürteltyp (Biemond)	w, m	2-15 LJ	sehr langsam	distale Extremitätenmuskulatur	geringe Paresen	normal
Okuläre MD	w, m	keine Prädis.	sehr langsam	äußere Augenmuskeln	Behinderung durch Doppelbilder	normal
Okulopharyngeale MD	w, m	40-60 LJ	langsam	äußere Augenmuskeln und Pharynxmuskeln	deutliche Schluckstörung	normal

Tab. 4.5: Hereditäre Muskeldystrophien.

largenetische Untersuchung mit Nachweis des Fehlens bzw. des Defektes des **Dystrophins** und des **Gens Xp 21.1.** auf dem kurzen Arm des X-Chromosoms beweisend.

Die Konduktorinnen der Erkrankung können am ehesten durch eine CK-Bestimmung herausgefiltert werden, da bei ihnen häufiger auch ohne klinische Zeichen wie Wadenkrämpfe oder Wadenpseudohypertrophie die Kreatinkinase im Serum erhöht ist.

Die aufsteigende, benigne ***Becker-Kiener-Form*** (BMD) des Beckengürteltyps der X-chromosomalen MD unterscheidet sich von der Duchenne'schen Form durch den protrahierten Verlauf bis in die 5. Lebensdekade, da zwar Dystrophin in der Zellmembran vorhanden ist, allerdings durch eine allelische Variante des mutierten

Xp 21.1 Genlocus mit falschem Proteinaufbau. Sie ist bereits deutlich seltener als die Duchennesche Form. In beiden Fällen, der DMD und der BMD, kann bereits durch **pränatale molekulargenetische Untersuchung** den Konduktorinnen die Frage nach einem gesunden bzw. kranken Kind beantwortet werden.

Die klinisch wenn überhaupt von der Häufigkeit noch erwähnenswerte **autosomal-rezessiv** vererbte MD ist die **Gliedergürtelform**. Die Beschreibung der *skapulohumeralen* Unterform beinhaltet bereits die typische Aussparung des M. deltoideus aus der Atrophie. Das gleiche gilt natürlich für die *skapuloperoneale* Form. In beiden Fällen beginnt die Erkrankung im jungen Erwachsenenalter und nimmt einen sehr protrahierten Verlauf. Auch Pseudohypertrophien sind kaum zu beobachten. Trotz der langsamen Entwicklung der Paresen, so daß die Gehfähigkeit bis ins hohe Alter erhalten bleibt, ist die CK im Serum dennoch erhöht, wenn auch nicht so exorbitant wie bei der DMD.

Unter den **autosomal-dominanten** MD ist von ihrer Prävalenz (0,2-0,5/100.000) her einzig nur noch die *Fazio-skapulo-humerale MD* (Landouzy-Déjerine) erwähnenswert. Der Erkrankungsbeginn liegt im späten Jugend- bzw. frühen Erwachsenenalter und zeigt einen gutartigen Verlauf über Jahrzehnte hinweg. Von den übrigen Muskeldystrophien unterscheidet sich diese Form, deren Genlocusveränderung auf dem Chromosom 4q angenommen wird, durch die Beteiligung des Gesichts, so daß hier als einzige Form der MD eine **Facies myopathica** (☞ Abb. 4.4) zu beobachten ist. Charakterisiert wird dieser Befund durch allgemein schlaffe Gesichtszüge mit verstrichenen Falten an der Stirn und im Nasolabialbereich, einem leicht offenstehenden Mund und einer beidseitigen Ptose. Die Patienten können weder pfeifen noch die Wangen aufblasen.

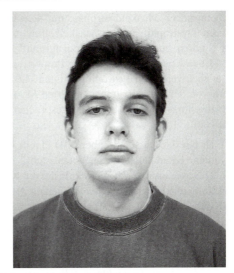

Abb. 4.4: Facies myopathica.

Im Bereich des Schultergürtels sind alle Muskel betroffen unter Einschluß des M. trapezius.

Die knöchernen Strukturen des oberen Thorax, der Klavikeln, der Schulter und des Oberarms treten durch die Atrophien bei Fehlen von Pseudohypertrophien deutlich hervor (erscheinen skelettiert). Es fällt eine Scapula alata (siehe auch Kap. 3.2.1.3.) auf. Als besondere Form findet sich die *skapuloperoneale Form*, die das Gesicht freiläßt, aber durch die peroneal verteilten Atrophien zu einer Spitzfußbildung führt. Strittig ist bei beiden Formen die Ausbildung von Kontrakturen durch sog. Myofibrosen.

Ohne ein Alter zu bevorzugen, tritt die *okuläre Muskeldystrophie* auf. Bei dieser autosomal-dominanten MD sind die äußeren Augenmuskeln unter Aussparung der Augenroller (Mm. obliquus superior und inferior) betroffen, so daß differentialdiagnostisch immer auch die chronisch *progressive externe Ophthalmoplegie* (CPEO) (☞ Kap. 4.5.1.1.) erwogen werden muß, falls nicht bereits die Heredität einen entscheidenden Hinweis gibt.

Tritt zum Augenmuskelbefund eine Schluckstörung hinzu, liegt die Unterform der *okulopharyngealen Muskeldystrophie* vor, die vorzugsweise jenseits des 40. Lebensjahres auftritt.

 Therapie

Grundsätzlich gibt es für die hereditären Muskeldystrophien **keine kausale Therapie**. Im Fall der

Duchenneschen Muskeldystrophie mit dem Fehlen von Dystrophin in der Muskelzellmembran sind Studien zum Myoblastentransfer auf dem Weg. Erste Ergebnisse zeigen eine Proportionalität der nachweisbaren dystrophinhaltigen Muskelfasern von der Zahl der transplantierten Myoblasten; allerdings ist dieser Effekt ausgesprochen lokaler Natur.

Da man bei der Duchenneschen MD einem foudroyanten Krankheitsbild gegenübersteht, sind auch Therapieansätze mit **niedrigdosierter Kortikoidlangzeittherapie** nachzuvollziehen, die einen Kraftzuwachs bei den Patienten zeigen sollen.

Im Vordergrund steht daher die **Physiotherapie**, die die noch funktionstüchtigen Muskeln trainiert und Kontrakturen vorbeugt. Zudem sollten *Atemgymnastik* und eine *Gewichtseinstellung* zum Programm gehören, um die pulmonale Funktion aufrecht zu erhalten und damit die Gefahr von Infekten zu senken. Selbst bei Ateminsuffizienz gibt es mittlerweile Möglichkeiten der Heimbeatmung.

Frühzeitig sollten hormonelle Defizite ausgeglichen und kardiale Beteiligungen aufgedeckt werden. Gegebenenfalls ist eine Schrittmacherimplantation notwendig.

Neben der fortlaufenden **psychosozialen Betreuung** des Patienten und der gesamten Familie ist eine **genetische Beratung**, insbesondere der potentiellen Konduktorinnen, durchzuführen.

4.4.2. Myotonien

Definition

Der Begriff der **Myotonie** beschreibt einen genetisch determinierten Defekt der Muskelfasermembran der quergestreiften Muskulatur, der nur ein **verzögertes Erschlaffen der Muskulatur nach Kontraktion** zuläßt. Aufgrund einer Störung des Natrium- oder Chloridkanals der Fasermembran bleibt die Muskelkontraktion nicht nur nach Willkürinnervation (**Aktionsmyotonie**), sondern auch auf Beklopfen (**Perkussionsmyotonie**) oder elektrische Reizung zeitweise minutenlang bestehen, bis es zu einer langsamen Dekontraktion kommt. Während dieser Phase ist der Muskel schwächer.

Besonders ausgeprägt ist die Störung bei den ersten Kontraktionen, insbesondere bei hohem Kraftaufwand. Bei Fortsetzung des gleichen Bewegungsmusters ist ein Nachlassen des Versteifungseffektes zu beobachten, so daß von einem "**Aufwärmphänomen**" gesprochen werden kann.

Die der Erkrankung zugrundeliegenden Membrandefekte sind erblich. Anhand des Erbganges können die folgenden klinischen Bilder differenziert werden:

Einteilung

➤ *Autosomal dominant vererbt*
 - Dystrophia myotonica (**Curschmann-Steinert**)
 - Myotonia congenita (**Thomsen**)
 - Paramyotonia congenita (**Eulenburg**)

➤ *Autosomal rezessiv vererbt*
 - Myotonia congenita (Becker)

Pathogenese

Es gibt keinen einheitlichen Pathomechanismus. Für die Formen Thomsen und Becker wird ein Defekt des Chloridkanals der Muskelfasermembran beschrieben. Neben der Verminderung der Chloridleitfähigkeit kommt bei der myotonen Dystrophie Curschmann-Steinert eine Störung des Natriumkanals mit erhöhter Durchlässigkeit für Natriumionen hinzu. Abhängig von diesem Ionentransport und der Depolarisation der Zellmembran kommt es zu einem veränderten Kaliumtransport nach extrazellulär.

Daneben finden sich bei diesen hereditären Muskelerkrankungen eine Reihe vergesellschafteter Symptome und Befunde wie Katarakt, Innenohrschwerhörigkeit und hormonelle Störungen.

Für die myotone Dystrophie ist der Genlocus 13.3. auf dem kurzen Arm des Chromosoms 19 bekannt.

Typische Krankheitszeichen

- Die *Dystrophia myotonica (Curschmann-Steinert)* ist die häufigste Muskeldystrophie des Erwachsenenalters (5:100.000 Prävalenz), deren Erkrankungsgipfel im 30. bis 40. Lebensjahr liegt.

Zu den Leitsymptomen gehören:

4.4. Degenerative/Hereditäre Muskelerkrankungen

> **Klinische Checkliste Dystrophia myotonica (Curschmann-Steinert)**
>
> ✓ **Myotone Muskelsteifigkeit** - häufig an den unteren Extremitäten beginnend
> ✓ **Muskeldystrophie** - mit späteren Atrophien
> ✓ Facies myopathica mit **Stirnglatze**
> ✓ **Katarakt**
> ✓ **Innenohrschwerhörigkeit**
> ✓ **beim Mann: Hodenatrophie; bei der Frau: Ovarialinsuffizienz**
> ✓ **Herzrhythmusstörungen**
> ✓ Malabsorptionssyndrom

Neben der eindrucksvollen Facies myopathica mit Muskelatrophien vor allem der Schläfenmuskeln sind die Patienten durch Paresen der Kau- und Schluckmuskulatur beeinträchtigt. Auch an der Zunge läßt sich die myotone Reaktion eindrucksvoll nachweisen. Die dystrophen Veränderungen mit Atrophien und Paresen beginnen an den Extremitäten distal, setzen sich nach proximal fort und beziehen unabhängig von dieser Entwicklung die Kopfhaltemuskeln mit ein.

Bei der Inspektion fallen bei Männern eine Stirnglatze sowie eine Hodenatrophie auf

- Die autosomal-dominant vererbte *Myotonia congenita (Thomsen)* zeigt ein anderes äußeres Erscheinungsbild der Patienten, die aufgrund von **Pseudohypertrophien** entgegen ihrer möglichen Kraftentfaltung einen athletischen Eindruck machen. Die Erkrankung beginnt bereits im Kleinkindalter. Im Verlauf des Erwachsenenalters kann auch eine Tendenz zur Besserung bestehen. Auffälligste Erscheinung bei der Thomsen-Myopathie ist ebenfalls das deutliche **Hervortreten der Myotonie in Kälte**. Die Erkrankung beginnt in der frühen Kindheit und nimmt einen gutartigen Verlauf ohne Verkürzung der Lebenserwartung. Das Ausmaß der Behinderung ist von Patient zu Patient sehr unterschiedlich

- Die dritte autosomal-dominant vererbte Myotonie, die *Paramyotonia congenita (Eulenburg)*, beginnt bereits im frühen Kindesalter. Sie zeigt keine Atrophien. Charakteristisch ist für sie auch die deutliche Ausprägung der **myotonen Reaktion in Kälte**, zum Beispiel beim Waschen mit kaltem Wasser. Dabei kommt es zu der typischen Versteifung der Gesichtsmuskulatur, die je nach Temperatur bis zu einer halben Stunde andauern kann. Es kann sich auch eine *paradoxe myotone Reaktion* zeigen, bei dem sich im Gegensatz zum üblichen Ablauf durch vermehrte Kraftanstrengung die Myotonie verstärkt, anstatt abzunehmen. Ein weiteres Charakteristikum ist das der myotonen Reaktion nachfolgende Stadium einer **normo-kaliämischen Lähmung**, die sich in Wärme rasch zurückbildet

- Die autosomal-rezessive *Myotonia congenita (Becker)* zeigt ausgeprägtere myotone Reaktionen und damit ein stärkeres Maß der Behinderung als die dominante Form, vom klinischen Bild gleicht sie aber viel mehr der Paramyotonie

■ Befunde

► *Klinik*

Die Dystrophia myotonica ist klinisch gekennzeichnet durch die im Gesicht und an den peripheren Extremitätenabschnitten beginnenden *muskeldystrophen bzw. atrophischen Veränderungen*, die mit Paresen einhergehen. Gleichzeitig sinkt das Reflexniveau bis zur *Areflexie*.

Die anderen autosomal-dominant vererbbaren Myotonie-Formen gehen kaum mit Atrophien und Paresen einher. Sie sind durch besonderes Hervortreten der *myotonen Reaktion in Kälte* gekennzeichnet. Es finden sich hier auch kaum Paresen.

Die Myotonia congenita Becker ist gekennzeichnet durch die deutlichen *Pseudohypertrophien* im distalen Extremitätenbereich, vor allem der Waden. Sie zeigt auch die deutlichsten passageren Paresen im Nachgang der myotonen Symptome.

► *Serologie*

Alle Myotonie-Formen, die mit muskeldystrophen oder -atrophischen Veränderungen einhergehen, zeigen passager oder dauernd eine mehr oder minder erhöhte Kreatinkinase im Serum.

► *Elektrophysiologie*

Aufgrund der muskeldystrophischen Veränderungen bei der Curschmann-Steinert-Myotonie findet man in diesen Fällen die deutlichsten **myopathischen Veränderungen** der PmE (Potentiale motorischer Einheiten) mit verkleinerten, aufgesplitterten polyphasischen Potentialen, hier vor allem auch Fibrillationen, die bei anderen Myotonien fehlen.

Typisch für alle Myotonien sind aber die bereits durch den Einstich der Nadelelektrode erzeugten, durch Lageveränderung derselben auch bei Muskelbewegung und durch Beklopfen des Muskels in der Nadelumgebung erzeugten **Entladungsserien** mit typisch **abfallender Amplitude und Frequenz** (☞ Abb. 4.5), so daß im Lautsprecher des EMG ein Geräusch mit einem scheinbaren ansteigendem Dopplereffekt erzeugt wird, das manche an ein "Sturzkampfbombergeräusch" erinnert.

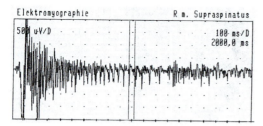

Abb. 4.5: Myotone Entladungen im Nadel-EMG bei kongenitaler Myotonie.

➤ *Internistische Befunde*

Bei der myotonen Dystrophie ist auf begleitende Herzmuskelerkrankungen zu achten. Hier ist vor allem das septumnahe Reizleitungssystem betroffen, so daß sich in 70-90 % der Fälle **Herzrhythmusstörungen**, zumeist ein AV-Block 1. Grades, nachweisen lassen.

Daneben finden sich im Bereich des Gastrointestinaltraktes eine verminderte Motilität und Dilatation, die mit einem Malabsorptionssyndrom in Verbindung gebracht werden.

Endokrinologisch fallen nur bei der Curschmann-Steinert-Myotonie eine erhöhte Insulinresistenz mit diabetischer Stoffwechsellage sowie eine Hodenatrophie und Ovarialinsuffizienz mit Menstruationsstörungen auf.

Therapie

Eine kausale Therapie ist für keine der Myotonie-Formen bekannt. Zudem brauchen nicht alle Patienten, vor allem nicht solche mit blanden Formen der Myotonia congenita, eine Therapie, um den täglichen Arbeitsanforderungen nachzukommen. Die myotonen Muskelerscheinungen können symptomatisch mit membranstabilisierenden Medikamenten wie **Lokalanästhetika** oder **Antiarrhythmika** sowie **Diphenylhydantoin** behandelt werden. Aufgrund der begleitenden kardialen Reizleitungsstörungen wird dem Phenytoin (3 x 100 mg/Tag) vor den Lokalanästhetika wie Mexiletin (2-3 x 200 mg/Tag) und Tocainid (2-3 x 400 mg/Tag) der Vorzug gegeben.

Der Patient muß über die Probleme im Zusammenhang mit Narkosen (verstärkte myotone Reaktion durch depolarisierende Muskelrelaxanzien, Atemdepression bei Morphinabkömmlingen) aufgeklärt werden.

Vor allem im Zusammenhang mit der dystrophen Myotonie-Form ist eine genetische Beratung indiziert.

4.4.3. Kongenitale Myopathien

Definition

Bei den kongenitalen Myopathien finden sich bereits von Geburt an mehr oder weniger ausgeprägte Zeichen der Muskelhypotonie und der eingeschränkten "Beweglichkeit". In den schweren Fällen bietet sich pädiatrischerseits das Bild eines "floppy infant" mit typischer Trinkschwäche. Trotz nur geringfügiger Progredienz der muskulären Ausfälle kommt es zu einer verzögerten motorischen Entwicklung des Kindes. In seltenen Fällen fällt die Erkrankung erst im Jugend- oder Erwachsenenalter auf. Die Einteilung der Erkrankungen erfolgt entlang der pathomorphologischen Beschreibung (Tab. 4.6).

Pathogenese

Ohne daß bisher ein Genlocus identifiziert werden konnte, wird davon ausgegangen, daß die kongenitalen Myopathien auf einem genetischen Defekt beruhen. Unterstützt wird diese These durch die Tatsache, daß für wenige Formen ein dominanter oder autosomal-rezessiver Erbgang aufgedeckt werden konnte.

Myopathie	Pathomorphologie
Zentronukleäre MP	Zentrale Muskelzellkerne, reduzierte Faserkaliber + perinukleärer Sarkoplasmasaum = myotubuläre Faseratrophie (Typ I-Fasern)
Central-Core MP	Destruktionsherde im Faserinneren (Typ I-Fasern), Myofilament- und Z-Streifenzerfall mit gleichzeitigem Typ II-Faserverlust
Nemaline MP	stäbchenförmige, subsarkolemmale Muskelfasereinschlüsse mit Typ II-Faserverlust
MP mit Myofibrillenverlust	Myofibrillenauflösung mit Typ I-Faservermehrung, die atrophisch sind
MP mit myofibrillären Zytoplasmakörperchen	desminhaltige Zytoplasmakörperchen in Typ II-Fasern
Sphäroidkörper MP	kugelförmige Einschlußkörperchen in Typ I-Fasern
kongenitale Fasertypendysproportionierung	Vermehrung hypoplastischer Typ I-Fasern bei Reduzierung von hypertrophischen Typ II-Fasern.
Mitochondrien-Lipid-Glykogen-MP	Lipid- und Glykogenablagerung zwischen Myofibrillen mit Vermehrung vergrößerter Mitochondrien und parakristalline Einschlüsse

Tab. 4.6: Kongenitale Myopathien.

Typische Krankheitszeichen

Die **Leitsymptome** der kongenitalen Myopathien sind:

- allgemeine Muskelschwäche
- Muskelhypotonie

Da die Symptome bereits von Geburt an vorhanden sind, resultiert daraus trotz nur geringfügiger Progredienz eine motorische Entwicklungsverzögerung. Die Prognose ist aber insgesamt gut. Allerdings sind auch seltene tödliche Verläufe bekannt. Dabei führt vor allem die respiratorische Insuffizienz zu schwerwiegenden Sekundärkomplikationen.

Befunde

▶ *Klinik*

Meist treten nur drei der oben aufgelisteten ohnehin seltenen kongenitalen Myopathien klinisch in Erscheinung, die **Nemaline-**, die **zentronukleäre** und die **central-core Myopathie**. Am deutlichsten unterscheidet sich die Nemaline-Myopathie von den übrigen, da bei ihr außer Muskelhypotonie und motorischer Entwicklungsverzögerung auch noch eine Facies myopathica zu finden ist. Die Patienten mit einer central-core Myopathie können zu einer malignen Hypertonie neigen.

▶ *Muskelbiopsie*

Die histopathologischen Befunde sind in Tab. 4.6 aufgeführt.

Therapie

Eine kausale Therapie ist nicht bekannt. Krankengymnastische Übungsbehandlungen stehen im Vordergrund. Daneben Atemtraining.

4.5. Metabolisch/Toxische Erkrankungen

4.5.1. Myopathische Syndrome bei Stoffwechselerkrankungen

4.5.1.1. Enzymdefekte

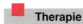
Definition

Bei den Myopathien, die auf einem genetisch determinierten, metabolischen bzw. enzymatischen Defekt im Muskelstoffwechsel beruhen, handelt es sich um relativ seltene Erkrankungen. Bei einigen ist der zugrundeliegende biochemische Defekt bekannt. Grundsätzlich sind drei Störungen des Energiemetabolismus der Zelle zu unterscheiden:

- des Kohlenhydratstoffwechsels
- des Fettstoffwechsels
- der Atmungskette

Diese Differenzierung hat auch einen klinischen Hintergrund insofern, als daß das Fehlen eines

Glykogenspeichers, also einer schnellen Energiereserve, sich unter Muskelarbeit schneller bemerkbar macht als Defekte im Fettmetabolismus. Während im ersten Fall bereits wenige Minuten nach Beginn der Muskelarbeit bereits Symptome auftreten, kann es bei letzterem sein, daß die Symptome erst nach Beendigung der Belastung auftreten.

Pathogenese

Ursache der durch eine Stoffwechselstörung bedingten Myopathien ist eine Störung der enzymatischen Kette im mittelbaren oder unmittelbaren Energiemetabolismus der Zellen. Dabei können Enzyme der Zellmatrix oder aber Enzyme der Zellorganellen betroffen sein. Hierbei stellen die Mitochondrien mit den Atmungsketten-Enzymen eine spezielle Untereinheit dar und werden als "Mitochondriale Myopathien" bezeichnet. Die übrigen Störungen gehören zu den sogenannten "Speicherkrankheiten", da hier "falsche" Stoffwechselprodukte anfallen und intrazellulär abgelagert werden, so daß die Zelle durch das Fehlen des Substrats einerseits und durch die Speicherung anderseits in ihrer Funktion behindert wird.

Die Muskelfasern weisen für verschiedene Beanspruchungen einen unterschiedlichen Gehalt an Enzymen des Phosphormetabolismus auf (☞ Tab. 4.7), welcher sie für die verschieden Typen der enzymatisch bedingten Erkrankungen unterschiedlich anfällig macht. Daher kann eine enzymhistochemische Untersuchung den Typ des Faseruntergangs bestimmen.

Enzyme	Muskelfasern			
	I	IIa	IIb	III
ATP-ase, pH 9,4	arm	reich	reich	reich
ATP-ase, pH 4,6	reich	arm	reich	-
ATP-ase, pH 4,3	reich	arm	arm	-
Nicotinamid-Adenin-Dinucl.-Tetrazoleum-Reduktase	reich	arm	arm	reich
Phosphorylase	arm	reich	reich	-

Tab. 4.7: Muskelfasertypen.

Neben Faseruntergang oder -atrophie und Glykogenablagerungen bei den Speicherkrankheiten finden sich bei den mitochondrialen Myopathien histologisch in der Trichromfärbung rote Granula in der Nähe der Faserränder, sog. "ragged red fibers", die veränderte Mitochondrien mit und ohne parakristalline Einschlüssen darstellen. Es handelt sich hierbei vornehmlich um Typ-I-Fasern.

Typische Krankheitszeichen

Der überwiegende Teil dieser Myopathien tritt bereits im Säuglings- oder Kindesalter auf, da der Enzymdefekt angeboren ist.

Von den Muskelglykogenosen tritt klinisch im Erwachsenenalter eigentlich nur die McArdle-Krankheit in Erscheinung. Die anderen **Speicherkrankheiten** liegen vorwiegend im Bereich der Kinderheilkunde und sind mit Eintritt in das Erwachsenenalter bereits diagnostiziert. Nur die adulte Form des **Saure-Maltase-Mangels** tritt erst in der 3. Dekade auf, während die infantile Form (**Pompe**) aufgrund der Kardiomyopathie bereits um das 2. LJ zum Tode führt. Die Erwachsenen zeigen eine Myopathie ohne Schmerzen vom Gliedergürteltyp. Daneben findet sich eine Hepatomegalopathie und eine Zungenverdickung.

Bei der **McArdle-Krankheit** kommt es dagegen bereits seit der Kindheit zu noch während der Muskelarbeit einsetzender schmerzhafter Muskelschwäche, die die Arbeit um Stunden überdauern kann. Im Gefolge einer sehr extremen Muskelarbeit kann auch eine Myoglobinurie auftreten. Die Muskelschmerzen können auch von vermehrter Muskelsteifigkeit und -schwellung begleitet sein. Legt der Patient kurz nach Auftreten der Beschwerden eine kurze Ruhepause ein, kann es sein, daß er die Arbeit im Gefolge ohne erneute Schmerzen durchführen kann. Ursache dieses als "second wind" bezeichneten Phänomens ist die Mobilisierung freier Fettsäuren.

Bei den **mitochondrialen Myopathien** ist die **Carnitin-Mangel-Myopathie** durch ebenfalls belastungsabhängige Muskelschwäche und Muskelsteifigkeit gekennzeichnet. Allerdings tritt sie im Verhältnis zur Arbeitsaufnahme deutlich verzögerter ein und kann sie noch länger, auch Tage, überdauern. Dabei ist auf eine kardiale Beteiligung zu achten, da sie zu schweren Komplikationen führen kann. Das Bild des **Carnitin-Palmityl-Transferasemangels** ist klinisch kaum zu unterscheiden und bedarf der Labordiagnostik.

4.5. Metabolisch/Toxische Erkrankungen

Erkrankung	Enzymdefekt	Klinik
Muskelglykogenosen		
Typ II - infantile Form (Pompe) - juvenile + adulte Form	α-1,4-Glukosidase (Saure Maltase)	Muskelschwäche, Hyporeflexie, Kardiomegalie, Hypotonie (floppy infant); Myopathie vom Gliedergürteltyp, Kardio- und Hepatomegalie, Makroglossie
Typ III, Forbes-Krankheit	α-1,6-Glukosidase	proximale Muskelschwäche, Hepatomegalie, Hypoglykämie, Ketonämie
Typ IV, Branching-Enzym-Mangel (Andersen)	α-1,4-1,6-Transglukosidase	Hepatosplenomegalie, später Leberzirrhose, Muskelhypotonie
Typ V, McArdle-Krankheit	Muskelphosphorylase	belastungsabhängige Muskelschwäche (s.u.)
Typ VII, Tarni-Form	Phosphofruktokinase	belastungsabhängige Muskelschwäche und -schmerzen
Mitochondriale Myopathien		
Muskel-Lipidosen		
Carnitin-Mangel-Myopathie	Carnitin-Mangel	belastungsabhängige Muskelschwäche, später hepatische Enzephalopathie
Carnitin-palmityl-transferase-Mangel	Carnitin-palmityl-transferase	belastungsabhängige Muskelschmerzen und Myoglobinurie
Atmungsketten-Defekt		
Cytochrom-c-Oxidasemangel	Cytochrom-c-Oxidase	allgemeine Muskelhypotonie (floppy infant)
Ungeklärter Enzymdefekt		
Chronisch progressive externe Ophthalmoplegie	?	Lähmung der äußeren Augenmuskeln (s.u.)
MELAS-Syndrom	?	*M*yopathie, *E*nzephalopathie, *La*ktazidose-*S*chlaganfall

Tab. 4.8: Enzymatische Myopathien.

Unter den **mitochondrialen Myopathien**, deren Enzymdefekt bisher nicht bekannt ist, sind zwei Syndrombilder von klinischer Relevanz. Die **chronisch progressive externe Ophthalmoplegie** (CPEO) führt, wie der Name bereits sagt, zu einer fortschreitenden Lähmung der äußeren Augenmuskeln bis zur "Einmauerung" in den Geradeausblick. Kommen weitere ZNS-Symptome hinzu, spricht man von einer *Ophthalmoplegia plus*. Addieren sich eine Retinopathie, eine zerebelläre Ataxie, eine Demenz und Herzreizleitungsstörungen ist das Vollbild des **Kearns-Sayre-Syndroms** erreicht. Weitere klinische Syndrome mit dem Nachweis von "ragged-red-fibers" in der Muskelbiopsie sind das MELAS-Syndrom (s.o.) und das MERRF-Syndrom (*M*yoklonus-*E*pilepsie und *r*agged-*r*ed-*f*ibers).

Befunde

▶ *Klinik*

Zur klinischen Prüfung bei Muskelerkrankungen, die mit einem Laktatanstieg im Serum einhergehen, vor allem beim Verdacht auf eine McArdle-Erkrankung, sollte ein **Laktat-Ischämie-Test** gehören:

Aus einer kubitalen Vene wird vor und nach suprasystolischer Abschnürung des Oberarmes mit Hilfe einer Blutdruckmanschette nach Muskelarbeit mit einem Vigorimeter Blut entnommen. Es soll zu Muskelschwäche und später zu einer Beugekontraktur kommen. Spätestens nach 2 Minuten wird die Okklusion gelöst und im Abstand von 1, 3, 5, 10 und 20 Minuten wiederum Blut entnommen und der Laktatspiegel bestimmt. Beim Gesunden steigt der Laktatspiegel nach ca. 3 Minuten auf das 3-5fache des Ausgangswertes. Bei der McArdle-

Krankheit bleibt dieser Anstieg aus. Dies kann natürlich auch bei ungenügender Abschnürung der Fall sein. Deswegen sollte parallel der Ammoniakspiegel bestimmt werden.

▶ *Serologie*

Wichtigste Serumparameter sind der Laktat- und der Kreatinkinasespiegel. Zur Abklärung von Begleiterkrankungen sollten die Leberparameter bestimmt werden. (Im Sammel-Urin muß auf Myoglobin geachtet werden).

▶ *Elektrophysiologie*

Außer unspezifisch myopathischen Mustern ist von einer Elektromyographie kein weiterer Aufschluß zu erwarten.

▶ *Muskelbiopsie*

Wichtigster Bestandteil der Diagnostik ist die Muskelbiopsie, die im histologischen bzw. elektronenoptischen Befund die Fasertypdegeneration nachweist, das Vorhandensein von "ragged-red-fibers" (s.o.) aufdeckt und die typischen Vakuolen, ob zentral oder randständig, mit ihrem Inhalt aufklärt. Die enzymhistochemische Untersuchung des Muskels gibt Aufschluß über den Enzymdefekt.

Therapie

Bei der Saure-Maltase-Krankheit kann nur mit kohlenhydratarmer Diät therapiert werden. Das Umgekehrte gilt für die McArdle-Krankheit, bei der mit kohlenhydrat- und fettsäurereicher Diät behandelt wird.

Die noch am günstigsten zu therapierende Myopathie ist die Carnitin-Mangel-Myopathie. Noch während der Beschwerden kann mit Glukose-Infusion der Zustand gebessert werden. Im Intervall sollte eine Therapie mit oraler Carnitin-Gabe (2g/Tag) versucht werden. Hier wie bei den anderen mitochondrialen Formen hat sich eine Kortikoid-Therapie als von nur kurzer Wirksamkeit erwiesen.

Grundsätzlich sollte bei allen Formen, die belastungsabhängige Beschwerden hervorrufen, durch eine gezielte Vermeidung solcher Arbeitsvorgänge den Attacken vorgebeugt werden, auch wenn dadurch das Arbeitsverhältnis problematisch wird. Ein Weiterarbeiten mit der gleichen Beanspruchung leistet nur einem Fortschreiten der Myopathie Vorschub.

4.5.1.2. Kaliumstoffwechselstörung

Definition

Die **dyskaliämischen periodischen Lähmungen** stellen eine Gruppe seltener *autosomal-dominant vererbter episodenhaft auftretender schlaffer Lähmungen* dar, die durch die Dauer, den Schweregrad und die Frequenz der Lähmungserscheinungen unterschieden werden können.

Sporadische Formen wurden beschrieben, sind aber noch seltener.

Differenziert werden:
- **hypokaliämische Lähmung**
- **normokaliämische Lähmung**
- **hyperkaliämische Lähmung** (Adynamia episodica hereditaria Gamstorp)

Vergleichbare dyskaliämische Lähmungen können in seltenen Fällen auch als sekundäre, erworbene Formen (☞ Kap. 4.5.1.3., z.B. Conn-Syndrom) auftreten.

Pathogenese

Grundsätzlich liegt allen Formen eine Störung der Na^+/K^+- Pumpe der Zellmembran zugrunde, deren Ursache nicht sicher bekannt ist. Einerseits kann die Störung durch das Sarkolemm selbst hervorgerufen sein, andererseits wird die Pumpe durch abnorme intra- oder extrazelluläre Ionenkonzentrationen beeinflußt, z.B. die ungewöhnliche hohe Membranleitfähigkeit für Natriumionen. Die Lähmung ist dann Folge der Tatsache, daß die Kontraktion durch einen abnormen Polarisationszustand (de- oder hyperpolarisiert) der Muskelzellmembran erschwert oder unmöglich gemacht wird.

Im Verlauf der Erkrankung entwickelt sich eine **proximal betonte Myopathie** der Schulter- und Hüftmuskulatur, die durch typische zentral gelegene, glykogenreiche oder kohlenhydratreiche Vakuolen gekennzeichnet ist.

Typische Krankheitszeichen

Leitsymptome der dyskaliämischen periodischen Lähmungen sind:

4.5. Metabolisch/Toxische Erkrankungen

> ✓ Anfallsartiges Auftreten der Lähmungen
> ✓ Wechselnde Ausprägung und Dauer der Lähmungen
> ✓ Schlaffe Lähmungen

Die **hypokaliämische**, auch als familiär periodische **Lähmung** bezeichnet, ist die häufigste der dyskaliämischen Lähmungen und beginnt in der 2. Lebensdekade. Die Penetranz der Erkrankung ist sehr unterschiedlich innerhalb der Familien. Die Lähmungen treten aus dem Schlaf heraus, nach starken körperlichen, bzw. seltener psychischen, Anstrengungen oder nach ausgiebigen, kohlenhydratreichen Mahlzeiten aus der nachfolgenden Ruhe heraus auf. Die Lähmungen können Stunden bis Tage anhalten. Die Lähmungen sind höhergradig bis hin zur Tetraplegie. *Todesfälle durch begleitende Herzmuskel- bzw. kardiale Reizleitungsstörungen* wurden beobachtet. Im Verlauf der Erkrankung nehmen die Anfälle an Schweregrad und Häufigkeit zu, um dann im späteren Erwachsenenalter (> 40. LJ) wieder seltener und geringgradiger zu werden.

Die **normokaliämische Lähmung** ist sehr selten, tritt klinisch bereits im frühen Kindesalter auf und wird als eine mögliche Variante der hyperkaliämischen Lähmung gesehen. Die Anfälle können durch Erhöhung des Serumkaliums provoziert werden. Auch hier treten die zum Teil hochgradigen Paresen direkt aus dem Schlaf heraus auf und können tagelang anhalten.

Die **hyperkaliämische Lähmung** (Adynamia episodica hereditaria Gamstorp) manifestiert sich bereits im Kindesalter und betrifft das männliche und weibliche Geschlecht gleich häufig. Die Paresen treten über den ganzen Tag verteilt, allerdings mit morgendlicher Häufung, auf, sind in ihrer Ausprägung geringfügiger und dauern nur wenige Stunden an. Sie können sich aber auch in kürzeren Abständen, auch am gleichen Tag wiederholen. Provozierbar sind die Attacken durch Hungern, Kälte und auch durch körperliche Anstrengung. Besonderheit dieser Form ist die Beteiligung der Gesichtsmuskulatur.

Befunde

▶ *Klinik*

Bei der neurologischen Untersuchung fallen schlaffe Paresen und die Minderung der Muskeleigenreflexe auf.

▶ *Serologie*

Die Veränderung des Serum-Kaliumspiegel hat den Erkrankungen den Namen gegeben. Allerdings muß der Kalium-Wert beim Einstrom bzw. Ausstrom vom Extrazellulärraum in die Zellen nicht unbedingt im Serum unter die Norm erniedrigt sein. Häufiger findet sich nur ein grenzwertiger Befund. Im Intervall wird meist ein normaler Kalium-Spiegel gefunden.

▶ *Elektrophysiologie*

Die Elektromyographie ist nur im Intervall verläßlich, zeigt hier aber nur ein unspezifisches Muster. Im Anfall lassen sich in bestimmten Anteilen des Muskels gar keine PmE mehr finden, der Muskel ist "stumm". Bei nur geringfügiger Lähmung finden sich eine Amplitudenverringerung und eine Verkürzung der Potentialdauer sowie ein reduziertes Recruitment.

▶ *Muskelbiopsie*

Bei fortschreitender Erkrankung läßt sich durch die Muskelbiopsie (hier durchaus eines häufiger betroffenen Muskels) bei anhaltender Muskelschwäche eine für diesen Formenkreis typische Myopathie mit zentralen Vakuolen (s.o.) nachweisen.

	Intervalltherapie	Anfallstherapie
Hypokaliämische Lähmung	Acetazolamid (Karboanhydrasehemmer), Spironolacton	Kaliumsubstitution
Normokaliämische Lähmung	Hydrokortison	physiologische Kochsalzlösung
Hyperkaliämische Lähmung	Acetazolamid (Karboanhydrasehemmer), Thiaziddiuretika	Kohlenhydratgabe, entweder orale oder parenterale Gabe von Glukose; ggf. Kalzium i.v.

Tab. 4.9: Therapie der durch Elektrolytstörungen bedingten paroxysmalen Lähmungen.

► *EKG*

Aufgrund der für den Patienten am unmittelbar gefährlichsten Komplikation, der Beteiligung des Herzmuskels bzw. des Reizleitungssystems, ist bereits mit der initialen Diagnostik ein EKG durchzuführen, um einer akuten Rhythmusstörung gegebenenfalls vorbeugen zu können. Im EKG lassen sich verlängerte Überleitungszeiten mit Verbreiterung des PQ- und des QT-Intervalls sowie Schenkelblockbilder nachweisen. In schweren Fällen lassen sich auch Hinweise auf eine dilatative Kardiomyopathie finden.

Therapie

Die Behandlung der sekundären Formen beschränkt sich auf die Beeinflussung der Grunderkrankung.

Bei den familiären Formen hat die Behandlung zwei Ziele zu berücksichtigen. Da die sekundär auftretende Myopathie von der Häufung der Episoden abhängig ist, gilt es einerseits die Frequenz zu senken, andererseits die Lähmungserscheinungen in der Attacke aufzuheben.

4.5.1.3. Endokrine Myopathien

Definition

Aufgrund der Veränderung der Stoffwechsellage der Muskelzellen können eine Reihe von endokrinen Erkrankungen zu einer begleitenden Myopathie führen. Das Hauptsymptom hierbei ist die Muskelschwäche. Augenscheinlichste Veränderung im wahrsten Sinne des Wortes ist hier beispielhaft die **endokrine Orbitopathie** (M. Basedow), bei der es neben dem klinisch eindrucksvollen Exophthalmus auch zu Augenmuskelparesen mit Doppelbildern kommen kann.

Endokrine Myopathien können durch Erkrankungen der Nebennierenrinde, der Schilddrüse und der Nebenschilddrüse hervorgerufen werden.

Pathogenese

Pathogenetischer Hintergrund der unterschiedlichen endokrinen Myopathieformen ist der hormonell gesteuerte Eingriff in die Stoffwechsellage der Muskelzelle, der entweder den Energie-Metabolismus stört oder durch Störung der Ionenhomöostase die neuro-muskuläre Übertragung erschwert. Bei der endokrinen Orbitopathie werden zum Beispiel unter dem Einfluß eines hypophysären Faktors (fraglich α- und β-Fragmente des thyreoideastimulierenden Hormons, TSH) Mukopolysaccharide unter Mitnahme von Wasser in das retroorbitale Fett und die Muskeln (Myxödem) eingelagert.

Typische Krankheitszeichen

Die meisten hormonell bzw. endokrin verursachten Muskelschwächen sind in typische Syndrome eingebunden.

Befunde

► *Serologie*

Klinische Checkliste Endokrine Myopathien
✓ *Cushing-Syndrom* Freies Kortisol im 24 Std.-Sammelurin ↑), Kalium ↓, Granulozyten ↑, Lymphozyten ↓, Dexamethasonhemmtest zeigt nach Kortikoidgabe einen fehlenden Kortisolabfall
✓ *Morbus Addison* Aldosteronspiegel ↓, freies Kortisol ↓, Natrium ↓, Kalium ↑, Kalzium ↑, Phosphat ↑, Serumglukose ↓, Renin ↑, ACTH ↑
✓ *Hyperaldosteronismus* Aldosteronspiegel ↑ (ggf. seitengetrennte Abnahme aus den NNR-Venen), Renin ↓, Kalium ↓, (Proteinurie)
✓ *Hyperthyreose* primäre HT: TSH ↓, T_4 +T_3 ↑; sekundäre HT: TSH ↑, T_4 +T_3 ↑
✓ *Hypothyreose* primäre HT: TSH ↑, TRH-Test normal, T_4 < 57 nmol/l; sekundäre HT: TSH ↓, TRH-Test sehr hoch, T_4 ↓.
✓ *Hyperparathyreoidismus* Kalzium ↑, Phosphat ↓, alk. Phosphatase ↑, (Kalzium im Urin ↑)
✓ *Hypoparathyreoidismus* Kalzium ↓, Phosphat ↑, Ellsworth-Howard-Test pathologisch

► *Bildgebung*

Die Diagnostik der *Endokrinen Orbitopathie* stützt sich im wesentlichen auf die Computertomographie (☞ Abb. 4.6) oder MRT der Orbitae, zur Darstellung der verdickten Augenmuskeln und des

4.5. Metabolisch/Toxische Erkrankungen

Hydrops des retroorbitalen Fettgewebes. In selten Fällen kann der raumfordernde Effekt in der Orbitaspitze zu sekundären Schädigungen des N. opticus führen.

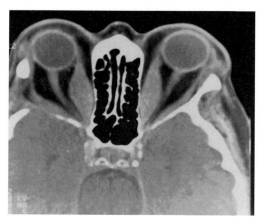

Abb. 4.6: Verdickung der Augenmuskeln bei endokriner Orbitopathie.

Röntgenologischen Verfahren ist auch der *Hypoparathyreoidismus* zugänglich, da es zu typischen intrakraniellen Verkalkungen im Bereich der Stammganglien kommen kann. Findet man diese Verkalkungen in den Stammganglien, im Nucleus dentatus des Kleinhirns und periventrikulär zusammen mit den typischen extrapyramidalmotorischen Symptomen (s.o.) spricht man vom *Morbus Fahr* (☞ Abb. 4.7). Allerdings findet man histopathologisch nicht nur Kalkeinlagerungen häufig entlang der radiär ausgerichteten Gefäße, sondern auch eine Proteinablagerung, so daß man davon ausgehen muß, daß der M. Fahr über den Befund eines Hypoparathyreoidismus hinausgeht.

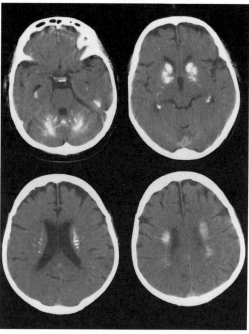

Abb. 4.7: CCT mit Verkalkungsherden symmetrisch in den Stammganglien und im Nucleus dentatus bei M. Fahr.

Nebennierenrinde	Schilddrüse	Nebenschilddrüse
• **Cushing-Syndrom** (Hyperkortiso-lismus) mit Muskelschwäche vor allem der proximalen Beinmuskulatur, Stammfettsucht und u.U. exogener Psychose	• **Hyperthyreose** mit proximal betonten Muskelparesen, endokriner Orbitopathie, feinschlägiger Tremor, Neuropathie, ggf. Depression	• **Hyperparathyreoidismus** mit Hirnorganischem Psychosyndrom und Muskelschwäche, Muskelatrophien bei lebhaften Muskeleigenreflexen
• **Morbus Addison** (NNR-Insuffizienz) mit Muskelschwäche, arterieller Hypotonie, hyperkaliämischer Lähmung	• **Hypothyreose** mit proximaler Myopathie mit Schwäche, Krämpfen und Muskelatrophie, verzögerter Muskelkontraktion und -dekontraktion; demyelinisierende und axonale Neuropathie, Ödeme mit Karpaltunnelsyndrom, zerebelläre Ataxie, Haarausfall, trockene Haut	• **Hypoparathyreoidismus** mit Tetanie und exogener Psychose (*M. Fahr*: zusätzlich extrapyramidal-motorische Symptome wie Akinese, Rigor und ggf. Hyperkinesen)
• **Hyperaldosteronismus** (Conn-Syndrom) mit Muskelschwäche, arterielle Hypertonie, Proteinurie, hypokaliämische Lähmung		

Tab. 4.10: Endokrine Myopathien.

Therapie

Die Therapie der endokrinen Myopathien muß zunächst auf die Behebung der Grundkrankheiten zielen. Grundsätzlich hilft zunächst der Ausgleich der Elektrolytstörung.

Die endokrine Orbitopathie wird neben Korrektur der Schilddrüsenstörung mit niedrigdosierter Dauerkortikoidgabe, nur in Ausnahmefällen mit einer Radiatio oder Operation behandelt.

4.5.2. Toxische Myopathien

Definition

Eine größere Zahl von Noxen, vor allem aber Medikamente können muskelschädigend wirken. Allerdings muß dabei zwischen einer unmittelbar lokalen Schädigung (z.B. durch eine Injektion) und einer systemischen Wirkung unterschieden werden. Weiter ist noch einmal zu differenzieren, ob die Substanz nur zur Herabsetzung des Wirkungsgrades der Muskulatur z.B. Paresen führt, gegebenenfalls in Zusammenhang mit Myalgien und Krämpfen (Crampi) oder ob eine pathomorphologisch nachweisbare Schädigung des Muskelgewebes hervorgerufen wird.

Als das im Vordergrund stehende Medikament mit Myopathie-induzierender Wirkung ist das Kortison zu nennen.

Pathogenese

Die toxische Muskelschädigung kann durch Muskelbiopsie belegt werden, und einerseits mit Muskelnekrosen und später Atrophien einhergehen, oder andererseits über eine Myositis ablaufen. Der Muskelzelluntergang kann dabei so akut und massiv ablaufen, daß es zu einer Rhabdomyolyse und in Folge zu einer Myoglobinurie (evtl. mit konsekutivem Nierenversagen) kommt.

Typische Krankheitszeichen

Auf folgende Leitsymptome ist zu achten:

Klinische Checkliste Leitsymptome bei toxischen Myopathien

✓ Muskelschmerzen (Myalgie)
✓ Muskelkrämpfe (Crampi)
✓ Muskelschwellung
✓ Muskelschwund (Atrophie)

Befunde

➤ *Klinik*

Die neurologische Untersuchung kann sich nur auf die Feststellung von Paresen, Reflexveränderungen in beide Richtungen, den Nachweis von Atrophien und die Beobachtung von Crampi nach Belastungen beschränken.

Das Bild der **Steroidmyopathie** ist durch eine proximal betonte Muskelschwäche vor allem der unteren Extremitäten geprägt, ohne daß dabei Schmerzen auftreten.

Eine ebenso schwere Myopathie zusammen mit akutem Muskelzerfall und Myoglobinurie kann **alkoholtoxisch** ausgelöst sein. Diese Myopathie tritt im Rahmen einer Alkoholkrankheit nach einer Phase noch exzessiveren Alkoholgenusses auf.

Zu einer Myositis mit Schmerzen, Schwellung und subfebrilen Temperaturen und gelegentlichen Hautbeteiligungen, die muskelbioptisch durch ein eosinophiles Infiltrat gekennzeichnet ist, können eine Reihe von Medikamenten führen, die damit für das klinische Bild eines eosinophilen Syndroms verantwortlich sein können:

- *Chloroquin*
- *Emetin*
- *Carbimazol*
- *Clofibrat (sowie eine Reihe anderer Lipidsenker)*
- *Zidovudin*
- *Cimetidin*
- *D-Penicillamin*

sowie

- *L-Tryptophan*

➤ *Serologie*

Abhängig vom Ausmaß der Muskelnekrosen sind die Kreatinkinase, die Laktatdehydrogenase und die Leberenzyme im Serum erhöht. Das Serum kann bei Rhabdomyolyse fleischwasserfarbig verfärbt sein.

➤ Urin

Es muß 24-Stunden-Urin zur Myoglobin-Bestimmung gesammelt werden. Bestimmung der Kreatininclearance zur Beurteilung der Nierenfunktion.

➤ Elektrophysiologie

Das EMG zeigt die typischen Zeichen des Muskelabbaus mit Verkleinerung, Verkürzung, und polyphasischer Aufsplitterung der PmE.

Therapie

Der wesentliche Schritt in Richtung einer Therapie ist das eigentliche Erkennen des Zusammenhangs zwischen der Muskelbeteiligung und der jeweiligen Noxe bzw. dem auslösenden Medikament, denn im weiteren bleibt nur die Ausschaltung der schädigenden Einflüsse bzw. das Absetzen des Medikaments.

4.6. Paraneoplastische Erkrankungen

4.6.1. Lambert-Eaton-Syndrom

Definition

Es handelt sich wie bei der Myasthenie (☞ Kap. 4.7.) um eine belastungsabhängig auftretende Schwäche der Muskulatur, die allerdings zunächst in den Beinen und proximal beginnt. Sie ist begleitet von einer Hypo- oder Areflexie sowie vegetativen Störungen.

Pathogenese

Die neuromuskuläre Übertragungsstörung wird bedingt durch eine Störung der präsynaptischen Acetylcholin-Freisetzung. Diese hat ihren Ursprung in der Behinderung der Kalzium-Membrankanäle durch Antikörper einer Autoimmunreaktion, die ihrerseits Teil eines paraneoplastischen Geschehens ist, für das in ca 70 % der Fälle ein kleinzelliges Bronchial-Karzinom verantwortlich ist. Seltener sind andere kleinzellige bzw. unreife Malignome als Ursache auszumachen. Entsprechend der Autoimmungenese können auch nichtmaligne Grunderkrankungen vorliegen, wie z.B. eine Thyreoiditis, eine Kollagenose etc..

Typische Krankheitszeichen

Im Vergleich zur Myasthenie sind die Patienten meist jenseits des 40. Lebensjahrs. Das häufig bereits in Ruhe auftretende Schwächegefühle bessert sich scheinbar nach kurzer Belastung, um dann bei Fortdauer der Tätigkeit um so deutlicher wieder zuzunehmen. Die Betonung liegt mehr in der Extremitätenmuskulatur, vor allem in den Beinen.

Daneben klagen meistens Männer über vegetative Störungen mit Inkontinenzerscheinungen und einer erektilen Dysfunktion.

Befunde

➤ Klinik

Neben der durch klinische Belastungstests belegbaren muskulären Schwäche unter Provokation fällt vor allem eine Hypo- bis Areflexie bei dieser präsynaptischen Störung der neuromuskulären Überleitung auf.

➤ Serologie

BSG: ggf. tumorbedingte "Sturzsenkung", Suche nach Tumormarkern im Serum (für das kleinzellige Bronchialkarzinom z.B. NSE, SCC), sonst Blutbild und Differential-Blutbild, Immunelektrophorese, Bence-Jones-Protein im Urin, CEA und AFP, und ggf. Bestimmung der Rheumaserologie, der Komplementfaktoren, sowie Antikörper gegen Kerne, Doppelstrang-DNS, Muskulatur, Mitochondrien.

➤ Elektrophysiologie

Elektromyographisch läßt sich bei niederfrequenter (3 Hz), supramaximaler Reizung als Ausdruck des neuromuskulären Blocks eine Abnahme des bereits zu Beginn zu kleinen Muskelantwortsummenpotentials (MAP < 1 mV) feststellen. Beweisend ist dann aber der Nachweis einer Amplitudenzunahme (**Increment**) bei hochfrequenter (↓ 20 Hz) tetanischer Reizung mit offensichtlicher Akkumulation von Acetylcholin im synaptischen Spalt.

Therapie

Wird das zugrunde liegende Malignom bzw. die Autoimmunerkrankung bereits früh erfaßt, bessert sich die Symptomatologie mit der *Therapie der Grunderkrankung*.

Anders als bei der Myasthenie hilft die Verhinderung der Verstoffwechselung des Acetylcholins durch die Cholinesterase nicht allein, da zu wenig ACh im synaptischen Spalt vorhanden ist. Daher sind Cholinesterasehemmer (Pyridostigmin) nur in geringer Dosis (120 bis max. 240 mg/Tag) und auch nur adjuvant hilfreich.

Um ACh vermehrt in den synaptischen Spalt zu bekommen gibt man **3,4-Diaminopyridin**, das leider in Deutschland nicht als Arzneimittel im Handel ist, aber vom Apotheker selbst als Tablette hergestellt werden kann (einschleichend auf 4 x 10-25 mg/Tag). Zur Verringerung des Autoimmunprozesses an der präsynaptischen Membran werden *Kortikoide* in der gleichen Dosierung wie bei der Myasthenie eingesetzt (☞ Kap. 4.7.).

Azathioprin ist nur nach Ausschluß eines Malignoms als Ursache zulässig.

Die *Plasmapherese* ist nur bei lebensbedrohlichen Zuständen (Atemlähmung) indiziert und hilfreich.

4.7. Myasthenia gravis

Definition

Die Myasthenia gravis pseudoparalytica (Myasthenie) beschreibt ein Krankheitsbild, das geprägt ist durch eine **pathologische Ermüdbarkeit** unterschiedlichster Muskelgruppen. Dadurch ergibt sich das charakteristische Bild von "Lähmungserscheinungen", die von der Dauer und der Schwere der Muskelarbeit abhängen. Am deutlichsten ist dabei die **tageszeitliche Abhängigkeit**. Die Paresen sind am Morgen am wenigsten ausgeprägt und nehmen progredient bis zum Abend zu.

Die Erkrankung tritt vorwiegend im mittleren Lebensalter (20. bis 40. Lebensjahr) auf, betrifft aber auch Kinder und Jugendliche sowie ältere Menschen. In letzteren Fällen ist aber differentialdiagnostisch auch immer an die symptomatische, paraneoplastische Form (Lambert-Eaton-Syndrom, ☞ Kap. 4.6.1.) zu denken. Frauen werden häufiger betroffen als Männer (ca. 2:1).

Pathogenese

Verantwortlich für die belastungsabhängige Lähmung ist eine Störung der neuromuskulären Übertragung im Bereich der motorischen Endplatte. Hier wird die zur Muskelkontraktion führende Depolarisation durch Acetylcholin dadurch verhindert, daß die an der postsynaptischen Membran befindlichen Acetylcholinrezeptoren oder die Membran selbst durch Autoantikörper und nachfolgende Immunprozesse blockiert oder zerstört werden. Die humoralen Acetylcholinrezeptor-Antikörper werden durch B-Lymphozyten produziert, die durch T4-(Helfer)Lymphozyten gesteuert werden. Der Ursprung der immunkompetenten Zellen liegt überwiegend in Keimzentren des Thymus. Nahezu 80 % der Myasthenie-Patienten haben eine Thymushyperplasie bzw. davon 10-20 % ein Thymom. Allerdings entarten nur ca. 30 % der Thymome maligne. In einem sehr viel geringeren Teil der Fälle sind die Keimzentren ausgelagert in Lymphknoten oder der Milz.

Die Muskelschwäche macht sich vorwiegend zuerst an solchen Muskeln bemerkbar, die mit hoher Frequenz vom peripheren motorischen Neuron auf den Muskel überleiten und dabei nur eine kleine motorische Einheit aufweisen, d.h. wenn das motorische Neuron nur wenige Muskelfasern versorgt (z. B. 2 bis 10 Muskelfasern pro Neuron bei Augenmuskeln im Gegensatz zu ca. 1500 bei großen peripheren Muskeln). Dies ist vor allem bei Muskeln der Fall, die durch Hirnnerven versorgt werden.

Typische Krankheitszeichen

Typisch für die Myasthenie ist der initial langsam schleichende Verlauf mit uncharakteristischen Beschwerden vorwiegend im Bereich der durch Hirnnerven versorgten Muskeln. Dadurch werden die Beschwerden zunächst fehlgedeutet und der Patient erreicht oft nur auf Umwegen den Neurologen. Zu den Kardinalsymptomen mit tageszeitlicher Abhängigkeit gehören:

Klinische Checkliste Myasthenia gravis

✓ Ptose (einseitig beginnend, oder selten bereits initial doppelseitig)

✓ Doppelbilder (in ihrer Ausprägung und Richtung wechselnd)

✓ Dysarthrie (durch den inkompletten Gaumensegelschluß meist "näselnd")

✓ Schluckstörung

✓ Kopfheberschwäche

- Die **Augensymptome** sind bei fast 70 % der Patienten die ersten Anzeichen, wobei diese meistens beim Lesen oder abends beim Fernsehen auffallen, vor allem dann, wenn durch die zunehmende **Ptose** der Kopf permanent gehoben werden muß. Charakteristisch ist die Tatsache, daß die lästigen **Doppelbilder** wieder verschwinden, wenn sich die Patienten zwischenzeitlich "entspannen". In ca. 20 % der Fälle bleiben die myasthenen Symptome auf die Augenmuskeln beschränkt, so daß man von einer **Okulären Myasthenie** (☞ Abb. 4.8) spricht

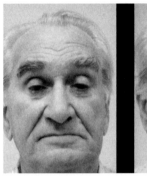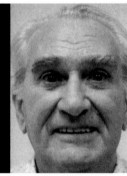

Abb. 4.8: Ausgeprägte Ptose bds. bei Myasthenie (links vor, rechts nach i.v. Gabe von Tensilon®).

- Der weitere Verlauf ist durch das Auftreten von **Dysarthrie** und **Schluckstörungen** gekennzeichnet, so daß die Patienten größere Speisestücke kaum bewältigen können und der Bissen wieder zur Nase hinauskommt. Wegen des fehlenden Abschlusses des Nasenrachenraumes sprechen diese Patienten oft näselnd. Ferner tritt eine mimische Schwäche hinzu, die auch den vollständigen Verschluß des Mundes erschwert
- Bei **Beteiligung der peripheren Muskulatur** sind zunächst die proximalen Muskelgruppen betroffen, so daß die Stell- und Haltemotorik zuerst beeinflußt wird, mit Erschwernis von Treppensteigen, Überkopfarbeiten etc. Erst danach wird die Feinmotorik beeinflußt, z. B. beim Halten eines Kugelschreibers, oder z. B. beim Kartoffelschälen
- Schließlich kann auch die **Interkostalmuskulatur** betroffen werden, so daß die Atmung insuffizient werden kann, bis hin zur **Atemlähmung**. So verstarben früher ohne Behandlung die meisten Patienten durch interkurrente pulmonale Infektionen oder durch nächtliche Hypoxie

Generell ist für das klinische Bild entscheidend, daß die Verteilung der Lähmungserscheinungen weder einem zentralen noch einem peripheren Verteilungstyp entspricht. Unmittelbar benachbarte Muskelgruppen können völlig unterschiedliche Paresegrade aufweisen.

Im Verlauf der Erkrankung können sich Phasen von Verschlechterungen mit solchen einer scheinbaren Remission abwechseln. Die Erkrankungsausprägung ist auch nicht unerheblich von psychischen Faktoren abhängig. Ebenso kann der Verlauf durch begleitende Erkrankungen oder auch erhebliche körperliche Belastungen, wie z. B. ungewohnte sportliche Leistungen, verschlechtert werden.

Auch während einer **Schwangerschaft** können sich erstmals Symptome einer Myasthenie zeigen oder deutlich verschlechtern. Da die hormonellen Umstellungen nach einem Abort ebenso zu Verschlechterungen führen können, wird man die Frage einer Schwangerschaftsunterbrechung aus medizinischer Indikation nur individuell entscheiden können.

Da die Erkrankung durch humorale Antikörper verursacht wird, kann beim Neugeborenen durch plazentar übergetretene Antikörper für einige Wochen nach der Geburt eine sog. "**Neugeborenen-Myasthenie**" auftreten, so daß diese Kinder als "floppy infants" mit geringer Spontanmotorik und Trinkschwäche imponieren können.

Weitere Unterformen sind die **kongenitale Myasthenie** (Manifestation in frühen Kindesjahren), die **juvenile Myasthenie** (Manifestation um die Pubertät) und die **medikamentös induzierte Myasthenie**. Unter diesen Medikamenten finden sich vor allem einige Antibiotika, Antikonvulsiva und Antirheumatika (☞ einschlägige Präparate-Fachinformationen).

Punktwert	0	1	2	3
Armvorhalten [s] 90°	> 240	90-240	10-90	< 10
Beinvorhalten [s] in Rückenlage	> 100	30-100	0-30	0
Kopfheben [s] in Rückenlage	> 120	30-120	0-30	0
Faustschluß 10 x auf Vigorimeter in %	< 15	15-30	30-75	> 75
Ptose [s] bei vertikaler Blickwendung	> 60	10-60	0-10	in Ruhe
Doppelbilder [s] bei horizontaler Blickwendung	> 60	10-60	0-10	in Ruhe
Schlucken	o.B.	erschwert	Verschlucken	aufgehoben
Kauen	o.B.	erschwert	nur passierte Kost	aufgehoben
Mimische Innervation	o.B.	erschwerter Lidschluß	inkompletter Lidschluß	aufgehoben
Vitalkapazität [l]	> 2,5-3,0	< 1,8-2,2	< 1,5	< 1,0

Tab. 4.11: Myasthenie-Score. **Punkte**: 0-30, keine Symptome - schwere Myasthenie.

Prognostisch gute Verläufe bieten solche Patienten mit:
- *rein okulären Beteiligungen*
- *langsam progredienten generalisierten Formen*

Prognostisch schlechte Verläufe bieten solche Patienten mit:
- *akuten generalisierten Formen, mit frühzeitig bulbärer Beteiligung*
- *frühzeitig hinzutretenden Muskelatrophien bei generalisierter Form*

Befunde

▶ *Klinik*

Der klinische Untersuchungsgang ist in jedem Fall darauf auszurichten, die Belastungsabhängigkeit der Paresen herauszuarbeiten. Dies kann einerseits dadurch geschehen, die ohnehin klinisch bereits betroffenen Muskeln weiter zu beanspruchen, oder andererseits dadurch, subklinisch beteiligte Muskeln bis zur Parese zu belasten. Am einfachsten geschieht dies durch eine Dauerbelastung, z.B. bei einer angedeuteten Ptose den Patienten über einen Zeitraum weit nach oben blicken zu lassen. Diese Beanspruchung deckt zum einen die Schwäche des M. levator palpebrae superior wie zum anderen des M. rectus superior auf. Auf dieser Basis wurden für alle untersuchbaren Muskeln unterschiedliche "Myasthenie-Scores" entwickelt. Sie dienen vor allem der Beurteilung des Therapieerfolges im Verlauf der Behandlung. Diese Scores sind weniger geeignet interindividuell den Schweregrad der Myasthenie festzulegen.

Als Beispiel soll die Wertetabelle 4.11 aufgeführt werden.

Bei Patienten, die bereits klinische Symptome unter Belastung oder spontan aufweisen, ist zur weiteren Diagnosestützung der sog. **Tensilontest** (☞ Abb. 4.8) erforderlich. Dabei werden 10 mg Edrophoniumchlorid (Tensilon®) langsam intravenös appliziert und die Besserung des Paresegrades vor und nach Injektion z.B. mit dem Score bewertet. Die Wirkung stellt sich bei Myasthenie innerhalb weniger Minuten ein und läßt ebenso rasch wieder nach.

(*Cave!*: Bei geringfügigen Doppelbildern oder Ptosen anderer Ursache kann der Test falsch positiv sein). Da Edrophoniumchlorid ein Cholinesterasehemmer ist, sollte zur Verhinderung einer selten eintretenden cholinergen Krise *Atropin* (Atropinsulfat, 1-2 mg i.v.) bereitliegen.

▶ *Serologie*

Im Serum wird mittels Immunoassay nach **Acetylcholin-Rezeptor-Antikörpern** gesucht. Während bei den generalisierten Formen ca. in 95 % der Fälle dieser Test positiv ausfällt, gelingt der Nachweis bei der okulären Form nur in ca. 50 %.

Ferner finden sich vor allem bei Thymom-Trägern Antikörper gegen quergestreifte Muskulatur. Unspezifisch können auch die Rheumaserologie und Antikörper gegen Schilddrüsengewebe positiv sein. In einzelnen Fällen lassen sich die Histokompatibilitätsantigene HLA-B8 sowie DR3 nachweisen.

Wichtig ist es, im Falle einer nicht gut einstellbaren Myasthenie etwa hinzutretende, die muskuläre Überleitung bzw. die Muskelkontraktion verschlechternde Begleiterscheinungen nachzuweisen, wie Elektrolytverschiebungen oder Schilddrüsenhormonstörungen (Hypothyreose), und diese zu beheben.

▶ Elektrophysiologie

Wesentlich für die Diagnosestellung ist der elektroneurographische Nachweis eines sog. **Dekrements** (☞ Abb. 4.9). Hierunter versteht man einen Amplitudenabfall der Muskelantwortpotentiale (MAP) bei repetitiver supramaximaler Nervenstimulation (mit 3 oder 6 Hz) um mindestens 10 %, gemessen zwischen dem 1. und 5. MAP. Die Messung sollte an einem der proximalen Muskeln durchgeführt werden (z.B. M. deltoideus oder M.trapezius).

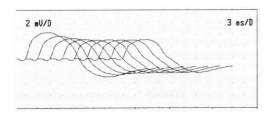

Abb. 4.9: Typischer Amplitudenabfall der Muskelantwortpotentiale bei Myasthenia gravis.

▶ Bildgebung

Hinreichend für den Nachweis einer Thymushyperplasie oder eines Thymoms ist die Computertomographie des Thorax. Eine MRT bringt demgegenüber keinen Zugewinn. Eine Differenzierung zwischen beiden gelingt auf diese Weise nicht. Allerdings schließt ein computertomographischer Normalbefund eine Thymushyperplasie und darüberhinaus eine Thymusdysplasie nicht aus.

Therapie

Die Therapie der okulären und generalisierten Myasthenie sollte folgende Hauptprobleme angehen:
- Aufhebung bzw. Verbesserung der neuromuskulären Blockade
  - Cholinesterasehemmergabe
  - Ausschaltung medikamentöser Induktoren oder Verstärker
- Verminderung der zirkulierenden Antikörper
  - Immunsuppressive Therapie
  - Plasmapherese/Immunfiltration
  - Thymektomie

Zur Verbesserung der neuromuskulären Übertragung stehen folgende Cholinesterasehemmer zur Verfügung: **Pyridostigmin** (Mestinon®) und **Neostigmin** (Prostigmin®).

Für die orale Applikation ist Pyridostigmin das Medikament der ersten Wahl. Bei einer Wirkungsdauer von 3 bis 6 Stunden wird zunächst mit einer Dosierung von 4-5 x 30 mg begonnen, um die cholinergen Nebenwirkungen zu prüfen. Bei guter Verträglichkeit wird langsam auf die Dosis gesteigert, bei der der Patient keine Symptome mehr aufweist. Die durchschnittliche Tagesdosis liegt zwischen 60 und 240 mg. Steigerungsfähig ist die Dosis in Ausnahmefällen bis 600 mg/d. Bei der langen nächtlichen Pause kann die Gabe eines Retardpräparates am Abend notwendig werden (z.B. 1/2 bis 1 Tbl. Mestinon ret.180®). Zu beachten ist, daß bei dieser Retardform die Wirkdosis der halben angegebenen Dosis entspricht.

Sollte eine Umstellung von oraler Gabe auf parenterale Applikation notwendig werden, gilt als Umrechnungsfaktor: 60 mg Pyridostigmin oral entsprechen 2 mg Pyridostigmin i.v. bzw. 1 mg Neostigmin i.v..

Grundsätzlich birgt die Zufuhr von Cholinesterasehemmern die Gefahr einer cholinergen Krise in sich. Das Problem in der Erkennung und Behandlung der **cholinergen Krise** liegt in der Verwechslung mit der **myasthenen Krise**, die im Verlauf per- oder subakut auch unter der medikamentösen Behandlung auftreten kann.

Klinische Checkliste	
Myasthene Krise	Cholinerge Krise
✓ Muskelschwäche (vor allem auch der Atemmuskulatur mit verringertem Abhusten und Verschleimung) ✓ Unruhe ✓ Benommenheit ✓ Stuhl- und Harndrang	
✓ Pupillen mittelweit bis weit	✓ Pupillen eng
✓ Tachykardie	✓ Bradykardie
✓ blasse, kalte Haut	✓ warme, gerötete Haut
✓ schlaffe Lähmung	✓ Faszikulieren, Krämpfe
Tensilontest	
✓ positiv	✓ negativ
Therapie	
✓ Neostigmin intravenös (9-12 mg/Tag) ✓ ggf. Intubation und Beatmung	✓ Atropin 2 mg langsam i.v. ✓ ggf. Intubation und Beatmung

Zur Verringerung der zirkulierenden Antikörper sollte initial die Immunsuppression durch **Kortikoide** eingeleitet werden. Dabei beginnt man in den ersten 2 Wochen mit einer Äquivalenzdosis von α-Methyl-Prednisolon von 1,5 mg/kg/KG 75-100 mg/Tag. Danach senkt man die Dosis über die nächsten sechs Wochen in 10 oder 25 mg-Schritten langsam unter die Cushingschwelle auf alternierend 10-25 mg Prednisolon jeden 2. Tag.

Cave! Unter der Kortikoidtherapie kann es durch gleichzeitige Immunprozesse an der muskulären Endplatte zunächst zu einer Verschlechterung kommen, so daß eine stationäre Beobachtung während dieser Phase angezeigt erscheint.

Um die Langzeit-Immunsuppression möglichst nebenwirkungsfrei durchführen zu können, muß die Kortikoidtherapie auf die niedrigst mögliche Dosierung zurückgenommen werden. Dies wird durch die gleichzeitige Gabe von **Azathioprin** (2-2,5 mg/kg KG) von in der Regel 100-150 mg/Tag, beginnend in der zweiten Behandlungswoche, erreicht. Dabei ist eine Leukozytenzahl von ca. 3000/ml anzustreben. Falls die Leukozyten dramatischer abfallen oder ein interkurrenter Infekt auftritt, kann die Azathiopringabe unterbrochen werden. Unter dieser Kombinationstherapie müssen Blutbild, Blutzucker, Leber- und Elektrolytwerte engmaschig, Röntgen-Thorax und ophthalmologischer Befund in jährlichen Abständen kontrolliert werden.

Ist ein sehr viel schnellerer Wirkungseintritt erforderlich, können die zirkulierenden Antikörper auch durch **Plasmapherese** oder Immunadsorption entfernt werden. Dazu sind zumeist eine Serie dieser nur unter Intensivstationsbedingungen zu beginnenden Therapieverfahren notwendig. Daher werden sie meist in der Therapie der myasthenen Krise eingesetzt. Aber auch bei schweren Verläufen kann die Plasmapherese wegen ihrer länger andauernden Wirkung erfolgreich eingesetzt werden. Nach einem Zyklus von ca. 4-6 Separationen kann während der darauffolgenden 4-6 Wochen die Dosis der Acetylcholinesterasehemmer um ca. 1/3 reduziert werden.

Auch die intravenöse Applikation von **Immunglobulinen** kann in der Therapie von myasthenischen Krisen angewandt werden. Ein Ansprechen auf die Behandlung ist nach ca. 4 Tagen, maximale Efekte sind nach ca. 8 Tagen zu erwarten. Signifikante Unterschiede bezüglich des Therapieerfolges im Vergleich zur Plasmapherese bestehen wahrscheinlich nicht. Im Unterschied zur dieser scheint die Applikation von Immunglobulinen jedoch keinen Rebound auszulösen.

Um eine bessere Prognose bezüglich des Schweregrades der myasthenen Symptome und einen verzögerten Krankheitsverlauf zu erzielen, ist eine **Thymektomie** anzustreben. Dies ist insbesondere der Fall, wenn sich im CT eine Thymushyperplasie oder ein Thymom nachweisen lassen. Im letzteren Fall wird auch noch nach dem 60. Lebensjahr operiert. Grundsätzlich wird man aber im Fall eines negativen computertomographischen Befundes erst die medikamentöse Einstellung in den Vordergrund stellen und dann je nach Schweregrad und Einstellbarkeit der myasthenen Zeichen in einem 1/2 - 1 Jahr den Befund kontrollieren bzw. bei schweren Verläufen auch bei negativem Befund operieren.

Ergänzend steht im Falle einer Therapierefraktärität der Symptome, insbesondere im höheren Alter nach bereits erfolgter Thymektomie, noch die **Splenektomie** (bei Verdacht auf ektope Keimzentren) zur Verfügung.

Alle Therapieschritte sollten grundsätzlich von folgenden Maßnahmen begleitet werden:

- Beratung über die Chronizität der Erkrankung
- entsprechende Umstellung der häuslichen und beruflichen Belastung über den Tag
- keine Berentung, vielmehr berufliche Umsetzung oder Umschulung
- Beachtung psychischer Komponenten, wie z.B. permanente Angst vor myasthenen Krisen etc.
- Ausschaltung problematischer Faktoren wie Infekte, verschlechternde Medikation, Impfungen

Besonders prekär wird diese Situation, wenn *Myasthenie-Patienten operiert werden müssen* (z. B. wegen der Thymektomie), da die Muskelrelaxanzien und die Narkotika die Atemmuskelschwäche und die bulbären Ausfälle noch weiter verschlechtern können. Daher hat sich folgende Vorgehensweise pragmatisch durchgesetzt:

➤ *präoperativ*:
- bereits zuvor Atemgymnastik üben lassen
- keine Cholinesterasehemmer am Tag der Operation
- Kortikoide weiterlaufen lassen, Azathioprin 2 Tage zuvor absetzen (wegen Infektionsgefahr!)

➤ *postoperativ*:
- 24-Stunden-Überwachung auf der Intensivstation
- falls Patient schlucken kann, halbierte präoperative orale Tagesdosis 2 Stunden postoperativ
- sonst parenterale Cholinesterasetherapie (Neostigmin 9-12 mg/d), dann oralisieren (s.o.)
- bei Schmerzbehandlung neben Atosil nur geringer potente Morphinderivate

Therapie im Verlauf

Ziel der Behandlung ist es, dem Patienten unter der geeigneten Umstellung seines Tagesablaufs und der beruflichen Anpassung eine symptomfreie Lebensführung zu gewährleisten. Dabei soll die Dosis an Cholinesterasehemmern so hoch wie nötig und so niedrig wie möglich angesetzt werden. In vielen Dingen ist die Vorgehensweise mit der bei Patienten mit Diabetes mellitus zu vergleichen.

Bezüglich der Kortikoid- und Azathioprintherapie, vor allem nach erfolgter Thymektomie, kann bei klinisch wesentlicher Stabilisierung und Rückgang der Acetycholin-Rezeptorantikörper (AChR)-Titer nach ca. 2-4 Jahren eine Reduzierung der Immunsuppressionstherapie versucht werden. Dabei wird zunächst das Azathioprin abgesetzt und engmaschig (4 Wochen), später vierteljährlich der AChR-Titer kontrolliert. Zumeist geht einer erneuten Verschlechterung ein Titeranstieg 4-8 Wochen voraus. Titerschwankungen sollten aber erst bei einer Differenz von ca. 30 % zum Ausgangswert zu einer Therapieänderung Anlaß geben. Im Nachgang eines solchen Auslaßversuchs können bis zu 45 % der Patienten ohne Immunsuppressiva unter Fortführung der Cholinesterasetherapie auskommen.

Therapie bei Schwangerschaft

Wie bei allen Veränderungen der hormonellen Ausgangslage kann während der Schwangerschaft die Myasthenie exazerbieren. In solchen Fällen kann ohne Gefahr einer embryonalen Schädigung die Cholinesterasehemmer-Dosis erhöht werden. Werden Dosen erreicht, die cholinerge Nebenwirkungen deutlich werden lassen, empfiehlt sich das Durchführen einer Plasmapherese, die ebenso ohne Unterbrechung der Schwangerschaft durchgeführt werden kann. Während jahrzehntelange Erfahrungen zeigen, daß ohne embryonale Schädigung eine niedrig dosierte Kortisontherapie während einer Schwangerschaft fortgeführt werden kann, sollte Azathioprin ca. 6 Monate zuvor bzw. im ungewollten Fall unmittelbar abgesetzt werden. Im Rahmen einer Myasthenie-Erkrankung wurde beim Menschen im Zusammenhang mit einer Schwangerschaft zwar noch nie eine Teratogenität bestätigt, allerdings sind die Zahlen statistisch zu gering.

Therapie der Sonderformen

Die **neonatale Myasthenie** erfordert nur in den ersten Wochen eine symptomatische Therapie mit Cholinesterasehemmern. Die passiv von der Mutter auf das Kind übertragenen Antikörper werden durch den kindlichen Organismus langsam eliminiert. Beim Fehlen einer entsprechenden Anlage

Zu den Medikamentengruppen, die die Myasthenie induzieren bzw. verschlechtern können, gehören:			
Antibiotika	erlaubt sind allerdings	→	• Cephalosporine • Chinolone • Erythromycin • Chloramphenicol • Tuberkulostatika
Antikonvulsiva	erlaubt sind allerdings	→	• Carbamazepin • Valproinsäure • Primidon
Psychopharmaka	erlaubt sind allerdings	→	• Benzodiazepine (Dosis ↓) • Atosil
Kardiaka	erlaubt sind allerdings	→	• Digitalis • Verapamil • Reserpin • Spironolacton
Analgetika	erlaubt sind allerdings	→	• Acetylsalicylsäure • Paracetamol
Antirheumatika	erlaubt sind allerdings	→	• Indometacin • Diclofenac • Gold

Tab. 4.12: Medikamentengruppen, die die Myasthenie induzieren bzw. verschlechtern können.

werden auch keine neuen Antikörper mehr produziert.

Kongenitale und juvenile Myasthenie zeigen zwar die gleichen Symptome der belastungsabhängigen Muskelschwäche, sie sind aber nicht immunologisch durch einen Antikörper gegen den Acetylcholin-Rezeptor vermittelt, sondern stellen eine sehr heterogene Gruppe von Erkrankungen dar. Es finden sich solche mit Acetylcholin-Synthese oder -Freisetzungsstörungen, Acetylcholinesterase-Defekten oder Acetylcholin-Rezeptor Mangel. Die Erbgänge sind sehr unterschiedlich. In keinem Fall ist aber eine immunsuppressive Therapie notwendig. Es genügt, symptomatisch mit Cholinesterasehemmern in mittlerer Dosierung (120-240 mg/d) zu behandeln.

Bei den eine **medikamentös induzierte Myasthenie** verursachenden Medikamenten (☞ Tab. 4.12) finden sich vor allem D-Penicillamin und Chloroquin als Verursacher. Die anderen kritischen Stoffgruppen, wie Antibiotika, Antiepileptika oder Kardiaka, sind selten allein verursachend, vielmehr verstärken sie die myasthene Grunderkrankung bzw. lassen die Symptome früher und/oder stärker zu Tage treten. Auch in diesen Fällen reicht neben dem Absetzen der Medikamente die symptomatische Therapie mit Cholinesterasehemmern.

> **Cave!** Wird mit diesen Medikamenten weiter behandelt, kann es bis zur myasthenen Krise kommen.

Wird mit diesen Medikamenten weiter behandelt, kann es bis zur myasthenen Krise kommen.

Beim kombinierten Auftreten eines **myasthenen Krankheitsbildes** zusammen mit einer **anderen Autoimmunerkrankung** - dabei ist in erster Linie an eine Hashimoto-Autoimmunthyreoiditis, eine Kollagenose, z.B. den systemischen Lupus erythematodes, das Sjögren-Syndrom etc. oder eine Rheumatoide Arthritis zu denken - ist die Therapie zwar wiederum symptomatisch mit Cholinesterasehemmern, aber eine Immunsuppression ist dringend erforderlich, wobei in diesen Fällen auch andere Mittel, hier vor allem die Immunglobuline, eingesetzt werden können. Denkt man an die Thyreoiditis, so wird klar, daß auch die begleitenden metabolischen Störungen, in erster Linie die Elektrolytstörungen, behandelt werden müssen.

Tabellenanhang

Tabellenanhang

Die Dosierungsangaben orientieren sich an Verordnungen für Erwachsene!

Bakterielle Meningitis

Substanz	Handelsname	Indikation	Tagesdosis	Nebenwirkung
β-Lactamase sensitive Penicilline					
Penicillin G	Penicillin G Jenapharm® Penicillin Grünenthal® Pendysin® Tardocillin®	Basistherapie der bakteriellen Meningitis	0,15-0,25 MIU pro kg KG/Tag intravenös	Unverträglichkeitsreaktionen, Blutbildveränderungen Leber- und Magen-Darmtraktstörungen, Nierenfunktionsstörungen
β-Lactamase resistente Penicilline					
Flucloxacillin	AB-Flucloxacillin 1000® Fluclox-REU® Staphylex®	Basistherapie der bakteriellen Meningitis bei Penicillin G resistenten Staphylokokken	3 x 1 g/Tag intravenös oder intramuskulär	s.o.
Oxacillin	Stapenor®	dgl.	2-4 g/Tag intravenös	s.o.
Breitbandpenicilline					
Ampicillin	Ampicillin-ratiopharm® Ampicillin-Stada® Binotal®	Basistherapie der bakteriellen Meningitis.	1,5-6 g/Tag intravenös	s.o.
Mezlocillin	Baypen®	dgl.	2-3 (max.20) g/Tag intravenös	s.o.
Piperacillin	AB-Piperacillin® Piperacillin Hexal® Piperacillin Fresenius® Piperacillin-ratiopharm®	dgl.	100-200 mg pro kg KG intravenös	s.o.
Azlocillin	Securopen®	dgl, insbesondere Pseudomonas aeruginosa-Inf.	2-3 (max.20) g/Tag intravenös	s.o.
Cephalosporine					
Cefazolin	Basocef® Cefazolin Hexal® Cefazolin-saar® Cephazolin Fresenius® Elzogram® Gramaxin®	Basistherapie der bakteriellen Meningitis mit Cephalosporinen ohne erhöhte β-Lactamase-Stabilität	1,5-2 (max. 6) g pro Tag intravenös	s.o., auch Myoklonien

Cefuroxim	Cefuroxim Hexal® Cefuroxim AJ® Cefuroxim Fresenius® Cefuroxim Lilly® Cefurox-Reu® Zinacef®	Basistherapie der bakteriellen Meningitis mit Cephalosporinen mit erhöhte β-Lactamase-Stabilität	1,5-4,5 g pro Tag intravenös	s.o.
		Breitspektrumcephalosporin		
Cefotaxim	Cefotaxim AZU® Claforan®	Basistherapie der bakteriellen Meningitis mit Cephalosporinen mit erhöhter β-Lactamase-Stabilität	2-4 (max.12) g pro Tag intravenös	s.o.
Ceftazidim	Fortum®	dgl.	2-4 g pro Tag i.v.	s.o.
Ceftriaxon	Rocephin®	dgl.	1-2 g pro Tag i.v.	s.o. Verschattung der Gallenblase
		andere β-Lactam-Antibiotika		
Imipenem +Cilastatin	Zienam®	Meningitis im Zusammenhang mit Sepsis	0,5 g alle 6-8 Std. intravenös	s.o., insbesondere immunologische Reaktionen durch raschen Erregerzerfall
		Aminoglykoside		
Gentamicin	duragentamicin® Gencin® genta von ct® Gentamicin Hexal® Gentamicin Brahms® Gentamicin-ratiopharm® Gentamicin-mp® Refobacin®	zur Kombinationstherapie, vor allem bei Pseudomonas aeruginosa, Klesiellen und E.coli	2-3 mg pro kg KG 8 stündlich	Spiegel i.Serum kontrollieren, Vorschäden des Vestibular- und Cochlearorgans beachten! Nephrotoxizität, allergische Reaktionen
Tobramycin	Brulamycin® Gernebcin® Tobra-cell®	dgl., jedoch stärker	3 mg pro kg KG 8 stündlich	s.o.
Streptomycin	Strepto-Fatol® Strepto-Hefa®	Meningitis bei Tuberkulose, weitere Medikation erforderlich, z.B. Rifa	15 mg/ kg/ KG max. 1g, meist i.m.	s.o.
		Makrolid-Antibiotika		
Erythromycin	Erycinum CytoChemia® Ery-Reu® Erythrocin®	Basistherapie der bakteriellen Meningitis bei Penicillin-Unverträglichkeit	1,5-2 g pro Tag intravenös	s.o.

		Glykopeptidantibiotika		
Vancomycin	AB-Vancomycin® Vanco-Azupharma® Vanco-cell® Vancomycon Abbott® Vancomycin CP Lilly® Vancomycin Lederle® Vancomycin Saar®	Indikation bei schwerer Infektion, Sepsis, Resistenz gegen andere Antibiotika und Betalaktam-Allergie	2 g pro Tag intravenös	s.o., anaphylaktoide Reaktionen beachten
Fosfomycin	Fosfocin pro infusione®	Staphylokokken-infektionen, bei Anaerobier-Infektionen	bis 15 g pro Tag intravenös	s.o.

Lyme-Borreliose

Substanz	Handelsname	Indikation	Tagesdosis	Nebenwirkung
		β-Lactamase sensitive Penicilline		
Penicillin V	z.Z. 24 Penicillin V-Präparate! z.B. Isocillin® o. Megacillin®	orale Basistherapie	2-3 x 1,5 MIU pro Tag p.o. für 10 Tage	Unverträglichkeitsreaktionen, Blutbildveränderungen Leber- und Magen-Darmtraktstörungen, Nierenfunktionsstörungen
		Breitspektrumcephalosporin		
Ceftriaxon	Rocephin®	intravenöse Basistherapie, vor allem Stadium II und III	1-2 g pro Tag i.v. für 2 Wochen	s.o. Verschattung der Gallenblase
		Tetrazycline		
Doxycyclin	z.Z. 36 Doxycyclin-Präparate! z.B. Supracyclin® o. Vibramycin®	orale Basistherapie	0,2 g pro Tag p.o. für 2 Wochen, oder zur Weiterbehandlung nach Cephalosporin-anbehandlung bis zum Ende der 4. Woche	Unverträglichkeitsreaktionen, Blutbildveränderungen Leber- und Magen-Darmtraktstörungen, Nierenfunktionsstörungen
		Makrolid-Antibiotika		
Erythromycin	Erycinum Cyto-Chemia® Ery-Reu® Erythrocin®	Basistherapie bei Penicillin-Unverträglichkeit	1,5-2 g pro Tag intravenös	s.o., anaphylaktoide Reaktionen beachten

Clarithromycin	Biaxin® Cyllind® Klacid® Mavid®	Basistherapie bei Antibiotika und Betalaktam-Allergie	1 g pro Tag p.o. für 10-20 Tage	s.o., anaphylaktoide Reaktionen beachten

Virale Enzephalitis

Substanz	Handelsname	Indikation	Tagesdosis	Nebenwirkung
Aciclovir	Acic PI® Aciclovir Fresenius® Aciclovir-ratiopharm® Acivir® Herpotern® Supraviran® Zovirax®	Basistherapie der Herpesinfektionen Typ I und II, insbesondere der Herpes-Enzephalitis	10 mg pro kg KG intravenös alle 8 Stunden. Bei positiver PCR fortsetzen bis 7.Tag	Nierenfunktionsstörungen, Entzündungen a.d.Injektionsstelle, Verwirrtheitszustände, Unruhe, Psychosen, Krampfanfälle
Ganciclovir	Cymeven®	Cytomegalievirus bedingte Enzephalitis	5 mg pro kg KG intravenös alle 12 Stunden für 14 Tage	sorgfältige Abwägung bei Verordnung auch anderer Zellteilung beeinträchtigenden Medikamenten, z.B. Antibiotika u.a.

Enzephalomyelitis disseminata, Multiple Sklerose

Substanz	Handelsname	Indikation	Tagesdosis	Nebenwirkung
Glukokortikoide				
Prednison	Decortin® Prednison-*®	Akuttherapie eines Schubes	80 mg p.o. pro Tag in 4 Wochen auf 2 mg absteigend	Cave: Ulcus ventriculi ist bei der Akuttherapie und Katarakt und Osteoporose bei der Langzeittherapie zu beachten! Unruhezustände, Psychosen, Kortikoidakne, Muskelschwäche, Hypotonie, Erhöhung des Thromboserisikos, Stammfettsucht, Diabetesverschlechterung

Prednisolon	42 Präparate! z.B. Decortin H® Predni-H®	dgl.	80 mg p.o. pro Tag in 4 Wochen auf 2 mg absteigend	s.o.
Fluocortolon	Ultralan®	dgl.	80 mg p.o. pro Tag in 4 Wochen auf 2 mg absteigend	s.o.
6-Methylprednisolon	18 Präparate! z.B. Urbason® Medrate®	dgl.	100 mg p.o. pro Tag in 4 Wochen auf 4mg absteigend oder 250-500 mg pro Tag (max.1000mg) i.v. in 250 ml Lösung über 5 Tage als Stoßtherapie	s.o.
Dexamethason	über 30 Präparate! z.B. Fortecortin®	dgl.	16 mg p.o. pro Tag in 4 Wochen auf 2 mg absteigend oder 80 mg i.v. pro Tag in 250 ml Lösung über 5 Tage als Stoßtherapie	s.o.
Cholin-Agonisten				
4-Aminopyridin 3,4-Diaminopyridin	eigene Apothekenherstellung	adjuvante Therapie des akuten Schubes, Fatigue-Begleiterscheinung	25-60 mg p.o.pro Tag für 2-3 Wochen	allgemein gute Verträglichkeit, Nebenwirkungsspektrum noch nicht gut bekannt
Akylans				
Cyclophosphamid	Endoxan®	bei rascher Progredienz oder sehr schwer verlaufendem Schub	jede Woche 1g intravenös, bis max. 12-18 g in einem Jahr	Blutbildveränderungen typische Komplikationen wie bei Chemotherapie
Anthracenedione				
Mitoxantron	Novantron®	bei rascher Progredienz oder sehr schwer verlaufendem Schub oder am Beginn einer anderen immunmodulatorischen Therapie bei einer sekundär chronischen Progredienz	10 mg/m^2 pro Monat, danach jeden 3. Monat bis zu einem Jahr	Gute Verträglichkeit, aber auch bei Beginn ist mit einer Kardiotoxizität zu rechnen! Amenorrhoe, Übelkeit, Erbrechen, Knochenmarksuppression

		Interferone		
Interferon-β 1b	Betaferon®	Basistherapie der intermittierend-remittierenden MS, laut einer Studie auch bei sekundär prog. MS	1,6 bis 8 MIU (50-250μg) jeden 2. Tag s.c.	besonders in der Anfangsphase der Behdlg.: Blutbild- und Leberwertveränderungen, Reizerscheinungen und Nekrosen an der Injektionsstelle, Kopfschmerzen und grippale Erscheinungen, die auf Antiphlogistika ansprechen
Interferon-β 1a	Rebif®	Basistherapie der intermittierend-remittierenden MS	6 bis 12 MIU (22-44μg) 3 x pro Woche s.c.	s.o.
Interferon-β 1a	Avonex®	Basistherapie der intermittierend-remittierenden MS	6 MIU (30μg) 1 x pro Woche i.m.	besonders in der Anfangsphase der Behdlg.: Blutbild- und Leberwertveränderungen, Kopfschmerzen und grippale Erscheinungen, die auf Antiphlogistika ansprechen
		Polypeptide		
Glatirameracetat, Copolymer-1	Copaxone®	Basistherapie der intermittierend-remittierenden MS	20 mg s.c. pro Tag	Beklemmungsgefühl, Angst, Herzrasen, Flush-Symptome, gelegl. Lymphknotenschwellungen
		Immunglobuline		
7S-Immunglobulin	Octagam® Polyglobin 5 %®	Alternative Basistherapie der intermittierend-remittierenden MS, oder bei Unverträglichkeit der Interferone, auch zur Kombination bei Therapieversagen der anderen Therapien	0,4 mg pro kg KG an je 5 aufeinanderfolgenden Tagen	Kardiovaskuläre Komplikationen, Exantheme
		Purinanaloga		
Azathioprin	Imurek®	Bisher zur Langzeitimmunsuppression in Kombination mit Kortikoid-Stoßtherapie verwendet	50-150 mg p.o. pro Tag bis zu einer Gesamtlymphozytenzahl von 700-900 /μl	Knochenmarksuppression

Parkinson-Syndrome

Substanz	Handelsname	Indikation	Tagesdosis	Nebenwirkung
L-Dopa				
L-Dopa/ Carbidopa	Nacom® Isicom® Striaton®	Basistherapie der Akinese und des Rigor	150-1500 mg	Dyskinesien, On-Off-Phänomene, Halluzinationen, gastrointestinale NW, dann: Domperidon b. Bedarf bis 3x10 mg
L-Dopa/ Benserazid	Madopar® Levopar®			
Dopamin-Agonisten				
Pergolid	Parkotil®	Akinese, On-Off-Phänomene, Rigor, Einsparen von L-Dopa	1-5 mg	Übelkeit, Erbrechen, Psychosen, Orthostase, Kontraindikation: Herzinfarkt
Lisurid	Dopergin®		0,5-5 mg	
Dihydro-α-Ergocryptin	Cripar®		60-120 mg	
Cabergolin	Cabaseril®		0,5-5 mg	
Ropinirol	Requip®		3 - 24 mg	
Pramipexol	Sifrol®		0,5-4,5 mg	zwanghafte Müdigkeit
Bromocriptin	Pravidel® kirim®		2,5-30 mg	
COMT-Hemmer				
Entacapone	Comtess®		400-1000 mg	
Anticholinergika				
Biperiden	Akineton®	Tremor, Rigor, begleit. Depression	2-12 mg	Obstipation, Mundtrockenheit, Miktionsstörungen, Verwirrtheit, Psychosen, Kontraindikation: Prostataadenom, Glaukom
Metixen	Tremarit®		2,5-30 mg	
Bornaprin	Sormodren®		2-12 mg	
Budipin	Parkinsan®		30-60 mg	Herzrhythmusstörungen
Trihexiphenidyl	Artane®		2-15 mg	
MAO-B-Hemmer				
Selegilin	Movergan® Antiparkin®	On-Off-Phänomene, End-of-dose Phän., Einsparen von L-Dopa	5-10 mg	Orthostase, Schwindel, Übelkeit, Schlafstörungen, Dyskinesien

Amantadin				
Amantadin	PK-Merz® tregor®	Akinese, Rigor, Dyskinesien, Akinetische Krise	oral 300 - 600 mg, parenteral 200-400 mg	Schlafstörung, Unruhe, gastrointestinale NW, Halluzinosen

Dystonie

Substanz	Handelsname	Indikation	Tagesdosis	Nebenwirkung
Muskelrelaxantia				
Clostridium botulinium Toxin Typ A	Botox® Dysport®	symptomatische Behandlung des Blepharospasmus, des Hemispasmus facialis, der einfachen Torticollis spasmodicus, der Spitzfußstellung bei cerebralparetischen Kindern ab 2 Jahren (nur Botox®), zu hochgradigen Spasmen in der Extremitätenmuskulatur unter EMG-Kontrolle	Die Dosierung erfolgt individuell, die Injektion sollte dem Erfahrenen überlassen werden. Die Injektionsstellen sind festgelegten Protokollen zu entnehmen. Es muß aus der Trockensubstanz nach Anleitung eine Verdünnung hergestellt werden, deren Stärke je nach Indikation und Injektionsort variiert. Die genaue Anleitung ist der beiliegenden Arzneimittelinformation zu entnehmen	Bei zu hoher Dosierung oder Überempfindlichkeit auftreten von Lähmungen in den Muskel, die dem Injektionsort benachbart sind. Anaphylaktoide Reaktionen möglich, allergische Reaktionen, Hautausschlag, Mundtrockenheit, Müdigkeit, kardiovaskuläre Reaktionen
Neuroleptika				
Sulpirid	Dogmatil® neogama®	Alternative Basistherapie zur Botuliniumtoxin Gabe	3 x 50 mg p.o.pro Tag	Allergien, Kopfschmerzen, Schwindel, Müdigkeit, extrapyramidalmotorische Störungen, Übelkeit, Erbrechen, Tachykardie
Pimozid	Orap®	dgl.	1 mg p.o. pro Tag, nicht länger als 3 Monate	s.o.
Anticholinergika				
Trihexyphenidyl	Artane®	Alternative Basistherapie zur Botuliniumtoxin Gabe	einschleichende Dosierung von 1 x 1-2 mg p.o. pro Tag bis zu 5 -10 mg/Tag	Unruhe, Halluzinationen, Mundtrockenheit, Tachykardie, Miktionsbeschwerden

		Dopaminergika		
Tetrabenazin	Nitoman®	Alternative Basistherapie zur Botuliniumtoxin Gabe	einschleichende Dosierung von 1 x 25 mg p.o. pro Tag bis zu 75 -150 mg/Tag	Unruhe, Halluzinationen, Mundtrockenheit, Tachykardie, Miktionsbeschwerden
		Benzodiazepinabkömmlinge		
Baclofen	Lioresal®	leichte Formen der Dystonie, zentrale Herabsetzung des Muskeltonus	einschleichende Dosierung von 3 x 5mg p.o. pro Tag bis zu 30 -75 mg/Tag	Müdigkeit
Clonazepam	Rivotril®	dgl.	3 x 0,5 mg p.o. pro Tag, bis zu 3 mg/Tag	rascher Wirkverlust! Müdigkeit
		Carboxamid-Derivate		
Carbamazepin	Carbagamma® Finlepsin® Fokalepsin® Sirtal® Tegretal® Timonil®	Therapierefraktärität auf Botuliniumtoxin oder Neuroleptika	2-3x100-200 mg pro/Tag	Müdigkeit, Enzyminduktion in der Leber, allergisches Exanthem, Lyell-Syndrom Überdos.: Schwindel, Benommenheit, Übelkeit, Nystagmus

Grundsätzlich sind zunächst sämtliche auslösende Faktoren und Medikamente zu eliminieren. Medikamentös werden zunächst das Dopamin freisetzende Tetrabenazin (Nitoman®), das Anticholinergikum Trihexyphenidyl (Artane®) sowie Sulpirid (Dogmatil®, neogama®) oder Pimozid (Orap®) eingesetzt. Bei Torticollis kann alternativ auf Benzodiazepinabkömmlinge wie Baclofen (Lioresal®), Carbamazepin oder Clonazepam (Rivotril®) ausgewichen werden. Seltener kommen Dopamin-Agonisten zum Einsatz.

Demenz vom Alzheimer-Typ

Substanz	Handelsname	Indikation	Tagesdosis	Nebenwirkung
Cholinesterasehemmer				
Tacrin	Cognex®	Basistherapie der DAT	langsames Aufdosieren bis zu 160 mg pro Tag p.o.	Transaminasenerhöhung!, nach Absetzen rückläufig. Magen-Darmbeschwerden, Myalgie, Anorexie, Schlafstörung, Ataxie, Pruritus
Donepezil	Aricept®	dgl.	5-10 mg pro Tag p.o.	keine so engmaschige Transaminasen-Kontrolle wie bei Tacrin, Magen-Darmbeschwerden, Myalgie, Anorexie, Schlafstörung, Ataxie, Pruritus
Rivastigmin	Exelon®	dgl.	3-12 mg pro Tag p.o	s. Donepezil
Glutamatmodulatoren				
Memantine	Akatinol Memantine®	Basistherapie der DAT	bis zu 20 mg pro Tag p.o.	Verwirrtheit, Unruhe, Schlafstörungen
Calcium-Kanal-Blocker				
Nimodipin	Nimotop®	Basistherapie der DAT	3 x 30 mg pro Tag p.o.	Verwirrtheit, Unruhe, Schlafstörungen, Schwindelgefühl, Herzfrequenzzunahme
Nootropika				
Co-dergocrin	z.Z. 40 Präparate! z.B. Orphol®	Basistherapie der DAT, Hirnleistungsstörung im Alter	4-8 mg pro Tag p.o.	Abschwächung von Antihypertonika
Nicergolin	z.Z. 13 Präparate z.B. Sermion® ergobel®	dgl.	15-30 mg pro Tag p.o.	Einschränkungen beim frischen Herzinfarkt, akuten Blutungen, orthost. Dysregulation
Ginko biloba	z.Z. 16 Präparate z.B. Kaveri® Rökan®	dgl.	120-240 mg pro Tag	allergische Reaktionen, Kopfschmerzen, Magen-Darm-Beschwerden
Piracetam	z.Z. 36 Präparate z.B. Nootrop® Normabrain®	dgl.	2,4-4,8 mg pro Tag	Unruhe, Schlafbedürfnis, depressive Verstimmung, Schwindel
Pyritinol	Ardeyceryl® Encephabol®	dgl.	600-800 mg pro Tag	Hauterscheinungen, Gelenkschmerzen, Schlafstörungen, Magen-Darm-Beschwerden

Spannungskopfschmerz

Substanz	Handelsname	Indikation	Tagesdosis	Nebenwirkung
Analgetika, Anilin-Derivate				
Paracetamol	z.Z. 62 Präparate!	Basistherapie des Kopfschmerz	2-3 x 500-1000 mg pro Tag p.o., oder als supp. (keine Dauermedikation!)	Allergische Reaktionen, toxische Hepatitis bei sehr hohen Dosen
Nichtsteroidale Antiphlogistika/Analgetika				
Acetylsalicylsäure	z.Z. 35 Präparate	erweiterte Basistherapie des Kopfschmerzes, Spannungskopfschmerz	3 x 1 g/Tag intravenös oder intramuskulär	Übelkeit, Erbrechen, allergische Reaktionen, Magen-Darm-Ulcera, Nierenfunktionsstörungen, Blutgerinnungsstörungen
Lysinacetylsalicylat	Aspisol®	Akuttherapie, auch der Migräne.	1000 mg intravenös	s.o.
Ibuprofen	z.Z. 123 Präparate!	erweiterte Basistherapie des Kopfschmerzes, Spannungskopfschmerz und Migräne	1-2 x 400-600 mg pro Tag p.o.	s.o.
Naproxen	Naproxen-*® Apranax® Malexin® Proxen®	dgl.	1-2 x 250-500 mg pro Tag p.o. oder als supp.	s.o.
Antidepressiva				
Amitriptylin	Amineurin® Amitriptylin-*® Saroten® Syneudon®	Behandlung des chronischen Spannungskopfschmerzes	50-100 mg p.o. zur Nacht	Sedierung, Mundtrockenheit, Akkomodationsstörungen, Tachyarrhythmien, Senkung der Krampfschwelle, cave: Glaukom, Prostatahyperthrophie!
Amitriptylinoxid	Amioxid-neuraxpharm® Equilibrium®	dgl.	30-90 mg p.o. zur Nacht	s.o.

Doxepin	Doxepin-*® Aponal® Desidox® Doneurin® Mareen® Sinquan®	dgl.	25-50 mg p.o. zur Nacht	s.o.,
Imipramin	Imiparamin-neuraxpharm® Pryleugan® Tofranil®	dgl.	25-50 mg p.o. zur Nacht	s.o.

Migräne

Substanz	Handelsname	Indikation	Tagesdosis	Nebenwirkung
Nichtsteroidale Antiphlogistika/Analgetika					
Acetylsalicylsäure	z.Z. 35 Präparate	akute Basistherapie der Migräne	1000 mg p.o.	Übelkeit, Erbrechen, allergische Reaktionen, Magen-Darm-Ulcera, Nierenfunktionsstörungen, Blutgerinnungsstörungen
Lysinacetylsalicylat	Aspisol®	dgl.	1000 mg intravenös	s.o.
Ibuprofen	z.Z. 123 Präparate!	dgl.	400-600 mg p.o.	s.o.
Ergotamine					
Ergotamintartrat	Ergo-Kranit® Migrexa® RubieNex mono®	schwere Migräneattacke	1-2 mg p.o. oder rektal	Kopfschmerzen, Übelkeit, Erbrechen, Angina pectoris, periphere DBS
Dihydroergotamin	Dihydergot® DET MS®	schwere Migräneattacke	1 mg i.m. oder s.c.	s.o.
Lisurid	Cuvalit® Dopergin®	Serotoninantagonist in der Migräneprophylaxe	0,025 mg p.o. zur Nacht	Übelkeit, Erbrechen, psychotische Syndrome
Methysergid	Deseril retard®	Serotoninantagonist in der Migräneprophylaxe	langsam ansteigende Dosierung bis auf 4 mg p.o. pro Tag, aber nicht länger als 3-4 Monate	Übelkeit, Erbrechen, psychotische Symptome, arterielle Spasmen, nach 3-6 Monaten retroperitoneale, pleuropulmonale Endokardfibrosen

		Triptane (selektive Serotonin-(5-HT$_{1D}$-) agonisten)		
Sumatriptan	Imigran®	Akuttherapie der schweren Migräneattacke	25-100 mg p.o. oder bei Erbrechen 6 mg s.c.	Übelkeit, Erbrechen, Parästhesien, Vasospasmen, Angina pectoris, Myokardinfarkt, epileptische Anfälle bei Epilepsie, verschiedene Arzneimittelinteraktionen
Zolmitriptan	AscoTop®	dgl.	2,5 mg p.o	s.o., nicht zur Behandlung der komplizierten Migräne
Naratriptan	Naramig®	dgl.	2,5 mg p.o.	s.o,. nicht zur Behandlung der komplizierten Migräne
		Betarezeptorenblocker		
Metoprolol (beta$_1$-selektiv)	z.Z. 56 Präparate z.B. Beloc®	Migräneprophylaxe im Intervall	initial 50 mg, langsam bis zu 150-200 mg pro Tag	Bradykardie, AV - Überleitungsstörung, Hypotension, Bronchokonstriktion
Propranolol (nicht-selektiv)	Dociton®	Migräneprophylaxe im Intervall	initial 40 mg, langsam bis zu 2 x 120 mg pro Tag	s.o.
		Calciumantagonisten		
Flunarizin	Sibelium®	Migräneprophylaxe im Intervall	5 mg bei Frauen, 10 mg bei Männern p.o.	Müdigkeit, Gewichtszunahme, Depression, Parkinsonsymptome, Galaktorrhoe
		muskulotrope Vasodilatatoren		
Cyclandelat	Natil® Spasmocyclon®	Migräneprophylaxe im Intervall	2-3 x 400 mg pro Tag p.o.	Übelkeit, Parästhesien, Diarrhoe
		Serotoninantagonisten		
Pizotifen	Sandomigran®	Migräneprophylaxe im Intervall	langsam steigernd bis auf 3 x 0,73 mg pro Tag	Sedierung, Gewichtszunahme, anticholinerge Wirkung

Additiv zur Migänemedikation

Substanz	Handelsname	Indikation	Tagesdosis	Nebenwirkung
Dopamin-Antagonisten				
Domperidon	Motilium®	additive Behandlung der Übelkeit bei Migräne	20 mg p.o. oder rektal	extrapyramidal-motorische Störungen, Schlundkrämpfe, okulogyre Krise
Metoclopramid	z.Z. 53 Präparate! Paspertin®	dgl.	20-30 mg p.o. oder rektal	s.o.

Epilepsien - klinische Anwendung

Medikamente	Anwendung	Nebenwirkungen	Dosierung	Plasmaspiegel
Antiepileptika der 1. Wahl				
Carbamazepin Carbagamma® Finlepsin® Fokalepsin® Sirtal® Tegretal® Timonil®	Sekundär generalisierte Anfälle, fokale Anfälle	Müdigkeit, Enzyminduktion in der Leber, allergisches Exanthem, Lyell-Syndrom Überdos.: Schwindel, Benommenheit, Übelkeit, Nystagmus	mit 2-3x100 mg/d beginnen, langsam bis auf 900 - 1200 mg/d steigern, max. 20 mg/kg KG	5 - 7 µg/ml
Valproat Convulex® Ergenyl® Leptilan® Orfiril® Myltroin®	primär gen. Grand-mal Anfälle, bes. Schlaf-Grand-maux, Absencen, myoklonisch-astat. Anfälle	Haarausfall, Gewichtszunahme, Gerinnungsstörungen, tox. Leberparenchymnekrose, Teratogenität (Neuralrohrdefekt), Überdos.: Übelkeit, Erbrechen, Benommenheit	wöchentlich um 300 mg bis auf 1200 mg/d steigern, max. 20 mg/kg KG	100 µg/ml
Antiepileptika der 2. Wahl				
Phenytoin Phenhydan® Zentropil® Epanutin®	primär gen. Grand-mal Anfälle	Gingivahyperplasie, Hypertrichose, Chloasma, Osteopathie, Kleinhirnatrophie, sensible Polyneuropathie, Überdos.: Schwindel, Übelkeit, Erbrechen, Nystagmus, Tremor, Ataxie	wöchentlich um 100 mg auf 3-5 x 100 mg/d, max. 6 mg/kg KG	14 - 23 µg/ml

Ethosuximid Petnidan® Pyknolep-sinum® Suxilep®	Pyknolepsie, (myoklon.-astat., myoklon.-impulsive Anfälle)	Übelkeit, Erbrechen, Singultus, Kopfschmerzen	langsam bis auf 1200 mg/d steigern (alle 2 Wochen um 1/2 bis 1 Tab.), max. 20 mg/kg KG	40 - 80 µg/ml
Pheno-barbital Luminal® Lepinal® Phenaemal® (Maliasin®)	Grand-mal-Epilepsie, bes. Aufwach-Grand-mal	initial Müdigkeit, Leistungsabfall, Obstipation, nach Jahren Polyfibromatose, Enzyminduktion in der Leber, cave: nicht abrupt absetzen ("Entzugssyndrom"!)	langsam bis auf 200 mg/d steigern (alle 2 Wochen um 1/2 bis 1 Tab.), max. 3 mg/kg KG	18 - 38 µg/ml
Primidon Mylepsinum® Liskantin® Resimatil®	Grand-mal-Epilepsie, fokale Anfälle	siehe Phenobarbital (Primidon wird in der Leber zu 25 % in Phenobarbital umgewandelt)	mit 1/4 Tbl. beginnend sehr langsam bis auf 1000 mg/d steigern (jede Woche um 1/4 Tab.), max. 15 mg/ kg KG	5 - 20 (Primidon) µg/ml 20 - 30 (Phenobarbital) µg/ml
		add-on Antiepileptika		
Gabapentin Neurontin®	als Monotherapie: sekundär general. tonisch-klonische Anfälle, add-on: fokale Anfälle ab dem 12.LJ	Sedierung, Schwindel, Ataxie, Kopfschmerzen, Tremor	1200 mg/d bis 1,8 - 2,4 g/d	>2 mg/l
Lamotrigin Lamictal®	als Monotherapie: primär generalisierte Anfälle add-on: refraktäre fokale Anfälle, refraktäre atypische Absencen, generalisierte myoklonische Anfälle	Schläfrigkeit, Exantheme, Übelkeit, Erbrechen, Kopfschmerzen	je nach Kombination mit enzyminduzierenden Medikamenten Beginn mit 25 mg/d, nur sehr langsam steigernd (siehe Dosierungstabelle).	2 - 8 mg/l
Topiramat Topamax®	add-on: therapierefraktäre fokale Anfälle ab dem 12. LJ ohne und mit sekundärer Generalisierung	Sedierung, Schwindel, Ataxie, Tremor, Ängstlichkeit, Verwirrtheit, Depression, Nystagmus, Psychosen	in der erste Woche von 25 bis 175 mg/d steigern, dann zwischen 200 - 400 mg/d, max bis 1000 mg/d	2 - 5 mg/l
Tiagabin Gabitril®	add-on: therapierefraktäre fokale Anfälle ab dem 12. LJ	Schwindel, Asthenie, Somnolenz	anfangs 7,5 - 15 mg/d in drei Dosen, Erhaltungsdosis: 15 - 30 mg/d, max. bis 70 mg/d	./.

Substanz	Handelsname	Indikation	Nebenwirkung	Tagesdosis	Plasmaspiegel
Vigabatrin Sabril®	eingeschränkte Zulassung: nur für therapierefraktäres West-Syndrom	Sedierung, Schwindel, depressive Verstimmung, Schlafstörung, Kopfschmerzen Kontraind.: Schwangerschaft, Stillzeit, Niereninsuffizienz, depressive Psychosen	initial 0,5 g/d, Steigerung bis zu 4 g/d	50 - 100 mg/l	
Felbamat Taloxa®	eingeschränkte Zulassung für therapierefraktäres Lennox-Gastaut-Syndrom	Thrombo-Leukopenie oder Panzytopenie, Übelkeit, Anorexie, Schwindel, Erbrechen	anfangs: 600 - 1200 mg/d in 2-3 Dosen, dann bis max. 3600 mg/d erhöhen bzw. anpassen	32 - 82 µg/l ?	

Epilepsien - Substanzklassen

Substanz	Handelsname	Indikation	Tagesdosis	Nebenwirkung
Carboxamid-Derivate				
Carbamazepin	Carba-gamma® Finlepsin® Fokalepsin® Sirtal® Tegretal® Timonil®	Grand-mal-Epilepsie, fokale Anfälle	mit 2-3x100 mg/Tag beginnen, langsam bis auf 900 - 1200 mg/Tag steigern, max. 20 mg/kg KG; Plasmaspiegel: 5 - 7 µg/ml	Müdigkeit, Enzyminduktion in der Leber, allergisches Exanthem, Lyell-Syndrom; Überdos.: Schwindel, Benommenheit, Übelkeit, Nystagmus
Valproinsäure				
Valproat	Convulex® Ergenyl® Leptilan® Orfiril® Myltroin®	Generalisierte Anfälle, Absencen, myoklonische und tonisch-klonische Anfälle, fokale und sekundär generalisierte Anfälle	wöchentlich um 300 mg bis auf 1200 mg/d steigern, max. 20 mg/kg KG; Plasmaspiegel: 50 - 100 µg/ml	Haarausfall, Gewichtszunahme, Gerinnungsstörungen, tox. Leberparenchymnekrose, Teratogenität (Neuralrohrdefekt), Überdos.: Übelkeit, Erbrechen, Benommenheit
Hydantoin-Derivate				
Phenytoin	Phenhydan® Zentropil® Epanutin®	primär gen. Grand-mal Anfälle	wöchentlich um 100 mg auf 3-5 x 100 mg/Tag max. 6 mg/kg KG; Plasmaspiegel: 14 - 23 µg/ml	Gingivahyperplasie, Hypertrichose, Chloasma, Osteopathie, Kleinhirnatrophie, sensible Polyneuropathie, Überdos.: Schwindel, Übelkeit, Erbrechen, Nystagmus, Tremor, Ataxie

		Succinimid-Derivate		
Ethosuximid	Petnidan® Pyknolepsinum® Suxilep®	Pyknolepsie, (myoklon.-astat., myoklon.-impulsive Anfälle)	langsam bis auf 1200 mg/d steigern (alle 2 Wochen um 1/2 bis 1 Tab.), max. 20 mg/kg KG, Plasmaspiegel: 40 - 80 µg/ml	Übelkeit, Erbrechen, Singultus, Kopfschmerzen
		Barbiturate		
Phenobarbital	Luminal® Lepinal® Phenaemal® (Maliasin®)	Grand-mal-Epilepsie, bes. Aufwach-Grand-mal	langsam bis auf 200 mg/d steigern (alle 2 Wochen um 1/2 bis 1 Tab.), max. 3 mg/kg KG; Plasmaspiegel: 18 - 38 µg/ml	initial Müdigkeit, Leistungsabfall, Obstipation, nach Jahren Polyfibromatose, Enzyminduktion in der Leber, cave: nicht abrupt absetzen ("Entzugssyndrom"!)
Primidon	Mylepsinum® Liskantin® Resimatil®	Grand-mal-Epilepsie, fokale Anfälle	mit 1/4 Tbl. beginnend sehr langsam bis auf 1000 mg/d steigern (jede Woche um 1/4 Tab.), max. 15 mg/kg KG; Plasmaspiegel: 5 - 20 µg/ml (Primidon) 20 - 30 µg/ml (Phenobarbital)	siehe Phenobarbital (Primidon wird in der Leber zu 25 % in Phenobarbital umgewandelt)
		Cycloheylessigsäure		
Gabapentin	Neurontin®	als Monotherapie: sekundär general. tonisch-klonische Anfälle, add-on: fokale Anfälle ab dem 12.LJ	1200 mg/Tag bis 1,8 - 2,4 g/Tag; Plasmaspiegel: >2 mg/l	Sedierung, Schwindel, Ataxie, Kopfschmerzen, Tremor
		Triazine		
Lamotrigin	Lamictal®	als Monotherapie: primär generalisierte Anfälle add-on: refraktäre fokale Anfälle, refraktäre atypische Absencen, generalisierte myoklonische Anfälle	je nach Kombination mit enzyminduzierenden Medikamenten Beginn mit 25 mg/Tag, langsam steigernd bis auf 600 mg/d innerhalb der nächsten 4 -6 Wo.; Plasmaspiegel: 2 - 8 mg/l	Schläfrigkeit, Exantheme, Übelkeit, Erbrechen, Kopfschmerzen

		Sulfamate		
Topiramat	Topamax®	als Zusatztherapie bei Erwachsenen und Kindern ab 2 Jahren, wenn bei Standardbehandlung nicht anfallsfrei: fokale epileptische Anfälle mit oder ohne sekundärer Generalisierung, primär generalisierte tonisch-klonische Anfälle, epileptische Anfälle beim Lennox-Gastaut-Syndrom	in der ersten Woche 25 mg/d, wöchentl. Steigerung der Tagesdosis um 25 mg, bis Erhaltungsdosis 200 - 400 mg/d erreicht ist; max bis 1000 mg/d, Plasmaspiegel 2 - 20 mg/l, jedoch keine Spiegel-Wirkungs-Relation	Müdigkeit, Schwindel, Ataxie, Sprach-/Sprechprobleme, Nystagmus, Parästhesien, psychomotorische Verlangsamungen, Gewichtsreduktion, selten psychotische Reaktionen
		Fettsäure-Derivate		
Vigabatrin	Sabril®	fokale Anfälle, sekundär generalisierte Anfälle, West-Syndrom, Lennox-Gastaut-Syndrom	initial 0,5 g/Tag Steigerung bis zu 4 g/Tag; Plasmaspiegel: 50 - 100 mg/l	Sedierung, Schwindel, depressive Verstimmung, Schlafstörung, Kopfschmerzen, *Kontraind.*: Schwangerschaft, Stillzeit, Niereninsuffizienz, depressive Psychosen
Tiagabin	Gabitril®	add-on: therapieresistente fokale Anfälle ab dem 12. LJ	anfangs 5 mg/d, Steigerung um 5 mg/Woche; Zieldosis 15 - 30 mg/d, wenn gleichzeitig gegebenes Antiepileptikum kein Enzyminduktor ist, sonst 30 - 50 mg/d, max bis 70 mg/d	Schwindel, Asthenie, Somnolenz
		Carbamate		
Felbamat	Taloxa®	eingeschränkte Zulassung für: therpieresistentes Lennox-Gastaut-Syndrom	anfangs: 600 -1200 mg/Tag in 2-3 Dosen, dann bis max. 3600 mg/Tag erhöhen bzw. anpassen; Plasmaspiegel: 32 - 82 µg/l	Thrombo-, Leukopenie oder Panzytopenie, Übelkeit, Anorexie, Schwindel, Erbrechen

Amyotropische Lateralsklerose

Substanz	Handelsname	Indikation	Tagesdosis	Nebenwirkung
Riluzol	Rilutek®	Behandlung der ALS bereits im Frühstadium	2 x 50 mg p.o. pro Tag	Erhöhung der Lebertransaminasen, Asthenie, Übelkeit, Erbrechen, Bauchschmerzen, Tachykardie, Schläfrigkeit, Allergien, Pankreatitis, in Einzelfällen Neutropenie

Polyneuropathie (diabetische und andere)

Substanz	Handelsname	Indikation	Tagesdosis	Nebenwirkung
Liponsäuren				
α-Liponsäure	z.Z. 41 Präparate z.B. Thioctacid® Thiogamma®	Parästhesien vor allem nachts bei demyelinisierender PNP, z.B diabetisch	initial 600 mg/Tag i.v., nach 2 Wochen umstellen auf orale Medikation mit der gleichen Dosis	oral: keine i.v.: Juckreiz, Kopfdruck
Carboxamid-Derivate				
Carbamazepin	Carbagamma® Finlepsin® Fokalepsin® Sirtal® Tegretal® Timonil®	sensible oder neuralgische Reizerscheinungen	mit 2-3x100 mg/Tag beginnen, langsam bis auf 900-1200 mg/Tag steigern	Müdigkeit, Enzyminduktion in der Leber, allergisches Exanthem, Lyell-Syndrom Überdos.: Schwindel, Benommenheit, Übelkeit, Nystagmus
Hydantoin-Derivate				
Phenytoin	Phenhydan® Zentropil® Epanutin®	sensible oder neuralgische Reizerscheinungen	wöchentlich um 100 mg auf 3-5 x 100 mg/Tag	Gingivahyperplasie, Hypertrichose, Chloasma, Osteopathie, Kleinhirnatrophie, sensible Polyneuropathie, Überdos.: Schwindel, Übelkeit, Erbrechen, Nystagmus, Tremor, Ataxie
Tri- und tetra-zyklische Antidepressiva				
Amitriptylin	Amineurin® Amitriptylin-*® Saroten® Syneudon®	sensible, z.T. tiefe, "brennende" Reizerscheinungen auch nachts	25-75 mg p.o. zur Nacht	Sedierung, Mundtrockenheit, Akkomodationsstörungen, Tachyarrhythmien, Senkung der Krampfschwelle, cave: Glaukom, Prostatahyperthrophie!

Clomipramin	Anafranil®	dgl.	einschleichend bis 100 mg p.o. zur Nacht, auch i.v. in 500 ml NaCl möglich	s.o., Vorsicht bei älteren Patienten wegen Verwirrtheitszuständen
		Muskelrelaxantien		
Chinin	Limptar®	motorische Reizerscheinungen wie Krämpfe	60-300 mg p.o. pro Tag	Exantheme, Kopfschmerzen, Übelkeit, Erbrechen, kardiale Erregungsleitungsstörungen
		Benzodiazepinabkömmlinge		
Baclofen	Lioresal®	motorische Reizerscheinungen wie Krämpfe	einschleichende Dosierung von 3 x 5mg p.o. pro Tag bis zu 30 -75 mg/Tag	Müdigkeit
		Lokalanästhetika		
Procainamid	Procainamid duriles®	in schweren Fällen von motorischen Reizerscheinungen die auf keine andere Therapie ansprechen	250 mg p.o. pro Tag	Schwindel, Depression, Juckreiz, Appetitlosigkeit, Blutdruckabfall, Leukopenie

Index

A

Abdecktest ... 329
Abduzensparese ... 46, 329
Absencen ... 204
    -Status ... 206
Abszeß
    Hirn- ... 36
    intra-/periduraler ... 236
    spinaler ... 237
Abulie ... 79
Achillessehnen-Reflex ... 313
Acrodermatitis chronica atrophicans ... 282
ADAS-cog ... 154
ADCA ... 147
Addison, Morbus ... 379
Adduktorenreflex ... 311
Adenom, Hypophysen- ... 98
Adiadochokinese ... 145
ADL ... 154
Ahornsirupkrankheit ... 162
AIDS ... 34
    Demenz-Komplex ... 158
    parasitäre Pilz-Enzephalitis ... 33
Akinese ... 120
akinetische Krise ... 124
akinetischer Mutismus ... 110
Akustikusneurinom ... 89, 90, 336, 338
Akzessoriusparese ... 331
Alkohol
    -halluzinose ... 166
    -intoxikation ... 166
    -polyneuropathie ... 351
Alpha-Wellen ... 197
Alzheimer-Demenz ... 153
Amantadin ... 128
Amaurosis fugax ... 57
Aminosäurenstoffwechselstörungen ... 162
Amnesie ... 106
Amyloidspeicherkrankheit ... 348
Amyotrophie, diabetische ... 325
amyotrophische Lateralsklerose ... 254
Analreflex ... 313
Anämie, perniziöse ... 260
Aneurysma ... 73, 75
    fusiformes ... 68
Anfall
    Adversiv- ... 208
    Blitz-Nick-Salaam- ... 202
    einfach-fokaler ... 207
    fokaler ... 207
    generalisierter ... 200
    kataplektischer ... 222
    komplex-fokaler ... 211
    myoklonisch-astatischer ... 203
    myoklonisch-impulsiver ... 205
    nicht-epileptischer ... 219, 221, 223
    primär generalisierter - im Kindesalter ... 202
    psychogener ... 212

Angiitis, Churg-Strauss- ... 38
Angiographie ... 64
Angiom ... 245
Anticholinergika ... 128, 132
Antiepileptika ... 214, 403
Antikoagulation ... 66
apallisches Syndrom ... 108
Aphasie
    amnestische ... 58
    globale ... 58
    motorische (Broca-) ... 58
    sensorische (Wernicke-) ... 58
    transkortikale ... 58
Apnoe-Test ... 117
Arachnoidalzyste ... 181
Arachnoidea ... 12
Arachnoiditis ... 230
Aran-Duchenne-Muskelatrophie ... 257
Argyll-Robertson-Phänomen ... 32
Arnold-Chiari-Syndrom ... 171, 178
Arteria
    basilaris ... 54
    carotis ... 54, 57, 62
    carotis interna ... 40, 54
    cerebelli posterior inferior ... 55
    cerebelli superior ... 55
    cerebri media ... 55
    cerebri posterior ... 55
    subclavia ... 54
    temporalis superficialis ... 38
    vertebralis ... 54
Arteriitis ... 37, 69
    temporalis ... 38
Arteriopathie, dilatative ... 68
arteriovenöse Malformation ... 101
Aspergillom ... 25
Asterixis ... 163
Astrozytom ... 83, 84, 244
    piloides ... 83, 86
Ataxie
    Extremitäten- ... 145
    Friedreich- ... 148
    mit Myoklonus ... 151
    Rumpf- ... 145
    spinale ... 145, 148
    Stand-Gang- ... 145
    symptomatische ... 151
Atherosklerose ... 54
Athetose ... 140
Atlasassimilation ... 179
Atrophie
    cérébelleuse tardive ... 150
    olivopontozerebelläre ... 149
Augenmuskelparese ... 46, 328
Autoimmunvaskulitis ... 37
Automatismen ... 212

autonome Neuropathie 325
Axon 275
Axonotmesis 274

B

Babinski-Zeichen 45
Balkendysplasie 180
Ballismus 141
Bannwarth-Syndrom 18, 281
Basalganglien 119
basiläre Impression 179
Bassen-Kornzweig-Syndrom 347
Becker-Kiener-Muskeldystrophie 368
Becker-Myotonie 370
Behcet, Morbus 360
Bell'sches Phänomen 330
Benedikt-Syndrom 60
Benfotiamin 327
Benserazid 128
Beta-Wellen 197
Bielschowsky-Phänomen 329
Bing-Horton-Kopfschmerz 187
Binswanger-Enzephalopathie 66
Biopsie, stereotaktische 82
bitemporale Hemianopsie 95
Bizepssehnen-Reflex 297
Blepharospasmus 142
Blickdeviation 57
Blinkreflex 110, 126
Blitz-Nick-Salaam-Anfall 202
Blut-Hirn-Schranke 15
Blutung
    Epidural- 242
    hypertensive 52
    intrazerebrale 52, 69
    Kleinhirn- 69
    parenchymatöse Massen- 70
    Pons- 69
    Stammganglien- 69
    Subarachnoidal- 52, 73
    Subdural- 242
    Thalamus- 69
Borrelia burgdorferi 18
Borreliose 18, 281
Botulinumtoxin 144
Botulismus 283
Bourneville-Pringle-Krankheit 94
Brachialgia paraesthetica nocturna 306
Brachioradialis-Reflex 297
Bradyphrenie 123
Bromocriptin 130
Brown-Séquard-Syndrom 228
Brudzinski-Versuch 12
BSE 160
bulbäre Sprachstörung 332
Bulbokavernosus-Reflex 313
burning feet 325, 350
burst suppression-Muster 110

C

Cabergolin 130
Café au lait-Flecken 337

Capsaicin 327
Carbamazepin 214, 403
Carbidopa 128
Carnitin-Mangel-Myopathie 374
CDR-SB 154
Chaddock-Zeichen 45
Chamäleonzunge 139
Charcot
    -Marie-Tooth-Neuropathie 341
    -Trias 44
cholinerge Krise 385
Chorda tympani 330
Chorea
    Einteilung 137
    gravidarum 138
    Huntington 137, 138
    minor Sydenham 137
Churg-Strauss-Angiitis 38, 290
Circulus arteriosus Willisii 53
Claudicatio
    neurogene 239
    spinalis 239
Codergocin-mesilat 156
Commotio
    cerebri 105
    spinalis 249
Compressio cerebri 105
COMT-Hemmer 130
Conn-Syndrom 379
contre-coup 106
Contusio
    cerebri 105
    spinalis 249
Cornealreflex 191
Costen-Syndrom 194
Crampi 358, 380
Cranium bifidum 176
Cremaster-Reflex 313
Creutzfeld-Jacob-Krankheit 159
Cryptococcus neoformans 33
Curschmann-Steinert-Myotonie 370
Cushing-Syndrom 379

D

Dandy-Walker-Syndrom 171, 177
Debilität 172
Degeneration
    hepatolentikuläre   Wilson 163
    Kleinhirn- 168
    strionigrale 136
degenerative Erkrankungen des Rückenmarks 252
Déjerine-Sottas-Neuropathie 343
Delir 166
Delpech-Quotient 46
Delta-Wellen 197
Demenz 152
    AIDS-Demenz-Komplex 158
    bei extrapyramidalmotorischen Erkrankungen 158
    vaskuläre 156
Denervierung 277
Denny-Brown-Neuropathie 263, 343
Dermatomyositis 38, 359

Stichwortregister

Dermoid...........95
Déviation conjuguée...........71
Devic-Syndrom...........47
Dezerebration...........108
Dezerebrationsstarre...........35
Diabetes mellitus...........324
   diabetische Amyotrophie...........325
   diabetische Polyneuropathie...........324
Dialyse-Enzephalopathie...........163
Diastematomyelie...........264
Diphtherie...........283
Dissektion, A. carotis/A. vertebralis...........67
Dissociation cyto-albuminique...........287
dissoziierte Sensibilitätsstörung...........228, 266
DNS-Viren...........16
Dolichoektasie...........68
Domperidon...........130
Dopamin
   bei degenerativen Erkrankungen...........118
   bei Morbus Parkinson...........120
Dopamin-Agonisten...........128
Dopplersonographie...........61
   transkranielle...........63
Drei-Gläser-Probe...........74
30/15-Test...........287
Drogenkonsum...........38
Drucksteigerung, intrakranielle...........112
Duchenne
   -Hinken...........317
   -Muskeldystrophie...........367
Duplexsonographie...........62
Dura mater...........12
Durafistel...........102
   spinale...........241
Dysarthrie...........57, 148
Dysdiadochokinese...........145
Dysmetrie...........145
Dysrhaphie...........176, 264
Dyssynergia cerebellaris myoclonica...........151
Dystonie...........142
   fokale...........142
   generalisierte...........142
   segmentale...........142
Dystrophia myotonica Curschmann-Steinert...........370

E

Ecstasy...........38
EDSS...........46
EEG...........197
Einklemmungszeichen...........81
Eintrübung...........115
Eklampsie...........67
Elektroenzephalogramm...........197
Elektromyographie...........277, 358
Elektroneurographie...........276
Elsberg-Syndrom...........286
empty sella...........99
Endocarditis lenta...........32
end-of-dose-Phänomen...........128
Endstrominfarkt...........55
Entacapone...........130
Enterobakterien...........18

Enzephalitis...........26
   bakterielle...........31
   Herpes simplex-...........27
   limbische...........168
   multifokale Herd-...........31
   opportunistische, bei AIDS...........33
   parasitäre...........33
   Pilz-...........33
   Rabies...........29
   subakute sklerosierende Pan-...........35
   virale...........26
   Zoster-...........28
Enzephalomyelitis
   akute demyelinisierende...........47
   disseminata...........40
Enzephalopathie
   Dialyse-...........163
   hepatische...........163
   hyperkalzämische...........163
   hypertensive...........67
   spongiforme...........159
   subkortikale arteriosklerotische...........66
   urämische...........163
   Wernicke-...........163
Enzephalozele...........171, 176
Ependymom...........83, 86, 244
EPH-Gestose...........67, 76
Epidermoid...........94
epidurales Hämatom...........115, 242
Epilepsie...........194
   Absencen...........204
   Adversivanfälle...........208
   anfallsauslösende Medikamente...........196
   Antiepileptika...........214, 215, 403
   EEG-Befunde...........199
   fokale Anfälle...........207
   generalisierter Anfall...........200
   genuine...........195
   Grand-mal-Anfall...........200
   komplex-fokale Anfälle...........211
   Petit-mal...........204
   primär generalisierter Anfall...........202
   Provokationsmethoden...........199
   Reflex-...........212
   Rolandi-...........208
   Status epilepticus...........205
   symptomatische...........195
Erb-Charcot-Strümpell-Spinalparalyse...........256
Erb-Lähmung...........308
Erythroposopalgie...........187
Ethosuximid...........214, 404
Eulenburg-Myotonie...........370
evozierte Potentiale...........47, 233
   frühe akustisch...........337
exogene Psychose...........29
Expanded Disability Status Scale...........46
extrapyramidalmotorische Bahnen...........118

F

Fabry-Krankheit...........69, 347
Facies myopathica...........369
Fahr, Morbus...........379

Fallhand 303
Faszikulationen 274
Fazialisparese 329
Fibrosarkom 364
flapping tremor 163
floppy infant 174, 367
Folsäure-Mangel 259
freies Intervall 115
Friedreich-Ataxie 148
Frontalhirnsyndrom 80
frühe akustisch evozierte Potentiale 337
frühkindliche Erkrankungen 170, 264
FSME 17
funikuläre Myelose 259
F-Wellen-Latenz 279

G

Gabapentin 215, 404
Gangliogliom 88
Gangliozytom 88
Gangstabilometrie 126
Garcin-Syndrom 90
Garin-Bujadoux-Bannwarth-Syndrom 281
Gaucher, Morbus 162
Gefäßmißbildung 52
"Geldzählen" 123
Germinom 93
Gerstmann-Sträussler-Scheinker-Syndrom 159
Gerstmann-Syndrom 57
Geschmacksprüfung 331
Gesichtsschmerz, atypischer 193
Gilles de la Tourette-Syndrom 143, 219
Ginkgo biloba 156
Glabella-Zeichen 124
Glasgow-Koma-Skala 108
Glioblastom 83, 85
Glossopharyngeus
    -neuralgie 193
    -parese 331
Glykogenosen 162
Gnomenwaden 367
Gordon-Zeichen 45
Gowers-Zeichen 367
Gradenigo-Syndrom 90
Grand-mal
    -Anfall 200
    Aufwach-/Schlaf- 202
    -Status 205
Granulomatose, Wegenersche 38, 290
Grenzzoneninfarkt 54
Großhirnentwicklungsstörungen 180
Guillain-Barré-Syndrom 285, 289
Guyon'sche Loge 307

H

Haemophilus influenzae 18
Hallervorden-Spatz-Syndrom 136
Halluzinose, Alkohol- 166
Hämatom
    epidurales 115
    intrazerebrales 116
    subdurales 113

Hämatomyelie 250
Hämodilution 65
Heerfordt-Syndrom 332
Hemianopsie, bitemporale 95
Hemikranie, chronisch-paroxysmale 188
Hemiparese 57, 58, 59, 60, 70, 81, 141
    spastische infantile 172
Hemiplegia cruciata 60
hepatische Enzephalopathie 163
hepatische Polyneuopathie 350
hepatolentikuläre Degeneration 163
Herdenzephalitis, multifokale 31
hereditäre motorisch-sensible Neuropathie 340
hereditäre sensible Neuropathie 344
Heredoataxie, zerebelläre 146
Herpes simplex-Enzephalitis 27
Herpes zoster 27, 28
    postherpetische Neuralgie 194
Heterotypie 180
Hinterstrangsyndrom 227
Hippel-Lindau-Syndrom 94
Hirnabszeß 36
Hirnarterien 54
Hirnatrophie 152
Hirndruck
    -therapie 72, 82, 112
    -zeichen 79
Hirninfarkt 52, 62
Hirnödem 65, 72
    vasogenes 53
    zytotoxisches 53
hirnorganisches Psychosyndrom 29
Hirnstamminfarkt 59
Hirnstammreflexe 117
Hirnstoffwechselstörungen
    genetisch determinierte 161
Hirntod, dissoziierter 116
Hirntumor 78
Histamin-Test 345
HIV-Infektion, Stadien 34
Hoffmann-Tinel'sches Zeichen 305
Holoprosenzephalie 180
Homozystinurie 162
Horner-Syndrom 59, 67, 308
Hydrocephalus
    e vacuo 174
    internus 35
    kommunizierender 174
    nicht-kommunizierender 174
    Normaldruck- 174
    occlusus 18, 174
Hydromyelie 250, 265
Hyperaldosteronismus 379
hyperkalzämische Enzephalopathie 163
Hyperkinesen bei SSPE 35
hypermotorisches Kind 173
Hyperparathyreoidismus 152, 379
Hypersomnie 221
hypertensive Enzephalopathie 67
Hyperthermie, maligne 365
Hyperthyreose 379
Hypoglossusparese 331

Hypoparathyreoidismus 379
Hypophysenadenom 98
Hypothyreose 379
Hypsarrhythmie 203

I

IgG, intrathekale -Produktion 46
Imbezillität 172
Immunglobulin G 46
Immunvaskulitis 37
Impression, basiläre 179
Impulsiv-Petit-mal 205
Infarkt
    emboligener 55
    Endstrom- 55
    Grenzzonen- 54
    hämorrhagisch transformierter 69
    Hirnstamm- 59
    lakunärer 56
    -Syndrome 58
    Territorial- 55
    Wasserscheiden- 54
Infarzierungsschwelle 52
Innenohrschwerhörigkeit 334
Intentionstremor 44, 148
internukleäre Ophthalmoplegie 46
Intervall, freies 115
intrauterine Schädigung 171
intrazerebrales Hämatom 116
Ischämie
    spinale 240
    zerebrale 52

K

Kaliumstoffwechselstörung 376
Karotisstromgebiet 62
Karpaltunnel-Syndrom 305
kataplektischer Anfall 222
Kauda-Syndrom 311
Kayser-Fleischer'scher Hornhautring 164
Kearns-Sayre-Syndrom 375
Kennmuskel 270
Kernig-Versuch 12
Kernikterus 171
Kleine-Levin-Syndrom 223
Kleinhirn
    -blutung 69
    -degeneration 168
    -infarkt 61
Kleinhirnbrückenwinkelsyndrom 89
Klippel-Feil-Syndrom 179, 268
Klumpke-Lähmung 308
Kniephänomen, Gordonsches 139
Kohlenhydratstoffwechselstörungen 162
Kokain 38
Kollagenose 37, 289
Kollateralen 53
Kolloidzyste 94
Koma 107
Kompartment-Syndrom 322
Komplexe, triphasische 30
kongenitale Myopathie 367

Konus-Kauda-Syndrom 311, 313
Konvergenzparese 124
Kopfschmerzen 182
    atypischer Gesichtsschmerz 193
    bei neurologischen Erkrankungen 188
    Bing-Horton- 187
    Cluster- 187
    HWS-bedingte 189
    Migräne 184
    Spannungs- 182
    Vernichtungs- 74
Korsakow-Psychose 167
Kortikoide 82
Krabbe, Morbus 162
Krallenhand 304, 341
Kraniopharyngeom 94
kranio-zervikale Übergangsstörungen 179
Kremaster-Reflex 313
Krise
    akinetische 124
    cholinerge 385
    myasthene 385
Kryptokokkose 25
Kugelberg-Welander-Muskelatrophie 257
Kuru 159

L

Laktat-Ischämie-Test 375
Lambert-Eaton-Syndrom 381
Lamotrigin 215, 404
Landouzy-Déjerine-Muskeldystrophie 369
Landry'sche Paralyse 286
Lasègue-Versuch 12, 313
    umgekehrtes Zeichen 313
Lateralsklerose, amyotrophische 254
Lateropulsion 122
L-Dopa 128
Leptomeningitis 12, 230
Leukenzephalopathie, progressive multifokale 169
Leukodystrophie, metachromatische 162
Lewy-Körperchen 120
Lhermitte-Zeichen 44
Lichtblau-Quotient 46
limbische Enzephalitis 168
Lipidstoffwechselerkrankungen 347
Alpha-Liponsäure 327
Liquor
    -normalwerte 15
    -punktion 15
Lissenzephalie 180
Listeriose 31
Lisurid 130
Locked-in-Syndrom 109
Loge de Guyon 307
Lues 18
Lumbago 309
lumbale Plexusläsion 315
Lumbalpunktion 15
Lumboischialgie 309
Lupus erythematodes 38, 290, 360

Lyme-Borreliose 18
Lymphom, malignes 103
Lyssa 28

M

Magnetresonanzangiographie 63
Malabsorption 354
Malformation, arteriovenöse 101
maligne Hyperthermie 365
MAO-B-Hemmer 128, 132
Marie-Foix-Alajouanine-Erkrankung 150
Marklagerphlegmone 31
Massenblutung 70
Masseterreflex 191
McArdle-Krankheit 374
Medianusparese 304
Medulla oblongata-Syndrom, dorsolaterales 60
Medulloblastom 83, 86
Meige-Syndrom 142
MELAS 69
Melkersson-Rosenthal-Syndrom 290
Memantine 156
Meningeom 91, 245
Meningeoma en plaque 91
Meningeosis leucaemica 104
Meningismus 12
Meningitis 12
    antibiotische Therapie 21
    atypische aseptische 16
    bakterielle 17
    Leptomeningitis 230
    luetische Meningoenzephalitis 17
    parasitäre 22
    Pilz- 24
    tuberkulöse 17
    virale 15
Meningoenzephalitis, luetische 17
Meningokokken 18
    Waterhouse-Friderichsen-Syndrom 19
Meningomyelozele 264
Meningozele 176, 264
Meralgia paraesthetica 317
metabolische Erkrankungen 161, 259
metabolische Polyneuropathie 346
Metachromatische Leukodystrophie 162
Metastasen 99
Migraine accompagnée 184
Migräne 184
    Basilaris- 186
    mit/ohne Aura 184
    ophthalmoplegische 186
Mikrographie 122
Miktionszentrum, sakrales 272
Millard-Gubler-Syndrom 60
Miller-Fisher-Syndrom 286
Minimal brain disease 173
Mißbildung, arteriovenöse 101
Mittelhirnsyndrom 109
MMST 154
Mononeuritis multiplex 282
Mononeuropathia
    cranialis 327
    multiplex 325
Morton-Neuralgie 321
motorische Einheit 275, 358
Motor-neuron-disease 254
Moya-moya-Erkrankung 40
Mukopolysaccharidosen 162
Multiple Sklerose 40
Muskel
    -fasertypen 374
    -riß 364
Muskelatrophie
    neurale 341
    neurale - mit essentiellem Tremor 345
    progressive spinale 257
Muskeldystrophie
    Beckengürtelform 366
    Becker-Kiener 366, 368
    distaler Gliedertyp Welander 366
    Duchenne 366, 367
    Emery-Dreifuss 366
    fazio-skapulo-humerale Form 366, 369
    Gliedergürteltyp 366
    kongenitaler Typ 366
    Landouzy-Déjerine 366, 369
    progressive 365
    skapuloperoneale Form 366
Mutismus, akinetischer 110
Myalgie 358, 380
myasthene Krise 385
Myasthenia gravis pseudoparalytica 382
Myasthenie
    kongenitale 383
    okuläre 383
Mycobacterium tuberculosis 18
Myelinscheide 275
Myelitis
    Querschnitts-, akute 231
    transversa 231
Myelomalazie 250
Myelopathie
    Strahlen- 261
    subakute nekrotisierende 263
    toxische 260
    zervikale 252
Myeloradikuloneuropathie, paraneoplastische 263
Myelose, funikuläre 259
Myelozele 171, 264
Myofibrom 364
myoklonisch-astatischer Anfall 203
Myopathie
    Central-Core 373
    EMG-Befunde 359
    endokrine 378
    kongenitale 367, 372
    metabolische - bei Stoffwechselerkrankungen 373
    mitochondriale 375
    Nemaline- 373
    toxische 380
    zentronukleäre 373
Myositis 359
    erregerbedingte 361
    okuläre 363

Stichwortregister

Myotom 270
Myotonia congenita 370
Myotonie 358, 370

N

Nackensteifigkeit 12
Narkolepsie 221
Neglect 80
Nervenläsion, periphere 273, 292, 299, 316
Nervenwurzelläsion 292
Nervi
    glutei 317
    thoracici anteriores 301
Nervus
    abducens 46, 328
    accessorius 331
    axillaris 301
    cutaneus femoris lateralis 317
    facialis 329
    femoralis 318
    glossopharyngeus 193, 331
    hypoglossus 331
    iliohypogastricus 317
    ilioinguinalis 317
    ischiadicus 318
    medianus 303, 305
    musculocutaneus 302
    obturatorius 317
    oculomotorius 46, 80, 328, 329
    olfactorius 92
    opticus 45
    peronaeus 319
    radialis 302
    recurrens 331
    saphenus 318
    statoacusticus 336
    suprascapularis 300
    suralis 319
    thoracicus longus 300
    thoracodorsalis 301
    tibialis 319
    trigeminus 190
    trochlearis 328
    ulnaris 304
    vagus 331
Neuralgie
    Morton- 321
    N. glossopharyngeus 193
    N. trigeminus 190
    postherpetische 194
    Spermaticus- 317
neuralgische Schulteramyotrophie 291
Neurapraxie 274
Neurinom 89, 245, 333
Neuritis 279
    Plexus- 291
Neuroblastom 88
Neuroborreliose 19, 281
Neurofibrom 89
Neurofibromatose 337
neurogenes Sarkom 89
Neurolues 18, 31

Neurom 339
Neuromyelitis optica 47
Neuropathie
    autonome 325, 326
    diabetische 324
    hereditäre motorisch-sensible 340
    hereditäre sensible 344
Neurotmesis 274
Nicergolin 156
Niemann-Pick, Morbus 162
Nimodipin 156
Nootropika 156
Normaldruckhydrozephalus 174
Nucleus
    ruber 119
    subthalamicus 119
Nystagmus 44, 334
    Blickrichtungs- 336
    dissoziierter 336
    lageabhängiger 336
    optokinetischer 336
    Pendel- 336
    see-saw- 109
    Spontan- 336

O

ocular boobing 109
ocular tilt 109
okuläre Myositis 363
okulozephaler Reflex 108, 109, 336
Oligodendrogliom 83, 86
oligoklonale Banden 47
olivopontozerebelläre Atrophie 149
"On-Off"-Phänomen 124
OPCA 149
Ophthalmoplegie
    internukleäre 46
    progressive externe 369
Opisthotonus 19, 81, 200
Oppenheim-Zeichen 45
Opsoklonus 168
Osmotherapie 83

P

Pachygyrie 180
Pachymeningitis 12
Pallidum 119
    -atrophie, progressive 136
Panarteriitis nodosa 38, 290, 360
Pancoast-Tumor 308
Pandysautonomie 286, 343
Panenzephalitis 35
Papillenabblassung, temporale 43
Paralyse
    Landry'sche 286
    progressive 31
    Progressive 32
    progressive supranukleäre 136
Paralysis agitans 120
Paramyotonia congenita Eulenburg 370
paraneoplastisches Syndrom 168, 262, 354, 381
Paraparese, spastische 172

Paraplegie	287
parasympathische periphere Versorgung	272
Parinaud-Syndrom	46, 93
Parkinson	
medikamentöse Therapie	129
Morbus	120
-Plus-Symptome	135
-Syndrom, sekundäres	134
Parkinson-Plus-Syndrome	123
Patellarsehnen-Reflex	312
Pergolid	130
perinatale Schädigungen	171
perniziöse Anämie	260
Petit-mal	204
Impulsiv-	205
-Status	206
Phakomatose	94
Phalen-Test	306
Phänomen der untergehenden Sonne	177
Phenobarbital	214, 404
Phenylketonurie	162
Phenytoin	214, 403
Pia mater	12
Pick'sche Atrophie	157
"Pillendrehen"	123
Pilocarpin-Test	345
piloides Astrozytom	83, 86
Pinealom	93
Piracetam	156
Piriformis-Syndrom	318
Plexus	
-läsion	292
-läsion, lumbale	315
-läsion, zervikale	308
lumbalis	315
-neuritis	291
sacralis	315
Plexuspapillom	83, 87
Pneumokokken	18
Poliomyelitis acuta anterior	234
Polymerase-Kettenreaktion	30
Polymyalgia rheumatica	362
Polymyositis	359
Polyneuritis	
akute idiopathische Guillain-Barré	285
allergische	283
bei Vaskulitis	289
chronisch idiopathische demyelinisierende	288
erregerbedingte	280
paraneoplastische	283
serogenetische	283
toxische	283
Polyneuropathie	
alkoholische	351
bei Malabsorption	354
degenerative	340
diabetische	324
hepatische	350
hereditäre	340
metabolische	346
toxische	346, 351
urämische	350

Polyradikuloneuritis, Borrelien-	281
Poly-spike-wave-Komplex	199
Pompe, Morbus	162
Ponsblutung	69
Porenzephalie	171, 180
Porphyrie	349
postkommotionelles Syndrom	106
postnatale Schädigungen	171
Potentiale	
evozierte	47
frühe akustisch evozierte	337
motorisch evozierte	233
somatosensibel-evozierte	233
Prädelir	166
Pramipexol	130
pränatale Schädigung	171
Primidon	214, 404
Primitivschablonen	80
PRIND	52
Prionen	159
progressive multifokale Leukenzephalopathie	169
progressive Muskeldystrophie	365
Progressive Paralyse	32
progressive spastische Spinalparalyse	256
progressive spinale Muskelatrophie	257
Propulsion	122
Protozoen	22
Psychose	
exogene	29
Korsakow-	167
Psychosyndrom	
hirnorganisches	29
posttraumatisches	113
Pubertas praecox	93
Pulsion, Pro-, Retro-, Latero-	122
Pupille, weite lichtstarre	80
Pupillenreaktion	45
Pupillenreflex	45
Pupillenstarre	45
reflektorische	32
Puppenkopfphänomen	108, 109, 336
Pyramidenbahn	226
-zeichen	45
Pyritinol	156

Q

Queckenstedt-Versuch	15
Querschnittslähmung	229
Querschnittsmyelitis, akute	231

R

Rabies	28, 29
Radialisparese	302
Radiculitis	277
sacralis	286
radikuläre Läsion	292
Ramsay-Hunt-Syndrom	151
Ranvier'scher Knoten	275
Rathke'sche Tasche	94
Raumforderung, intrakranielle	79

Rausch
  einfacher 166
  pathologischer 166
Rebound-Phänomen 145
Recklinghausen-Neurofibromatose 337
Reflex
  Achillessehnen- 313
  Adduktoren- 311
  Anal- 313
  Bizepssehnen- 297
  Brachioradialis- 297
  Bulbokavernosus- 313
  Kremaster- 313
  okulozephaler 108, 336
  Patellarsehnen- 312
  Pupillen- 45
  Tibialis-posterior- 312
  Trizepssehnen- 298
  Trömner- 298
  vestibulo-okulärer 108
Reflexblase 51
Reflexbogen 271
Reflexepilepsie 212
Refsum-Syndrom 162, 343, 347
"Reithosenanästhesie" 311
restless legs 350
Retrobulbärneuritis 43
Retropulsion 122
Rhabdomyolyse 364
Rhabdomyom 364
Rheumatoide Arthritis 38, 290, 360
Rickettsiose 31
Rigor 122
Riluzol 256
RIND 52
Rinne-Versuch 334
RNS-Viren 16
Rolandi-Epilepsie 208
Ropinirol 130
Roussy-Lévy-Syndrom 346
Rückenmarks
  -bahnen 226
  -segment 270
  -syndrom, zentrales 228
Ruhe
  -aktivität 359
  -tremor 123

S

"Salbengesicht" 123
Sarkom, neurogenes 89
Scapula alata 300
Schädel-Hirn-Trauma 104
Schädelprellung 106
Schalleitungsschwerhörigkeit 334
Schilling-Test 260
Schlafapnoe-Syndrom 223
Schleudertrauma 251
Schock, spinaler 250
Schreibkrampf 142
Schulteramyotrophie, neuralgische 291
Schwann'sche Zelle 275
Schwannom 333
Schweißtest nach Minor 275
Schwerhörigkeit 334
Schwindel 334
Schwitzen, thermoregulatorisches 266
Schwurhand 303
see-saw-Nystagmus 109
Selegilin 132
Sensibilitätsstörung, dissoziierte 228, 266
sensible Versorgung 273
sharp-wave-Komplexe 161
Shy-Drager-Syndrom 136
SIDAM 154
Sinus
  cavernosus 76
  rectus 76
  transversus 76
Sinusthrombose 76
  aseptische, blande 76
  septische 76
Sjögren-Syndrom 290, 360
skandierende Sprache 44, 146
Sklerodermie 38, 360
Sklerose
  Multiple 40
  tuberöse 94
slow-virus-Infektion 35, 159
Somnolenz 107
Sonnenuntergangsphänomen 177
Sopor 107
Spannungskopfschmerzen 182
Spastik 51, 172
spastische infantile Hemiparese 172
spastische Spinalparalyse 172
Spike-wave-Komplex 199
Spina bifida occulta 264
spinale Muskelatrophie 257
  Aran-Duchenne 257
  Kugelberg-Welander 257
  Vulpian-Bernhardt 257
  Werdnig-Hoffmann 257
spinaler Abszeß 237
spinaler Schock 250
Spinalis-anterior-Syndrom 240
Spinalis-posterior-Syndrom 240
Spinalparalyse
  progressive spastische 256
  spastische 172
Spongioblastom 83, 86
Spontanaktivität 277
Stammganglien 119
  -Blutung 69
  degenerative Erkrankungen 119
Starthemmung 122
Status
  Absencen- 206
  epilepticus 205
  Grand-mal- 205
Status lacunaris 57
Stauungspapille 80
Steele-Richardson-Olszewski-Syndrom 136
steile Wellen 199

"Storchenbeine" 341
Strahlenmyelopathie 261
Striatum 119
strionigrale Degeneration 136
Sturge-Weber-Syndrom 94
Subarachnoidalblutung 52, 73
Subclavian-steal-Syndrom 61, 66
subdurales Hämatom 113, 242
Substantia nigra 119
Sulcocommissural-Syndrom 240
Sulcus-Ulnaris-Syndrom 307
"swinging flash-light Test" 45
sympathische periphere Versorgung 272
Synkope 220
Syringobulbie 265
Syringomyelie 265
Systemdegeneration
    des Rückenmarks 254
    kombinierte 254
systemischer Lupus erythematodes 290

T

Tabes dorsalis 234
Tacrin 156
Takayasu-Arteriitis 38
Tangier-Krankheit 347
Tarsaltunnel-Syndrom 321
Tay-Sachs, Morbus 162
Tensilontest 384
Teratom 93
Territorialinfarkt 55
Tetanus 283
tethered cord 264
Tetraplegie 287
Thalamus
    -blutung 69
    -infarkt 59
thermoregulatorisches Schwitzen 266
Theta-Wellen 197
Thomsen-Myotonie 370
Thrombendarteriektomie 66
Thrombolyse 65
Thrombose, Sinus- 76
TIA 52
Tibialis
    -anterior-Syndrom 323
    -posterior-Reflex 312
    -posterior-Syndrom 323
Tic 143, 219
Tinel'sches Zeichen 305
tödliche familiäre Schlaflosigkeit 159
Tollwut 28, 29
Tolosa-Hunt-Syndrom 38, 40
Torticollis spasticus 142
toxische Erkrankungen 161, 259
toxische Myelopathie 260
toxische Polyneuropathie 346
toxische Schädigungen 165
Toxoplasmose 33
    konnatale 22
Tractus opticus 45
transiente ischämische Attacke 52

Trauma
    Muskel- 364
    Rückenmarksschädigung 249
    Schädel-Hirn- 104
Tremor 123
    -analyse 124
    essentieller 126
    Flapping 163
    Intentions- 44, 146
    orthostatischer 126
    Parkinson- 126
    Ruhe- 123
    zerebellärer 126
Trendelenburg-Zeichen 317
Treponema pallidum 18
Trias bei Chorea 139
Tricepssehnen-Reflex 298
Trigeminusneuralgie 190
Trömner-Reflex 298
tuberöse Sklerose 94
Tumoreinblutung 52
Tumoren 78
    der peripheren Nerven 333
    extradurale 247
    extramedulläre, intradurale 245
    Gefäß- 101
    Hypophysen- 98
    intramedulläre 244
    meningeale 90
    mesenchymale 363
    Nervenscheidenzell- 89
    neuroepitheliale 83
    neuronale 88
    spinale 244
    Wirbel- 248

U

Übergangsstörungen, kranio-zervikale 179
Ulnarisparese 304
urämische Enzephalopathie 163
urämische Polyneuropathie 350
Uthoff-Phänomen 44

V

Valproat 214, 403
Varizella-Zoster-Virus 26
Vaskulitis 289
    zerebrale 37
Ventrikulitis 20, 36
Vernichtungskopfschmerz 74
vertebrobasiläres Stromgebiet 59, 62
vestibulo-okulärer Reflex 108
Vigabatrin 215, 405
virale Enzephalitis 26
virale Meningitis 15
Virchow-Robin'sche Räume 12
Vitamin B12-Mangel 259
Volkmann-Kontraktur 323, 364
von Recklinghausen-Neurofibromatose 337
Vulpian-Bernhardt-Muskelatrophie 257

W

Wallenberg-Syndrom 60
Wasserscheideninfarkt 54
Waterhouse-Friderichsen-Syndrom 19
wearing-off-Phänomen 128
Weber
    -Syndrom 60
    -Versuch 334
Webster Scale 123
Wegenersche Granulomatose 38, 290
Werdnig-Hoffmann-Muskelatrophie 257
Wernicke-Enzephalopathie 163
Westphal-Edinger-Kern 45
West-Syndrom 202
Willküraktivität 277, 359
Wilson, Morbus 163
Wirbeltumoren 248
Wurzel
    -austritt aus dem Wirbelkanal 294
    -läsion 293
    -läsion, lumbale 309
    -syndrom, zervikales 296

Z

Zahnradphänomen 122
zentrales Rückenmarkssyndrom 228
zerebelläre Ataxien, autosomal-dominante 147
zerebelläre Heredoataxie 146
zervikale Myelopathie 252
zervikale Plexusläsion 308
zervikales Wurzelsyndrom 296
Zirkulationsstörungen 323
    Rückenmark 237
    zerebrale 52
Zoster-Enzephalitis 28
Zungenbiß 201
Zystizerkose 24
Zytomegalie 17
    -Virus 26

Klinische Lehrbuchreihe

...Kompetenz und Didaktik!

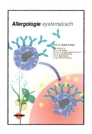
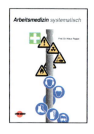
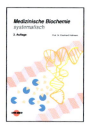
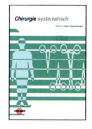
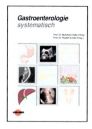
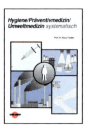
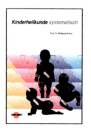
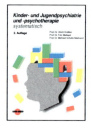
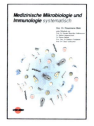
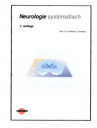
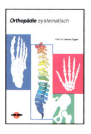
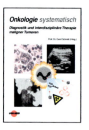
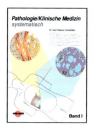
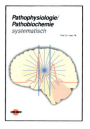
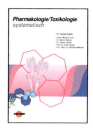
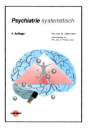
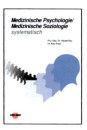
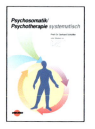
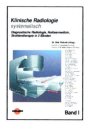
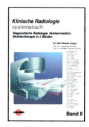
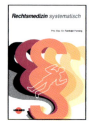
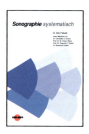
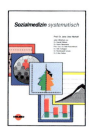
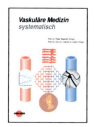
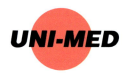

Die Wissenschaftsreihe bei UNI-MED

Diagnostik • Therapie • Forschung

...und ständig aktuelle Neuerscheinungen!

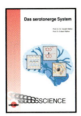 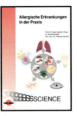 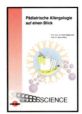 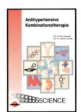

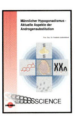 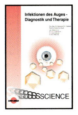 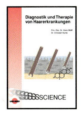 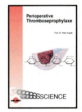

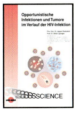 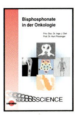 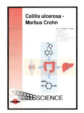 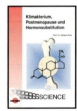

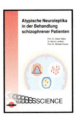 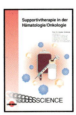 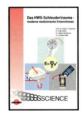 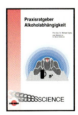

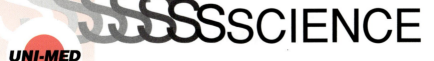

UNI-MED Verlag AG • Kurfürstenallee 130 • D-28211 Bremen
Telefon: 0421/2041-300 • Telefax: 0421/2041-444
e-mail: info@uni-med.de • Internet: http://www.uni-med.de

Neurologische Fachliteratur von UNI-MED...

UNI-MED *SCIENCE* und UNI-MED *CONGRESS* topaktuelle Spezialthemen!

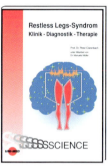
1. Aufl. 2000, 88 Seiten

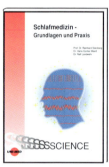
1. Aufl. 2000, 260 Seiten

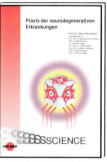
1. Aufl. 1999, 128 Seiten

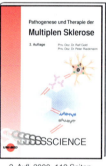
2. Aufl. 2000, 112 Seiten

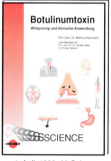
1. Aufl. 1998, 88 Seiten

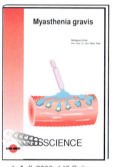
1. Aufl. 2000, 140 Seiten

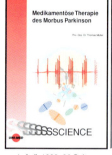
1. Aufl. 1999, 96 Seiten

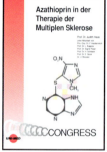
1. Aufl. 2000, 64 Seiten

...geht keinem auf die Nerven!

UNI-MED Verlag AG • Kurfürstenallee 130 • D-28211 Bremen
Telefon: 0421/2041-300 • Telefax: 0421/2041-444
e-mail: info@uni-med.de • Internet: http://www.uni-med.de